皮肤病
免疫抑制剂应用

主　编　张锡宝　史玉玲　崔　勇

副主编　李　薇　朱慧兰　曹　华

编　委 （以姓氏笔画为序）

于瑞星	中日友好医院	陈　荃　广州医科大学皮肤病研究所
王子仪	中日友好医院	陈平姣　南方医科大学南方医院
邓蕙妍	广州医科大学皮肤病研究所	周　静　同济大学附属皮肤病医院
艾雪忱	中山大学孙逸仙纪念医院	周兴丽　四川大学华西医院
叶瑞贤	广州医科大学皮肤病研究所	赵　茜　上海交通大学医学院附属瑞金医院
史玉玲	上海市皮肤病医院	赵　晴　山东第一医科大学附属皮肤病医院
白彦萍	中日友好医院	赵肖庆　上海交通大学医学院附属瑞金医院
朱国兴	中山大学附属第三医院	胡艺凡　同济大学附属皮肤病医院
朱慧兰	广州医科大学皮肤病研究所	施雁庭　上海交通大学医学院附属瑞金医院
刘文静	中日友好医院	费文敏　中日友好医院
阮叶平	上海交通大学医学院附属瑞金医院	袁立燕　南方医科大学皮肤病医院
李　桐	四川大学华西医院	夏群力　上海交通大学医学院附属瑞金医院
李　薇	四川大学华西医院	徐小茜　德阳市人民医院
李承旭	中日友好医院	郭　庆　中山大学孙逸仙纪念医院
李萌萌	四川大学华西医院	曹　华　上海交通大学医学院附属瑞金医院
李常兴	南方医科大学南方医院	崔　勇　中日友好医院
杨　斌	南方医科大学皮肤病医院	曾　抗　南方医科大学南方医院
吴　丹	上海交通大学医学院附属瑞金医院	曾凡钦　中山大学孙逸仙纪念医院
余晓玲	南方医科大学皮肤病医院	赖　维　中山大学附属第三医院
沈长兵	北京大学深圳医院	黎　皓　上海交通大学医学院附属瑞金医院
张三泉	广州医科大学皮肤病研究所	黎静宜　四川大学华西医院
张锡宝	广州医科大学皮肤病研究所	薛　珂　上海市皮肤病医院
张福仁	山东第一医科大学附属皮肤病医院	薛　珂　中日友好医院
陆家晴	同济大学附属皮肤病医院	薛如君　广州医科大学皮肤病研究所

编辑助理　董良娇　熊绮颖　刘焕颜

人民卫生出版社

·北 京·

图书在版编目（CIP）数据

皮肤病免疫抑制剂应用 / 张锡宝，史玉玲，崔勇主编 . —北京：人民卫生出版社，2024.1
ISBN 978-7-117-35477-6

Ⅰ. ①皮…　Ⅱ. ①张…②史…③崔…　Ⅲ. ①免疫抑制剂 －应用 －皮肤病 －诊疗　Ⅳ. ①R979.5 ②R751

中国国家版本馆 CIP 数据核字（2023）第 198940 号

人卫智网	www.ipmph.com	医学教育、学术、考试、健康，购书智慧智能综合服务平台
人卫官网	www.pmph.com	人卫官方资讯发布平台

皮肤病免疫抑制剂应用
Pifubing Mianyi Yizhiji Yingyong

主　　编：张锡宝　史玉玲　崔　勇
出版发行：人民卫生出版社（中继线 010-59780011）
地　　址：北京市朝阳区潘家园南里 19 号
邮　　编：100021
E - mail：pmph @ pmph.com
购书热线：010-59787592　010-59787584　010-65264830
印　　刷：北京盛通印刷股份有限公司
经　　销：新华书店
开　　本：787 × 1092　1/16　印张：28
字　　数：646 千字
版　　次：2024 年 1 月第 1 版
印　　次：2024 年 1 月第 1 次印刷
标准书号：ISBN 978-7-117-35477-6
定　　价：159.00 元

打击盗版举报电话：010-59787491　E-mail：WQ @ pmph.com
质量问题联系电话：010-59787234　E-mail：zhiliang @ pmph.com
数字融合服务电话：4001118166　　E-mail：zengzhi @ pmph.com

主 编 简 介

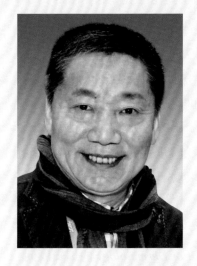

张锡宝,广州医科大学皮肤病研究所所长、广州医科大学皮肤性病学系主任、广州市皮肤病防治所首席专家,教授、主任医师、博士研究生导师;享受国务院政府特殊津贴,全国优秀科技工作者,广州市优秀专家。

兼任中国麻风防治协会副理事长,广东省医师协会副会长,广州市医师协会会长,广东省医师协会皮肤科医师分会名誉主任委员。《中华皮肤科杂志》等多种专业杂志编委,《皮肤性病诊疗学杂志》副主编。

主要从事银屑病、遗传角化性皮肤病遗传机制、致病基因、发病机制,以及维A酸治疗遗传角化性皮肤病和红斑鳞屑性皮肤病作用机制和临床疗效方面研究。先后主持20余项国家及省级科研课题。发表论文300余篇,其中SCI收录80余篇。主编及参编专著15部。

获省部级以上科学技术奖二等奖及三等奖12项。获广州市医学会先进工作者,广东省医学会优秀工作者,全国医药卫生系统先进个人,广州市劳动模范,广东省劳动模范,2010年首届"广州医师奖",2018年首届"广东医师奖",2009年马海德奖,2022年广州"最美科技工作者",2022年中国银屑病防治领域"终身成就奖"。

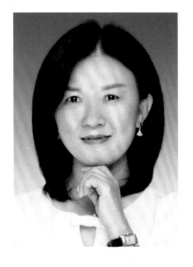

史玉玲，上海市皮肤病医院副院长，同济大学医学院银屑病研究所所长。毕业于中国人民解放军海军军医大学（第二军医大学），获皮肤性病学博士学位，美国 Henry Ford Health System 皮肤和免疫学实验室博士后。

任国际银屑病理事会（International Psoriasis Council，IPC）执行委员，国际银屑病关节炎研究评价（Group for Research and Assessment of Psoriasis and Psoriatic Arthritis，GRAPPA）委员，亚洲银屑病学会理事，中国医师协会皮肤科医师分会常务委员兼总干事，中华医学会皮肤性病学分会银屑病学组副组长，中国中西医结合学会皮肤性病专业委员会常委兼银屑病学组副组长，上海市免疫学会皮肤免疫专业委员会主任委员，上海市女医师协会皮肤美容美学分会副主任委员，上海市医师协会皮肤与性病科医师分会副会长，国家自然科学基金评审专家。担任《皮肤性病诊疗学杂志》编委，*British Journal of Dermatology* 的编辑顾问，*British Medical Journal*，*International Journal of Biological Sciences* 等杂志的审稿专家。

从事皮肤性病学临床、教学和科研工作 20 余年，主要研究方向是银屑病的临床和基础研究。擅长银屑病、白癜风、痤疮及皮肤科疑难疾病的诊断和治疗。近年来主持国家自然科学基金项目 5 项、上海市重大临床研究项目和上海市教育委员会科研创新计划自然科学重大项目等省部级项目 7 项，纵向课题经费达 1 600 余万元。以通讯作者在 *British Medical Journal*，*Signal Transduction and Targeted Therapy*，*Molecular Cancer*，*JOURNAL OF THE AMERICAN ACADEMY OF DERMATOLOGY*，*British Journal of Dermatology*，*Allergy* 等杂志发表 SCI 论文 100 余篇（最高影响因子 105.7）。牵头和参与制定了 6 项银屑病诊疗指南和共识，授权专利和软著 6 项，连续 2 年被国际权威机构 Healsan Consulting LLC 评为"皮肤病领域研究最为活跃的中国学者"之一。

入选国家"万人计划"科技创新领军人才、上海市优秀学术带头人、2018 年上海市卫生计生系统优秀学科带头人培养计划。获得"全国巾帼建功标兵""上海医务工匠"、上海市"三八红旗手"等荣誉称号。获"上海市科学技术普及奖二等奖"（第一完成人）、华夏医学科技奖三等奖（第一完成人）、上海"医树奖"临床医学科技创新奖三等奖（第一完成人）等奖项。

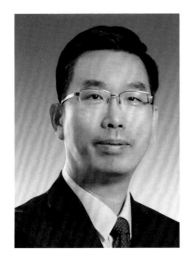

崔勇,主任医师、二级教授、博士研究生导师。现任中日友好医院副院长、皮肤科主任、皮肤健康研究所所长,兼任国家远程医疗与互联网医学中心负责人、国家中西医结合医学中心常务副主任、国家皮肤与性传播疾病质控中心联合主任。是国家高层次人才特殊支持计划科技创新领军人才,百千万人才工程,享受国务院政府特殊津贴。

兼任国际远程皮肤病学会国际委员、中国医学装备协会副理事长、中国医学装备人工智能联盟副理事长、中华医学会皮肤性病学分会全国委员、北京市医学会皮肤性病学分会副主任委员及全国4个二级学会的皮肤影像学组组长。是美国梅奥医学中心、科罗拉多大学丹佛分校访问学者。

长期从事皮肤病遗传学研究和数字皮肤病学工作,是我国狼疮遗传学研究、皮肤影像和人工智能的牵头人。先后负责国家自然科学基金重点项目、重点研发专项课题等国家级课题10余项。

担任全国高等学校五年制本科临床医学专业规划教材《皮肤性病学》第10版主编和第9版副主编、全国普通高等教育临床医学专业"5+3"十二五规划教材《皮肤性病学》主编、国家卫生健康委员会"十三五"规划教材配套教材《皮肤性病学图谱》(第2版)主编、国家卫生健康委员会住院医师规范化培训教材《皮肤性病学》(第2版)副主编等。

获第十一届中国青年科技奖、国家科学技术进步奖二等奖、中华医学科技奖一等奖、北京市科学技术进步奖一等奖、安徽省自然科学奖一等奖等。

序　一

皮肤是重要的免疫器官,随着对皮肤病发病机制的深入研究,免疫抑制剂的应用不再局限于器官移植,在皮肤病学领域的应用也显示出良好的疗效及安全性。对皮肤病发病机制的进一步研究和认识,推动了免疫抑制剂在皮肤病学领域的应用。近年来,一系列针对特异性靶点的新型免疫抑制剂迅猛发展,如生物制剂和小分子靶向药物等,将其应用于难治性、顽固性、炎症性皮肤病后,显示了突出的疗效和一定的安全性,改变了目前的治疗方式,治疗模式也更精准,使免疫抑制剂越来越受到皮肤科医师的关注。局部外用药物治疗皮肤病所能达到的疗效有限,甚至无效,系统用药特别是系统使用免疫抑制剂是皮肤病学不可或缺的治疗手段。虽然许多免疫抑制剂在某些皮肤病治疗中的应用缺乏相关部门的认可,但并不是对其应用的限制,而是缺乏对一些相对少见疾病进行烦琐又昂贵的药物验证研究。因此,了解和掌握免疫抑制剂在皮肤病治疗中的适应证、禁忌证、剂量、作用机制、治疗效果及不良反应是现代皮肤科医师必备的临床技能。

张锡宝、史玉玲、崔勇等专家多年来从事银屑病等多种自身免疫及炎症性皮肤病的研究,其基础和临床研究处于国内外领先水平,是我国皮肤病学领域颇有建树的临床专家,对免疫抑制剂的研究进展和临床应用有着丰富的经验和深刻见解。我很高兴他们组织撰写了《皮肤病免疫抑制剂应用》一书。本书全面介绍了免疫抑制剂的历史与发展,包括了传统和新型免疫抑制剂在多种皮肤病治疗中的应用方法、疗效、不良反应及预防,内容全面翔实、客观具体,对广大皮肤科临床医师有很强的指导意义。内容涵盖传统免疫抑制剂和新型免疫抑制剂的适应证、禁忌证、用法用量、不良反应及预防等,其灵活的应用方式和针对需求的多种选择,拓展了眼界和治疗思路。本书还探讨了正在研究中的靶向药物及对免疫抑制剂的总体展望,为未来的研究提供了一定的方向性介绍。我想,对于皮肤科临床医师或从事皮肤病学的基础研究者来说,这本《皮肤病免疫抑制剂应用》是全面汇集了最新信息的"饕餮大餐"。

本书深入浅出地介绍了免疫抑制剂在皮肤病应用的各个方面和最新进展,是皮肤科医师,以及从事免疫和炎症性皮肤病临床和研究的医师的重要参考书籍。我深信这本书的出版必将为免疫抑制剂在皮肤科的应用和发展起到很好的推动作用,给从事皮肤病学相关研究的人员和广大皮肤科临床医师带来新的治疗思路和理念,故而欣然为此书作序并极力推荐皮肤科临床医师阅读此书!

安徽医科大学皮肤病研究所

上海华山医院皮肤病研究所

教授、博士研究生导师

张学军

2023 年 8 月

序 二

堪称"全覆盖"疾病靶点的首个免疫抑制剂——糖皮质激素在 20 世纪中叶问世后,被广泛应用于炎症、免疫、肿瘤、变态反应性疾病的治疗,在控制疾病进展、缓解器官损害与临床症状方面堪称奇迹,甚至挽救了患者生命,最经典的莫过于治疗过敏性休克。

继对疾病靶点几乎"全覆盖"的糖皮质激素之后,根据作用于细胞不同代谢周期和细胞内不同成分的细胞毒性药物的问世,又被称为"化疗"药物,最初用于治疗肿瘤。基于现代的认识,肿瘤与炎症、自身免疫性疾病的发病机制或"通路"上有异曲同工之处,细胞毒性药物又被广泛应用于炎症与自身免疫性疾病。与糖皮质激素相比,细胞毒性药物的作用范围显著缩小,作用机制也有差异。因此,在不同肿瘤与炎症、自身免疫性疾病的治疗中出现了可选择性,可以采取有针对性的治疗,即选择不同的细胞毒性药物治疗不同类型的疾病,且不良反应与糖皮质激素显著不同。从此,临床医师可以选取有效且尽可能避免患者不良反应的药物,是"个体化"或"精准"治疗的雏形。根据发病机制寻找药物单一作用靶点的研究应运而生。

在寻找专一靶点更精确地对肿瘤(实体瘤、骨髓源性或淋巴源性)、炎症(由单一器官炎症向系统性炎症发展),以及自身免疫性疾病治疗药物的研发过程中,肿瘤治疗学的研究始终走在前沿,其次是炎症性疾病,新的致病通路、致病细胞与致病分子不断被发现,不良反应也越来越少。

在皮肤科领域,"精准医学"的发展方兴未艾。在皮肤肿瘤中最为人熟知的是 PD-1/PD-L1 抑制剂在恶性黑色素瘤中的成功应用;在炎症性皮肤病中,白介素 -17(IL-17)抑制剂疗效显著。学者对银屑病的致病机制进行研究,发现了多种细胞因子参与发病,其中最常见的是 IL-17 与 IL-22,有 4 家公司分别申请了 IL-17 和 PD-1/PD-L1 抑制剂的临床试验,最终针对 IL-17 的临床试验显示出显著疗效。由此,IL-17 被称为银屑病的"关键致病性细胞因子"。在自身免疫性疾病中的专一靶点是 CD20 抑制剂,但是与 IL-17 和 PD-1/PD-L1 抑制剂不同的是它最初并不是为皮肤病设计的,而是针对 B 细胞淋巴瘤设计的,此后再根据其作用机制被应用于器官特异性自身免疫性疾病——天疱疮。

　　我饶有兴味地阅读了由张锡宝、史玉玲、崔勇等国内众多皮肤科资深专家编写的《皮肤病免疫抑制剂应用》一书，深感这是一本对皮肤科临床医师有用的书。它的突出特点是"全面"：全面介绍了免疫抑制剂的发展过程、种类、治疗指征、适应证及不良反应，特别是全面介绍了近年来临床上应用的针对免疫活性细胞的代谢通路、炎症分子、细胞代谢酶的各种药物，以及生物类似药。

　　相信读罢此书的皮肤科医师定会从中获益或受到启迪，也相信此书会成为皮肤科医师的案头书。

上海交通大学医学院附属瑞金医院皮肤科

教授、主任医师

郑　捷

2023 年 8 月

序　三

免疫抑制剂的出现是现代医学治疗史上一个划时代的重大发展性事件。20世纪中期，以糖皮质激素为代表的免疫抑制剂的问世，显著改善和推进了临床治疗技术的发展，使很多难治性、危重患者的治疗及预后发生了根本性改变。此后不断研发的多种免疫抑制剂相继问世，如甲氨蝶呤、环磷酰胺、环孢素和钙调磷酸酶抑制剂的出现，极大地推进了整个临床治疗方法的转变，包括器官移植，使各种自身免疫性疾病患者都从中获益。与其他学科一样，众多曾经的难治性皮肤病，如大疱性皮肤病、结缔组织病及各类血管性皮肤病，使用免疫抑制剂治疗后均取得了较为满意的效果。随着免疫学、分子生物学和药物研发的不断创新，免疫抑制剂的种类和数量日趋增加，在作用机制方面从低选择性靶点向高选择性靶点发展，在不良反应方面从高毒性向低毒性发展，极大地丰富了现代皮肤病诊疗方法和技术，使曾经的不治之症可以得到控制，甚至治愈。然而在临床实践中，由于免疫学研究的迅猛发展，大量的信息和成果相对分散，使临床医师对这一系列药物的作用机制和药理特性的理解存在差异，缺乏对免疫抑制剂的应用理论及经验。如果每个皮肤科临床医师都能够熟练掌握免疫抑制剂的临床应用，充分发挥其治疗效能，尽可能减少其不良反应，可以极大地改善众多患者的疾病状态、有效地提高其生活质量。

同时，随着人们对免疫应答机制的不断研究，发现了更多的潜在治疗靶点和治疗机制，更多的免疫抑制剂不断被研发并应用于临床。广大的皮肤科临床医师需要一本系统介绍各类免疫抑制剂的专业工具书，指导大家充分和有效地利用现有的各类免疫抑制剂，通过学习充分了解其药理作用及药效特点等，更好地把握皮肤科治疗的新趋势，为患者提供更精准的治疗。

为此，张锡宝、史玉玲、崔勇等皮肤医疗行业资深专家特编写此书供皮肤科医师学习和参考。纵观全书，主要具有如下特点：①权威性。本书作者大都是我国多年从事皮肤病医疗临床、教学、科研，且具有丰富临床经验的专家。②实用性。本书紧密结合皮肤病的临床实践知识与免疫抑制剂的应用发展，全面收集已经上市和处于临床研究阶段的新型免疫抑制剂，详细介绍国内外免疫抑制剂应用于皮肤病的疗效、安全性和不良反应，使读者更易理解，并能有信心直接在临床付诸实践。③科学性。收集国内外免疫抑制剂在皮肤科临床用药的发展现状和研究前沿成果,基本上展示了免疫抑制剂研究的最新状态。④创新性。纳入皮肤病专业领域中的传统免疫抑制剂和近年来的新型靶向药物,极大地便利了读者的学习和参考。

　　本书将皮肤病和免疫抑制剂治疗的发展有机结合,为国内皮肤病临床治疗提供全面、详尽、切实的免疫抑制剂用药选择和方案。我相信此书将成为我国从事皮肤病医疗行业人员的重要参考工具书,对我国规范化和科学化应用免疫抑制剂治疗皮肤病具有重要意义。

　　借此书出版之际,特致以衷心的祝贺。

中国医学科学院皮肤病研究所

教授、博士研究生导师

陆前进

2023 年 8 月

前　言

从事皮肤病临床实践几十年来，经历了从传统免疫抑制剂到新型免疫抑制剂的发展与变化，深刻感受到免疫抑制剂的出现改善了诸多难治性皮肤病的进程、临床疗效及预后，对改善和提高患者的生命周期、生活质量发挥了重要作用，为皮肤病诊疗实践带来巨大变化。基于免疫学基础研究领域的最新成果，根据不同免疫通路研制的新型免疫抑制剂是目前很多自身免疫性皮肤病、炎症性皮肤病和皮肤肿瘤的重要治疗选择。具有精准靶向作用的新型免疫抑制剂具有治疗效能高、耐受性及安全性好等特点。随着对免疫性、炎症性皮肤病发病机制研究的不断深入，不断探索其发病机制，针对发病过程及精确靶点的新型免疫抑制剂不断出现，极大地推动了免疫抑制剂的研发进程及临床应用。近年来，除传统免疫抑制剂的应用外，新型免疫抑制剂在我国陆续上市，给广大患者提供了更精准、有效的治疗方法，在提高患者生活质量方面发挥了关键作用。但我国地域广阔，学术研究及技术推广存在较大差异，不少基层单位皮肤科医师缺乏免疫抑制剂基础理论和用药经验的相互交流，限制了其为患者提供有效的治疗选择，在一定程度上也制约了免疫抑制剂的应用与发展。由于安全方面的需要，免疫抑制剂说明书上标注的多种不良反应使医患双方依从性降低，医师的畏惧和患者的担忧极大地影响了药物的合理使用。在多年从事皮肤病治疗经历及与同道的相互交流中，我们深刻认识到加强推广免疫抑制剂相关知识，如药物适应证、禁忌证、用法用量、不良反应监测及预防等，可有效帮助皮肤科医师科学地应用免疫抑制剂，为患者提供更好的治疗方法，帮助他们改善和提高生活质量。

目前，尚缺乏全面、系统介绍免疫抑制剂的工具书。为帮助皮肤科医师认识和掌握免疫抑制剂在皮肤科的临床应用，我们组织撰写了《皮肤病免疫抑制剂应用》一书。本书对免疫抑制剂的概念、发展和现状进行了较为全面的论述。对常用传统免疫抑制剂、新型免疫抑制剂（生物制剂、生物类似药和小分子靶向药物）和其他研究进展中的靶向药物进行详细介绍，包括药物来源、作用机制、临床适应证、禁忌证、用法用量、不良反应监测及预防等进行了详细和全面的介绍，结合国内外最新临床研究、病例系列报道、国家指南和专家共识等介绍免疫抑制剂在皮肤科的应用和研究。临床医师需根据患者病情、治疗需求、经济情况等进行选择,灵活、合理地应用免疫抑制剂。

　　大部分作者不仅是临床经验丰富的皮肤科临床专家,同时还是皮肤病相关基础研究领域的知名专家,他们扎实的基础理论和丰富的临床经验是顺利完成本专著的坚实保障。我们衷心地感谢对本书出版做出贡献的所有参与者。希望本专著的出版能为免疫抑制剂在皮肤科的临床应用提供比较全面、崭新的参考,广大读者,包括皮肤科医师、研究生及相关学科医务工作者都可从中获益,促进我国免疫抑制剂在皮肤科学领域的有效应用。

张锡宝　史玉玲　崔勇

2023 年 8 月 29 日

目　录

第三部分 新型免疫抑制剂

第一部分

免疫抑制剂总论

第一章

免疫抑制剂的历史、分类与应用现状

2000 多年前,人类发现在瘟疫流行中患过某种传染病并康复的人,对这种疾病的再次感染具有抵抗力,称为免疫。免疫功能是机体识别和清除外来入侵抗原及体内突变或衰老细胞并维持机体内环境稳定的功能总称,可以概括为:①免疫防御。防止外界病原体的入侵、清除已入侵病原体及其他有害物质。免疫防御功能过低或缺如,可发生免疫缺陷病;但若应答过强或持续时间过长,则在清除病原体的同时,也可导致机体的组织损伤或功能异常,如发生超敏反应。②免疫监视。随时清除体内出现的"非己"成分,如由于基因突变产生的肿瘤细胞及衰老细胞。免疫监视功能低下,可能导致肿瘤的发生。③免疫自稳。通过自身免疫耐受和免疫调节 2 种主要机制实现人体内环境的稳定。一般情况下,免疫系统不会对自身组织细胞产生免疫应答,即"免疫耐受",这种免疫耐受一旦被破坏,免疫调节功能就会紊乱,从而导致自身免疫性疾病和变态反应性疾病的发生。

免疫应答分为固有免疫和适应性免疫。固有免疫是抵御入侵病原体(如细菌、病毒、真菌、寄生虫)的第一道防线,由机械、生化成分和细胞组成。又称先天免疫、非特异性免疫。同一物种的正常个体间差异不大,是适应性免疫的基础。适应性免疫指体内 T、B 淋巴细胞接受"非己"物质(主要是抗原)的刺激后,自身活化、增殖、分化为效应细胞,产生一系列生物学效应过程的总称,又称获得性免疫、特异性免疫。适应性免疫分为体液免疫和细胞免疫。

固有免疫的机械成分包括完整的皮肤和黏膜;生化成分包括抗菌肽和蛋白质(如防御素),补体,酶(如溶菌酶、酸性水解酶),干扰素,酸性 pH 和自由基(如过氧化氢、超氧阴离子);细胞成分包括中性粒细胞、单核细胞、巨噬细胞、自然杀伤细胞(natural killer cell, NK cell)和自然杀伤 T 细胞(natural killer T cell, NKT cell)。与适应性免疫不同,固有免疫在感染之前就存在,不会因反复感染而增强,而且通常不是抗原特异性的。完整的皮肤和 / 或黏膜是抵御感染的第一道屏障。一旦这一屏障被突破,固有免疫就会被激发,最终导致病原体的破坏。

在感染导致的炎症反应中,中性粒细胞和单核细胞从外周循环进入组织部位。这种细胞内流由炎症部位活化的内皮细胞和免疫细胞(主要是组织巨噬细胞)释放的趋化细胞因子介导。免疫细胞通过免疫细胞表面受体与活化内皮细胞表面配体之间的黏附作用,从血管进入炎症部位。组织巨噬细胞和树突状细胞表达的模式识别受体(pattern recognition receptor,PRR)可识别病原体不同成分中的病原体相关分子模式(pathogen associated molecular pattern,PAMP),刺激促炎细胞因子、趋化因子和干扰素的释放。如果成功执行,入侵的病原体就会被摄取、降解和消除,疾病要么被预防,要么病程较短。

除单核细胞和中性粒细胞外,NK 细胞、NKT 细胞和 γ-δT 细胞被招募至炎症部位,通过分泌 γ 干扰素和白介素 -17(interleukin-17,IL-17),分别激活常驻组织巨噬细胞和树突状细胞,并招募中性粒细胞,以成功地清除入侵的病原体。NK 细胞能够在没有事先刺激的情况下识别病毒感染的正常细胞和肿瘤细胞,通过释放细胞毒性颗粒(如穿孔素和颗粒酶)杀死靶细胞,从而诱导细胞程序性死亡。NKT 细胞识别由一类独特的主要组织相容性复合体(major histocompatibility complex,MHC)样分子 CD1 提呈的微生物脂质抗原,并与宿主对微生物制剂、自身免疫性疾病和肿瘤的防御有关。

当固有免疫不能应对感染时,适应性免疫被固有免疫所动员。适应性免疫的诱导需要特异的抗原提呈细胞(antigen presenting cell,APC)的参与,包括树突状细胞、巨噬细胞和 B 淋巴细胞。这些细胞能够吞噬颗粒抗原或胞内蛋白抗原,并通过酶消化产生肽,然后将肽加载至 MHC Ⅰ 类或 Ⅱ 类分子上,并提呈给细胞表面的 T 细胞受体。随后 T 细胞被活化,激活下游的级联反应。

T 淋巴细胞在胸腺发育成熟过程中形成了识别自身和非自身抗原的能力,胸腺中与自身抗原有高亲和力的 T 细胞发生凋亡(阴性选择),而能够在自身 MHC 存在的情况下识别外来抗原的 T 淋巴细胞被保留和扩大(阳性选择),随后输出至外周(淋巴结、脾脏、黏膜相关淋巴组织、外周血液),遇到 MHC 提呈的肽后被激活。根据是否表达 CD4 或 CD8 分子,T 细胞可分为 $CD4^+$ T 细胞和 $CD8^+$ T 细胞。根据其免疫效应功能,T 细胞分为辅助性 T 细胞(helper T cell,Th cell)、调节性 T 细胞(regulatory T cell,Tr cell)、细胞毒 T 细胞(cytotoxic T cell,Tc cell)等。根据辅助性 T 细胞分泌的细胞因子类型的不同,又可将其分成数个亚型,其中较为重要的包括 Th1 细胞与 Th2 细胞。Th1 细胞特征性地产生 γ 干扰素、IL-2 和 IL-12,并通过激活巨噬细胞、Tc cell 和自然杀伤细胞来诱导细胞免疫。Th2 细胞产生 IL-4、IL-5、IL-6 和 IL-10(有时还有 IL-13),诱导 B 细胞增殖和分化为分泌抗体的浆细胞。细胞外细菌通常导致 Th2 细胞因子的产生,最终产生中和抗体或调理素抗体。相反,细胞内的生物体(如分枝杆菌)能诱导 Th1 细胞因子的产生,从而激活效应细胞。另一种分泌 IL-17 的辅助性 T 细胞亚群(Th17)也参与自身免疫性疾病的发病,如银屑病、炎性肠病、类风湿关节炎和多发性硬化。Tr cell 是辅助性 T 细胞的一个亚群,对于预防自身免疫和变态反应,以及维持自身抗原的稳态和耐受性是必不可少的。$CD8^+$ T 淋巴细胞识别病毒感染细胞或肿瘤细胞提呈的内源性加工肽,被激活后,通过裂解颗粒酶、穿孔素和 Fas-Fas 配体(Fas-Fas ligand,Fas-FasL)凋亡途径诱导靶细胞死亡。

B 细胞在骨髓中进行选择,在此期间,自我反应性的 B 细胞被克隆删除,而针对外来抗原的 B 细胞克隆被保留和扩增。T 细胞的抗原特异性是由 T 细胞受体基因重排决定的,而 B 细胞的特异性是由免疫球蛋白基因重排决定的;对于这两种细胞,这些决定都发生在与抗原相遇之前。一旦遇到抗原,成熟的 B 细胞就会结合抗原,将其内化和加工,并将其与

MHC Ⅱ类分子结合的肽提呈给 CD4$^+$T 细胞,进而分泌 IL-4 和 IL-5。这些 IL 刺激 B 细胞增殖和分化为记忆 B 细胞和分泌抗体的浆细胞。初级抗体反应主要由 IgM 类免疫球蛋白组成。随后的抗原刺激导致强烈的"助推器"反应,伴随类别的转换,产生具有不同效应功能的 IgG、IgA 和 IgE 抗体。这些抗体还会经历亲和力成熟,这使它们能够更有效地与抗原结合。抗体通过充当调理素来增强吞噬功能和细胞毒性,并通过激活补体来引发炎症反应、诱导细菌溶解。

随着当代研究进展,人们对免疫系统执行的实际功能及其确切的运作机制有了更深入的了解。例如,多种 Tc 细胞、Th 细胞的亚群及其功能被逐一确认,包括 Tc1、Tc2、Tc17、Th1、Th2、Th17 等;又如固有淋巴样细胞(innate lymphoid cells,ILCs)各个谱系被发现,包括 ILC1s、ILC2s、ILC3s 等。但上述来自不同免疫类型范畴的细胞亚群或谱系却可能存在相同的转录因子特点,从而表达相似的细胞因子谱,最终协同执行共同的免疫职能或导致相同类型的免疫性疾病。因此,Annunziato 等提倡应根据这些共同特点,对固有免疫、适应性免疫进行统筹分类,主要可分为 3 种不同的细胞介导的效应性免疫,即 1 型免疫、2 型免疫、3 型免疫(表 1-0-1)。这种分类概念能从宏观角度上,对固有免疫、适应性免疫同时进行统筹梳理,指明各类型免疫反应中的关键共性,对未来临床研究的发展有重要指导意义。

表 1-0-1　细胞介导的效应性免疫分类

项目	1 型免疫	2 型免疫	3 型免疫
固有淋巴样细胞	NK 细胞、ILC1s	ILC2s	ILC3s
CD8$^+$T 细胞	Tc1	Tc2	Tc17
CD4$^+$T 细胞	Th1	Th2	Th17
共同转录因子	Tbet	GATA3	RORγt
细胞因子谱	IFN-γ	IL-4、IL-5、IL-13	IL-17、IL-22
免疫职能	抵御细胞内细菌、病毒	抵御寄生虫、毒素	抵御细胞外细菌、真菌
致病性	炎症、自身免疫	特应性疾病	炎症、自身免疫

免疫抑制剂可作用于免疫反应的不同环节,抑制免疫细胞的发育分化、抗原的加工提呈、淋巴细胞对抗原的识别、活化 T 细胞或 B 细胞增殖及淋巴细胞效应,通过抑制过度的免疫和炎症反应,恢复内环境的平衡,诱导免疫耐受,在防止器官或组织移植后排斥反应以及治疗由免疫反应失调引起的疾病方面发挥着重要作用。随着遗传学技术的快速发展,生物制剂应运而生。生物制剂是应用基因变异或 DNA 重组技术,借助于某些生物体(如微生物、动植物细胞等)生产表达的大分子药物,主要指单克隆抗体或融合蛋白,它们干预机体免疫系统的特定分子,用来治疗免疫介导的炎症性疾病和肿瘤,也越来越多地被用于以银屑病为代表的炎症性皮肤病中。随着研究的深入和临床经验的积累,其适应证不断扩大,也逐渐成为皮肤病治疗学的"新星"。

第一节 免疫抑制剂的历史和发展概况

早在 1914 年,Murphy 就报道了有机化合物苯可引起免疫抑制。1943 年,德军轰炸意大利巴里港一艘装有芥子气的美国船只,引起大爆炸,大批水兵出现白细胞减少。Louis Goodman 和 Alfred Gilman 发现芥子气有杀死淋巴组织的效果,揭开了免疫抑制治疗的序幕。

1935 年,Kendall 发现了可的松。可的松和促肾上腺皮质激素在各种炎症性皮肤病中的使用被报道,Kendall、Hench 和 Reichstein 因为糖皮质激素的毒理研究和治疗成果获得了 1950 年的诺贝尔生理学或医学奖。糖皮质激素至今仍然是临床最常用的免疫抑制剂。1951 年,Gubner 发现叶酸类似物氨蝶呤(甲氨蝶呤的前体)对银屑病有治疗作用。20 年后,甲氨蝶呤被美国食品药品监督管理局(Food and Drug Administration,FDA)批准用于治疗银屑病,比类风湿关节炎获批早了近 10 年。

1946 年,Goodman 以氮芥治疗 67 例淋巴细胞白血病患者,获得较好疗效。环磷酰胺是较早由氮芥演化来的免疫抑制剂,其不良反应发生率明显低于氮芥。目前广泛用于肿瘤性疾病的治疗。

1953 年,抗肿瘤新药巯嘌呤被发现,该药进入体内后活化为相应核苷酸,抑制肿瘤细胞核酸合成,阻止肿瘤细胞生长。通过进一步研究,硫唑嘌呤问世。

1969 年,有学者从真菌代谢产物分离出环孢素。1979 年环孢素被美国 FDA 批准用于银屑病治疗。

1975 年,Vezina 和 SehgM 从土壤中分离出西罗莫司,当时被认为是一种低毒性的抗真菌药物。1977 年,西罗莫司被发现具有免疫抑制作用。

1985 年,从链霉菌的发酵液中提取出一种大环内酯类代谢产物他克莫司被发现。同年,来氟米特被发现具有免疫抑制和抗炎作用。1998 年 9 月,来氟米特被美国 FDA 批准上市,主要用于治疗成年人活动性类风湿关节炎。2009 年,来氟米特被美国 FDA 批准用于治疗狼疮肾炎,临床上也可用于皮肤病,但不作为首选。

1995 年,吗替麦考酚酯获得美国 FDA 批准并被迅速应用于临床。常用于器官移植、皮肤病和风湿免疫性疾病。可用于儿童。

免疫抑制剂自发现至今已有百余年的发展历史,科研工作者们不断地探索和钻研,使免疫抑制剂在临床上占有越来越重要的地位,尤其是近 30 年,免疫抑制剂在肿瘤治疗、器官移植、免疫病理学等领域得到了广泛的应用与发展。20 世纪中叶后,自身免疫理论与诊断技术的出现推动了自身免疫性皮肤病的诊疗;到了 21 世纪,随着固有免疫理论的出现,许多具有与感染免疫、肿瘤免疫、移植免疫、自身免疫和变态反应相似的免疫学改变的炎症性皮肤病的发病机制得到了系统认识,免疫抑制剂治疗皮肤病的理论基础被进一步夯实,适用范围也得到了进一步扩展。

湿疹是第一个接受免疫抑制剂治疗并获得确切疗效的皮肤病,随后越来越多的皮肤病被证实对糖皮质激素反应良好。经过近百年的发展,从自身免疫性皮肤病到皮肤肿瘤,糖皮质激素在皮肤科的适用范围越来越广,却始终禁用于感染性皮肤病,因其能诱发、加重感染或导致感染播散。近年来的研究表明,在合理足量使用抗感染药物的前提下,感染性皮肤病患者也能从糖皮质激素中获益。葡萄球菌烫伤样皮肤综合征患儿在有效应用抗生素治疗的基础上,早期加用糖皮质激素可有效抑制表皮松解毒素导致的棘层和颗粒层松解,减轻中毒症状,加速皮疹消退,缩短治愈时间;带状疱疹患者早期合理应用糖皮质激素可抑制炎症过程,减轻神经水肿,缩短急性期疱疹相关性疼痛的病程。

免疫抑制剂也有相同的发展趋势。早期认为应用免疫抑制剂是尖锐湿疣发病和复发的危险因素之一。但近年来有研究表明疣体局部免疫功能处于抑制状态是形成人乳头瘤病毒持续感染和复发的主要原因,间歇、短程、小剂量的环磷酰胺疗法可以逆转皮损局部的免疫抑制状态,从而降低尖锐湿疣治疗后的复发率,冲击了免疫抑制剂禁用于感染性皮肤病的固有思维模式。

免疫抑制剂在皮肤科的适应证不断增多的同时,其深度也在不断拓展。糖皮质激素是第一个应用于皮肤病的免疫抑制剂,问世之初,因其显著的抗炎效果而受到临床医师的青睐,但长期大面积用药后药物经皮吸收导致的不良反应限制了糖皮质激素的进一步使用。甲氨蝶呤的出现改变了这一局面,无论是单独给药还是与糖皮质激素联合使用均可使患者受益。随后,环孢素、硫唑嘌呤、吗替麦考酚酯等多种免疫抑制剂及各种生物制剂相继问世,不同给药经验和临床研究积累,使皮肤病的免疫抑制管理策略更加多元化,可供选择的治疗方案更加多样。

随着循证医学概念的提出和完善,临床医师需综合研究证据、临床经验、患者意愿制定出具体的治疗方案,其中选择当前最佳证据是临床决策的关键。诊疗指南是在前期科学研究和循证医学证据基础上的权威性指导,不仅为临床实践提供恰当的诊断标准,更是合理用药的参考。免疫抑制剂在经过长期的实践积累和临床试验后,已被多国常见皮肤病的诊疗指南/共识纳入,部分甚至被作为一线用药推荐。治疗选择不断丰富的同时,指南/共识推荐的给药方案也与时俱进。2015年欧洲抗风湿病联盟关于关节病性银屑病的药物治疗建议,将肿瘤坏死因子(tumor necrosis factor,TNF)抑制剂作为传统改善病情的抗风湿药治疗无效或不耐受患者的二线治疗方案,但2018年美国风湿病学会/美国银屑病基金会的指南首次指出,活动性初治关节病性银屑病,TNF抑制剂应作为优先方案。此外,指南也提及,与传统改善病情的抗风湿药相比,甲氨蝶呤可作为优先治疗选择。《中国银屑病诊疗指南(2018简版)》也对生物制剂治疗银屑病的推荐用法及剂量进行了详细阐述,免疫抑制剂在皮肤病治疗中的发展速度,可见一斑。

传统免疫抑制剂适应证扩增的同时,新型免疫抑制剂的种类也层出不穷。新的生物制剂不断被研发、转化、完成临床试验,成功后被陆续投入临床使用,取得了显著成效。磷酸二酯酶4(phosphodiesterase4,PDE4)存在于多种炎症细胞中,通过多种途径参与炎症的发生,银屑病、特应性皮炎均被报道对该类药物反应良好,其中局部外用药物克立硼罗软膏已于2016年获得美国FDA批准用于轻中度特应性皮炎患者的治疗,提供了一种重要的非激素替代疗法。同样对银屑病和特应性皮炎有治疗作用的还有JAK激酶(Janus kinase,JAK)抑制剂,是一种通过抑制发病相关细胞因子发挥治疗作用的新型免疫抑制剂。JAK 抑制剂在皮肤科的成功应用,为自身免疫性皮肤病的治疗提供了新的选择和思路。

目前,多个新型免疫抑制剂的临床试验正在全世界范围内展开,已经公布的数据显示,免疫抑制剂应用于难治性炎症性皮肤病的治疗前景良好,这也意味着新型免疫抑制剂治疗皮肤病的时代即将到来。但值得注意的是,迄今为止,免疫抑制剂的临床研究和应用均不能完全清除疾病。因此,在免疫抑制剂治疗的时代,不应该丢弃皮肤病治疗的基石,如患者教育、皮肤护理、常规治疗,以及避免加重病情的产品和行为等。

第二节　免疫抑制剂分类

免疫抑制剂可以根据其化学类型、来源及使用情况,分为传统免疫抑制剂和新型免疫抑制剂(表 1-2-1)。传统免疫抑制剂包括糖皮质激素,以及相继出现的烷化剂、抗代谢物、微生物代谢产物、生物碱类、中药等多种在临床广泛应用的免疫抑制剂;新型免疫抑制剂则主要包括生物制剂及生物类似药、小分子靶向药物。

表 1-2-1　免疫抑制剂分类

药物类别			代表药物	作用机制	皮肤科临床应用举例
传统免疫抑制剂	糖皮质激素		泼尼松、曲安奈德、地塞米松	抑制促炎性细胞因子基因转录 降低前列腺素合成 抑制环氧化酶生成	湿疹、急性荨麻疹、接触性皮炎、药疹、多形性日光疹、红斑狼疮、大疱性皮肤病
	细胞增殖抑制剂	烷化剂	环磷酰胺	抑制免疫活性细胞及肿瘤细胞增殖	系统性红斑狼疮、血管炎
		抗代谢药	甲氨蝶呤	抑制 DNA、RNA 合成,抗细胞增生,抑制 IL-2 生成及中性粒细胞趋化性	银屑病、毛发红糠疹、寻常型天疱疮、淋巴瘤样丘疹病
			硫唑嘌呤	抑制次黄嘌呤代谢,抑制 T、B 淋巴细胞的母细胞	银屑病、天疱疮、大疱性类天疱疮
	微生物代谢产物		环孢素	阻断产生细胞因子基因的转录和翻译	扁平苔藓、重度银屑病、天疱疮等
			他克莫司	通过抑制钙调磷酸酶抑制 T 淋巴细胞活化	特应性皮炎、激素依赖性皮炎
			吗替麦考酚酯	选择性抑制 T 和 B 淋巴细胞增生	系统性红斑狼疮、血管炎

续表

	药物类别	代表药物	作用机制	皮肤科临床应用举例
传统免疫抑制剂	生物碱类	秋水仙碱	抑制细胞有丝分裂和中性粒细胞氧自由基的产生	硬皮病、荨麻疹性血管炎、贝赫切特综合征
		长春新碱	抑制细胞有丝分裂和 RNA 合成	皮肤恶性淋巴瘤
	中药类	雷公藤多苷	增强巨噬细胞及 NK 细胞功能、抑制胸腺和 T、B 淋巴细胞功能	大疱性皮肤病、皮肤血管炎、湿疹
	其他类型传统免疫抑制剂	氨苯砜	抑制溶酶体活性、中性粒细胞引起的组织损伤、白三烯黏合	麻风、疱疹样皮炎、持久性隆起性红斑
		沙利度胺	调节免疫应答信号转导分子和介质、抗增殖、诱导细胞凋亡	结节性红斑、成人斯蒂尔病、多形性日光疹、结节性痒疹
		抗疟药	减少细胞因子释放,抑制 T 淋巴细胞的活性,稳定溶酶体,抑制肥大细胞释放组胺	红斑狼疮、多形性日光疹、扁平苔藓、斑秃、慢性荨麻疹
生物制剂	肿瘤坏死因子 -α 抑制剂	英夫利西单抗、阿达木单抗	抑制肿瘤坏死因子 -α 生物活性,减轻炎症	银屑病、化脓性汗腺炎和坏疽性脓皮病
	白介素 -17 抑制剂	司库奇尤单抗、布罗利尤单抗	抑制白介素 -17 与受体的结合,发挥抗炎作用	银屑病、化脓性汗腺炎、毛发红糠疹、坏疽性脓皮病
	白介素 -23 抑制剂	乌司奴单抗、古塞奇尤单抗	抑制白介素 -23 生物活性,发挥抗炎作用	银屑病、掌跖脓疱病、连续性肢端皮炎、化脓性汗腺炎
	白介素 -1/36 抑制剂	吉伏珠单抗、spesolimab	阻断白介素 -1β/36 介导的信号转导	银屑病、化脓性汗腺炎、坏疽性脓皮病、贝赫切特综合征
	白介素 -4/13 抑制剂	度普利尤单抗	同时选择性抑制白介素 -4、白介素 -13 的信号传递,阻断 2 型超敏反应的信号通路	特应性皮炎、结节性痒疹、大疱性类天疱疮
	白介素 -13 抑制剂	lebrikizumab、tralokinumab	抑制白介素 -13 生物活性,发挥抗炎作用	特应性皮炎
	IgE 抑制剂	奥马珠单抗	阻断 IgE 介导的变态反应	慢性自发性荨麻疹
	CD20 抑制剂	利妥昔单抗	结合 CD20 阳性 B 细胞,介导细胞杀伤效应	原发性皮肤 B 细胞淋巴瘤、自身免疫性疱病

续表

药物类别		代表药物	作用机制	皮肤科临床应用举例
小分子靶向药物	JAK 抑制剂	托法替布	抑制细胞因子转录和产生	银屑病、斑秃
	磷酸二酯酶 4 抑制剂	阿普米司特	促进抗炎介质生成，减少炎症因子产生	银屑病、特应性皮炎

一、传统免疫抑制剂

(一) 糖皮质激素

糖皮质激素具有明显的抗炎、抗增生、免疫抑制作用,对单核巨噬细胞、中性粒细胞、T 淋巴细胞、B 淋巴细胞均有较强的抑制作用,因此,目前可广泛用于炎症性皮肤病、自身免疫性皮肤病及部分增殖性皮肤病。某些严重感染性皮肤病在使用有效抗生素的前提下,也可短期使用。糖皮质激素在皮肤科的使用方法包括外用和系统应用,外用时常根据皮损部位、病情严重程度、皮损特点选择外用的剂型和效价的糖皮质激素;系统用糖皮质激素有口服和注射剂型,可以根据疾病严重程度、病程长短选择不同的给药方式。此外,选择合适的减量方式对于病情的控制也非常重要。在皮损内局部注射适合一些范围局限的难治性皮肤病,可以减少全身吸收相关的不良反应;穴位注射是我国具有中西医结合特色的一种给药方式,减少糖皮质激素的总用量,从而减轻糖皮质激素剂量相关的一些不良反应。大剂量冲击治疗一般是指短疗程(1~5 天)静脉滴注给予 0.5~1.0g 甲泼尼龙,从而治疗一些严重致命的皮肤病,这种治疗方法需要特别注意水、电解质平衡,以及冲击之后的维持。

(二) 细胞增殖抑制剂

1. 烷化剂　常用的烷化剂包括氮芥、苯丁酸氮芥、环磷酰胺。主要作用是破坏 DNA 结构,阻断 DNA 复制,导致细胞凋亡,因此处于增殖状态的细胞对烷化剂比较敏感,T 淋巴细胞和 B 淋巴细胞活化后,进入增殖分化阶段,对烷化剂的作用也较敏感,从而实现抑制免疫应答作用。在烷化剂中,环磷酰胺的不良反应较少,应用最广。环磷酰胺本身无活性,经细胞色素 P450(cytochrome P450 enzyme system,CYP450)转化为活性代谢物 4- 羟基环磷酰胺及其互变异构体。B 淋巴细胞相比于 T 淋巴细胞对环磷酰胺具有更高的敏感性,大剂量的冲击治疗能抑制抗体产生并升高血清补体水平。因此,对于自身抗体介导的自身免疫性皮肤病有较好的疗效。此外,也可以作为糖皮质激素减量时的辅助用药或单用于多种炎症性皮肤病。

2. 抗代谢药　该类药物主要为核苷类似物,是利用生物电子等排体原理,将 DNA 合成中所需的嘌呤、嘧啶等代谢物的结构进行细微改变,特异性地干扰核酸的复制,阻止细胞的分裂和繁殖,因此这些药物也具有细胞毒作用,是重要的抗肿瘤药物。常见的药物包括甲氨蝶呤、硫唑嘌呤、来氟米特。

(1)甲氨蝶呤:是叶酸拮抗剂,可以竞争性抑制二氢叶酸还原酶(dihydrofolate reductase,DHFR),DHFR 将二氢叶酸转化为四氢叶酸,四氢叶酸是合成胸苷酸和嘌呤核苷酸的必要辅助因子,而这些核苷酸又是 DNA/RNA 合成所必需的。甲氨蝶呤还可以抑制胸苷酸合成酶下游,从而抑制细胞分裂。甲氨蝶呤还可通过其他机制发挥抗炎作用。以往认为甲氨蝶呤能抑制角质形成细胞的增殖,但目前显示甲氨蝶呤抑制免疫活性细胞和抗炎作用更为明显。每周仅需用药 1 次是使用甲氨蝶呤的优点,患者依从性较好。甲氨蝶呤目前主要应用于银屑病,其他难治的免疫炎症性疾病使用甲氨蝶呤也有很好的效果,如大疱性类天疱疮、皮肌炎、毛发红糠疹和急性苔藓痘疮样糠疹。

(2)硫唑嘌呤:是 6- 巯基嘌呤的衍生物,也是最早用于治疗移植排斥反应的药物。硫嘌呤类药物是嘌呤类似物,可以干扰核苷酸利用,干扰细胞增殖(尤其是细胞增殖周期中的 S 期),通过影响淋巴细胞增殖下调 T/B 淋巴细胞功能起免疫抑制效果。一般认为硫唑嘌呤具有中等强度的免疫抑制作用及抗炎效果,可以用于自身免疫性皮肤病,如大疱性皮肤病和血管炎等。硫唑嘌呤的效果和发生血液不良反应的风险与巯嘌呤甲基转移酶的活性和遗传多态性密切相关,选择合适的患者对治疗非常关键,使用前应评估用药风险和效益。

(3)来氟米特:是一种非生物活性的新型异噁唑衍生物,具有抗炎和免疫调节特性,主要通过抑制二氢乳清酸脱氢酶发挥作用,二氢乳清酸脱氢酶为淋巴细胞克隆扩增时嘧啶从头合成途径的关键酶。来氟米特还可以激活芳香烃受体,以及抑制嗜碱性粒细胞中环氧合酶 -2 和组胺的释放,抑制成纤维细胞释放嗜酸性粒细胞趋化因子,抑制核因子 κB(nuclear factor-κB,NF-κB)的释放。目前主要应用于类风湿关节炎,也可以治疗关节病性银屑病,改善关节肿胀和压痛,但斑块状银屑病皮损的改善有限。来氟米特在其他一些难治性皮肤病中也有效,主要和其他免疫抑制剂联合使用。需要注意的是本药有明确致畸作用,也有皮肤黏膜的不良反应,如脱发和皮肤型红斑狼疮。

(三)微生物代谢产物

20 世纪 70 年代从微生物代谢产物中发现环孢素以后,陆续有新的微生物来源免疫抑制剂问世,在器官移植后抗免疫排斥以及自身免疫性疾病的治疗中发挥了重要作用。其作用机制主要分为抑制淋巴细胞内的信号转导、抑制抗原的处理和提呈,以及抑制 DNA 合成 3 个方面。临床上应用最广泛的包括环孢素、他克莫司和吗替麦考酚酯。

1. **环孢素** 它是一种 11 个氨基酸的环状多肽,属于大环内酯类抗生素,但其免疫抑制作用更为明显。其作用机制尚未完全明确,主要的靶点是 T 细胞,通过结合亲环蛋白阻断钙调磷酸酶途径,抑制 T 细胞的增殖和活化,最终抑制角质形成细胞的增殖;抑制钙调磷酸酶减少各种促炎性细胞因子的产生,还可能直接影响 APC(如朗格汉斯细胞)、肥大细胞和角质形成细胞。皮肤科疾病如银屑病、特应性皮炎和慢性荨麻疹目前临床证据较多,效果明确,但在我国仍然属于说明书适应证以外的应用。

2. **他克莫司** 曾称 FK506,是真菌来源的一种大环内酯类强效免疫抑制剂,通过抑制钙调磷酸酶来发挥免疫抑制和抗炎作用。它通过抑制 T 淋巴细胞刺激后信号传递中的早期钙依赖现象,与他克莫司结合蛋白(FK506 binding protein,FKBP)结合。一方面,抑制活化 T 细胞核因子(nuclear factor of activated T cell,NFAT)的活性来降低 IL-2 的合成,从而减少 T 淋巴细胞的增殖和分化;另一方面,将 FKBP 从其原先结合的蛋白上移除,从而终止其原有功能,影响细胞中其他与增殖、分化相关的信号通路。他克莫司还可以干扰转化生长因子 -β1 的表达。他克莫司的分子量较环孢素小,但免疫抑制作用比环孢素强 10~100 倍。口服吸收不完全,个体差异较大,治疗窗窄,不良反应较多。局部外用透皮性好。在皮肤科,外用他克莫司广泛应用于多种免疫炎症性疾病。

　　3. 吗替麦考酚酯　是麦考酚酸(mycophenolic acid,MPA)的酯类衍生物。麦考酚酸是第一个从真菌培养物中分离得到的结晶抗生素,但在 20 世纪 90 年代以后临床应用减少。吗替麦考酚酯的生物利用度和安全性更高,吗替麦考酚酯在体内代谢为 MPA。MPA 选择性和非竞争性地抑制肌苷—磷酸脱氢酶,阻止肌苷和黄嘌呤 -5- 磷酸转化为鸟苷 -5- 磷酸。这阻碍了鸟嘌呤核苷酸的从头合成,以及整合进入 DNA 的过程。T/B 淋巴细胞缺乏嘌呤挽救途径,依赖于嘌呤从头合成,因此其 DNA 合成被优先抑制。MPA 通过抑制对有丝分裂和同种异体刺激的增殖反应来降低免疫球蛋白水平和迟发型超敏反应;MPA 还抑制 B 淋巴细胞抗体的形成。吗替麦考酚酯主要用于移植后排斥反应,但在皮肤科领域,对于银屑病、大疱性皮肤病、特应性皮炎、结缔组织病、坏疽性脓皮病等都具有独特优势,可以和其他免疫抑制剂联合使用,特别是联合糖皮质激素使用,可减少糖皮质激素的用量。

　　(四) 生物碱类

　　生物碱类药物是从植物种中提取而来,如秋水仙碱是从百合科植物秋水仙的球茎和种子中提取而来,长春新碱来自夹竹桃科植物长春花中。具有抗有丝分裂、抗炎的作用,同时能减少辅助性 T 细胞和细胞毒性 T 细胞的数量,促进树突状细胞成熟以及抗原交叉表达,同时诱导促炎性巨噬细胞上调,阻止单核细胞增殖及分化,因此具有免疫调节作用。

　　(五) 中药类

　　一些中药具有不同程度的免疫抑制作用,目前雷公藤是研究较为深入的、效果肯定的免疫抑制剂,雷公藤是中国特色的植物免疫抑制剂,来源于雷公藤根的脂溶性混合物,其生理活性由多种成分(如二萜内酯、生物碱、三萜等)协同产生。我国对其研究较为深入,具有抗炎、免疫抑制或免疫调节、抗氧化应激、抗肿瘤作用,临床应用前景良好。皮肤科多用于结缔组织病、大疱性皮肤病、银屑病、皮肤血管炎等。但其对消化、血液、泌尿、生殖、心血管和神经系统等均有不同程度的影响,尤其对儿童、育龄期有孕育要求者,妊娠期和哺乳期女性,肝肾功能不全者,严重贫血、白细胞和血小板减少者均有禁忌证,故有必要采用本药治疗时,应严格根据患者不同病情进行个体化治疗并加强临床监测,避免超量用药,及时发现和减少不良反应。其他的中药类免疫抑制剂还包括白芍总苷、昆明山海棠提取物、青蒿素等。

　　(六) 其他类型传统免疫抑制剂

　　1. 氨苯砜　它是一种砜类药物,也是磺胺类衍生物,最早从煤焦油中提取出来。1908 年氨苯砜自合成以来都被用于治疗结核和麻风。除了抗菌作用,氨苯砜的抗炎作用体现在疱疹样皮炎、中性粒细胞和嗜酸性粒细胞相关性皮肤病的治疗中,效果良好,但具体机制仍需要进一步阐明。氨苯砜可以抑制中性粒细胞和嗜酸性粒细胞髓过氧化物酶,从而减少因此介导的呼吸爆发。此外,氨苯砜可抑制中性粒细胞趋化和黏附。氨苯砜具有其抑菌及杀菌作用,在皮肤科主要用于麻风的治疗,但其明显的抗炎作用,也可治疗其他疾病。氨苯砜主要通过抑制溶酶体活性、抑制中性粒细胞呼吸爆发引起的组织损伤、抑制白三烯的黏合等复杂机制发挥抗炎作用。氨苯砜主要用于麻风、疱疹样皮炎、线状 IgA 大疱性皮肤病、持久性隆起性红斑,需注意部分患者使用后可引起氨苯砜超敏反应综合征,严重者可致死。使用氨苯砜之前应该评估患者葡糖 -6- 磷酸脱氢酶（glucose 6-phosphate dehydrogenase, G6PD）的活性。此外，氨苯砜超敏反应综合征是使用氨苯砜中不常见但是严重致命的不良反应，我国学者在这方面进行研究，发现 *HLA-B*13：01* 是危险因素，为精准用药作出了很大的贡献。

2. **沙利度胺** 它通过调节多种免疫应答过程中产生的信号转导分子和介质发挥作用，其中最主要的是影响 TNF-α 的表达，从而抑制其他炎症因子的级联反应。此外，沙利度胺还具有抗增殖、诱导细胞凋亡等作用，被广泛用于某些顽固性皮肤病的治疗。结节性红斑、糜烂性扁平苔藓、成人斯蒂尔病、坏疽性脓皮病、多形性日光疹、结节性痒疹等疾病均被报道对沙利度胺反应良好。本药致畸作用明显，历史上妊娠期女性使用后产出"海豚样婴儿"。另外，长期使用沙利度胺还需要注意周围神经病变等。

3. **抗疟药** 这类药物包括羟氯喹、氯喹和阿的平。这类药物最早是用于治疗疟疾，来自金鸡纳树中提取的生物碱——奎宁。抗疟药在皮肤科最初被用于红斑狼疮的治疗。1946 年，人工合成羟氯喹，至今被广泛应用于结缔组织病、炎症性皮肤病和光线性皮肤病，但具体作用机制尚未完全明确。抗疟药抑制紫外线诱导皮肤反应，可能是通过影响前列腺素代谢，抑制超氧化物的产生，以及减少它们与 DNA 结合；抗疟药可以提高胞质内 pH，稳定微粒体膜，破坏内质体成熟，从而阻断 Toll 样受体与配体（包括核酸）的相互作用，降低巨噬细胞在细胞表面表达主要组织相容性复合抗原的能力；抗疟药还对 CD4$^+$T 细胞克隆释放 IL-2 具有剂量依赖性抑制作用，抑制 Ⅰ 型干扰素的 Toll 样受体诱导而抑制抗原抗体复合物的形成，降低淋巴细胞对有丝分裂原的反应性；抗疟药可以缩小溶酶体，并抑制其功能；还影响各种炎症细胞的趋化性；抑制血小板聚集和黏附，从而抑制血栓形成。羟氯喹使用方便，除了长期、大量使用引起视觉系统不良反应外，其他方面的不良反应均较轻微，相对比较安全。羟氯喹一直被认为是抗疟治疗的首选药物，在皮肤科主要用于治疗自身免疫性皮肤病。羟氯喹对红斑狼疮、多形性日光疹有效，可降低皮肤的光敏性。此外，羟氯喹被报道对皮肌炎、扁平苔藓、斑秃、慢性荨麻疹、结节病均有治疗作用。

除以上皮肤科常用的传统免疫抑制剂外，尚有众多结构、作用类似的传统免疫抑制剂在风湿免疫科等相关学科有广泛的应用，皮肤科应用相对较少，但近年来也有皮肤科应用的部分报道。为了对各类免疫抑制剂有明确的认识，在本书的第二部分也进行了简要介绍，如哺乳动物雷帕霉素靶蛋白抑制剂（西罗莫司、依维莫司），细胞毒性药物（硫鸟嘌呤、羟基脲、苯丁酸氮芥、美法仑、特立氟胺、阿糖胞苷等）。

二、新型免疫抑制剂

（一）生物制剂及生物类似药

1. **生物制剂** 生物制剂针对常见疾病的易感位点靶点设计而成，通过阻断常见疾病的重要通路，以达到治疗效果，主要分为单克隆抗体、抗体融合蛋白、重组人细胞因子和生长因子，具有症状缓解迅速、缓解期长、适用人群广泛、不良反应发生率低等优点。生物制剂广泛应用于银屑病、皮肤肿瘤、特应性皮炎、大疱性皮肤病等的治疗。目前皮肤科常用的生物制剂包括 TNF-α 抑制剂、IL-17 抑制剂、IL-23 抑制剂、IL-1/36 抑制剂、IL-4/13 抑制剂、IL-13 抑制剂、IgE 抑制剂、CD20 抑制剂等。针对不同靶点的生物制剂也包括多种产品，其具体的作用机制、在皮肤科的临床应用、禁忌证、具体的用法及用量、临床疗效、不良反应监测等,将在本书第三部分详细探讨。

(1)TNF-α抑制剂:TNF-α抑制剂包括依那西普(etanercept)、英夫利西单抗(infliximab)、阿达木单抗(adalimumab)、培塞利珠单抗(certolizumab)和戈利木单抗(golimumab)。依那西普、英夫利西单抗、阿达木单抗、培塞利珠单抗获批用于中重度斑块状银屑病和关节病性银屑病的治疗,戈利木单抗获批用于关节病性银屑病的治疗,阿达木单抗还获批用于治疗化脓性汗腺炎。

(2)IL-17抑制剂:IL-17抑制剂包括司库奇尤单抗(secukinumab)、依奇珠单抗(ixekizumab)和布罗利尤单抗(brodalumab)。其中司库奇尤单抗和依奇珠单抗是靶向IL-17A的抑制剂,获批用于中重度斑块状银屑病和关节病性银屑病的治疗;布罗利尤单抗是靶向IL-17RA的抑制剂,获批用于中重度斑块状银屑病的治疗。此外,还有一种新型单抗bimekizumab,可对IL-17A和IL-17F特异性靶向抑制,目前正处于Ⅲ期临床试验阶段。

(3)IL-23抑制剂:IL-23抑制剂包括乌司奴单抗(ustekinumab)、古塞奇尤单抗(guselkumab)、tildrakizumab和risankizumab。其中乌司奴单抗是针对IL-23P40的抑制剂,古塞奇尤单抗、tildrakizumab和risankizumab均是针对IL-23P19的抑制剂。这4种药物均获批用于中重度斑块状银屑病的治疗。

(4)IL-1/36抑制剂:IL-1/36抑制剂包括IL-1β抑制剂吉伏珠单抗(gevokizumab)和ganakinumab,IL-1R抑制剂阿那白滞素(anakinra),IL-36R抑制剂(spesolimab)。IL-1/36单抗可尝试用于治疗坏疽性脓皮病、泛发性脓疱型银屑病、贝赫切特综合征等,但目前主要为个案报道,尚需要大规模临床试验进一步验证其疗效及安全性。

(5)IL-4/13抑制剂:IL-4/13单抗包括度普利尤单抗(dupilumab),是针对IL-4Rα的抑制剂,通过与细胞表面的IL-4Rα特异性结合,可同时选择性抑制IL-4及IL-13两种信号转导。lebrikizumab和tralokinumab则仅针对IL-13,阻断IL-13生物信号通路。度普利尤单抗获批用于中重度特应性皮炎,lebrikizumab和tralokinumab已完成特应性皮炎的Ⅲ期临床试验。

(6)IgE抑制剂:包括奥马珠单抗(omalizumab)、ligelizumab、quilizumab、MEDI4212。其中,奥马珠单抗获批用于慢性自发性荨麻疹。

(7)CD20抑制剂:包括利妥昔单抗(rituximab)、奥法妥木单抗(ofatumumab)、奥妥珠单抗(obinutuzumab)、ocrelizumab。利妥昔单抗能够与CD20阳性B细胞结合,从而引发细胞内信号级联反应,介导细胞杀伤效应。利妥昔单抗可用于治疗原发性皮肤B细胞淋巴瘤、抗中性粒细胞胞质抗体(antineutrophil cytoplasmic antibody,ANCA)相关性血管炎、系统性红斑狼疮、大疱性皮肤病、系统性硬化症和皮肌炎等。

此外,在皮肤科得到逐步探索应用的生物制剂还包括抗B淋巴细胞刺激因子抑制剂贝利尤单抗(belimumab)、CD30抑制剂维布妥昔单抗(brentuximab vedotin)、CLTA-4抑制剂伊匹木单抗(ipilimumab)、PD-1抑制剂帕博利珠单抗(pembrolizumab)、纳武利尤单抗(nivolumab)、特瑞普利单抗(toripalimab)等,将在本书第二十六章展开论述。

2. **生物类似药** 生物类似药是在质量、安全性和有效性方面与已获准注册的原研药具有相似性的治疗用生物制品。在原研药专利保护到期之后,生物类似药方可获得审批。生物类似药有助于提高生物药的可及性和降低价格,满足群众用药需求。

（二）小分子靶向药物

1. **JAK 抑制剂** JAK 是一类非跨膜型的酪氨酸激酶,是许多促炎性细胞因子下游必需的信号转导媒介,对多种细胞因子、激素和生长因子的细胞内信号转导至关重要。JAK 抑制剂通过抑制 JAK 激酶,阻断 JAK/ 信号转导和转录激活因子通路而发挥治疗作用,可用于银屑病、特应性皮炎、系统性红斑狼疮、斑秃等。目前 JAK 抑制剂主要有如托法替布（tofacitinib）、巴瑞替尼（baricitinib）、乌帕替尼（upadacitinib）等。

2. **磷酸二酯酶 4 抑制剂** PDE4 是磷酸二酯酶同工酶家族中的一大分支,能特异性水解 cAMP,存在于多种炎症细胞中,通过多种途径参与炎症的发生。PDE4 抑制剂可抑制多种细胞因子及炎症介质的表达和炎症细胞的活化、迁移,具有多层面、多靶点体外抗炎活性,因此可能为银屑病、特应性皮炎等皮肤病提供具有良好安全性的长期替代疗法。此外,有报道系统性红斑狼疮、扁平苔藓、贝赫切特综合征、斑秃、痤疮对该类药物反应良好,但目前尚未被纳入适应证。目前。PDE4 抑制剂包括阿普米司特（apremilast）、克立硼罗（crisaborole）等。

第三节 免疫抑制剂与皮肤病的关系

皮肤作为人体最大的器官,也是人体免疫屏障的第一道防线。1986 年 Bos 提出了皮肤免疫系统（skin immune system）的概念,皮肤免疫系统包括细胞成分（表 1-3-1）和体液成分,具有主动的免疫防御、免疫监视及免疫自稳功能。

表 1-3-1 皮肤免疫系统主要免疫细胞的分布部位与功能

细胞种类	分布部位	主要功能
角质形成细胞	表皮	合成分泌细胞因子、参与抗原提呈
朗格汉斯细胞	表皮	抗原提呈、合成分泌细胞因子、免疫监视
淋巴细胞	真皮	介导免疫应答、抗皮肤肿瘤、参与炎症反应、创伤修复、维持皮肤自身稳定等
内皮细胞	真皮血管	分泌细胞因子、参与炎症反应、组织修复等
肥大细胞	真皮乳头血管周围	Ⅰ 型超敏反应
巨噬细胞	真皮浅层	创伤修复、防止微生物入侵
成纤维细胞	真皮	参与维持皮肤免疫系统的自稳

一、皮肤免疫系统的细胞成分

角质形成细胞不仅是表皮的主要细胞,还表达多种模式识别受体（如 Toll 样受体、NOD 样受体、RIG 样受体）及 MHC Ⅱ 类分子（如 HLA-DR）,使它们能够作为内外危险信号的接收者起类似专职抗原提呈细胞的作用,向 T 淋巴细胞传递信息。此外,角质形成细胞还能分泌抗菌肽,如 β 防御素、趋化因子及促炎因子、白介素和多种促炎因子受体,广泛参与免疫应答。

朗格汉斯细胞是树突状细胞的特殊亚群,传统观点认为,朗格汉斯细胞直接吞噬表皮中的病原体与变应原,并作为抗原提呈细胞迁移至引流淋巴结,提呈抗原并活化 T 淋巴细胞,从而启动适应性免疫应答。最近有研究表明,朗格汉斯细胞不仅参与固有免疫阶段,还具有免疫调节作用,对于表皮免疫稳态的维持不可或缺。

真皮中的巨噬细胞分为经典的促炎 M1 型、具有免疫调节功能的 M2 型和与伤口愈合相关的巨噬细胞三类。巨噬细胞具有强大的吞噬功能,在对抗皮肤寄生虫与真菌感染过程中作用显著。巨噬细胞可引导中性粒细胞跨血管内皮迁移至皮肤,促进炎症发生,通过分泌促炎性细胞因子、白介素,参与多种免疫介导的炎症性皮肤病。M2 型巨噬细胞的免疫调节功能主要通过分泌白介素 -10、转化生长因子 -β 及血管内皮生长因子来实现。

皮肤中几乎所有的淋巴细胞都是 T 细胞,CD8$^+$T 细胞位于表皮,而 CD4$^+$T 细胞主要位于真皮。皮肤中 T 细胞是血液循环中 T 细胞数量的 2 倍。Th1 细胞与自身免疫及免疫介导皮肤病有关,如银屑病;Th2 细胞与变态反应性皮肤病关系紧密,如特应性皮炎;Th17 细胞在银屑病与特应性皮炎发病中均起作用,兼能介导皮肤对抗多种细菌、真菌感染的防御反应。

二、皮肤免疫系统的体液成分

与人体免疫系统的体液成分相同,皮肤免疫系统的体液成分包括免疫球蛋白、补体、细胞因子、抗菌肽和神经肽等。

免疫球蛋白是介导体液免疫的重要效应分子,在抗原刺激下,由 B 细胞或记忆 B 细胞增殖分化成的浆细胞产生,分布在血清、组织液、外分泌液及某些细胞膜表面,在适应性免疫中起作用。补体系统包含 30 余种组分,广泛存在于血清、组织液和某些细胞膜表面。补体需经激活后才能形成具有调理吞噬、溶解细胞、介导炎症、调节免疫应答、清除免疫复合物等生物学功能的活化产物。天疱疮皮损可见棘细胞间 IgG、IgA 或 C3 呈网状沉积,血管炎和红斑狼疮血管壁内可见免疫球蛋白或补体沉积。细胞因子是免疫细胞之间传递信息的重要介质之一,通过结合相应受体调节细胞生长分化和效应,调控免疫应答,在一定条件下也参与炎症等多种疾病的发生,表皮内多种细胞均可合成和分泌细胞因子。

在固有免疫中起主要作用的是抗菌肽,抗菌肽对中性粒细胞、巨噬细胞和 T 淋巴细胞具有趋化作用。抗菌肽和 β 防御素还可以刺激角质形成细胞释放一系列细胞因子。此外,皮肤神经末梢受外界刺激后可释放感觉神经肽如降钙素基因相关肽、P 物质、神经激肽 A 等,对中性粒细胞、巨噬细胞等产生趋化作用,产生局部炎症反应。

随着皮肤免疫系统的相互作用网络及各种疾病机制深入的不断研究,许多顽固的自身免疫性皮肤病,如银屑病、特应性皮炎、白癜风、系统性红斑狼疮等的发病机制及发病通路不断被发现,免疫介导的炎症反应在其发生发展中的作用受到越来越多的关注,为使用免疫抑制剂治疗皮肤病奠定了理论基础。

三、免疫抑制剂与皮肤病

皮肤病种类繁多,分类复杂,但其中的绝大部分都与免疫功能紊乱或自身免疫有关。自身免疫性皮肤病是免疫系统对自身抗原发生免疫反应引起免疫失衡导致的皮肤损伤。机体不能将自身组织和细胞与外来(非自身)抗原区分或对自身抗原失去耐受而产生针对自身的免疫反应,这种现象源于自体T淋巴细胞和B淋巴细胞的激活,它们产生针对自身抗原的细胞免疫或体液免疫。皮肤直接与外界环境接触,各种刺激和抗原的暴露机会明显增多,极易成为紊乱的免疫应答攻击的靶器官。由于MHC遗传、环境因素、感染性疾病和免疫调节功能障碍的多重作用,自身免疫性皮肤病表现为高度复杂性。典型疾病包括银屑病、系统性红斑狼疮、多发性硬化和特应性皮炎。

在皮肤科,传统免疫抑制剂主要用于治疗增生性疾病和免疫介导的炎症性疾病,尤其对一些顽固性皮肤病,如湿疹、特应性皮炎、重症药疹、慢性荨麻疹、银屑病、大疱性皮肤病、结缔组织病和皮肤血管炎等。但是目前应用的传统免疫抑制剂大多数缺乏选择性和特异性,作用于病理性免疫过程的同时,对正常免疫过程也产生抑制作用,降低机体识别清除感染细胞和肿瘤细胞的能力,增加患者机会性感染、肿瘤的风险。因此,在治疗皮肤病的同时,免疫抑制剂的使用也会诱发或加重某些皮肤病,如皮肤感染(细菌、真菌、病毒),尤其是机会性感染。多项研究表明,接受免疫抑制剂治疗的患者,皮肤肿瘤发生率明显增高。最常见的皮肤肿瘤包括鳞状细胞癌、基底细胞癌、卡波西肉瘤、梅克尔细胞癌和恶性黑色素瘤,甚至有患者表现为多发性肿瘤。

与传统免疫抑制剂相比,新型免疫抑制剂选择性更高,靶向性更强,对机体正常的免疫功能没有明显损害,可以显著减少不良反应,但恶性肿瘤及严重感染仍有发生,因此使用前严格筛查对生物制剂的合理使用尤为重要。

第四节 免疫抑制剂在皮肤病治疗中的作用

免疫抑制剂在皮肤科应用广泛,对多种皮肤病有治疗作用,主要包括大疱性皮肤病、自身免疫性结缔组织病、部分红斑丘疹鳞屑性皮肤病、嗜中性皮肤病、非感染性肉芽肿、光线性皮肤病等。

一、红斑丘疹鳞屑性皮肤病

(一) 银屑病

免疫抑制剂是银屑病主要的系统治疗药物。甲氨蝶呤对中重度斑块状、关节病型、红皮病型、泛发性脓疱型银屑病均显示较好的疗效,对甲银屑病和掌跖部位银屑病也有疗效,尤其适用于其他治疗无效的患者。环孢素对各型银屑病均有效,一般用于严重病例和其他疗法失败的中重度银屑病患者。糖皮质激素一般不主张系统用于寻常型银屑病,主要用于红皮病型银屑病、关节病性银屑病和泛发性脓疱型银屑病,与其他免疫抑制剂联用可减少用量,即使因病情需要使用糖皮质激素,也可短期应用并逐渐减量以防止病情反跳。近年来,生物制剂相继被用于传统免疫抑制剂疗效不佳、生活质量严重受损、关节症状明显的中重度银屑病患者,目前用于银屑病临床治疗的生物制剂包括 TNF-α 抑制剂(依那西普、英夫利西单抗、阿达木单抗)、IL-12/23 抑制剂(乌司奴单抗)、靶向 IL-17/IL-17 受体抑制剂(司库奇尤单抗)。此外,斑块状银屑病、关节病性银屑病已被纳入 PDE4 抑制剂阿普米司特的适应证,正在临床试验阶段。同样正在进行临床试验的还有 JAK 抑制剂托法替布和巴瑞替尼,但适应证仅限于寻常型银屑病。

(二) 扁平苔藓

扁平苔藓是一种病因未明的炎症性皮肤病,临床表现为紫红色多角形扁平丘疹。糖皮质激素是本病的主要或首选的治疗药物,对严重病例、糜烂溃疡性黏膜损害或进行性甲破坏或脱发,尤其是急性泛发性扁平苔藓有很好的疗效。停药后可复发,因此不建议激素长期系统维持治疗。糖皮质激素治疗不敏感或有禁忌证或顽固难治的扁平苔藓,可小剂量使用免疫抑制剂。常用药物包括环孢素和吗替麦考酚酯。有报道雷公藤也对扁平苔藓有治疗作用。糖皮质激素、雷公藤、沙利度胺和氨苯砜常同时用于重型扁平苔藓,称为四联疗法。小范围皮损或肥厚性扁平苔藓可单独应用强效或超强效糖皮质激素,局部皮损内注射或外用或局部封包治疗均有较好的疗效。黏膜部位扁平苔藓可选用弱效或中效糖皮质激素,他克莫司对口腔扁平苔藓治疗有效,可以同时与糖皮质激素制剂交替外用。

二、特应性皮炎

特应性皮炎是一种与遗传过敏体质有关的慢性炎症性皮肤病,表现为瘙痒、多形性皮损并有渗出倾向,常伴发支气管哮喘、变应性鼻炎,病情常反复,难以治愈。外用糖皮质激素是特应性皮炎治疗的一线药物,外用他克莫司或吡美莫司也有较好的疗效。大多数患者可经常规治疗得到改善,外用药物和物理治疗无法控制的患者,可考虑应用免疫抑制剂系统治疗。常用的系统性免疫抑制剂包括糖皮质激素、环孢素、硫唑嘌呤、甲氨蝶呤。2017 年美国 FDA 批准 IL-4/IL-13 抑制剂度普利尤单抗用于治疗特应性皮炎。此外,IL-13 抑制剂 lebrikizuma、IL-31 抑制剂 nemolizumab 均处于临床试验阶段。PDE4 抑制剂克立硼罗软膏也被美国 FDA 批准用于治疗轻中度特应性皮炎。JAK 抑制剂巴瑞替尼对成人特应性皮炎的疗效已经在 Ⅲ 期临床试验中获得证实。

三、大疱性皮肤病

大疱性皮肤病是以患者血清中产生破坏皮肤黏附结构的自身抗体为特征的一组皮肤病,包括天疱疮、大疱性类天疱疮、获得性大疱性表皮松解症、线状 IgA 大疱性皮肤病等。

(一) 天疱疮

免疫抑制剂的合理使用是天疱疮治疗的关键,其中系统应用糖皮质激素是天疱疮治疗的一线疗法。中重度患者,为提高疗效、减少糖皮质激素用量,可在治疗初始或在单用糖皮质激素效果不显著时联合应用硫唑嘌呤、吗替麦考酚酯或环磷酰胺等。利妥昔单抗是一种抗 CD20 单克隆抗体,对天疱疮疗效肯定,有助于减轻病情,并能减少糖皮质激素和免疫抑制剂的用量。

(二) 大疱性类天疱疮

大疱性类天疱疮的治疗药物与天疱疮大同小异,但由于大疱性类天疱疮常见于老年人,死亡原因多为与激素相关的并发症和多器官功能衰竭,皮损局限或轻度的患者,可通过糖皮质激素外用替代系统用药。利妥昔单抗在高龄患者中潜在的更高的不耐受风险和某些不良反应限制了其临床使用,但难治性患者,利妥昔单抗可作为抢救疗法达到临床缓解。

(三) 获得性大疱性表皮松解症

获得性大疱性表皮松解症是一种少见的自身免疫性大疱性皮肤病,临床分型主要包括经典型和炎症型。经典型对大多数治疗抵抗。炎症型对免疫抑制剂反应良好,治疗首选系统应用糖皮质激素,也可以选择联合或单独使用硫唑嘌呤、环孢素、吗替麦考酚酯、环磷酰胺、甲氨蝶呤、秋水仙碱。但仍有一些患者对治疗抵抗,利妥昔单抗作为单一疗法已经被证实可以改善临床症状,但联合治疗可能会提供长期、持久的效果。利妥昔单抗被报道在本病的治疗中取得了良好的效果。

(四) 线状 IgA 大疱性皮肤病

线状 IgA 大疱性皮肤病是罕见的自身免疫性表皮下大疱性皮肤病,一般预后良好,部分可自行缓解。轻症者仅外用糖皮质激素,重症者首选氨苯砜。氨苯砜引起明显溶血而不能继续使用者,秋水仙碱有确切的疗效。重症且常规治疗不能控制者,需要系统应用糖皮质激素、免疫抑制剂或两者联用,免疫抑制剂包括硫唑嘌呤、环孢素、雷公藤多苷、环磷酰胺、甲氨蝶呤等。他克莫司外用也可治疗本病。

四、自身免疫性结缔组织病

(一) 红斑狼疮

红斑狼疮是由致病性自身抗体和免疫复合物形成并介导器官、组织损伤的自身免疫病,临床异质性较大,可分为皮肤型红斑狼疮和系统性红斑狼疮。

盘状红斑狼疮的治疗主要以外用糖皮质激素为主,皮损数目少或顽固者可皮损内注射。播散性盘状红斑狼疮合并其他异常者,可系统应用中小剂量糖皮质激素。亚急性皮肤型红斑狼疮以系统用药为主,糖皮质激素和雷公藤多苷属于常用药物,病情严重、顽固或糖皮质激素疗效差者可使用免疫抑制剂。

糖皮质激素联合免疫抑制剂是系统性红斑狼疮主要的治疗药物。糖皮质激素是治疗系统性红斑狼疮的主要药物。依据病情轻重给予不同剂量,必要时冲击治疗,以尽快控制病情,病情稳定后逐渐减量,以最小剂量长期维持。近年来,有观点认为糖皮质激素的长期应用可引起肾小球硬化,早期使用免疫抑制剂可增强疗效,减少激素用量,更好地控制病情,保护重要脏器功能,阻止或延缓肾炎转为慢性,减少复发,因此主张尽早使用免疫抑制剂。有重要脏器受损的患者,诱导缓解期首选环磷酰胺或吗替麦考酚酯治疗,在维持治疗中,可选择 1~2 种免疫抑制剂长期维持。常用的免疫抑制剂包括环磷酰胺、吗替麦考酚酯、环孢素、他克莫司、甲氨蝶呤、硫唑嘌呤、来氟米特、雷公藤多苷。

糖皮质激素和免疫抑制剂长期使用产生的毒副作用是其面临的主要问题,随着对红斑狼疮发生的分子机制深入认识,潜在治疗靶点逐渐被发现,选择性干预特定靶点的生物制剂不断被研发并投入临床使用。贝利尤单抗是第一个被美国FDA批准用于活动期系统性红斑狼疮的生物制剂,有助于实现糖皮质激素撤减的治疗目标。其他还在研究或临床试验阶段的针对B细胞的生物制剂包括blisibimod、atacicept、epratuzumab。研究表明,T细胞抑制剂阿巴西普(abatacept)对系统性红斑狼疮疗效并不确切,但可降低疾病复发的风险,对狼疮肾炎及关节炎有一定效果。IL-12/23抑制剂乌司奴单抗目前已被美国FDA批准用于银屑病和克罗恩病的治疗,该药在系统性红斑狼疮治疗上表现出显著临床疗效,是一种非常有潜力的药物,相关Ⅲ期临床试验正在进行中。

(二) 系统性硬化症

系统性硬化症发病复杂,以弥漫性的皮肤和内脏器官纤维化为特征,无特效药物。秋水仙碱对肢端动脉痉挛和皮肤硬化有一定疗效。局部和系统应用糖皮质激素的治疗作用较小,仅在早期水肿阶段、病情进展期有效,伴关节、肺、肌肉受累者应谨慎使用。有研究表明环磷酰胺可改善肺部受累,吗替麦考酚酯对皮肤症状有治疗作用,甲氨蝶呤可在一定程度上缓解皮肤硬化。硫唑嘌呤和环孢素是二线和三线可选择药物,但是否有效尚缺乏研究进一步证实。

(三) 皮肌炎

皮肌炎是以累及皮肤、横纹肌为特征的自身免疫性结缔组织病。糖皮质激素是美国FDA批准的唯一治疗皮肌炎的药物,大剂量糖皮质激素是标准化的一线治疗方法,含氟激素易引起近端肌和骨盆肌无力,故不适用于本病。甲氨蝶呤常与糖皮质激素联合使用治疗顽固性皮肌炎,可使激素尽早减量。硫唑嘌呤是糖皮质激素疗效不佳时的另一种选择,在德国皮肌炎治疗指南中,硫唑嘌呤是重症患者早期联合糖皮质激素治疗的首选药物。作为糖皮质激素的补充用药,环孢素的疗效与甲氨蝶呤相当。此外,环孢素对皮肌炎相关性弥漫性实质性肺疾病也有治疗作用。环磷酰胺对皮肌炎的治疗作用可能仅局限于皮肌炎相关性弥漫性实质性肺疾病患者。吗替麦考酚酯是另一种成功用于治疗皮肌炎相关弥漫性实质性肺疾病的免疫抑制剂,由于具有抗纤维化特性,本药效果可能优于环磷酰胺。他克莫司与泼尼松联合使用可有效缓解肌肉症状,而且复发率也明显降低。利妥昔单抗是治疗难治性皮肌炎的有效药物,特别是在某些自身抗体阳性的患者中。

五、嗜中性皮肤病

嗜中性皮肤病是以中性粒细胞浸润为组织病理特征的一组炎症性皮肤病,无任何原发感染的组织学征象。

(一) 贝赫切特综合征

欧洲抗风湿病联盟建议弱效至中效糖皮质激素外用快速愈合口腔和生殖器溃疡,并将秋水仙碱作为预防皮肤黏膜损害复发的一线系统治疗,特别是主要表现为结节性红斑或生殖器溃疡的患者。硫唑嘌呤对口腔、生殖器溃疡和关节炎有效,阿普米司特对口腔溃疡有良好效果。乌司奴单抗适用于活动性口腔、生殖器溃疡和眼部受累患者,目前在临床试验阶段。依那西普、英夫利西单抗和阿达木单抗均被报道对皮肤黏膜的损害有疗效。

关节症状的急性加重期可采用关节内注射糖皮质激素，或口服小至中等剂量糖皮质激素。硫唑嘌呤有助于抑制关节炎进展。秋水仙碱和硫唑嘌呤是难治性和慢性病例中预防关节炎发作的一线用药。有报道英夫利西单抗和阿达木单抗对关节炎有缓解作用。

孤立性前葡萄膜炎可以外用糖皮质激素治疗，在男性患者中硫唑嘌呤可预防葡萄膜炎的发生。所有合并后葡萄膜炎的患者都应使用免疫抑制剂和大剂量糖皮质激素，硫唑嘌呤和环孢素是首选药物。难治性患者，推荐使用 α 干扰素或 TNF 抑制剂，如英夫利西单抗和阿达木单抗。有报道，标准治疗无效的患者对 IL-6 受体抑制剂托珠单抗反应良好。

（二）坏疽性脓皮病

除皮疹局限、浅表者，所有患者均推荐系统治疗，糖皮质激素为一线疗法，皮疹泛发及严重者可使用冲击治疗，吸入性糖皮质激素对于其他治疗反应较差的口周坏疽性脓皮病患者有效。免疫抑制剂常作为辅助治疗或用于对糖皮质激素不能耐受者，环孢素是最常用的免疫抑制剂，雷公藤多苷也有治疗作用。临床试验表明英夫利西单抗、依那西普、阿达木单抗、依法利珠单抗、阿巴西普对绝大部分患者疗效显著。

（三）急性发热性嗜中性皮肤病

系统使用激素能快速改善症状，被认为是治疗的"金标准"，皮损局部外涂和 / 或病灶内注射糖皮质激素可以作为有效的单一疗法或辅助疗法。口服秋水仙碱可诱导皮损快速消退，作为潜在全身感染或禁用激素患者的一线治疗药物。环孢素也可作为激素的替代疗法。

六、非感染性肉芽肿

（一）环状肉芽肿

局部外用强效糖皮质激素或皮损内注射糖皮质激素是局限性环状肉芽肿最常用的治疗方法，病灶内注射曲安奈德作为一线治疗已被广泛接受。近期报道显示局部应用钙调磷酸酶抑制剂如他克莫司或吡美莫司治疗有效。尽管口服糖皮质激素疗效肯定，但由于使用剂量偏大且易复发，需谨慎使用。环孢素、甲氨蝶呤对本病可能有效。TNF-α 抑制剂如英夫利西单抗、依那西普和阿达木单抗有助于治疗。

（二）结节病

糖皮质激素是首选治疗药物，局限的单发或少数结节病灶，可病灶内注射糖皮质激素，较少的皮损可外用强效糖皮质激素。全身症状明显的活动期患者，急性进行期患者需系统使用糖皮质激素。糖皮质激素疗效欠佳或难以减量者可加用甲氨蝶呤。硫唑嘌呤对结节病的疗效与糖皮质激素相当，但不良反应明显减少，可单独使用或与糖皮质激素联合使用。此外，环孢素、环磷酰胺、雷公藤多苷、吗替麦考酚酯均有明显疗效。英夫利西单抗和阿达木单抗可用于治疗对标准疗法无效的顽固性、系统性、难治性病例。

七、光线性皮肤病

（一）慢性光化性皮炎

皮损处常使用强效糖皮质激素外涂，疗效较好。有报道他克莫司软膏皮损处封包能有效清除对系统治疗无反应患者的皮损。皮损急性加剧期,可小剂量使用糖皮质激素、雷公藤或吗替麦考酚酯控制病情,硫唑嘌呤也可选用。反复发作者可将糖皮质激素或硫唑嘌呤与羟氯喹联合使用。上述治疗均无反应者,可试用环孢素。阿普米司特和度普利尤单抗也被报道对本病有治疗作用。

(二) 多形性日光疹

局部治疗以强效或超强效糖皮质激素制剂为主。据报道他克莫司外用对多形性日光疹也有治疗作用。极严重或常规治疗无效的患者可口服小剂量糖皮质激素和硫唑嘌呤,病情控制后逐渐减量。

(三) 结节性痒疹

局部外用糖皮质激素是结节性痒疹的一线治疗方法,皮损较少时局部皮损内注射糖皮质激素也有很好的治疗效果。1% 吡美莫司乳膏与 1% 氢化可的松乳膏的治疗作用相当,由于其不良反应较小,长期维持治疗优先选择外用钙调磷酸酶抑制剂。对某些病情比较严重尤其是特应性皮炎相关的难治性患者来说,免疫抑制剂是一个可行的选择,甲氨蝶呤和环孢素已被证实对结节性痒疹的治疗有效。有报道称 NK-1 受体拮抗剂阿瑞匹坦和司洛匹坦,以及度普利尤单抗对难治性结节性痒疹有效。

八、荨麻疹

世界变态反应组织荨麻疹治疗指南提出,糖皮质激素可用于严重急性荨麻疹及慢性荨麻疹急性发作的短期治疗。环孢素可完全或基本控制 2/3 对抗组胺药物治疗无效的慢性特发性荨麻疹、日光性荨麻疹及寒冷性荨麻疹患者的症状,该药尚未被批准用于慢性荨麻疹的治疗,仅在一线、二线治疗失败时使用。有研究表明奥马珠单抗、阿达木单抗对难治性慢性特发性荨麻疹的疗效肯定,利妥昔单抗对自身免疫性伴有 IgE 受体抗体型慢性荨麻疹疗效显著。

除了上述常见疾病外,免疫抑制剂还对其他少见皮肤病有治疗作用,如嗜酸性蜂窝织炎、木村病(Kimura disease)、莱特尔综合征(Reiter syndrome)、硬化性黏液水肿、朗格汉斯细胞组织细胞增生症、光线性类网状细胞增多症、淋巴瘤样丘疹病、蕈样肉芽肿等,多在一线治疗或常规治疗无效时使用。长期维持治疗时需监测不良反应。

(薛　珂　于瑞星　李承旭　王子仪　沈长兵　崔　勇)

参 考 文 献

[1] ARMSTRONG A W, READ C. Pathophysiology, clinical presentation, and treatment of psoriasis: a review [J]. JAMA, 2020, 323 (19): 1945-1960.

[2] NGUYEN A V, SOULIKA A M. The dynamics of the skin's immune system [J]. Int J Mol Sci, 2019, 20 (8): 1811.

［3］中华医学会皮肤性病学分会银屑病专业委员会. 中国银屑病诊疗指南 (2018 简版)[J]. 中华皮肤科杂志, 2019, 52 (4): 223-230.

［4］杨秋媚. 常用免疫抑制剂及其免疫抑制机理概述 [J]. 生物学教学, 2019, 44 (7): 2-3.

［5］陆超凡, 冷晓梅, 曾小峰.《2018 年 ACR/NPF 银屑病关节炎治疗指南》解读 [J]. 中华临床免疫和变态反应杂志, 2019, 13 (1): 5-10.

［6］TSO S, HUNT W, FROW H, et al. Systemic agents for psoriasis and their relevance to primary care [J]. Br J Gen Pract, 2019, 69 (679): 96-97.

［7］STICHERLING M. Systemic sclerosis-the dermatological perspective [J]. J Dtsch Dermatol Ge, 2019, 17 (7): 716-728.

［8］SINGH J A, GUYATT G, OGDIE A, et al. 2018 American College of Rheumatology/National Psoriasis Foundation guideline for the treatment of psoriatic arthritis [J]. Arthritis Care Res, 2019, 71 (1): 2-29.

［9］SAINI S, PANSARE M. New insights and treatments in atopic dermatitis [J]. Pediatr Clin North Am, 2019, 66 (5): 1021-1033.

［10］ZEIDLER C, YOSIPOVITCH G, STÄNDER S. Prurigo nodularis and its management [J]. Dermatol Clin, 2018, 36 (3): 189-197.

［11］ISAK V, JORIZZO J L. Recent developments on treatment strategies and the prognosis of dermatomyositis: a review [J]. J Dermatolog Treat, 2018, 29 (5): 450-459.

［12］TZIOTZIOS C, BRIER T, LEE J Y W, et al. Lichen planus and lichenoid dermatoses: conventional and emerging therapeutic strategies [J]. J Am Acad Dermatol, 2018, 79 (5): 807-818.

［13］NAKA F, STROBER B E. Methotrexate treatment of generalized granuloma annulare: a retrospective case series [J]. J Dermatolog Treat, 2018, 29 (7): 720-724.

［14］KULTHANAN K, CHAWEEKULRAT P, KOMOLTRI C, et al. Cyclosporine for chronic spontaneous urticaria: a meta-analysis and systematic review [J]. J Allergy Clin Immunol Pract, 2018, 6 (2): 586-599.

［15］GIAGKOU E, SARIDI M, ALBANI E, et al. Dermal lesions and skin cancer in patients with inflammatory bowel disease receiving immunosuppressive therapy [J]. Asian Pac J Cancer Prev, 2018, 19 (10): 2845-2851.

［16］徐蓓蕾, 姚煦. 传统免疫抑制剂在重度特应性皮炎和慢性荨麻疹中的应用 [J]. 中华临床免疫和变态反应杂志, 2017, 11 (2): 179-183.

［17］宋继权. 免疫抑制剂在皮肤病科的应用 [J]. 医学新知杂志, 2017, 27 (6): 619-622.

［18］DAMSKY W, KING B A. JAK inhibitors in dermatology: the promise of a new drug class [J]. J Am Acad Dermatol, 2017, 76 (4): 736-744.

［19］JOUBERT B, CHAPELON-ABRIC C, BIARD L, et al. Association of prognostic factors and immunosuppressive treatment with long-term outcomes in neurosarcoidosis [J]. JAMA Neurol, 2017, 74 (11): 1336-1344.

［20］HEIDELBERGER V, INGEN-HOUSZ-ORO S, MARQUET A, et al. Efficacy and tolerance of anti-tumor necrosis factor α agents in cutaneous sarcoidosis: a French study of 46 cases [J]. JAMA Dermatol, 2017, 153 (7): 681-685.

［21］楼方舟, 王宏林. 皮肤免疫系统功能性研究进展 [J]. 生命科学, 2016, 28 (2): 268-274.

［22］RESKE A, RESKE A, METZE M. Complications of immunosuppressive agents therapy in transplant patients [J]. Minerva Anestesiol, 2015, 81 (11): 1244-1261.

［23］邓丹琪. 免疫抑制剂在皮肤科中的应用 [J]. 皮肤病与性病, 2011, 33 (5): 262-264.

［24］STERRY W, BAGOT M, FERRANDIZ C, et al. Immunosuppressive therapy in dermatology and PML [J]. J Dtsch Dermatol Ges, 2009, 7 (1): 5.

［25］PARKIN J, COHEN B. An overview of the immune system [J]. Lancet, 2001, 357 (9270): 1777-1789.

［26］CALLEN J P. Immunosuppressive and cytotoxic drugs in the treatment of rheumatic skin disorders [J]. Semin Cutan Med Surg, 2001, 20 (1): 58-68.

［27］张学军, 郑捷. 皮肤性病学 [M]. 9 版. 北京: 人民卫生出版社, 2018.

第二章

免疫抑制剂的认知、应用局限性和未来展望

机体正常的免疫反应是识别和清除外来入侵抗原和体内突变或衰老细胞，维持机体内环境稳定的生理病理过程。当机体免疫功能异常时，可出现异常病理反应，包括变态反应、自身免疫性疾病、免疫缺陷病和免疫增殖病等。免疫抑制剂是降低或抑制免疫反应的药物，作用于免疫反应的不同环节，干预和纠正出现异常及过度免疫反应对机体造成损伤。以往免疫抑制剂主要用于抑制骨髓、心脏、肝脏、肾脏等器官、组织的排斥反应，抑制骨髓移植中的移植物抗宿主病以及治疗各种自身免疫性疾病，随着免疫反应机制的深入研究与探索，许多具有和感染免疫、肿瘤免疫、移植免疫、自身免疫和变态反应相似的免疫改变的皮肤病发生发展机制也得到了系统认识，进一步开拓了免疫抑制剂治疗皮肤病的理论基础，在皮肤科领域的适用范围也相继扩展。大多数免疫抑制剂不仅作用于免疫反应感应期，也可作用于免疫反应效应期。随着疾病发病机制在分子水平的精准以及对细胞分化、增殖与凋亡调控机制认识的深入，研究者开始寻找以疾病关键调控分子等为靶点的药物，一系列针对特异性靶点的生物制剂及小分子靶向药物相继问世。根据化学结构及使用情况将免疫抑制剂分为传统免疫抑制剂和新型免疫抑制剂，后者主要指针对部分激活免疫反应的细胞因子或其受体的单克隆抗体、小分子靶向药物。

一、我国免疫抑制剂认知及应用的局限性

免疫抑制剂的应用已经超过了 70 年，已经逐步在各个医学领域得到拓展，但是由于进入临床的药物众多，要对全部的免疫抑制剂都有全面与深刻的认识需要不断地学习。然而，我国目前免疫抑制剂的认知和应用现状，存在以下问题：①免疫抑制剂类别繁多，作用机制各不相同，不良反应表现多样，医护人员对掌握免疫抑制剂的适应证、用药前筛查、安全性监测方面等认知仍较为片面，以致部分临床医师对免疫抑制剂，尤其是新型免疫抑制剂的态度仍然是"不敢用"或"不会用"。②近年来随着新型免疫抑制剂的深入研究和迅速发展，包括生物制剂和小分子靶向药物在皮肤科领域乃至各个临床科室的治疗应用均得到发展。然而临床专业药理学本科、皮肤科研究生、住院医师规范化培训教科书等专业教材中对免疫抑制剂的介绍十分有限，尤其对新型免疫抑制剂基本无介绍，导致医学生对免疫抑制剂的认知严重受限。免疫抑制剂的普及仍然不能深入到基础学习的阶段。③我国地域辽阔，基层医

院众多,大部分基层医师对传统或新型免疫抑制剂相关知识的学习途径十分有限,基层医院及医师对免疫抑制剂了解甚少,极大地限制了免疫抑制剂应用的实践机会,无论是对于临床医师诊疗水平的提高,还是对于患者获得良好的临床疗效都存在一定的限制。

针对目前在免疫抑制剂应用方面存在的问题,并向广大医务工作者以及医学生普及免疫抑制剂的相关知识,使更多的基层临床医师及皮肤科专科医师全面了解、系统掌握免疫抑制剂的科学应用知识,系统掌握免疫抑制剂的科学使用方法及对相关毒副作用的认识与监测过程,增强基层临床医师及皮肤科专科医师对难治性皮肤病的诊疗决策能力和信心,本书详细介绍了常用各种免疫抑制剂(包括传统和新型免疫抑制剂)的作用机制、在皮肤科的应用以及不良反应、使用注意事项等,期望能帮助更多的医学生、基层临床医师及皮肤科同行拓展并加深对免疫抑制剂的全面认识,指导临床医师科学地应用免疫抑制剂,实现安全、有效、灵活的治疗模式。

二、对传统免疫抑制剂的展望

传统免疫抑制剂应用历史悠久,20 世纪 50 年代糖皮质激素开始应用于炎症性皮肤病,不仅是皮肤科,还是整个临床疾病治疗学上的一次革命性进展。糖皮质激素至今仍然是临床最常用的免疫抑制剂,其系统用药和局部用药被广泛应用于多种皮肤病。随后相继出现的抗代谢物如甲氨蝶呤、硫唑嘌呤,以及真菌多肽如环孢素、吗替麦考酚酯、他克莫司等,烷化剂如环磷酰胺,植物提取物如雷公藤多苷等极大地丰富了传统免疫抑制剂大家族的构成。

传统免疫抑制剂可作用于淋巴细胞的增殖、分化阶段或已经成熟的效应细胞或细胞因子,影响重要细胞因子的基因表达,几乎作用于免疫应答反应的整个过程和多个靶点,其详尽的作用机制尚未完全阐明。与靶向性较强的新型免疫抑制剂相比,传统免疫抑制剂在基础理论研究方面仍然需要解决以下关键问题:①探讨不同靶点的阻断作用,明确认识其具体的作用机制;②如何提高药物作用的选择性和特异性,尽可能在抑制异常免疫反应的同时,尽量减少影响机体正常免疫功能的不良反应,尤其是探讨如何保证机体的免疫监视和免疫清除功能不受影响,降低机会性感染和诱发肿瘤的风险等;③目前的传统免疫抑制剂若长期使用,存在诸多不良反应及风险,安全性仍需要进一步的研究证实,指导临床医师科学有效地使用传统免疫抑制剂。在今后相当长的时间,围绕以上问题对传统免疫抑制剂进行深入研究,依然具有重要的现实意义。

尽管新型免疫抑制剂层出不穷,但由于其价格相对昂贵,短期内很难具有与传统免疫抑制剂相近的性价比,广泛的基层医疗机构及广大普通患者长期接受治疗的可能性仍有待时日。相比之下,传统免疫抑制剂在广阔的基层临床应用具有更高的可及性,其可靠的疗效和较高的性价比更加符合中国大多数普通患者的治疗需求。因此,可以预见的是在我国未来很长一段时间内,传统免疫抑制剂仍然是难治性皮肤病治疗方案的主要选择,在临床实践中仍然有诸多的问题值得研究:①传统免疫抑制剂在皮肤科的应用广泛,大多数皮肤病通过使用传统免疫抑制剂能得到控制。虽然越来越多的研究证实传统免疫抑制剂治疗多种皮肤病的有效性和安全性,但如何维持疗效,减少复发,尚需要临床学者的不断探索和研究。②其药理机制多靶点的不精确性,决定其对不同疾病可能产生不同的治疗效能,因此临床适应证的疾病范围仍然有很大的扩展空间,很值得临床研究工作者继续进行开拓性研究,使更多患者受益。③在提高疗效方面,探讨传统免疫抑制剂之间或是与新型免疫抑制剂的联合应用、过渡疗法/序贯治疗、替代疗法等仍然未有明确的方案和疗程,还需要临床医师在实践中不断探索,根据疾病严重程度、治疗反应、不良反应、患者顺应性等综合考虑,探索优化方案。④探索和研究对不同疾病、不同个体、不同阶段的个体化治疗方法,尤其是灵活、熟练地掌握不同的临床适应证及不同阶段的药物使用剂量、停药时机,最大限度地减少不良反应,保证安全。这些临床问题,依然是未来的重要研究方向。

三、对新型免疫抑制剂的展望

(一) 生物制剂

随着对机体免疫反应过程及通路的研究进展,各种以阻断免疫反应关键因子为靶点的单克隆抗体的新型免疫抑制剂——生物制剂层出不穷。随着分子生物学和生物信息学研究的突飞猛进,使包括银屑病、特应性皮炎、系统性红斑狼疮等皮肤病学领域在内的多种难治性复发性疾病发病机制研究产生了关键性成果,针对不同发病环节中一些关键细胞因子及其受体作为靶点的炎症通路被不断探索及明确,一系列针对分子靶点治疗的生物制剂不断被研发并陆续投入临床使用,在多种曾经的难治性、复发性、炎症性、自身免疫性皮肤病中取得了显著成效,逐渐实现更精准、更高效、更安全的治疗需求。

生物制剂较精确地作用于靶点,在皮肤病中的应用获得快速的疗效及良好的安全性,尤其应用于银屑病、特应性皮炎、荨麻疹等,已获得较为成熟的研究成果和实践经验。其他类型的难治性皮肤病,如大疱性皮肤病、结缔组织病、皮肤肿瘤等,仍然需要更长时间探讨,期待有满意疗效及安全的药物。即使在银屑病、特应性皮炎、特发性荨麻疹治疗中等较为成熟的生物制剂,也依然存在诸多亟待解决的基础理论及临床应用问题。例如:①生物制剂在我国皮肤病治疗中的应用时间尚短,其在患者真实世界中的长期疗效和安全性需要更多的临床试验研究加以证实。生物制剂在特殊人群如儿童、妊娠期或哺乳女性、老年人中使用的有效性及安全性尚有待于通过进一步大规模临床研究及长期随访得到评价和证实,逐渐明确这些特殊人群使用的适应证。②生物制剂与传统免疫抑制剂,以及其他系统治疗或皮肤科外用治疗的联合方案同样需要更多的临床探究及长期随访以进一步证实疗效和安全性及联合用药的合理性。③目前的生物制剂供应过程需要冷藏,全部需要注射给药、存储、运送及使用都不是很便利。如何改进制药工艺、设计更为稳定便捷的药物结构和给药途径、改善药物的稳定性,使存储、运送及使用更加便捷均是未来的研究方向。④生物制剂具有抗原作用的免疫原性,长期使用可能产生抗药抗体,导致药物治疗效能降低。最大限度地降低免疫原性,避免抗药抗体产生,也是今后生物制剂研发的重要目标。⑤如何改进工艺,降低药物生产成本,降低价格,提高生物制剂的可及性。总之,生物制剂在研发、生产及临床治疗领域尽管已经得到了快速发展,但是仍然存在很多的问题需要优化,探索更多的临床适应证及高效低害的新型生物制剂的研究仍在持续进行。

(二) 小分子靶向药物

近年来,随着炎症性疾病和自身免疫性疾病发病机制取得较大的研究进展,针对某些参与细胞炎症通路信号转导的关键细胞因子或关键酶,或者参与调节物质代谢等生物学功能的重要物质如 JAK 激酶、磷酸二酯酶 4、鞘氨醇 -1- 磷酸、淋巴细胞特异性酪氨酸蛋白激酶、哺乳类动物雷帕霉素靶蛋白等特异靶点而开发的活性高、特异性强、不良反应小的小分子靶向药物正在深入研究,部分小分子靶向药物已经成功应用于肿瘤及免疫性炎症性皮肤病的临床治疗。小分子靶向药物靶点的特异性不是绝对的,能同时阻断多个细胞因子轴的信号转导,这也可能影响其他正常生理过程所需要的细胞因子的活性,干扰机体正常的免疫反应,产生不良反应。因此,研发更高选择性的小分子靶向药物以提高靶向精准性,最终提高疗效和安全性,是未来药品研发的方向。

与生物制剂相比,小分子靶向药物可实现通过口服或局部给药抑制细胞因子信号转导,相比注射给药而言,临床应用更为便捷。此外,局部给药可以最大限度地提高治疗效能,减少不良反应。然而,小分子靶向药物目前适应证仍较少,在皮肤病学的临床应用及研究不及传统免疫抑制剂及生物制剂广泛。小分子靶向药物应用时间较短,长期安全性和疗效尚未明确,其确切疗效和长期安全性有待大规模的临床试验和长期随访进一步证实。同时,不同靶点的小分子药物因其机制和靶点的差异,可能形成互补,或许联合应用可产生更大的效能,这需要更多的临床实践和研究对其作用机制和疗效、安全性进行验证。此外,小分子靶向药物和生物制剂一样存在价格相对昂贵的弊端,期待小分子靶向药物能以更惠民的价格融入市场,惠及更多有需要的患者。

(叶瑞贤　张锡宝)

第二部分

传统免疫抑制剂

第三章

传统免疫抑制剂概述

自 1946 年发现氮芥对癌症的治疗价值后，免疫抑制剂治疗的序幕被逐步揭开。1951 年 Sulzberger 等开始在炎症性皮肤病中使用糖皮质激素。从此，糖皮质激素类药物的抗炎、免疫抑制、抗增生的作用从根本上改变了皮肤病的治疗方法，是皮肤病治疗学上的一次革命。糖皮质激素至今仍然是临床最常用的免疫抑制剂，其系统用药和局部用药在不同的皮肤病中均有成功应用。随后甲氨蝶呤、硫唑嘌呤、环孢素、来氟米特、吗替麦考酚酯等传统免疫抑制剂不断被发现、发明，在临床皮肤科得到广泛应用。钙调磷酸酶抑制剂以他克莫司和吡美莫司为代表，因其分子量较小，可完整穿透人体皮肤，因此外用制剂被广泛应用于免疫性炎症性皮肤病。

本部分内容介绍的传统免疫抑制剂主要是系统使用以及部分外用的具有免疫抑制作用的化学药物，相对于 2000 年以后出现的靶向性免疫调节药物（生物制剂及其生物类似药、小分子靶向药物）而言，传统免疫抑制剂大部分分子量小于 1 000kD，属于小分子量药物。它们应用于皮肤科临床疾病范围广、时间长，其作用机制、效果和不良反应都有较多的临床研究报道。

第一节　传统免疫抑制剂的作用特性

免疫应答是由多种免疫细胞及免疫分子参与的复杂而连续的生物学过程。多数免疫抑制剂作用于淋巴细胞的增殖、分化阶段，某些药物作用于已经成熟的效应细胞或细胞因子，某些药物可影响重要细胞因子的基因表达、转录或 mRNA 动员。很多药物靶点和作用机制目前仍未完全阐明。与靶向性强的新型免疫抑制剂相比，传统免疫抑制剂有以下作用特点。

1. 传统免疫抑制剂的作用可能是多靶点的，目前对一些药物的靶点仍未完全认识。

2. 多数传统免疫抑制剂对免疫系统的抑制作用缺乏特异性和选择性，既抑制异常免疫反应，又抑制正常免疫功能（免疫防御、免疫监视、免疫自稳）。因此，长期使用的不良反应甚多，如降低机体抗感染能力、诱发感染、增加恶性肿瘤的发生率、影响生育能力等。

3. 免疫抑制剂的效果与用药及抗原进入体内的时间有关,如糖皮质激素在抗原进入体内之前给药可发挥最大作用,而抗代谢药在抗原进入后立即给药更有效(烷化剂在抗原刺激前后 48 小时给药最有效)。

4. 免疫抑制剂对初次免疫反应或正在建立中的免疫反应的抑制作用,常强于再次免疫反应或已经建成的免疫反应。因此,免疫抑制剂对自身免疫性皮肤病只能缓解症状而不能根治。

5. 具有抗增殖作用的药物,也有不同程度的抗肿瘤作用,不同的是肿瘤细胞的增殖无须刺激原,在肿瘤细胞群中,某些细胞的恶性增殖是随机的非同步增殖。而免疫应答过程需要特异性抗原刺激,而且仅具有应答能力的淋巴细胞克隆才能进入同步增殖、分化的时相,因此免疫细胞增殖具有一定的选择性。这些抗增殖药物作为免疫抑制剂时,通常用低剂量即可达到治疗效果,而在抗肿瘤治疗时,需用高剂量间歇冲击疗法方可抑制恶性增殖,长期应用也会导致骨髓抑制,诱发严重感染,同时免疫监视功能的抑制也会导致其他肿瘤的易感性增加。由于抑制性 T 细胞被抑制,在一定条件下,免疫抑制剂反而可引起免疫增强效应。

在皮肤科,传统免疫抑制剂主要用于治疗免疫性炎症性皮肤病、自身免疫性皮肤病等,包括特应性皮炎、重症药疹、慢性荨麻疹、银屑病、大疱性皮肤病、结缔组织病和皮肤血管炎等。根据病情选择使用单独或联合使用传统免疫抑制剂,可提高疗效,减少糖皮质激素用量,降低不良反应发生率。但需要注意的是,传统免疫抑制剂在一部分皮肤科疾病的应用属于非说明书适应证的范畴,临床上需要与患者进行充分沟通和签署必要的知情同意书。

第二节　不良反应

传统免疫抑制剂因为缺乏选择性和特异性,作用于病理性免疫过程的同时,对正常免疫过程也产生抑制作用,降低机体识别清除感染细胞和肿瘤细胞的能力,增加患者机会性感染、肿瘤的风险。关于各种皮肤科常用的传统免疫抑制剂的主要不良反应,在后面的具体章节有较详细的介绍,以下为简述。

一、呼吸系统

肺部感染是免疫抑制剂常见的不良反应,是机体正常免疫应答被抑制导致,见于所有类型的免疫抑制剂。除常见细菌、病毒等病原体外,临床医师需警惕条件致病菌导致的肺部感染,根据病原学检查有针对性地进行抗感染治疗。在新型冠状病毒感染流行背景下使用免疫抑制剂可能造成病毒的侵袭,但同时免疫抑制剂以及生物制剂的使用可能减少体内的炎症风暴。糖皮质激素、甲氨蝶呤、吗替麦考酚酯、硫唑嘌呤、环孢素都可能增加感染的风险。因此,需要医师评估风险后再决定是否使用免疫抑制剂。其他的呼吸道不良反应还包括甲氨蝶呤使用后常见的间质性肺炎,初期表现为喘息、咳嗽、劳力性呼吸困难,可恶化发展为严重的肺纤维化;环磷酰胺在使用过程中偶可发生肺纤维化;秋水仙碱使用剂量过大可引起呼吸衰竭导致死亡。

二、消化系统

胃肠道反应几乎见于所有免疫抑制剂治疗过程中,表现为恶心、呕吐、腹胀、腹泻、腹部不适,部分患者可有食欲减退、厌食,轻重程度不一,轻者停药后消失,重者影响日常生活,甚至因不能耐受严重胃肠道反应中断治疗。糖皮质激素对消化道黏膜,尤其是胃黏膜有损伤作用,可诱发消化性溃疡。雷公藤也可引起消化性溃疡。而沙利度胺使用后不少患者会出现不同程度的便秘。大部分药物需要经过肝脏代谢,肝毒性也是免疫抑制剂常见的不良反应。环磷酰胺偶尔可引起中毒性肝炎。甲氨蝶呤治疗的前 2~4 年,肝毒性的发生率可高达70%,其中肝纤维化的发生与药物累积剂量有关。引起肝毒性增加的危险因素包括遗传性肝病家族史、饮酒史、肝病史、肥胖、糖尿病、未补充叶酸、接触大剂量肝毒性药物或化学品、高脂血症等。雷公藤引起的肝毒性类似病毒性肝炎和无黄疸性肝炎,严重者可出现肝衰竭,严重程度与用药剂量、个体差异、时间等因素有关。他克莫司常用作肝功能不全患者的替代免疫抑制剂,但也偶有报道可引起肝损害。因此,免疫抑制剂给药前及使用过程中应注意监测转氨酶水平,及时发现肝损害并予以相应处理,避免引起致命性不良反应。此外,硫唑嘌呤在治疗期间可诱发急性胰腺炎,炎性肠病患者服用硫唑嘌呤后发生急性胰腺炎的风险高于因其他疾病使用该药者。

三、血液系统

骨髓抑制是血液系统最常见的毒副作用,可累及三系,也可仅累及其中一系或两系,通常以白细胞减少更为常见,但药物疗效常与白细胞减少程度无关。硫唑嘌呤引起的骨髓抑制呈时间依赖性和剂量依赖性,通常为可逆性,减量或停药并予以对症治疗可恢复。环磷酰胺导致的骨髓抑制通常为不可逆性,且白细胞和中性粒细胞减少的程度,以及随后感染的发生率都与环磷酰胺剂量有关,严重时可导致造血危象。甲氨蝶呤引起的骨髓抑制通常为剂量依赖性,叶酸治疗有效,多为巨幼红细胞贫血。有研究报道,他克莫司系统给药可导致可逆性急性造血功能停滞。吗替麦考酚酯也可引起骨髓抑制,但发生率远低于环磷酰胺,以白细胞减少为主,贫血、血小板减少罕见。来氟米特可引起一过性白细胞减少,见于 20% 的患者,随时间推移症状可改善。雷公藤能明显抑制骨髓细胞增殖,并且抑制作用呈时间依赖性和剂量依赖性,主要表现为三系减少,但以白细胞减少最为明显。严重者可致急性再生障碍性贫血、蛛网膜下腔出血、类白血病反应等。羟基脲可以抑制 DNA,引发巨幼细胞贫血。临床医师在使用免疫抑制剂过程中需定期监测血常规,一旦发生血液系统不良反应,应及时停药或调整药物剂量、疗程。

四、泌尿系统

糖皮质激素可引起肾重吸收水钠增加,尿量减少。环磷酰胺可引起出血性膀胱炎和膀胱癌,与给药途径、治疗时间及累积剂量有关。环孢素可导致肾小管间质及肾血管结构和功能的变化,肾血流量减少导致急性肾毒性,通常为暂时性肾损害,减量或停用后可逐渐恢复,即使在正常血药浓度下也可发生。肾功能异常在他克莫司系统使用过程中常见,表现为血肌酐、血尿素氮升高,尿量减少。雷公藤引起的肾损害分为急性和慢性,一般认为是可逆的,停药后症状可逐渐消失,但严重时可发生肾衰竭而死亡,必要时需行血液透析治疗。

五、神经精神系统

糖皮质激素在使用过程中可出现失眠、兴奋、焦躁,极少数患者可出现抑郁,精神症状较重患者应停用糖皮质激素。他克莫司的神经毒性发生率为8%~47%,分为兴奋型和抑制型,大部分为兴奋型,多数为中等程度,神经毒性的发生与平均血药浓度呈正相关,因此使用过程中,需定期监测他克莫司血药浓度,尽可能减少神经毒性的发生。来氟米特偶可引起眩晕。雷公藤可引起头痛、头晕、疲倦、失眠、乏力等症状,药物积蓄中毒可引起丘脑、中脑、延髓、小脑、脊髓等营养不良性改变,周围神经炎、复视也偶有报道。沙利度胺、秋水仙碱、氨苯砜可引起多发性神经炎。环孢素在使用过程中也可出现乏力、头痛、震颤等症状。

六、心血管系统

糖皮质激素可引起高脂血症、高血压、动脉粥样硬化、血栓形成,其中以高血压最为常见,加用利尿药可较好地控制血压。环孢素通常引起血压轻度升高,常规抗高血压药可控制,停药后血压恢复正常水平。他克莫司引起的血压升高,收缩压与剂量呈正相关。此外,还可引起肥厚型心肌病。据报道,药物减量后患者自觉症状可缓解,影像学变化可减轻。常规剂量环磷酰胺不产生心脏毒性,但超高剂量时可产生心肌坏死。雷公藤正常剂量对心脏无明显毒性,但长期大剂量用药可出现心脏毒性,主要表现为心肌细胞损伤,严重者心肌溶解坏死,心肌损伤的面积随雷公藤剂用量增多而增大,提示雷公藤导致的急性心脏毒性具有剂量依赖性。

七、内分泌系统

糖皮质激素长期使用,对垂体 - 下丘脑轴的抑制作用导致肾上腺萎缩和肾上腺皮质功能减退,可出现类固醇性糖尿病,停药后血糖可恢复正常。抗利尿激素分泌过量罕见于环磷酰胺使用过程中。环孢素可引起高尿酸血症及痛风,偶可引起血糖升高。他克莫司中毒可诱发药物性糖尿病,血糖升高程度与用药时间和用药浓度呈正相关。雷公藤使用过程中引起血糖升高的病例也有报道。

八、生殖系统及胚胎发育

糖皮质激素的长期使用,可引起青春期延迟、性腺功能减退、胎儿发育迟缓。女性患者接受环磷酰胺治疗过程中可发生持续闭经,而50%以上男性患者发生无精、少精,环磷酰胺引起的性腺毒性多为可逆性。少数接受甲氨蝶呤的患者出现月经延迟及生殖功能减退。此外,妊娠早期使用可致畸,孕妇禁用。20世纪沙利度胺在孕妇中大量使用导致胎儿致畸引起极大的社会事件,甚至长时间影响了沙利度胺的临床使用。来氟米特、吗替麦考酚酯目前禁用于孕妇。此外,雷公藤对睾丸具有蓄积毒性,对男性生殖系统损伤表现为精子发育不良,精子活力降低、畸形率增加、数量减少,对女性生殖系统损伤表现为月经紊乱、月经量减少、闭经、性欲减退,甚至卵巢功能早衰;严重者可引起不育症,并呈时间依赖性,随着给药时间延长,受孕率逐渐降低。雷公藤对性腺的抑制是可逆的,一般停药 6 个月可自行恢复。

九、皮肤黏膜反应

糖皮质激素外用和局部注射可引起局部皮肤萎缩、毛细血管扩张、紫癜、多毛、毛囊炎、色素异常、伤口愈合延迟、痤疮。包括糖皮质激素在内的所有免疫抑制剂在使用过程均可出现皮肤变态反应,皮疹表现多样,发生率不一,甚至出现红皮病和严重超敏反应等重型药疹。脱发见于环磷酰胺和来氟米特,环孢素可引起多毛,有研究报道他克莫司会引起病毒相关的棘状毛发发育不良,雷公藤罕见引起色素沉着和水肿。羟氯喹可以导致银屑病加重,甚至在无银屑病史的患者中诱发银屑病样皮疹。

十、骨关节肌肉系统

骨质疏松是系统使用糖皮质激素最常见的不良反应,30%~50% 长期接受糖皮质激素治疗的患者可能出现。其他严重的骨关节肌肉不良反应还包括股骨头坏死、生长发育迟滞和肌病。环孢素的使用也有报道发生肌痛或肌炎。

十一、恶性肿瘤

使用传统免疫抑制剂需要特别注意肿瘤问题。硫唑嘌呤可通过多种机制促进恶性肿瘤的发生,如通过紫外线诱导皮肤癌。此外,接受硫唑嘌呤治疗的患者淋巴增生性恶性肿瘤的风险增高。除了使膀胱癌发病率增高外,环磷酰胺也能增高其他肿瘤的发病率,以口咽部、皮肤肿瘤多见,肿瘤发生风险增高与环磷酰胺的累积剂量有关。接受甲氨蝶呤治疗的患者淋巴瘤发生率增高。环孢素可直接作用于细胞,促进肿瘤发生,环孢素引起的肿瘤以淋巴瘤和皮肤肿瘤多见,尤其是鳞状细胞癌。因此,在皮肤科疾病患者中,联合或序贯使用免疫抑制剂、光疗和生物制剂需要格外谨慎。

免疫抑制剂的毒副作用涉及机体多器官和系统,复杂多样,某些药物在大剂量时才引起不良反应,而某些药物在正常治疗剂量即对组织器官产生损伤,因此临床医师在使用免疫抑制剂时需重视用药早期不良反应监测,同时应加强患者随访,对迟发性不良反应也不能忽视。用药前需注意特殊基础疾病及特殊人群的筛查,用药后加强监测,重点关注高危人群如高龄、吸烟、合并基础疾病的患者,及早发现严重不良反应征兆,及时处理从而改善患者预后。妊娠期和哺乳期女性、儿童和老年人等特殊人群用药,也需谨慎,这部分内容在具体章节会进一步讨论。

另外,传统免疫抑制剂在治疗皮肤科疾病时常是联合用药,药物本身的生物利用度、代谢酶学需要引起重视,如环孢素、他克莫司与同时使用竞争或诱导 CYP3A4 活性的药物可能分别升高或降低环孢素的血清浓度,必要时应该监测血清中的药物水平。而传统免疫抑制剂之间,或与新型免疫抑制剂,或与其他药物 / 光疗的联合使用在不同的情况可能出现协同或抑制作用,这方面需要在临床证据充分的情况下进行使用,必要时也应该密切监测联合治疗可能出现的不良反应。这部分内容将会在以后的具体章节进行详细讨论。

（陈　荃　朱慧兰　张锡宝）

参 考 文 献

［1］赵辨. 中国临床皮肤病学 [M]. 2 版. 南京: 江苏凤凰科学技术出版社, 2017.

［2］张学军, 郑捷. 皮肤性病学 [M]. 9 版. 北京: 人民卫生出版社, 2018.

［3］李相友, 夏媛瑜, 张野, 等. 免疫抑制剂与肾病 [M]. 北京: 人民军医出版社, 2013.

［4］陆一鸣. 常用药物毒副作用防治手册 [M]. 北京: 人民卫生出版社, 2008.

［5］WANG W Y, ZHOU H, LIU L. Side effects of methotrexate therapy for rheumatoid arthritis: a systematic review [J]. Eur J Med Chem, 2018, 158 (1): 502-516.

［6］曹艳, 运乃茹, 邹爱英. 雷公藤多苷片致不良反应的 Meta 分析 [J]. 中国药房, 2018, 29 (1): 125-130.

［7］TEICH N, MOHL W, BOKEMEYER B, et al. Azathioprine-induced acute pancreatitis in patients with inflammatory bowel diseases--a prospective study on incidence and severity [J]. J Crohns Colitis, 2016, 10 (1): 61-68.

［8］ASADOV C, ALIYEVA G, MUSTAFAYEVA K. Thiopurine S-methyl-transferase as a pharmacogenetic biomarker: significance of testing and review of major methods [J]. Cardiovasc Hematol Agents Med Chem, 2017, 15 (1): 23-30.

［9］BOYD A S. Leflunomide in dermatology [J]. J Am Acad Dermatol, 2012, 66 (4): 673-679.

［10］张曦文, 李乐乐, 江素鑫, 等. 环磷酰胺生殖毒性的研究进展 [J]. 中国研究型医院, 2018, 5 (1): 27-32.

［11］BRUNET M, VAN GELDER T, ÅSBERG A, et al. Therapeutic drug monitoring of tacrolimus-personalized therapy: second consensus report [J]. Ther Drug Monit, 2019, 41 (3): 261-307.

［12］VAN GELDER T, HESSELINK D A. Mycophenolate revisited [J]. Transpl Int, 2015, 28 (5): 508-515.

［13］EMADI A, JONES R J, BRODSKY R A. Cyclophosphamide and cancer: golden anniversary [J]. Nat Rev Clin Oncol, 2009, 6 (11): 638-647.

［14］VIAL T, DESCOTES J. Immunosuppressive drugs and cancer [J]. Toxicology, 2003, 185 (3): 229-240.

［15］PONTICELLI C, MORONI G. Fetal toxicity of immunosuppressive drugs in pregnancy [J]. J Clin Med, 2018, 7 (12): 552.

［16］ZAHEDI NIAKI O, ANADKAT M J, CHEN S T, et al. Navigating immunosuppression in a pandemic: a guide for the dermatologist from the COVID task force of the medical dermatology society and society of dermatology hospitalists [J]. J Am Acad Dermatol, 2020, 83 (4): 1150-1159.

第四章

环 孢 素

第一节 概 述

　　环孢素是一种常用于预防器官移植后排斥反应的免疫抑制剂,可有效治疗多种皮肤病。大量临床研究已证明此药可有效预防移植排斥反应,对其他免疫相关疾病也有作用,如重症肌无力、多发性肌炎、胆汁性肝硬化、类风湿关节炎、溃疡性结肠炎和克罗恩病等。

　　环孢素也用于银屑病、特应性皮炎、大疱性皮肤病和贝赫切特综合征等皮肤病。1970 年,Borel 在瑞士巴塞尔的 Sandoz 实验室寻找土壤真菌 *Tolypocladium inflatum* 时发现并分离出环孢素。环孢素是来源于土壤弯颈霉菌属的环形多肽,具有微弱的抗真菌活性,在 1976 年被确认为一种有效的免疫抑制剂。1979 年 Mueller 和 Heramann 在环孢素治疗类风湿关节炎和关节病性银屑病的初步研究中偶然发现了环孢素治疗银屑病的疗效。环孢素软胶囊是一种生物利用度更高、吸收更稳定的环孢素微乳制剂,1995 年被美国 FDA 批准用于预防器官排斥反应并于 1997 年被批准用于治疗类风湿关节炎和银屑病。与其他用于治疗银屑病的免疫抑制剂(如甲氨蝶呤、羟基脲和硫唑嘌呤)相比,环孢素具有无细胞毒性、无骨髓抑制、无致畸性等优势。尽管环孢素对所有类型银屑病都有明显疗效,并且在全世界范围内治疗银屑病患者已经积累了很多年的经验,但很多皮肤科医师担心环孢素会产生严重的不良反应,如肾毒性和诱发恶性肿瘤,因此缺乏环孢素的使用经验。本章将介绍环孢素的药理学以及在皮肤病中的应用,进一步探讨如何安全使用环孢素。

第二节 药代动力学

　　环孢素是由 11 个氨基酸组成的中性环肽,具有原始剂型环孢素(环孢素软胶囊 / 口服液 / 注射液)或更稳定的微乳剂型环孢素(环孢素软胶囊 / 口服液),后者对胆汁、饮食和胃肠道环境的吸收依赖性较小,因此其生物利用度比前者高 10%~54%。环孢素软胶囊是唯一被美国 FDA 批准用于治疗银屑病的环孢素制剂(表 4-2-1)。

表 4-2-1 环孢素制剂类型及剂量

类型	一般可用	药片/胶囊剂量	特殊配方	标准剂量
原始剂型环孢素	否	25mg、50mg、100mg	静脉注射 50mg/ml 口服液 100mg/ml	2.5~5.0mg/(kg·d)
微乳剂型环孢素	是	25mg、100mg	口服液 100mg/ml	2.5~4.0mg/(kg·d)*

注:* 为美国食品药品监督管理局推荐剂量。

微乳剂型环孢素软胶囊是在水环境中形成微乳液,具有疏水性和亲脂性,食物的脂溶性对其吸收程度有影响,如用牛奶或果汁(葡萄、柚子汁除外)送服环孢素,其血药浓度会上升。为达到稳定的血药浓度,建议患者环孢素服用时间与饮食关系相对固定。环孢素主要在小肠吸收,腹泻、胃排空速度会影响其吸收,排空速度加快,环孢素吸收增加,血药浓度上升,因此服用胃动力药物会增加环孢素的血药浓度,反之,如便秘等会降低环孢素血药浓度。口服后达峰时间约为 3.5 小时,全血的浓度可为血浆的 2~9 倍,成人的血浆半衰期为 19(10~27)小时,而儿童仅为 7(7~19)小时。用药过程中建议使用同一种品牌的环孢素进行治疗,不要随意更换品牌,以免影响药物浓度的稳定性。

环孢素在肝脏被细胞色素 P450 3A4(cytochrome P450 3A4,CYP3A4)酶系统广泛代谢,主要通过胆汁、粪便排出,只有 6% 的剂量(原型药物和代谢物)通过尿液排出。肝功能不全的患者药物半衰期可能延长,其药物浓度会显著升高,需要调整治疗剂量、减量或停药。肾透析和肾衰竭都不会显著改变药物的清除率。环孢素的药代动力学总结于表 4-2-2。

表 4-2-2 环孢素的药代动力学

药物名	吸收及生物利用度			消除		
	峰值/h	生物利用度/%	蛋白质结合/%	半衰期/h	代谢途径	排泄
原始剂型环孢素	2~4	30	90	5~18	肝脏	肝胆管(肾脏 6%)
微乳剂型环孢素	2~4	>30	90	5~18	肝脏	肝胆管(肾脏 6%)

第三节 作 用 机 制

环孢素和相关钙调磷酸酶抑制剂的作用机制包括:①抗原提呈细胞上的肽/MHC Ⅱ类分子与 T 细胞受体/CD3 复合物相互作用,导致 T 细胞活化;钙调磷酸酶活性是 T 细胞活化的结果之一;②以钙为辅助因子,通过与钙结合蛋白钙调蛋白相互作用,形成钙调磷酸酶活性的转录因子 NFAT-1；③细胞因子 IL-2 和 IL-2 受体同时形成 NFAT-1；④通过 IL-2 与 IL-2 受体的结合，T 细胞的激活进一步增强；⑤通过 IL-2 和 IL-2 受体的产生，抑制该系统中的关键酶——钙神经磷酸酶。

一、抑制 T 淋巴细胞的增殖和活化

环孢素的作用机制尚不完全清楚。环孢素在治疗银屑病中最明确的作用是其对 T 淋巴细胞的影响，通过结合亲环蛋白阻断钙调磷酸酶途径，抑制活化 T 淋巴细胞核因子的去磷酸化，影响 γ 干扰素（interferon-γ，IFN-γ）和白介素 -2（interleukin-2，IL-2）等促炎性细胞因子的基因转录，从而抑制 T 细胞的增殖和活化，最终抑制角质形成细胞的增殖。还有研究认为环孢素可影响自然杀伤细胞表型的数量、功能和表达。环孢素有显著的免疫抑制作用，可抑制 $CD8^+$ 细胞毒性 T 细胞（表 4-3-1）。

表 4-3-1 环孢素的作用机制和结果

作用机制	结果
通过抑制钙调磷酸酶抑制 IL-2 的产生	激活后 T 细胞增殖减少
钙调磷酸酶抑制导致转录因子 NFAT-1 活性降低	抑制 T 细胞的增殖
抑制 T 淋巴细胞产生 IFN-γ	减少 HLA-DR 活性物；角质形成细胞增殖减少
结合类固醇受体相关热休克蛋白 56	抑制促炎细胞因子如 GM-CSF、IL-1、IL-3、IL-4、IL-5、IL-6、IL-8、TNF-α 的转录

注：IL-2，白介素 -2；NFAT-1，活化 T 细胞的核因子 -1；IFN-γ，γ 干扰素；HLA-DR，人类白细胞抗原 -DR；GM-CSF，粒细胞 - 巨噬细胞集落刺激因子；IL-1，白介素 -1；IL-3，白介素 -3；IL-4，白介素 -4；IL-5，白介素 -5；IL-6，白介素 -6；IL-8，白介素 -8；TNF-α，肿瘤坏死因子 -α。

二、抑制细胞因子的产生

环孢素通过抑制钙调磷酸酶减少各种促炎性细胞因子的产生，如可通过核因子 κB（nuclear factor kappa-B，NF-κB）、Fas 配体（Fas ligand，FasL）和 TNF-α 发挥抗细胞凋亡作用。此外，环孢素还抑制 IL-2 的合成和释放，进而抑制活化的 T 细胞增殖，对抑制性 T 细胞或 B 细胞没有影响。环孢素和亲环蛋白之间形成的复合物抑制细胞内的钙调磷酸酶。钙调磷酸酶的抑制导致转录因子减少，活化 T 细胞的核因子 -1（nuclear factor of activated T cell，NFAT-1）的活性降低，IL-2 是调节基因转录最显著的细胞因子。由于 IL-2 引起 $CD4^+$ 辅助 T 细胞和 $CD8^+$ 细胞毒性 T 细胞的激活和增殖，抑制 IL-2 导致表皮中激活的 $CD4^+$ 和 $CD8^+$T 细胞数量减少。

三、影响抗原提呈细胞的作用

环孢素还可能直接影响抗原提呈细胞（如朗格汉斯细胞）、肥大细胞和角质形成细胞。此外，环孢素可抑制 IFN-γ 的生成，进而下调细胞间黏附分子 1（intercellular adhesion molecule，ICAM-1）的生成。ICAM-1 表达于各种细胞表面，如角质形成细胞和真皮毛细血

管内皮细胞,并通过影响各种炎症细胞的运输在免疫过程中发挥作用。这些黏附分子使内皮能够更有效地吸引循环中的白细胞,使它们能够迁移至组织中,一旦进入表皮,炎症细胞就会启动持续的炎症级联反应。环孢素可抑制 T 细胞分泌 IFN-γ 和 ICAM-1 以减少淋巴细胞浸润和炎症。

第四节 临床应用

一、中国国家药品监督管理局批准的适应证

预防同种异体肾、肝、心、骨髓等器官或组织移植所发生的排斥反应,也适用于预防及治疗骨髓移植时发生的移植物抗宿主反应(graft versus-host reaction,GVHR),经其他免疫抑制剂治疗无效的狼疮肾炎、难治性肾病综合征等自身免疫性疾病。

二、美国食品药品监督管理局批准的皮肤科适应证

首先,环孢素的最佳适应证是泛发的严重银屑病或急性的严重斑块状银屑病患者;其次,其他系统性治疗不能耐受或有禁忌证,或治疗失败的中重度或致残性银屑病患者。

在临床实践中,除了美国 FDA 批准的临床适应证(表 4-4-1)和禁忌证外,环孢素还被应用于很多其他难治性皮肤病,将在下文详细阐述。

表 4-4-1 环孢素适应证

美国食品药品监督管理局支持的皮肤科适应证	其他国家或地区*支持的适应证
严重的银屑病	银屑病
顽固的、治疗抵抗的银屑病	特应性皮炎
致残性银屑病(包括如手部或足部局部致残的银屑病)	

注:* 为澳大利亚和欧盟。

三、禁忌证

环孢素的禁忌证分为绝对禁忌证和相对禁忌证。其中绝对禁忌证有肾功能明显减退、控制不佳的高血压、对环孢素或配方中任何成分过敏、临床治愈或持续恶性肿瘤(非黑素瘤除外)、皮肤 T 细胞淋巴瘤。相对禁忌证有:年龄<18 岁或>64 岁,控制良好的高血压,计划接种减毒活疫苗,干扰环孢素代谢或加重肾功能障碍的药物,感染或有免疫缺陷,同时接受光疗、甲氨蝶呤或其他免疫抑制剂,妊娠期或哺乳期女性。

四、皮肤科临床应用

(一) 银屑病

1997 年美国 FDA 批准环孢素用于银屑病的治疗。根据患者的具体情况,环孢素治疗银屑病的使用有多种方式,无论单一用药的间歇式短期疗法、持续性长程疗法、救援疗法,还是结合传统药物或生物制剂的联合疗法,均在银屑病治疗中显示较好的效能。鉴于环孢素的不良反应(如影响肾功能及血压),对老年人更应该注意做好监测,注意环孢素的治疗剂量及持续时间,监测不良反应及相关项目,必要时监测其血药浓度。在严密的监测下,环孢素治疗皮肤病是安全的。

环孢素的药理学机制是通过阻断钙调磷酸酶途径影响 T 细胞的增殖和活化,抑制皮肤角质形成细胞的过度增殖,从而对银屑病起治疗作用。环孢素能有效治疗重度银屑病患者,国内指南推荐用于严重病例和其他疗法失败的中重度银屑病患者。常用剂量范围是口服 $3\sim5mg/(kg \cdot d)$,通常 4 周内可观察到病情改善。但是,因为容易出现肾毒性和高血压,限制了银屑病患者的长期使用。

环孢素治疗银屑病基于多项研究,可使患者皮损充分清除,使过往无效的治疗在维持缓解中变得有效。此外,由于环孢素对所有类型的银屑病均有效,尤其推荐用于红皮病型银屑病和脓疱型银屑病。一项安慰剂随机对照试验显示,使用 $3mg/(kg \cdot d)$、$5mg/(kg \cdot d)$ 或 $7.5mg/(kg \cdot d)$ 环孢素治疗 8 周后,分别有 36%、65% 和 80% 的患者清除或基本清除了银屑病。这 3 种剂量方案均优于安慰剂,综合衡量疗效和不良反应,$5mg/(kg \cdot d)$ 是最佳剂量。分别有 51% 和 79% 的患者在 8 周和 16 周的治疗后,在银屑病皮损面积和严重程度指数(psoriasis area and severity index,PASI)方面达到了至少 75% 的改善。一项随机对照试验比较了环孢素和甲氨蝶呤对 85 例中重度斑块状银屑病患者的疗效。5 例患者接受环孢素 $3mg/(kg \cdot d)$ 或甲氨蝶呤每周 15mg,共 16 周,根据需要增加剂量。在治疗期间,71% 的环孢素治疗患者和 60% 的甲氨蝶呤治疗患者达到了 PASI75。在疗效和缓解时间方面,治疗组间差异无统计学意义。

少数随机对照试验比较了环孢素和甲氨蝶呤的疗效,得出的结果不尽相同。一项纳入 88 例患者的为期 16 周随机对照试验发现,环孢素 $3\sim5mg/(kg \cdot d)$ 与甲氨蝶呤每周 15.0~22.5mg 治疗中重度斑块状银屑病的效果并无显著差异,但随后一项为期 12 周的随机对照试验通过 84 例中重度斑块状银屑病患者发现,环孢素 $3\sim5mg/(kg \cdot d)$ 的疗效优于甲氨蝶呤每周 7.5~15.0mg。而一项针对重度银屑病患者的较小型试验发现,甲氨蝶呤(每周 0.5mg/kg,高于一般习惯使用的剂量)的疗效优于环孢素 $3\sim4mg/(kg \cdot d)$。

推荐剂量及用法:治疗初始使用 $2.5\sim5.0mg/(kg \cdot d)$ 的中间剂量,平均起始剂量为 $3mg/(kg \cdot d)$,4 周后以 $0.5mg/(kg \cdot d)$ 逐渐增加剂量至症状控制,该方法适用于中度银屑病患者;另一种方法的起始剂量为 $5mg/(kg \cdot d)$,然后逐渐减量至临床症状持续改善。环孢素起效作用快,在严重及顽固性银屑病治疗中起重要的作用;也可用于红皮病型银屑病、泛发性脓疱型银屑病和掌跖脓疱病的治疗;作为一种 "抢救" 治疗,环孢素可在银屑病出现病情恶化时达到有效且快速的临床改善。综合对比各国指南,环孢素更适合治疗中重度斑块状银屑病;

环孢素治疗儿童银屑病尚存在争议,但已有许多研究及病例报道证明环孢素应用于儿童银屑病显示出一定的有效性。除以上常规使用方法外,还有单一用药的间歇短期疗法、救援疗法、持续性长程疗法及联合疗法。

1. **间歇短期疗法** 间歇短期疗法是指短期(12~16 周)口服环孢素至银屑病症状改善后停药。如果停药后症状复发,可再使用有效剂量治疗。该疗法的优点是起效快和不良反应较少,是最常见的治疗方法。一项回顾性研究分析 22 例使用环孢素治疗儿童重度银屑病的疗效及安全性,起始剂量为 2.5~5.0mg/(kg·d),于早晚餐前服用(间隔 12 小时),症状改善后每 2~4 周减量 0.5~1.0mg/(kg·d),63% 的患者皮损完全清除,完全清除的中位时间为 4 周,疗效维持 3~18 个月;5 例患者在减量过程中病情出现恶化,其中 2 例患者在恢复原始剂量后,疾病能迅速得到控制;常见不良反应为流感样症状及多毛等,无严重不良反应。该研究为首次环孢素治疗儿童银屑病有效性和安全性的观察报道,与其他的系统疗法相比,环孢素可快速改善临床症状,且逐渐减少剂量能减少复发。Hong 等回顾性分析 5 年内间断使用环孢素治疗的 398 例银屑病患者的情况,认为间歇短期使用环孢素[剂量为 3.0~3.5mg/(kg·d)]治疗银屑病,定期检测血肌酐是相对安全的。慢性斑块状银屑病可选择周末疗法,即仅在周末给予环孢素 5mg/(kg·d)治疗 24 周,可明显延迟复发的时间,周末疗法可作为维持治疗中度银屑病。

2. **救援疗法** 救援疗法是指短期使用环孢素治疗重度银屑病患者,作为"桥接"或"急救"治疗,接着过渡至其他药物维持治疗。主要用于红皮病型银屑病和泛发性脓疱型银屑病。Georgakopoulos 等对 1 例泛发性脓疱型银屑病和连续性肢端皮炎的老年患者使用环孢素治疗,剂量为 200mg,治疗 2 周后脓疱、皮炎及疼痛感显著改善,后转换使用英夫利西单抗(5mg/kg,静脉滴注)及阿普米司特(2 次/d,每次 30mg,口服)治疗,认为环孢素作为"救援"治疗起重要作用,能迅速控制患者症状,防止病情恶化。一项纳入 120 例中重度斑块状银屑病患者的随机双盲试验,首先使用环孢素剂量为 5mg/(kg·d),皮损清除达到 PASI50 时,在 6 周内逐渐停药,后改用依那西普治疗。结果显示前期使用环孢素治疗 78.4% 的患者在 6 周内能达到 PASI50。儿童重度银屑病患者,1 例病情严重的 13 岁泛发性脓疱型银屑病,使用环孢素治疗,剂量为 4mg/(kg·d),3 天后皮损清除 85%,2 个月内环孢素逐渐减量,转用依那西普,结果显示救援疗法对儿童重度银屑病具有很好的疗效及安全性。

3. **持续性长程疗法** 持续性长程疗法是指使用环孢素治疗银屑病临床症状改善后,以最低有效剂量长期维持疗效。由于其不良反应较多,该治疗方法未被广泛推荐。一项回顾性研究分析 5 例接受环孢素长程疗法的中重度银屑病患者,评估长期使用环孢素剂量、疗效和安全性,剂量为 2.72~3.85mg/kg,治疗时间为 28~62 个月,平均疗程为 43 个月;治疗 12 个月后,所有患者缓解均达 PASI75,并能长期维持疗效,无不良反应发生。该研究全部患者因个人原因长期坚持使用环孢素,原因包括起效快、害怕疾病复发、有神经退行性病变家族史和系统性硬化症等。一项多中心回顾性研究,评估 38 例中重度斑块状儿童银屑病患者使用环孢素治疗的疗效和安全性,平均疗程为 5.7 个月,剂量为 2~5mg/(kg·d),在治疗 4 个月时 39.4% 的患者达到 PASI75,21.05% 的患者出现不良反应停止治疗。研究认为环孢素对于儿童银屑病的治疗是有效的,且具有一定的耐受性。

4. 联合治疗　联合治疗是指环孢素与其他药物联合,如糖皮质激素、地蒽酚和维生素D₃类似物等局部药物及其他系统性药物治疗,可减少环孢素剂量进而减少不良反应。联合光疗能减少照射剂量,迅速缓解临床症状,但患皮肤癌的风险增高,不建议环孢素与光疗联合应用。重症银屑病可联合甲氨蝶呤、富马酸二甲酯、吗替麦考酚酯及生物制剂等,不推荐与维A酸类药物联合应用。

(1)联合传统药物:环孢素引起肾功能减退,从而导致甲氨蝶呤的代谢显著减少。最终结果可能是增加了甲氨蝶呤对血液和肝脏的风险。然而,值得注意的是环孢素和甲氨蝶呤的联合治疗已经被证实对风湿病患者是安全的,并且美国FDA批准了用于类风湿关节炎。甲氨蝶呤有抗炎、抗增殖作用,可有效治疗各型银屑病。尽管许多新药上市,但甲氨蝶呤和环孢素对银屑病联合治疗仍起重要作用,在难治性、顽固性严重银屑病治疗是一种重要方法。

一项研究纳入46例银屑病患者使用甲氨蝶呤与环孢素、阿维A及光疗联合治疗的疗效研究,11例患者使用甲氨蝶呤每周5~15mg,与环孢素联合治疗时间为(9.5±2.5)个月,8例患者症状改善,个别患者血肌酐升高、肝功能受损、眼球震颤、严重瘙痒及听力受损等,认为该联合对难治性银屑病患者有效且相对安全。两种药物不良反应较多,该联合治疗在儿童方面的应用相对较少。一项回顾性研究分析3例儿童重度银屑病在环孢素减量过程中复发,恢复剂量后仍无改善,遂联合低剂量的甲氨蝶呤(每周7mg/kg),临床症状得到改善,且无不良反应,这是第1次在儿童患者中应用环孢素联合甲氨蝶呤。两种药物联合治疗有致癌可能性的观点存在争议,Aydin等随访17例甲氨蝶呤联合环孢素治疗银屑病患者情况,评估联合治疗对恶性肿瘤发生的影响,中位随访时间为76个月,结果显示在随访期间无恶性疾病发生,并且没有发现任何恶性肿瘤的症状。

富马酸二甲酯有较好的疗效和安全性,可作为银屑病长期维持治疗。富马酸二甲酯在使用推荐剂量治疗6~8周才起效,因此不作为一线治疗。为能加速疗效提高患者依从性,可联合环孢素治疗。一项回顾性研究评估17例富马酸二甲酯与其他药物联合治疗的情况,其中2例使用富马酸二甲酯联合环孢素治疗银屑病,1例富马酸二甲酯120mg联合环孢素50mg,每日2次,治疗时间6周,临床症状改善后停用环孢素,出现腹泻和淋巴细胞减少等不良反应;另1例联合治疗时间7个月,同样出现淋巴细胞减少、腹泻及面色潮红等不良反应。以上2例病例均未出现肌酐升高,富马酸二甲酯联合环孢素对顽固性银屑病有效且安全。

(2)联合生物制剂:近年来,一系列针对银屑病特异性靶点的生物制剂如TNF-α抑制剂、IL-12/IL-23抑制剂及IL-17抑制剂,对银屑病的治疗显示出良好的疗效和安全性。生物制剂联合环孢素治疗银屑病的临床应用越来越多,为重度、难治性银屑病治疗提供了重要的治疗思路。一项回顾性研究分析5例使用英夫利西单抗和环孢素联合治疗的顽固性银屑病患者,治疗时间4个月,第0、2、6周使用英夫利西单抗,剂量5mg/kg,后改为每8周1次,3例患者症状有一定的改善,持续治疗患者皮损再无改善,后增加剂量为7mg/kg,每6周1次,仍无满意疗效,开始联合环孢素治疗,剂量为2.7~4.3mg/kg。1个月后2例患者皮损达到完全清除,在4.5个月、16个月和28个月之后,3例患者皮损复发,于是停用该联合治疗,转用其他生物制剂。这是首次使用英夫利西单抗和环孢素联合治疗银屑病的研究,认为该联合治疗是顽固性银屑病患者的短期救援治疗的良好选择,不适用于中、长期持续治疗。一项回顾性研究分析 10 例使用环孢素和 TNF-α 抑制剂联合治疗顽固性银屑病患者的疗效,在诱导阶段用环孢素(3.14 ± 0.37)mg/(kg·d),疗程为(4.6 ± 2.0)周,联合阶段使用依那西普或阿达木单抗,并在(10.2 ± 3.7)周逐渐减少环孢素的剂量。所有患者在联合治疗结束时皮损均达到完全清除,在 12 周和 20 周后仍有 2 例继续接受联合治疗。诱导阶段 3 例患者出现恶心、头痛和头晕等不良反应。该研究认为环孢素和 TNF-α 抑制剂联合治疗可为银屑病提供一种有效且安全的方法。但欧洲指南不推荐环孢素与任何生物制剂联用,认为该联合疗法会增加免疫抑制的风险。

(二) 特应性皮炎

特应性皮炎(atopic dermatitis,AD)的治疗目标是减轻临床症状,避免病情加重,并使治疗不良反应降至最低。最佳治疗方案是联合治疗,包括避免加重因素、恢复皮肤屏障功能,局部治疗不能充分控制的中重度 AD 患者,且无法进行光疗或者有光疗禁忌证时,可选择短期口服免疫抑制剂治疗。

环孢素是治疗难治性 AD 使用最多的免疫抑制剂,也是唯一在欧洲被批准用于治疗 AD 的免疫抑制剂。大多数患者在治疗的前 1~2 个月有显著改善,大多数患者在停用环孢素后会复发,尽管复发间歇的时间不同,但持续改善是可实现的。严重的不良反应罕见,相对多见的不良反应是轻微可逆的肾功能损害。环孢素(5mg/kg,持续 6 周)对 2~16 岁严重 AD 的患儿有效、安全且耐受良好。血清肌酐和血压没有明显地持续上升,最常见的不良反应是头痛和腹痛。

环孢素可抑制钙调磷酸酶和阻断 T 细胞活化,可降低表皮神经密度和背根神经节中瘙痒相关受体基因的表达水平,以及减少通过抑制炎症细胞(如 CD4$^+$T 细胞、肥大细胞和嗜酸性粒细胞)的增殖、迁移和侵袭,与 AD 患者的感觉神经纤维相互作用,同时通过表皮角质形成细胞的内稳态和完整性调节,在一定程度上有助于改善 AD 患者的瘙痒症状。此外,环孢素治疗通过抑制 IL-4 和 IL-13 等 Th2 细胞因子的分泌,从而下调 IgE 的分泌。

一项针对儿童的多中心试验证明环孢素有助于改善患者的生活质量,但要长期关注环孢素的安全性,尤其是儿童,应仔细检测血常规、血压、肾功能,确保血清肌酐升高不超过正常值的 30%。还需关注其他不良反应,包括牙龈肿大、肢端麻木、胃肠道不适及多毛症。环孢素长期使用的安全性引起最合适剂量范围的给药方案,建议 2.5~5.0mg/(kg·d)。

多项随机试验及系统评价评估了口服环孢素治疗 AD 的疗效。一项系统评价发现,环孢素比安慰剂更有效,短期治疗(10 天至 8 周)后在不同的临床严重程度评分中取得了 50%~95% 的改善。还有研究显示,环孢素比泼尼松龙、静脉用免疫球蛋白和紫外线 A(ultraviolet A,UVA)/ 紫外线 B(ultraviolet B,UVB)光疗更有效。较高的剂量比较低的剂量起效更迅速。一项回顾性分析指出长期使用环孢素剂量>3.5mg/(kg·d)时并未取得更好的疗效,反而会增加不良反应的风险,总体对患者没有更多获益,因此建议环孢素持续性长期治疗 AD 的剂量<3.5mg/(kg·d)。AD 患儿被证明对环孢素的耐受性比成人好,发生不良反应的发生率较低,有研究报道环孢素在儿童中的药代动力学可能与成人不同,因为儿童一般

具有较高的环孢素清除率,但幼儿对环孢素的吸收较少。不推荐婴幼儿AD患者使用口服环孢素。青少年和较大年龄儿童,只有局部治疗无效且疾病对生存质量有显著负面影响的严重病例才应使用环孢素。大部分患儿经过一次系统性治疗后,病情能长期处于缓解状态。有研究显示儿童AD使用环孢素初始剂量为1.2~3.4mg/(kg·d)持续7~15个月,80%(12/15)患者有良好疗效,其中42%(5/12)患者随访7~33个月病情复发,20%(3/15)的患者出现与感染相关的并发症及可逆性肾毒性。Sibbald等研究显示较长疗程的低剂量环孢素可使儿童患者病情长期缓解,可能有助于降低复发风险。成年患者环孢素的剂量为3~5mg/(kg·d),分2次给药,持续6周,然后降低剂量至最低有效剂量,并维持该剂量直至取得稳定改善,或者用药最多1年。停用环孢素后,可重新开始外用皮质类固醇及润肤剂治疗。近年来多项研究比较不同的治疗方案,即多疗程和连续治疗。Garrido等报道使用间歇短期[每周周末连续2天环孢素5mg/(kg·d)]治疗AD 20周,患者病情得到良好的控制,且降低环孢素的累积量和血浆环孢素水平,从而可延长治疗时间,降低严重AD患者复发的风险。Harper等报道表明大多数接受短期治疗(12周多次疗程)和5mg/(kg·d)的环孢素患者中,几乎有50%的症状得到缓解。平均治疗时间在1.5~13.5个月时,用药方案应该根据患者的病情进行调整。Haw等认为不良事件的发生可能与较高的环孢素初始平均剂量有关。使用低初始剂量的环孢素可能会减少环孢素的并发症。95%的患者表现出长期的缓解,他们终止环孢素治疗后,重启环孢素治疗时间[(4.5±2.9)个月]较其他报道较长。在另一项研究中,韩国AD患儿的短期环孢素治疗(4周),80%的患儿在6周内病情复发。有报道,所有患者在停止环孢素治疗3个月后均复发。在长期接受环孢素治疗后,AD的缓解期延长。Hijnen等报道,55%接受环孢素治疗超过6个月的患者缓解期至少为3个月。这些结果提示长期环孢素治疗与AD的延长缓解期之间存在关系。

(三) 坏疽性脓皮病

坏疽性脓皮病(pyoderma gangrenosum,PG)是一种不常见的炎症性、溃疡性疾病,可独立发生或伴发多种全身性疾病。轻度、局限性PG患者,建议使用高效价或超强效价的外用皮质类固醇或外用他克莫司作为初始治疗。病灶较广泛的PG患者需要全身治疗,首选系统应用糖皮质激素。环孢素已成功用于治疗PG。

有一项比较环孢素及甲泼尼龙的单盲随机试验和多项回顾性分析及病例报道都支持环孢素治疗对某些患者有益,环孢素可作为对糖皮质激素反应不充分或不能耐受糖皮质激素的患者的辅助或替代性一线药物,通常采用的起始剂量为4~5mg/(kg·d),随后视耐受情况逐渐减量。

有研究报道1例继发于多发性骨髓瘤的大疱性PG的61岁男性患者在甲氨蝶呤每周20mg联合米诺环素治疗3个月病情仍迅速发展,给予环孢素4mg/(kg·d)单药治疗后皮损明显改善,环孢素逐渐减量,并在6个月后皮损完全愈合时停止治疗,2年随访患者无新发皮损。

(四) 慢性特发性荨麻疹

环孢素可能是对传统治疗无效的慢性特发性荨麻疹(chronic idiopathic urticaria,CIU)的替代治疗方法。一般建议起始剂量为1.5~2.0mg/(kg·d)。在一项随机、双盲试验中,30例自体皮肤试验阳性的重度 CIU 患者接受环孢素 4mg/(kg·d)治疗 4 周。其中 19 例对环孢素有良好反应,但 14 例在治疗 20 周后复发。一项对 35 例重度 CIU 患者的前瞻性开放性研究显示,环孢素 3mg/(kg·d)缓解率 68%,12 周后降至 1mg/(kg·d),在 3 个月的治疗期间没有观察到严重不良反应。19 例患者中有 2 例仅有轻微的可逆的不良反应(1 例患者肌酐轻度升高,1 例患者躁动伴失眠)。

(五) 重症药疹

重症多形红斑(Stevens-Johnson syndrome,SJS)和中毒性表皮坏死松解症(toxic epidermal necrolysis,TEN)是罕见且严重的皮肤病,特征是真表皮交界处分离导致广泛的皮肤剥脱,类似于浅二度烧伤。皮肤剥脱面积<10% 体表面积时为 SJS,>30% 为 TEN,10%~30% 为 SJS/TEN 重叠,常统称为 SJS/TEN。SJS 相对常见,与 TEN 之比达 3∶1。住院期间死亡的常见原因是脓毒血症、急性呼吸窘迫综合征和多器官功能衰竭。预后不良因素包括疾病严重程度(即皮肤剥脱范围大)、需肾脏替代治疗的急性肾衰竭、高龄(>70 岁)、合并肝硬化和转移癌等。并发症与严重烧伤相似,包括败血症、脓毒血症、休克和多器官功能衰竭等。

大多数 SJS/TEN 由药物导致,常见药物包括别嘌醇、芳香族抗癫痫药、磺胺类抗菌药、昔康类非甾体抗炎药等。部分由肺炎支原体等感染因素导致(更多见于儿童患者)。1/3 以上的 SJS/TEN 病例无法确定具体病因。SJS/TEN 发病机制尚不完全清楚,可能涉及免疫激活(或紊乱)和角质形成细胞凋亡。另外,SJS/TEN 作为细胞介导的免疫紊乱,其具体效应机制仍然存在一些不确定性,不过与急性移植物抗宿主病有相似的临床、组织学和免疫学改变。例如,TEN 和移植物抗宿主病患者均存在淋巴细胞减少、T 辅助细胞耗竭、真表皮交界处坏死和少量表皮淋巴组织细胞浸润等特点。此外,动物实验也证实 TEN 与移植物抗宿主病相似。这种相似性为使用免疫调节剂提供了理论基础。使用免疫抑制剂的原理是抑制由细胞毒作用导致的角质形成细胞凋亡。

SJS/TEN 的系统治疗仍存在争议。目前,SJS/TEN 常用治疗方案为系统用糖皮质激素、静脉注射免疫球蛋白和环孢素。另外,还有血浆置换和 TNF 抑制剂等。越来越多证据支持环孢素治疗 SJS/TEN 的疗效。

环孢素可考虑单药治疗,也可联合糖皮质激素系统治疗,或作为糖皮质激素系统治疗的序贯治疗。当环孢素与糖皮质激素系统联用时,糖皮质激素可提前减量,并防止与之相关的并发症。

大量研究表明,3~4mg/(kg·d)的低剂量环孢素足以充分治疗 SJS/TEN,其中大多为 3mg/(kg·d),有时根据临床反应调整剂量。通常分 2 次给药,平均治疗时间为 14 天,逐渐减少剂量,治疗时间应超过 1 个月以减少复发。John 等建议将 1 周的环孢素 3mg/(kg·d)和 1 周的环孢素 1.5mg/(kg·d)作为 SJS/TEN 的完整疗程。环孢素单药治疗 TEN 可达到完全康复。环孢素治疗 SJS/TEN 的疗程尚无共识。综合文献来看,环孢素疗程通常为 1~4 周,也有学者提出为 2~4 周。环孢素不影响已经激活的和释放的细胞因子,这就是环孢素治疗的患者反应时间稍微延迟的原因。环孢素在治疗开始后不久即不再出现新发皮损,并且此后迅速发生再上皮化。不少观点认为没有必要长期治疗,因为疾病的进展大多在使用环孢素 10 天以内停止,且没有因为疗程较短而复发。现阶段尚无环孢素减量的共识,有学者提出,当观察到皮损完全上皮化时,环孢素可逐渐减量。具体减量的方式为:每天 2 次,每次 1.5mg/kg 持续 10 天;然后每天 2 次,每次 1.0mg/kg 持续 10 天;然后是 0.5mg/kg,每天 2 次,连续 10 天。对环孢素治疗 SJS/TEN 的荟萃分析发现,环孢素抑制 $CD4^+$ 和 $CD8^+$ T 细胞活化的早期阶段,随后 NF-κB 从而阻止细胞凋亡并终止疾病进程。并非所有研究都详细说明了为何环孢素的剂量是分 2 次口服的,但是可能考虑血药浓度,因此一般建议使用环孢素通常分为每日 2 次相等的剂量。

(六) 大疱性皮肤病

大疱性皮肤病是一组威胁健康甚至生命的重症自身免疫性皮肤病,以天疱疮和类天疱疮发病率最高,治疗首选系统应用糖皮质激素,但因其绝对及相对禁忌证多,且长期服用可产生诸多不良反应,限制了其应用。环孢素是一种选择性高、毒性低的强效免疫抑制剂,它能特异且可逆地作用于 T 辅助细胞,抑制细胞介导免疫反应,抑制淋巴细胞在抗原刺激下的分化、增殖,干扰淋巴因子(包括 IL-2)的合成和释放,阻止由抗原激活的辅助性和细胞毒性 T 细胞的 DNA 合成,进而抑制天疱疮抗体的形成。任宇等应用环孢素治疗大疱性皮肤病患者 14 例,单独使用环孢素 3~5mg/(kg·d),86%(12/14)的患者病情完全得到控制,未发生严重不良反应,避免了使用糖皮质激素的风险,如血栓形成、消化性溃疡、股骨头坏死。年龄较大,有较多合并症的患者,可以选择环孢素单药治疗,不能完全控制病情,需要联合糖皮质激素的患者,环孢素可以辅助减少使用糖皮质激素的剂量,从而减少糖皮质激素的不良反应。

婴幼儿大疱性类天疱疮患者由于使用大剂量系统用糖皮质激素治疗可导致生长发育受限等不良反应,因此尤其是在糖皮质激素耐药的情况下,采取环孢素联合静脉注射免疫球蛋白是一种较好的治疗方法。有病例报道中给予 3 月龄的大疱性类天疱疮患儿开始时 1mg/kg (6mg/d) 口服泼尼松后,由于新的水疱持续出现,泼尼松增至每日 1.5mg/kg (9mg/d)。给药 4 周后,仍出现红斑和大疱,因此静脉注射免疫球蛋白 400mg/kg (2 500mg/d) 1 周后,皮损改善,但仍出现红斑,再补充环孢素 2mg/kg (14mg/d) 以避免长期系统用糖皮质激素对生长发育的不良反应,并进行 3 次静脉注射免疫球蛋白治疗 30 周后,所有药物均逐渐减量,在 23 个月的随访期内未见复发。

(七) 系统性红斑狼疮

系统性红斑狼疮(systemic lupus erythematosus,SLE)是一种系统性自身免疫性疾病,以全身多系统多脏器受累、反复发作与缓解、体内存在大量自身抗体为主要临床特点,如不及时治疗,会造成受累脏器的不可逆损害,最终导致患者死亡。SLE 的病因复杂,与遗传、性激素、环境(如病毒或细菌感染)等多种因素相关。目前全球 SLE 患病率为(0~241)/10 万,中国 SLE 患病率为(30~70)/10 万,男女患病比为 1:(10~12)。

免疫抑制剂的使用可降低激素的累积使用量及预防疾病复发。难治性或复发性 SLE 患者,免疫抑制剂可减少激素的使用率,控制疾病活动,提高临床缓解率。环孢素的适用人群是狼疮肾炎和 SLE 伴免疫性血小板减少症。环孢素与其他免疫抑制剂联合可用于治疗标准治疗无效的狼疮肾炎,可缓解血液系统损害。常见的不良反应为肾功能损害、血压升高与感染。环孢素治疗皮肤型红斑狼疮的推荐用量是 2.5~5.0mg/(kg·d)。

(八) 慢性家族性良性天疱疮

慢性家族性良性天疱疮 (familial benign chronic pemphigus, FBCP) 又称 Hailey-Hailey 病,是一种罕见的严重的慢性复发性大疱性遗传性皮肤病。显性遗传突变基因 *ATP2C1* 编码一种三磷酸腺苷 - 动力钙离子通道泵作用于角质形成细胞的高尔基膜,这种信号转导异常破坏棘层的细胞间连接,导致表皮棘层溶解,临床表现为皮肤易摩擦区 (包括腹股沟、腋窝、颈部等) 出现疼痛、水疱。环孢素治疗 FBCP 的作用机制尚未清楚,可能抑制促炎性细胞因子的表达,从而部分恢复 *ATP2C1* mRNA 在角质形成细胞的水平。此外,可能调节细胞内钙的水平,加强表皮细胞间的粘连。部分研究显示用 2.5~3.5mg/(kg·d) 环孢素单药治疗 FBCP 16 周后病情显著改善,但停药后复发。给药剂量 5mg/(kg·d) 患者恢复迅速,且在后续的治疗时较低剂量也能维持疗效。此外,环孢素可联合阿维 A 治疗 FBCP。

(九) 其他皮肤科疾病

除以上文献报道较多、临床应用证据比较充分的多种皮肤病外,环孢素还可被用于治疗皮肌炎、斑秃、结节病、扁平苔藓、毛发红糠疹和结节性痒疹等皮肤病 (表 4-4-2),并显示出良好的治疗效果。但对这些疾病的文献报道多以真实世界临床应用、临床经验和个案报道为主,缺少多中心随机对照试验,其确切的疗效尚需更多的临床研究报道予以证实。

表 4-4-2　环孢素治疗其他皮肤病

红斑丘疹鳞屑性皮肤病	肉芽肿性皮肤病
扁平苔藓	环状肉芽肿
毛发红糠疹	结节病
大疱性皮肤病	光线性皮肤病
天疱疮	慢性光线性皮炎
类天疱疮	其他皮肤病
大疱性表皮松解症	嗜酸性蜂窝织炎
线状 IgA 大疱性皮肤病	木村病
自身免疫性结缔组织病	硬斑病
皮肌炎	结节性痒疹
红斑狼疮	丘疹性红皮病
硬皮病	丘疹性棘层松解
嗜中性皮肤病	荨麻疹
贝赫切特综合征	慢性荨麻疹
坏疽性脓皮病	寒冷性荨麻疹
特应性皮炎	日光性荨麻疹
脱发	
斑秃	

五、用法及用量

(一) 基线评估及初始剂量

在评估环孢素治疗的患者时,关键问题包括患者的选择、初步检查和整个治疗过程的持续监测。基线评估应仔细指导患者关于环孢素治疗的性质和实施方案。短期使用环孢素,最好是 3~6 个月,最多 12~24 个月,定期进行实验室检查和血压监测,需要在开始治疗前向患者解释清楚,以确保依从性。应详细询问病史和进行全面体格检查,以排除任何活动性感染或肿瘤,并注意测量血压。治疗前,应按前文所述进行实验室评估。环孢素用量一般为 5~12mg/(kg·d)。皮肤病中口服用量一般不超过 5mg/(kg·d)。治疗银屑病时一般从每日 2.5mg/kg 开始,如果 1 个月内病情无改善,则每 2 周增加 0.5~1.0mg/(kg·d),但不超过 5mg/(kg·d),如果使用最大剂量 3 个月后仍无效,应放弃使用。病情严重时可从 5mg/(kg·d) 开始,口服或静脉滴注,每天 1 次,病情控制后每 2 周减 1mg/(kg·d),直至最小剂量维持,最长疗程可达 1~2 年,但是建议使用时长控制在 1 年内。

(二) 治疗剂量和维持治疗

环孢素剂量和治疗方案有 2 种观点:一种主张最初采用高剂量,并逐步过渡至低剂量;另一种主张最初采用低剂量方案,并根据情况增加剂量。但更重要的是环孢素的初始剂量。治疗银屑病的初始剂量应视治疗患者的临床情况而定。严重的斑块状银屑病或对许多其他治疗方式抵抗的顽固性银屑病患者,快速改善至关重要,建议从最大的皮肤科剂量开始,5mg/(kg·d) 分 2 次给药,因为 3mg/(kg·d) 的剂量对于 50% 的严重银屑病来说甚至不足以作为维持剂量。当病情改善,环孢素的用量可以每隔 1 周减少 1mg/(kg·d),直至确定维持治疗的最低有效剂量为止。

另外,相对稳定的斑块状银屑病患者,或严重程度介于中度和重度之间的银屑病患者,宜从相对低的剂量开始,通常为 2.5~3.0mg/(kg·d)。清除率和总成功率都与起始剂量有关。5.0mg/(kg·d) 的给药剂量比 1.25mg/(kg·d) 或 2.5mg/(kg·d) 的低剂量,起效更快、清除率更高。最大剂量为 5.0mg/(kg·d),3 个月后如仍无反应,应停止使用环孢素。环孢素应逐渐减量,同时尽可能采用替代疗法,而不是突然停药。在停用环孢素后,有个别病例出现反弹,包括脓疱暴发。

根据实际体重计算很可能导致剂量过量,因此肥胖患者应用标准体重计算环孢素的起始剂量。如果临床反应不明显,则逐渐增加剂量。根据标准体重计算用药剂量,既能大大提高环孢素患者的安全性,又能节省大量的药物成本。根据美国 FDA 指南,环孢素可连续使用 1 年;根据全球多地区指南 / 共识,环孢素可连续使用 2 年以上。如果患者对环孢素有良好的反应,成功地逐渐减少至相对低的维持剂量,血压、肾功能及其他实验室检查稳定且在正常范围,那么持续使用环孢素的疗程达到 1 年甚至 2 年以上是合理的。

(三) 环孢素和阿维 A 的序贯治疗

序贯治疗的理念是临床医师可利用特定药物,在优化不同药物优点的同时最小化不同药物缺点。过去的观点通常是给予银屑病患者一种主要的治疗药物,疗效好就继续治疗,若疗效不佳就更换其他药物。环孢素和阿维 A 同时使用在移植患者中是非常常见的,这些患者患皮肤癌的风险更高。环孢素有快速清除皮损的特性,大剂量环孢素的耐受性较好,通常能诱导皮损彻底清除,但长期维持治疗使用的价值需要权衡。阿维 A 清除皮损的能力稍弱,需要一个较缓慢的过程,高剂量使用容易出现脱发、唇炎等不良反应。因此,严重银屑病的患者,合理的做法是首先使用环孢素诱导清除,然后使用阿维 A 维持治疗,两者的序贯治疗在密切监测下是相对安全的。环孢素和阿维 A 序贯治疗严重银屑病的疗效显著,且可保证安全地维持长期治疗的疗效。

六、药物相互作用

环孢素是由肝脏 CYP3A4 酶系统代谢的(同时也是一种 CYP3A4 抑制剂),因此同时使用竞争该 CYP 亚型或诱导 CYP3A4 活性的药物可能分别升高或降低环孢素的血清浓度。与环孢素相互作用的药物列举如表 4-4-3 及表 4-4-4。

表 4-4-3 与环孢素相互作用的药物

药物类型	药物名称
升高环孢素血药浓度(抑制 CYP3A4)	
大环内酯物抗菌药	红霉素 > 克拉霉素 > 阿奇霉素
喹诺酮类抗菌药	诺氟沙星、环丙沙星
其他抗菌药物	头孢菌素、多西环素
唑类抗真菌药	酮康唑 > 伊曲康唑 > 氟康唑
人类免疫缺陷病毒 -1 蛋白酶抑制剂	利托那韦、茚地那韦 > 沙奎那韦、奈非那韦
钙通道阻滞剂	地尔硫䓬、维拉帕米、尼卡地平
H_2 受体拮抗剂	西咪替丁 > 雷尼替丁、法莫替丁
糖皮质激素	主要是甲泼尼龙、地塞米松
利尿药	噻嗪类、呋塞米
其他药物	别嘌醇、溴隐亭、达那唑、两性霉素 B、口服避孕药、华法林
食品	柚子、柚子汁
降低环孢素血药浓度(诱导 CYP3A4)	
抗结核药	利福平
其他抗菌药	青霉素
抗惊厥药	卡马西平、苯巴比妥、苯妥英钠、丙戊酸
其他药物	噻氯匹定、奥曲肽
与环孢素组合使用可加重肾毒性	
氨基糖苷类抗菌药	妥布霉素、庆大霉素
其他抗菌药	甲氧苄啶 / 磺胺甲噁唑、万古霉素
抗真菌药	两性霉素 B(酮康唑可能诱导 CYP3A4)
非甾体抗炎药	吲哚美辛
H_2 受体拮抗剂	西咪替丁、雷尼替丁
免疫抑制剂	他克莫司、美法仑

表 4-4-4　其他药物与环孢素的相互作用

药物名称	影响
地高辛	环孢素降低地高辛血浆清除率
洛伐他汀	环孢素降低洛伐他汀血浆清除率
泼尼松	环孢素降低泼尼松血浆清除率
血管紧张素转换酶抑制剂	同时使用会增加高钾血症的风险
钾补充剂	同时使用会增加高钾血症的风险
保钾利尿药	同时使用会增加高钾血症的风险

第五节　不良反应与监测

一、不良反应

环孢素引起的不良反应归纳于表 4-5-1。环孢素在大多数试验中耐受性良好,即使病程急,环孢素也没有明显的毒性,并且脓毒症和药物相关并发症发生率更低。

表 4-5-1　环孢素引起的不良反应

部位	表现
肾	肾功能障碍
心血管	高血压
神经系统	震颤 头痛 感觉异常、感觉过敏
皮肤与黏膜	多毛症 牙龈增生
胃肠系统	恶心、腹部不适、腹泻
骨骼肌系统	肌肉痛、嗜睡 关节痛
实验室指标异常	高钾血症 高尿酸血症(可诱发痛风) 低镁血症 高脂血症

(一) 肾毒性

环孢素最常见的不良反应是肾毒性,19%~24% 患者在短期使用环孢素后出现可逆性肾毒性,如果疗程超过 2 年,会增加肾脏不可逆损害的风险;环孢素在人体内主要代谢途径是羟基化和 N- 去甲基化,环孢素在肾脏的代谢比肝脏慢,可能是肾毒性的原因;年龄超过 60 岁、糖尿病和肥胖是环孢素引起肾毒性的重要危险因素。肾毒性表现为血清肌酐升高、尿素氮升高、肾小球滤过率降低等肾功能损害,以及高血压等。此外,由于肾脏尿酸清除率降低容易引起高尿酸血症及痛风,但环孢素用于皮肤科的剂量通常很少引起高尿酸血症和痛风石,若出现,可联合利尿药缓解。一些使用环孢素后出现的不良反应主要是与环孢素的不当使用有关。例如,一项肾活检研究中,83 例患者的环孢素使用方式与指导原则不一致,给药剂量超过了目前最大推荐剂量 5mg/(kg·d),即使血清肌酐已经升高超过 30% 基线值,仍连续使用超过 1 年。

目前有许多预防措施来防止肾功能损害,如定期检查肾功能指标,肾内科专家建议如果血清肌酐升高超过基线值 50% 的情况不超过 3 个月,那么相关指标大部分可以恢复正常,对肾脏的不可逆损害风险较低。因此,尽管大多数皮肤病指南使用以基线值超过 30% 作为调整用药剂量的参考指标,美国 FDA 批准环孢素治疗银屑病时仍建议当肌酐基线值增加 25% 时应调整环孢素的剂量。

(二) 高血压

多数观点认为环孢素对肾脏血管平滑肌有直接的血管收缩作用从而引起高血压。值得注意的是,环孢素导致的高血压发生、发展也可能继发肾功能不全,肾毒性也可继发高血压。在环孢素治疗的银屑病患者中,约 27% 的患者会出现高血压。高血压通常是轻微的,在减少用药剂量或停用环孢素后,高血压的情况一般可逆。在美国随机对照试验中,在推荐剂量范围内治疗的银屑病患者中,1% 的患者因高血压停用环孢素。轻微的高血压并不需要停用环孢素,只要选择合适的抗高血压药就可以控制血压。

(三) 肿瘤风险

回顾全球皮肤科使用环孢素的经验,尚不能明确使用环孢素会增加皮肤癌的风险。目前观点认为,环孢素治疗持续 6 个月或以上,皮肤肿瘤的风险增高,而治疗剂量 <5mg/(kg·d),间歇性治疗或连续治疗疗程 <6 个月,发生皮肤肿瘤的风险较小。一项纳入 1 252 例接受环孢素治疗的银屑病患者 5 年的前瞻性研究发现,非黑色素瘤皮肤癌的风险增高,用环孢素治疗的银屑病患者皮肤癌的发病率比普通人群高 6 倍,其中大多数为鳞状细胞癌。接受 2 年以上环孢素治疗的患者皮肤癌的发病风险更高。一项研究纳入 1 657 例银屑病患者,发现接受环孢素治疗不增加淋巴增生性疾病的风险,但有 3 例 B 淋巴细胞瘤和 2 例皮肤 T 细胞淋巴瘤的报道,诊断肿瘤前使用环孢素治疗时间为 1.5 个月至 6 年;环孢素治疗时间较短者,停止治疗后淋巴瘤自行缓解。然而在长期接受环孢素治疗的病例中,也出现没有缓解的情况。目前,尚不清楚环孢素引起皮肤癌的风险有多大,因为部分患者常暴露在致癌物[如补骨脂素加长波紫外线(psoralen plus ultraviolet A light,PUVA)疗法]中,PUVA 疗法后使用环孢素的患者发生皮肤癌的风险增高。不仅是使用更高剂量环孢素[7~15mg/(kg·d)]移植患者,还有很多使用其他免疫抑制剂如糖皮质激素、硫唑嘌呤、环磷酰胺的慢性病患者,发生恶性肿瘤包括淋巴瘤的风险增高。以下情况使用环孢素发生恶性肿瘤的风险并没有显

著增高：①使用皮肤科最大剂量为 5mg/（kg·d）；②连续治疗少于 2 年；③不和其他系统性免疫抑制剂同时使用的银屑病患者；④定期检测相关指标并且身体状态健康的银屑病患者。

现阶段，研究数据支持环孢素使用小于 2 年。有学者建议，给予低剂量环孢素时（如用于皮肤科的剂量）不必进行治疗药物浓度监测（观察患者临床状况及监测肾功能即可）。临床已经证明相同剂量不同给药次数能够改变环孢素体内药代动力学。研究表明，在总剂量一定的情况下，减小环孢素单剂量，增加服药次数，对其生物利用度无明显影响。因此，少量多次给药保证环孢素处于有效治疗窗浓度的同时不良反应发生风险降低。相同剂量情况下，每日 3 次与每日 2 次服用环孢素，前者的环孢素峰值浓度较后者低。

（四）神经系统毒性

神经系统不良反应通常是可逆的，主要表现为肢体震颤、头痛、失眠、乏力、手掌足底灼烧感、四肢感觉异常、下肢痛性痉挛等，与剂量有关，通常在停药数周后自行缓解，严重者会出现惊厥、癫痫等，但很少出现。

（五）高脂血症

高脂血症是环孢素较为常见的不良反应。最初的干预措施从改变饮食和增加体育锻炼开始。若治疗一段时间后指标仍无法恢复正常，可减少环孢素剂量或给予调血脂药治疗。重要的是要了解洛伐他汀和其他他汀类药物（包括辛伐他汀和阿托伐他汀）与环孢素之间重要的潜在药物相互作用。洛伐他汀的药物浓度水平在同时使用环孢素时升高，可能增加发生横纹肌溶解的风险。相反，氟伐他汀、瑞舒伐他汀和普伐他汀不是 CYP3A4 的底物，不与环孢素相互作用。

（六）消化系统毒性

消化系统毒性比较常见的包括厌食、恶心、呕吐、腹泻等，最严重的是肝功能损伤，表现为转氨酶升高、胆汁淤积、高胆红素血症等。由于环孢素对胰腺有一定损伤，与糖皮质激素联用时，会加重损伤，部分患者会出现移植后糖耐量异常和糖尿病。

（七）其他

容貌受损，包括多毛症、牙龈增生、痤疮、皮肤增厚粗糙等，多毛症见于 6% 的患者，与剂量相关，通常发生在治疗几个月后，其机制可能是生长因子和细胞因子表达上调；特殊部位毛发生长会给患者带来较大困扰。保持牙齿卫生可改善牙龈增生。其他还包括高钾血症、低镁血症，也可能导致恶性肿瘤。有假性淋巴瘤的报道，1 例长期使用环孢素治疗银屑病的患者，疗程 20 年，剂量 2~3mg/（kg·d），面部和耳均出现结节，最后诊断为 B 细胞假性淋巴瘤，停用环孢素 5 个月后皮损完全消失，在 18 个月随访中无复发。

二、用药期间监测

环孢素大部分用于治疗与免疫相关的严重、难治性皮肤病，多数患者需要一定的剂量和相对长的时间，大剂量、长时间的应用容易出现各种不良反应，严重的可能影响相应的器官功能。在临床应用过程中，既要保证药物的治疗效果，又要考虑用药安全，在诊疗过程中进行必要的监测显得尤为重要（用药前及用药中监测指标见表 4-5-2），监测过程中及时发现问题，及时采取减量、停药等措施，确保用药安全。

表 4-5-2　环孢素用药前及用药中应监测的指标

用药前	用药中
用药前仔细询问病史,除外禁忌证情况,并至少应进行一项检查	服用环孢素时第 1~2 个月每 2 周复查 1 次,然后改为每 4~6 周复查,复查项目如下
血压	每次复诊都要测血压
血常规	血常规
尿常规	尿常规
肝肾功能	肝肾功能
电解质、血脂、尿酸	电解质、血脂、尿酸
胸部 X 线片(可选择)	血清环孢素水平
	肌酐清除率(治疗 1~2 年考虑检查)
	肾活检(少见)

(一) 血清环孢素水平

由于个体差异,在给定剂量下个体患者的生物利用度不同,血清环孢素在患者之间有显著的差异,并且血清水平与治疗银屑病的疗效或毒性之间有一定的相关性。短期、小剂量使用通常不需要监测血清环孢素水平。但如果大剂量或长期使用或涉及环孢素药物相互作用的问题,监测血药浓度是十分重要的。

血药浓度的监测以环孢素谷值浓度(C0)为主,也可监测用药后 1~4 小时血药浓度 (C1~C4)。一项开放式、前瞻性、观察性的单中心队列研究,分析 45 例使用环孢素治疗银屑病的情况,进一步评估药物治疗 2 小时后血药浓度(C2)和 C0 与环孢素的有效性和毒性的相关性。环孢素治疗剂量为 4mg/(kg·d),平均疗程为 21.4 年,在第 3、8、16 周检测 PASI、血肌酐、C2 和 C0 等。结果显示,C2 水平与 PASI 之间存在相关性;C0 与血清肌酐水平的相关性比 C2 更有意义。

(二) 血压

若 2 次测得高血压,应减少环孢素剂量;多次减量后,血压仍未恢复正常应停药。可使用钙通道阻滞剂(如硝苯地平)等降压药治疗环孢素引起的高血压,因为这些药物不会改变血清环孢素水平。与硝苯地平相比,依拉地平的优势在于与牙龈增生无关,而硝苯地平可引起牙龈增生。不推荐使用钙通道阻滞剂地尔硫䓬和维拉帕米,因为可能改变环孢素血液水平。最好避免使用保钾利尿药,因为环孢素常会提高血清钾水平。

(三) 肾功能

如果血清肌酐水平高于患者基线水平的 30% 以上,应在 2 周内重新检查。如果确认持续升高大于 30%,则环孢素的剂量应至少每日减少 1mg/kg,持续 2~4 周。如果血清肌酐减少至低于患者基线水平的 30%,可继续进行治疗。如果没有减少,则再次减少至少每日 1mg/kg 或停止环孢素治疗。美国 FDA 保守地建议美国皮肤科医师将这一阈值降低至血清肌酐基线水平的 25%。任何血清肌酐高于基线水平至少 50% 的患者,都应停止环孢素直到血清肌酐恢复至基线水平。

综上所述,环孢素自 1997 年美国 FDA 批准用于治疗银屑病以来,通过多年来全球学者的研究和医师的经验总结,环孢素在皮肤科的应用和疗效得到越来越多证据支持。相信各位医师在对环孢素的药理学、作用机制、适应证及疗效评估、不良反应及禁忌证、治疗期间监测等进行深入了解后,将会对环孢素在皮肤科疾病安全有效使用的认识更加清晰。

(薛如君　张三泉　张锡宝)

参 考 文 献

[1] KO K, TOMINAGA M., KAMATA Y, et al. Possible antipruritic mechanism of cyclosporine a in atopic dermatitis [J]. Acta Dermato Venereologica, 2016, 6 (5): 624-629.

[2] DAGUZÉ J, AUBERT H, BERNIER C, et al. A monocentric retrospective cohort of patients with severe atopic dermatitis treated with cyclosporine a in daily practice [J]. Acta Dermato Venereologica, 2017, 97 (8): 955-956.

[3] SARICAOĞLU H, YAZİCİ S, ZORLU Ö, et al. Cyclosporine-A for severe childhood atopic dermatitis: clinical experience on efficacy and safety profile [J]. Turk J Med Sci, 2018, 48 (5): 933-938.

[4] TOTRI C R, EICHENFIELD L F, LOGAN K. Prescribing practices for systemic agents in the treatment of severe pediatric atopic dermatitis in the US and Canada: the PeDRA TREAT survey [J]. J Am Acad Dermatol, 2017, 76 (2): 281-285.

[5] HAW S, SHIN M K, HAW C R. The efficacy and safety of long-term oral cyclosporine treatment for patients with atopic dermatitis [J]. Ann Dermatol, 2010, 22 (1): 9-15.

[6] ST JOHN J, RATUSHNY V, LIU K J, et al. Successful use of cyclosporin a for stevens-johnson syndrome and toxic epidermal necrolysis in three children [J]. Pediatric Dermatology, 2017, 34 (5): 540-546.

第五章

糖皮质激素

第一节　概　　述

糖皮质激素是由肾上腺皮质束状带合成分泌的一类甾体类化合物,因其调节糖类代谢的活性最早为人们所认识,故称其为糖皮质激素。生理性糖皮质激素的分泌和生成主要受促肾上腺皮质激素(adrenocorticotropic hormone,ACTH)调控。ACTH 位于垂体内,同样受其上游下丘脑分泌的促肾上腺皮质激素释放激素(corticotropin releasing hormone,CRH)调控。CRH、ACTH 及糖皮质激素三者构成下丘脑 - 垂体 - 肾上腺轴,通过负反馈调节机制维持三者的稳态平衡。生理情况下机体分泌的糖皮质激素主要影响物质代谢过程,在应激状态下,糖皮质激素水平可相应升高,通过允许作用等,使机体可适应内外环境变化带来的强烈刺激。

糖皮质激素作为药物运用的历史可追溯至 20 世纪 20 年代,Rogoff 和 Stewart 用肾上腺匀浆提取物为切除肾上腺的狗进行静脉注射使之存活,证明了 ACTH 的药理性质。至 20 世纪 30 年代,Wilbur Swingle 和 Joseph Pfiffner 通过改良技术提高了 ACTH 的提取效率,将其市场化后拟运用于艾迪生病(Addison disease)的治疗,但那时的上述提取物仍是多种 ACTH 的混合物。随后 10 年,陆续有实验室通过纯化技术分离制备出多种类固醇激素。至 20 世纪 40 年代,美国开始着手人工合成糖皮质激素。直至 1948 年,梅奥医学中心首次将人工合成的可的松成功用于治疗 1 例类风湿关节炎患者,至此开启了糖皮质激素临床运用的新篇章。随着药物研发技术的进展,人们为了减少药物不良反应及增强药物吸收性,经结构改良修饰的多种类型糖皮质激素陆续问世,丰富了临床上糖皮质激素的运用范畴。

糖皮质激素在皮肤科的运用可追溯至 1951 年,Sulzberger 等报道可的松及其下丘脑 - 垂体 - 肾上腺轴上游的 ACTH 可用于治疗一系列炎症性皮肤病,这一发现彻底改变了皮肤病的临床治疗。然而长期大剂量系统用糖皮质激素的使用所带来的严重不良反应也在当时逐渐备受关注。1961 年,Reichiling 及 Kligman 首次提出糖皮质激素"隔天给药法",该治疗模式是皮肤学界为减少糖皮质激素不良反应迈出的重要一步;此后,激素治疗的模式在皮肤科领域不断更新,包括糖皮质激素局部治疗、短期大剂量糖皮质激素冲击治疗、与其他免疫抑制剂联合治疗等。不同疾病采用不同的治疗模式,激素的临床运用也逐渐走向规范化、合理化、个体化。

药理剂量的糖皮质激素除影响物质代谢外,还有抗炎、免疫抑制、抗休克等广泛药理作用。此外,不同给药方式(如系统给药、局部注射、局部外用等)常可达到不同治疗效果,故该药物在皮肤科领域运用非常广泛且复杂。本章将分别从糖皮质激素分类、作用机制、适应证与禁忌证、用法及用量、不良反应等方面,详细阐述其在皮肤病治疗中的重要地位。

第二节 分类及药代动力学

所有皮质激素的基本化学结构为甾核,由 3 个己烷环和 1 个戊烷环构成,其共同的结构特点为 C_4 和 C_5 之间为一双键,C_3 为酮基,C_{20} 为羰基,是保持生理功能所必需。糖皮质激素的结构特征是 C_{17} 上有 α 羟基,C_{11} 为羰基或羟基,这一特征使之对糖代谢及抗炎作用具有较强影响。在该基本结构框架下,通过各类人工修饰和改良,如引入双键、氟元素、甲基、羟基等,形成了目前临床常见的各种激素形式。

糖皮质激素可有多种分类方式,如根据是否为机体生理性合成,可分为内源性和外源性糖皮质激素;根据系统或局部给药可分为系统用糖皮质激素和外用糖皮质激素。在系统用药中,可根据半衰期长短进一步细分长效、中效、短效等;在外用糖皮质激素中,可根据疗效强度进一步细分为超强效、强效、中效、弱效等。

一、内源性糖皮质激素和外源性糖皮质激素

(一) 内源性糖皮质激素

内源性糖皮质激素是指由机体自身生理合成的糖皮质激素,仅包括可的松及氢化可的松。两者的主要差别在于 C_{11} 为羰基或羟基。体内的可的松为无活性前体,需在肝脏中将 C_{11} 的羰基转化为羟基,形成具有活性的氢化可的松发挥糖皮质激素效应。

由于受到 ACTH 的节律性调控,内源性糖皮质激素的分泌具有昼夜节律性,健康的成年人每天产生 20~30mg 的氢化可的松(相当于 5.0~7.5mg 泼尼松),在早上 6:00~9:00 血浆浓度达到峰值,而在晚上 8:00 至次日凌晨 2:00 最低。在轻度压力应激下,氢化可的松的分泌量是基础水平的 2~3 倍,而较大压力应激时,氢化可的松最大分泌量可达 300mg/d(相当于 75mg/d 泼尼松)。

内源性糖皮质激素除了受 ACTH 的节律调控外,参与调控其水平的因素还包括与下丘脑 - 垂体 - 肾上腺轴相关的血浆皮质醇的负反馈调节,以及情绪、压力等神经精神因素。例如,外源性糖皮质激素进入机体后可升高血浆皮质醇浓度,进而反馈性抑制下丘脑 - 垂体 - 肾上腺轴 CRH 及 ACTH 的分泌和释放,使肾上腺皮质分泌的内源性皮质醇减少。疼痛、压力、情绪变化等信号也可通过神经元传递至下丘脑,再经过下丘脑 - 垂体 - 肾上腺轴影响下

游皮质醇的水平。

(二) 外源性糖皮质激素

外源性糖皮质激素是指机体不能生产、由人工合成的糖皮质激素,包括泼尼松、泼尼松龙、甲泼尼龙、地塞米松、倍他米松和氟轻松等。临床上常用的泼尼松或泼尼松龙是分别在可的松或氢化可的松结构的基础上引入 $C_{1,2}$ 双键,该修饰方式可增加药物的抗炎作用和对糖代谢的影响,并降低自身被代谢降解的速率。在氢化可的松结构基础上引入氟,则成为氟氢可的松或氟轻松,可使药物抗炎效应显著提高,但水钠潴留作用也随之增强。甲泼尼龙、倍他米松、地塞米松则是在不同位点引入甲基,以显著增加药物的抗炎效应和药物持续时间。此外,通过人工修饰,如脱氢、卤化、酯化等作用改变外用糖皮质激素结构,可达到增强抗炎或角质层穿透力等功效,从而对药物疗效产生影响。

二、系统用糖皮质激素和外用糖皮质激素

(一) 系统用糖皮质激素

系统用糖皮质激素是指口服、注射后吸收至全身发挥药理作用的糖皮质激素,常用的包括氢化可的松、泼尼松、泼尼松龙、甲泼尼龙、地塞米松等。根据药物在体内的半衰期,可分为短效、中效、长效三类,且不同药物的抗炎等效剂量有差异,详细药物比较见表 5-2-1。值得注意的是,在后续章节中提及药物治疗剂量时,均以泼尼松的剂量为标准,若使用其他糖皮质激素,其剂量可参考表 5-2-1 等效剂量进行换算。

因生理剂量和药理剂量的糖皮质激素具有不同作用,应按不同治疗目的选择剂量。一般认为给药剂量可分为以下几种情况(以泼尼松为例):①长期服用维持剂量为 2.5~15.0mg/d;②小剂量为 <0.5mg/(kg·d);③中等剂量为 0.5~1.0mg/(kg·d);④大剂量为 >1.0mg/(kg·d);⑤冲击剂量为(以甲泼尼龙为例)7.5~30.0mg/(kg·d)。

口服糖皮质激素一般于空肠上部被吸收,食物可延迟药物吸收,但对药物吸收总量没有影响。口服可的松或氢化可的松后 30~100 分钟时血药浓度达到高峰。混悬液局部注射吸收缓慢,可延长作用时间。药物进入血液后绝大多数与皮质类固醇结合球蛋白(corticosteroid-binding globulin,CBG)结合,CBG 在血浆中含量少但亲和力高;另外,有少部分药物与白蛋白结合,后者在血浆中含量多但亲和力低;血浆中有 10% 左右游离型药物。CBG 在肝脏中合成,雌激素对其有明显促进作用,在妊娠或雌激素治疗期间,或存在甲状腺功能亢进时,血浆 CBG 浓度升高,游离型药物浓度降低;相反当肝肾功能异常、甲状腺功能减退或肥胖时,CBG 浓度降低,游离型药物浓度升高。需要注意的是,人工合成的糖皮质激素不与 CBG 结合,而是以游离形式存在于血浆中。

由于可的松和泼尼松结构上 C_{11} 为羰基,为激素的非活性形式,需经机体吸收并于肝脏代谢转化为羟基后才具备活性,而严重的肝功能异常可能影响该过程。因此,存在肝脏疾病的患者,需尽量避免使用上述药物。

系统用糖皮质激素在血浆中的半衰期与其生物活性半衰期并不完全一致,实际上后者与给药后 ACTH 被抑制的时间相关性更大,该生物活性半衰期可提示药物在体内抗炎效应的持续时间(表 5-2-1)。

表 5-2-1　常用糖皮质激素生物活性半衰期和药理活性

药物		生物活性半衰期 /h	药理活性			抗炎等效剂量 /mg
			抗炎作用	糖代谢	水盐代谢	
短效	氢化可的松	8~12	1.0	1.0	1.0	20
	可的松	8~12	0.8	0.8	0.8	25
中效	泼尼松	12~36	4.0	3.5	0.3	5
	泼尼松龙	12~36	5.0	4.0	0.3	5
	甲泼尼龙	12~36	5.0	5.0	0	4
	曲安奈德	12~36	5.0	5.0	0	4
长效	倍他米松	36~54	25~40	30~35	0	0.6
	地塞米松	36~54	30	30	0	0.75

注:抗炎强度、糖代谢、水盐代谢均以氢化可的松(定为 1.0)作为标准。

(二) 外用糖皮质激素

外用糖皮质激素是皮肤科最常见、最基本的治疗手段,药物本身的修饰结构多种多样,且同时又可配制于不同的药物基质(如软膏、凝胶、洗剂等),因此外用糖皮质激素的临床种类纷繁复杂。

疗效强度是一种用于评估和比较不同制剂临床疗效的客观指标。外用糖皮质激素具有促进血管收缩的作用,且通常与其自身的抗炎作用存在较好的平行关系,因此临床中常以血管收缩试验作为评价激素制剂疗效强度的标准。影响疗效强度的因素主要包括药物化学结构、药物浓度和制剂基质。其中化学结构不仅可影响外用糖皮质激素的亲脂性、可溶性、透皮吸收能力及与受体的亲和力,还可影响其在机体内的生物代谢。例如,系统用药中常见的可的松在外用时是无活性的;在倍他米松结构上将 C_{21} 的羟基替换为氯后(氯倍他索),可显著增强受体对其的亲和力,还可抑制表皮对其的去酯化降解。基质种类对于疗效强度也有较大的影响,通常情况下硬膏疗效最强,其次为软膏、乳膏及凝胶,洗剂疗效最弱。含有封包成分(如凡士林)的基质能够给角质层提供较好的水化性,从而通过加强药物制剂的透皮能力而增加其疗效强度。此外,基质中若含有促进药物渗透的成分(如内二醇、氮酮、二甲基亚砜等),其疗效强度也会较同类药物制剂有所增高。

目前国际上根据血管收缩试验及相应的双盲随机对照试验结果,将外用糖皮质激素的疗效强度分为七级(表 5-2-2)。临床上为方便使用,也可将其简化为四级分类法,包括超强效、强效、中效及弱效。例如,国内常用超强效激素主要有 0.05% 丙酸氯倍他索乳膏,强效激素主要有 0.05% 丙酸倍他米松乳膏、0.05% 卤米松乳膏、0.1% 哈西奈德软膏,中效激素主要有 0.1% 糠酸莫米松乳膏、0.05% 丙酸氟替卡松乳膏、0.1% 丁酸氢化可的松乳膏,弱效激素主要有 0.05% 地奈德乳膏、0.025% 曲安奈德乳膏、1% 氢化可的松乳膏、0.05% 醋酸地塞米松乳膏等。

表 5-2-2　常见外用糖皮质激素的疗效强度分级

一级（超强效）

0.05% 丙酸氯倍他索凝胶、软膏、乳膏、泡沫、香波

0.05% 二丙酸倍他米松凝胶、软膏

0.05% 醋酸双氟拉松软膏

0.05% 丙酸卤倍他索乳膏、软膏

0.1% 氟轻松醋酸酯乳膏

二级（强效）

0.1% 安西奈德软膏

0.05% 二丙酸倍他米松乳膏、洗剂、凝胶及软膏

0.05% 丙酸氯倍他索溶液（"头皮剂"）

0.25% 去羟米松软膏及乳膏，0.05% 去羟米松凝胶

0.05% 醋酸双氟拉松软膏、乳膏

0.05% 氟轻松凝胶、软膏、乳膏、溶液

0.1% 哈西奈德软膏、乳膏、溶液

0.1% 糠酸莫米松软膏

0.5% 曲安奈德软膏

三级（强效）

0.1% 安西奈德乳膏、洗剂，0.05% 二丙酸倍他米松乳膏、洗剂

0.1% 戊酸倍他米松软膏

0.05% 醋酸双氟拉松乳膏

0.005% 丙酸氟替卡松软膏

0.1% 曲安奈德软膏，0.5% 曲安奈德乳膏

四级（中效）

0.05% 去羟米松乳膏

0.025% 氟轻松软膏

0.2% 戊酸氢化可的松软膏

0.1% 糠酸莫米松乳膏、洗剂

五级（中效）

0.05% 二丙酸倍他米松洗剂

0.1% 戊酸倍他米松乳膏、洗剂

0.025% 氟轻松乳膏，0.01% 氟轻松油剂、香波

0.05% 丙酸氟替卡松乳膏、洗剂

0.1% 丁酸氢化可的松软膏、乳膏、洗剂

0.2% 戊酸氢化可的松乳膏

0.1% 曲安奈德洗剂，0.025% 曲安奈德软膏

六级（弱效）

0.1% 戊酸倍他米松洗剂

0.05% 地奈德凝胶、软膏、乳膏、洗剂、泡沫

0.01% 氟轻松乳膏、溶液

0.025% 曲安奈德乳膏、洗剂

七级（弱效）

氢化可的松、地塞米松和泼尼松龙外用制剂

第三节 作用机制

机体的细胞内 10%~20% 的基因可受糖皮质激素控制。内源性和外源性糖皮质激素两者均通过作用于细胞的糖皮质激素受体(glucocorticoid receptor,GR)发挥生理药理作用。GR 广泛存在于机体各类细胞中,其既可为胞质型,也可为胞膜型。编码 GR 的基因为 *NR3C1*,对该基因外显子进行不同剪辑可主要编码出 GRα 及 GRβ 两种异构体,其中 GRα 活化后产生经典的激素效应,GRβ 则不具备与激素结合的能力,而是在核内起拮抗 GRα 的作用。GR 蛋白本身的活性和功能可受磷酸化、乙酰化、泛素化等转录后修饰过程调控。当激素与 GRα 相结合后,通过 2 种途径进行信号转导。第一种信号转导途径为经典的基因效应,当激素与胞质型 GRα 结合后,活化的复合体移入胞核,与靶基因启动子序列中相应的糖皮质激素反应成分或负性糖皮质激素反应成分结合,引起转录增加或减少。第二种信号转导途径为非基因快速效应(几分钟内),该过程没有基因转录和蛋白合成的参与,而是激素通过与胞膜或胞质型 GR 结合,激活如丝裂原激活的蛋白激酶(mitogen-activated protein kinase,MAPK)信号级联通路发挥激素效应。非基因快速效应还体现在糖皮质激素的生化效应上,如甲泼尼龙溶解于细胞膜或线粒体膜并影响后者的生化特性,进而影响细胞能量代谢并发挥药物功效。上述 GR 多种结构异构体、GR 的基因效应和非基因快速效应,以及 GR 蛋白的转录后修饰等多方面因素,使糖皮质激素具有非常广泛且复杂的生理学及药理学作用。

一、抗炎效应

糖皮质激素具有很强的抗炎作用,能抑制包括感染性(细菌、病毒),物理性(烧伤、创伤),免疫性及无菌性(缺血性组织损伤)等多种类型的炎症反应。

在病理生理机制方面,炎症早期,糖皮质激素可局部减轻充血及毛细血管通透性,抑制各类炎症因子释放,抑制白细胞的趋化作用,故在临床上可改善局部红、肿、热、痛等反应;至炎症后期,该药物可抑制毛细血管新生和成纤维细胞活性,对于防止粘连及瘢痕形成有一定功效。

在分子机制方面,糖皮质激素及其受体复合物常处于炎症反应调控网络的中心。糖皮质激素最主要减少的细胞因子,如 TNF-α、IL-1、IL-2、IL-6、IL-8、细胞间黏附分子 -1、E 选择素、白三烯及前列腺素等。

1. **通过诱导激活膜联蛋白 I 抑制生成前列腺素及白三烯** 膜联蛋白 I(annexin I)是一种抗炎蛋白,可抑制胞质型磷脂酶 A2α(cytosolic phospholipase A2α,cPLA2α)。炎症反应发生时,后者在钙离子和 MAPK 等激活下水解胞内磷脂产生花生四烯酸。因此,当糖皮质激素 - 受体复合物作用细胞后,可诱导激活膜联蛋白 I,减少花生四烯酸及其代谢产物(即前列腺素与白三烯)生成与释放。

2. **通过抑制 NK-κB 减少炎症因子转录** NF-κB 是一种转录因子,通常情况下位于胞质内并与拮抗蛋白(inhibitor of NF-κB,IκB)结合处于失活状态。当受到外界炎症信号激活时,IκB 发生泛素化降解,使 NF-κB 转位至核内,上调各类炎症因子如白介素、趋化因子及黏附蛋白合成。糖皮质激素-受体复合物可上调胞内 IκB 的转录及表达,继而抑制 NF-κB 及其下游炎症信号,尤其通过抑制环氧合酶 2(cyclooxygenase-2,COX-2)减少前列腺素的生成。此外,糖皮质激素-受体复合物也可直接与 NF-κB 相互作用抑制其转录活性。

3. **通过与活化蛋白 1 直接相互作用抑制炎症因子转录** 活化蛋白 1(active protein-1,AP-1)是一种由 c-Jun 或 c-Fos 结合形成二聚体转录复合体。细胞接受外界炎症信号后,AP-1 可在 MAPK 级联信号增强下上调炎症因子如细胞因子、细胞因子受体、黏附蛋白、胶原酶等转录。糖皮质激素-受体复合物则可直接通过蛋白间相互作用抑制 AP-1 的转录活性,从而抑制相应炎症因子的合成。

4. **通过抑制丝裂原激活的蛋白激酶级联信号通路调控炎症网络** MAPK 级联信号通路是膜联蛋白 I-cPLA2α 和 AP-1 上游共同的激酶,是连接整个炎症网络的重要分子。糖皮质激素-受体复合物可上调 MAPK 磷酸酶 1 转录表达,后者则通过去磷酸化 MAPK 通路中各种激酶,抑制其磷酸化功能,进而失活膜联蛋白 I 及 AP-1。

二、免疫抑制与抗过敏作用

糖皮质激素能改善多种免疫相关疾病,如自身免疫性疾病、迟发型及速发型变态反应,对免疫细胞增殖及肿瘤性疾病也有一定治疗作用。其病理生理机制主要为对免疫细胞增殖和功能的抑制效应,涉及固有免疫及适应性免疫。具体包括以下方面:①抗中性粒细胞迁移及胞吞作用;②抑制单核细胞、巨噬细胞对抗原的吞噬及提呈;③减少树突状细胞抗原提呈并显著减少树突状细胞数量;④轻度减少淋巴细胞数量并降低血浆免疫球蛋白水平;⑤快速、大量减少 T 淋巴细胞数量,干扰淋巴组织在抗原作用下的分裂和增殖,阻断致敏 T 淋巴细胞诱发的单核巨噬细胞的募集等;⑥诱导嗜酸性粒细胞凋亡并抑制其脱颗粒现象;⑦抑制肥大细胞的脱颗粒现象,减少由其释放的组胺、5-羟色胺、缓激肽等。

对 T 淋巴细胞的抑制作用是糖皮质激素免疫抑制效应最明显的一个方面,包括对 T 淋巴细胞的发育、激活及极化均可发挥抑制效应。外源性糖皮质激素可抑制胸腺细胞存活,特异性诱导淋巴细胞中 DNA 降解,影响淋巴细胞物质代谢,如减少胞内葡萄糖、氨基酸、核酸、蛋白质等合成,诱导淋巴细胞发生凋亡,通过阻止树突状细胞抗原提呈作用抑制 T 淋巴细胞的激活。值得注意的是,相较于 Th2 及调节性 T 细胞而言,糖皮质激素的抑制效应更倾向于作用于 Th1 及 Th17 细胞,故使用药物的过程中免疫系统可能在一定程度上发生 Th2 极化现象。

三、抗休克作用

大剂量糖皮质激素广泛适用于各种类型的严重休克,尤其是脓毒症休克、过敏性休克的治疗。其抗休克作用与下列因素有关:①通过抑制炎症反应减少炎症因子释放及炎症因子风暴,减轻全身炎症反应综合征及组织损伤;②提高机体对细菌内毒素的耐受力,但药物对外毒素则无防御作用;③扩张痉挛血管并增强心脏收缩力;④降低血管对某些缩血管活性物质的敏感性,使微循环血流动力学恢复正常等。

四、对代谢的影响

在生理情况下,糖皮质激素最主要的作用是维持机体正常的血糖水平及肝脏、肌肉中的糖原含量,以供脑部耗能。其增加肝糖原、肌糖原及升高血糖的主要机制如下:①促进糖原异生,特别是利用肌肉蛋白质的氨基酸为原料合成糖原。此外,糖皮质激素对丙酮酸羧化酶、果糖-1,6-二磷酸酶、葡糖-6-磷酸酶等糖异生相关酶有激活作用,从而增加肝糖原和肌糖原。②减慢葡萄糖分解过程,有利于中间代谢产物如丙酮酸、乳酸等在肝肾脏再合成葡萄糖。③促进外周细胞的胰岛素抵抗,阻碍机体对葡萄糖的利用。

生理状态下及短期药物糖皮质激素对脂代谢无明显影响。大剂量长期应用可升高血浆胆固醇水平,同时激活四肢皮下脂肪的酯酶活性,导致皮下脂肪分解集中分布于面部、上胸背、腹部及臀部,形成向心性肥胖。

糖皮质激素对蛋白质代谢的影响主要体现在由糖异生带来的组织蛋白质分解,导致血清氨基酸和尿氮排泄增多,造成负氮平衡,大剂量药物还可抑制蛋白质合成,故长期使用可导致外周组织器官萎缩(包括淋巴结、胸腺、肌肉、皮肤等),伤口愈合减慢等。

在水盐代谢方面,内源性及部分外源性糖皮质激素具有较弱的如盐皮质激素样的保钠排钾作用,故药理剂量下可导致低钾发生。大剂量使用糖皮质激素也可引起低钙血症。

五、允许作用

允许作用是指激素本身并不能直接作用于器官、组织或细胞产生生理作用,但是它的存在却为另一种激素的生理学效应创造了条件的现象。例如,糖皮质激素本身对血管平滑肌没有收缩作用,但可增强儿茶酚胺的血管收缩作用等。

六、其他效应

1. **血液与造血系统作用**　糖皮质激素可刺激骨髓造血,增加红细胞、血红蛋白及血小板的含量。同时药物可刺激骨髓的中性粒细胞释放入血,但由于其抗炎效应抑制粒细胞迁移至组织中,可导致循环血中中性粒细胞数量增多。

2. **中枢神经系统作用**　可通过减少 γ-氨基丁酸浓度而提高神经系统兴奋性,引起精神及行为异常,如入睡困难、失眠、欣快感等;大剂量糖皮质激素可诱发儿童惊厥,以及颅内压增高导致假性脑瘤;可降低脑电兴奋阈、诱发癫痫等。

3. **消化系统作用**　可促进胃蛋白酶及胃酸分泌,增强食欲,同时可能由于对胃内局部免疫微环境的抑制作用,增加幽门螺杆菌的易感性,诱发或加重上消化道溃疡的风险增高。

4. **骨骼系统作用**　糖皮质激素可促进成骨细胞及骨细胞凋亡,提高破骨细胞活性,导致胶原及骨基质分解,同时减少局部血流及微环境营养代谢,导致机体发生骨质疏松,且以脊椎骨为甚。

5. **退热作用**　糖皮质激素可抑制体温中枢对致热原的反应,并可稳定溶酶体膜、减少内源性致热原的释放,故具有较为迅速有效的退热作用。

6. **皮肤抗增殖和促萎缩作用**　糖皮质激素可降低表皮分裂速率,导致出现基底层变平及棘层、角质层变薄。可抑制成纤维细胞增殖、迁移及蛋白合成,导致真皮萎缩;同时抑制真皮细胞外基质成分,如糖胺聚糖及胶原的合成。

第四节　临　床　应　用

糖皮质激素具有强有效的抗炎、抗免疫、抗增殖作用,因此在皮肤病领域的应用非常广泛,包括用于治疗炎症性皮肤病、自身免疫性皮肤病及部分增殖性皮肤肿瘤等,可涉及系统用药或局部用药(如外用、局部注射等)。本节主要介绍糖皮质激素在被列入治疗管理指南的部分疾病中的应用。

一、系统用药

(一) 大疱性皮肤病

1. 寻常型天疱疮及落叶型天疱疮　近年来多项随机对照试验表明,寻常型天疱疮是系统用糖皮质激素的适应证。在糖皮质激素问世以前,患者确诊该疾病后其生存期通常不超过 2 年。既往用于寻常型天疱疮治疗的药物剂量通常较大(泼尼松剂量可达 120~400mg/d),但在该剂量下治疗相关的病死率可达 77%;随着根据疾病严重程度选择剂量的认识加深,以及其他免疫抑制剂、生物制剂的应用,激素治疗天疱疮的不良反应已逐渐得到控制。由于传统免疫抑制剂起效较慢,系统用糖皮质激素对于疾病进展期的快速控制存在较大优势。目前,《欧洲皮肤病与性病学会(EADV)寻常型天疱疮和落叶型天疱疮治疗 S2K 指南更新》提出,寻常型天疱疮及落叶型天疱疮,无论是轻型还是中重型,系统用糖皮质激素(口服或静脉给药)单独或与其他免疫抑制剂(如硫唑嘌呤、吗替麦考酚酯等)及生物制剂(如利妥昔单抗等)联合均可作为一线或二线治疗方案之一;中国 2020 年《寻常型天疱疮诊断和治疗的专家建议》也将系统用糖皮质激素作为 A 级推荐。疾病早期阶段给予充分治疗至关重要。由于针对治疗初始剂量的高级别研究相对欠缺,初始大剂量是否比小剂量更有利于病情控制尚无定论,一般来说,根据病情严重程度,推荐起始剂量为 0.5~1.5mg/(kg·d)。2020 年《欧洲皮肤病与性病学会(EADV)寻常型天疱疮和落叶型天疱疮治疗 S2K 指南更新》中疾病严重程度、类型及相应推荐药物总结于表 5-4-1。若治疗起始 5~7 天仍无应答,则考虑在原有剂量的基础上加量 50%~100%;足量激素治疗 3 周仍未能控制疾病,则被认为是治疗失败。

值得注意的是,当疾病控制后,系统用糖皮质激素的减量是一个较为棘手的问题,目前医学界还尚未达成统一共识。欧美国家减量速度较快,而国内学者减量较慢。《欧洲皮肤病与性病学会(EADV)寻常型天疱疮和落叶型天疱疮治疗 S2K 指南更新》中建议,激素与利妥昔单抗联合使用时,激素用量应在随后的 4~6 个月逐渐减量,方法见表 5-4-2。当激素(泼尼松)减量至 0.1mg/(kg·d)时,可考虑的方案包括:①评估 ACTH 水平后停药;②继续更加缓慢减量;③以 3~6mg/d 的小剂量长期维持。激素未与利妥昔单抗联合使用的患者,可根据临床疗效逐渐减量,一旦疾病控制,欧美国家指南建议每 2~3 周减量 10%~25%(5~10mg)直至 15~25mg/d,随后继续缓慢减量,如每 2~4 周减量 2.5mg/d 直至 10mg/d,以低于 10mg 泼尼松作为长期维持治疗是寻常型天疱疮患者治疗的长远目标;中国《寻常型天疱疮诊断和治疗专家建议(2020)》中给出了更为具体的策略,总结于表 5-4-3。

表 5-4-1　《欧洲皮肤病与性病学会(EADV)寻常型天疱疮和落叶型天疱疮治疗 S2K 指南更新》中寻常型天疱疮和落叶型天疱疮疾病严重程度、类型及相应推荐药物的比较

严重程度	类型	推荐药物*
轻型	落叶型天疱疮	一线治疗 氨苯砜、外用糖皮质激素、口服糖皮质激素[泼尼松 0.5~1.0mg/(kg·d)]、利妥昔单抗单独使用或与外用或口服糖皮质激素联合 二线治疗 初期仅使用氨苯砜或外用糖皮质激素者,可进一步单独使用利妥昔单抗或与外用或口服糖皮质激素联合 口服糖皮质激素[泼尼松 0.5~1.0mg/(kg·d)]联合免疫抑制剂
	寻常型天疱疮	一线治疗 利妥昔单抗单独使用或与口服糖皮质激素[泼尼松 0.5mg/(kg·d)]联合,并于 3~4 个月快速减量激素 口服糖皮质激素[泼尼松 0.5~1.0mg/(kg·d)]联合免疫抑制剂 二线治疗 口服糖皮质激素[泼尼松 0.5~1.0mg/(kg·d)]联合利妥昔单抗,并于 3~4 个月快速减量激素 口服糖皮质激素若已联合利妥昔单抗,可加量泼尼松至 1mg/(kg·d)
中重型	寻常型/落叶型天疱疮	一线治疗 利妥昔单抗联合口服糖皮质激素[泼尼松 1 mg/(kg·d)],并于 6 个月后逐渐停用激素 口服糖皮质激素[泼尼松 1.0~1.5mg/(kg·d)]联合免疫抑制剂 一线治疗控制不佳时(治疗起始 3~4 周后) 利妥昔单抗联合口服糖皮质激素,且后者加量至 1.5mg/(kg·d);或静脉糖皮质激素冲击治疗(甲泼尼龙 0.5~1.0g/d 或地塞米松 100mg/d,连续使用 3 天) 若口服糖皮质激素未联合其他药物,则激素加量至 1.5mg/(kg·d),并联合利妥昔单抗和/或免疫抑制剂

注:* 为一线及二线治疗中每行治疗方案间均为"或"的关系。

表 5-4-2　《欧洲皮肤病与性病学会(EADV)寻常型天疱疮和落叶型天疱疮治疗 S2K 指南更新》推荐与利妥昔单抗联用时糖皮质激素减量方案　　　　　(单位: mg/kg)

时间	轻型天疱疮	中重型天疱疮
第 1 个月	0.5	1
第 2 个月	0.3	0.75
第 3 个月	0.2	0.5
第 4 个月	± 0.1	0.3
第 5 个月	-	0.2
第 6 个月	-	0.1

- 当激素(泼尼松)减量至 0.1mg/(kg·d)时,可考虑的方案包括:①评估 ACTH 水平后停药;②继续更加缓慢减量;③以 3~6mg/d 的小剂量长期维持。

表 5-4-3　中国《寻常型天疱疮诊断和治疗专家建议（2020）》

总剂量（泼尼松）	减量原则
60~90mg/d	每 2 周减 10%
40~60mg/d	每 2 周减 5mg
20~40mg/d	每个月减 5mg
20mg/d	每 3 个月减 2.5mg
0.2mg/（kg·d）或 10mg/d	长期维持

如何处理在减量激素过程中病情再次反复，目前学界也还尚未达成统一共识。我国的专家建议根据新发水疱个数，当数量少于 3 个 / 月时，首选外用强效激素，若 1 周后没有控制，则将激素升至减量前的剂量；若新发水疱>3 个 / 月，则将剂量升至减量前 2 个剂量梯度。欧洲最新观点认为，需根据患者是否联合使用了利妥昔单抗来综合考虑：若已与利妥昔单抗联合，则可根据已进行激素减量的时限来决定是增加激素剂量还是延长利妥昔单抗治疗疗程；若未与利妥昔单抗联合，则可考虑联合该生物制剂或联合其他免疫抑制剂。

2. 大疱性类天疱疮　局限性或轻度大疱性类天疱疮，外用糖皮质激素是上述疾病类型的一线治疗方案（具体用药剂量见本章"外用糖皮质激素"部分），而不推荐首选系统用糖皮质激素，仅在一线治疗无效的前提下推荐小剂量口服，如 0.3mg/（kg·d），或 20mg/d 为宜。2019 年日本类天疱疮治疗相关指南指出，若治疗 2~4 周病情控制，可考虑缓慢减量，如每 1~2 个月减量 1~3mg/d，最终目标以不高于 0.2mg/（kg·d）的剂量维持。

泛发性大疱性类天疱疮，系统用糖皮质激素则是其常规一线治疗药物，并可同时联合外用糖皮质激素，2015 年欧洲皮肤病与性病学会指南及中国 2016 年《大疱性类天疱疮诊断和治疗的专家建议》均将其列为证据等级 1 级的治疗手段。虽然已有随机对照试验表明泼尼松 1mg（kg·d）的剂量可有效控制广泛皮损，但由于该剂量下药物不良反应相对较大，且一项小规模随机对照试验研究发现大剂量［1.25mg/（kg·d）］与小剂量［0.75mg/（kg·d）］在疗效上并无显著优势，实际临床运用时通常采用的剂量为 0.5~0.75mg/（kg·d），同时联合外用糖皮质激素治疗。低于 0.5mg/（kg·d）的起始剂量一般被认为无明显效果。中国 2016 年指南建议以 0.5mg/（kg·d）起始，治疗 7 天后若病情未得到明显控制，可加量至 0.75mg/（kg·d）；若 1~3 周病情仍控制不佳，则继续加量至 1mg/（kg·d），但随后不再建议继续加量。一旦水疱、大疱控制，持续治疗 2 周后激素开始减量。当激素为 1mg/（kg·d）时，一般为每周减 5mg；至 30mg/d 时，改为每 4 周减 5mg；至 15mg/d 时，改为每 3 个月减 2.5mg；至 2.5mg/d 时，采用隔日疗法，即隔日服用 5mg，服用 3 个月后可减为每周服 5mg，3 个月后停药，总疗程约 2 年。若减量过程中病情出现反跳，可将激素剂量恢复至减量前剂量。

3. 瘢痕性类天疱疮及获得性大疱性表皮松解症　2019 年日本类天疱疮治疗相关指南也对系统用糖皮质激素在瘢痕性类天疱疮及获得性大疱性表皮松解症的治疗提出了建议。高危组瘢痕性类天疱疮（指口腔皮损进展快或广泛以及存在眼部、生殖器、鼻咽喉、食管受累等），推荐泼尼松初始剂量为 0.5~1mg/（kg·d），最高可用至 1.5mg/（kg·d），同时联用外用糖皮质激素。该疾病激素减量原则参考大疱性类天疱疮。获得性大疱表皮松解症的激素治疗原则参见中重型大疱性类天疱疮。

(二) 结缔组织疾病

1. 红斑狼疮 系统用糖皮质激素在治疗系统性红斑狼疮（systemic lupus erythematosus，SLE）中发挥着至关重要的作用，是诱导缓解治疗最常用且国内外指南一致推荐的基础药物（A 类推荐）。《2020 年中国系统性红斑狼疮诊疗指南》建议根据疾病活动及受累器官的类型、严重程度制订个体化的激素方案，应采用控制疾病所需的最低剂量。根据系统性红斑狼疮疾病活动指数（systemic lupus erythematosus disease activity index，SLEDAI），轻度活动（SLEDAI 5~9 分）的患者，在羟氯喹或其他非甾体抗炎药疗效不佳时，可考虑使用小剂量糖皮质激素（泼尼松<10mg/d）；中度活动（SLEDAI 10~14 分）患者，建议使用泼尼松 0.5~1mg/（kg·d），同时联合免疫抑制剂；重度活动（SLEDAI>15 分）患者，建议使用泼尼松>1mg/（kg·d），并联合免疫抑制剂，待病情稳定后调整用量。病情严重到必要时（如发生狼疮危象）可使用激素冲击治疗，方法为甲泼尼龙静脉滴注，0.5~1g/d，连续使用 3 天为 1 个疗程，疗程间隔 5~30 天。激素减量需根据疾病活动度、药物不良反应发生情况来调整和确定减、停时机，减量过程需缓慢，避免突然停药。2019 年欧洲抗风湿病联盟《关于系统性红斑狼疮的管理（更新版）》中建议慢性患者的维持治疗剂量不高于 7.5mg/d。

皮肤型红斑狼疮，口服糖皮质激素并非其一线治疗方案。然而，深在性红斑狼疮（即狼疮性脂膜炎）可单独存在，也可与盘状红斑狼疮及 SLE 并发，且有 50% 可能性发展为 SLE，因此并发 SLE 或对抗疟药及免疫抑制剂不敏感或不耐受的情况，可采用全身糖皮质激素治疗，治疗剂量建议以泼尼松 7.5~30mg/d 为主。

2. 皮肌炎 中国《糖皮质激素治疗免疫相关性皮肤病专家共识（2018 年）》以及日本 2019 年皮肌炎治疗共识均将系统用糖皮质激素作为成人皮肌炎的一线用药，但激素的用法尚无统一标准。我国皮肤病专家共识认为，无论患者有无系统受累，皮肌炎治疗的初始剂量均推荐为泼尼松 1mg/（kg·d），治疗 4~6 周如肌力无恢复、肌酶无减少，可增加用药剂量至 1.5mg/（kg·d）继续治疗 4 周，无效可考虑冲击治疗。一项小规模回顾性研究显示，常规剂量［1mg/（kg·d）］与低剂量［≤0.5mg/（kg·d）］联合免疫抑制剂相比疗效并无明显优势，故日本专家共识推荐以 0.75~1mg/（kg·d）作为起始剂量。因急进性间质性肺炎而即将发生呼吸衰竭的患者应静脉使用大剂量糖皮质激素进行冲击治疗。激素减量原则上同 SLE，采用缓慢减量的方法，减量时间为 0.5~2.0 年。无肌病性皮肌炎，目前尚无评估激素治疗效果的高级别研究，我国皮肤病专家共识建议在抗疟药治疗无效的情况下可全身应用中等剂量糖皮质激素，而不推荐早期使用激素；但并发肺间质病变时，即使没有明显临床症状，也需积极采用三联疗法，即大剂量糖皮质激素联合环孢素、吗替麦考酚酯。

儿童皮肌炎的治疗方法与成人有所不同，研究表明早期给予相对激进的治疗可能降低发生钙化沉着的概率，因此大剂量糖皮质激素口服或静脉滴注联合甲氨蝶呤是常用的治疗方案。其中激素的具体用法推荐以甲氨蝶呤与甲泼尼龙 15~30mg/kg 联用 3 天后改为泼尼松龙 1~2mg/（kg·d）。

3. 系统性硬化症 根据 2015 年美国风湿病学会和欧洲抗风湿病联盟共同发布的分类标准，系统性硬化症根据临床表现不同可分为局限性 - 皮肤型系统性硬化症（limited cutaneous systemic sclerosis,lcSSc）和弥漫性 - 皮肤型系统性硬化症（diffuse cutaneous systemic sclerosis,dcSSc）。前者包括局限性硬斑病、泛发性硬斑病、线状硬斑病、深在性硬斑病和嗜酸性筋膜炎等。

尽管系统用糖皮质激素治疗 lcSSc 的证据等级相对较低,但疾病活跃期以及严重皮肤或皮下受累(如脂肪组织、筋膜、肌肉、骨关节等)的患者,仍可考虑口服糖皮质激素联合一线治疗甲氨蝶呤。中国及欧洲指南推荐以泼尼松龙 0.5~2mg/（kg·d）口服 2~4 周后逐渐减量,日本指南则推荐按照 0.5mg/（kg·d）标准剂量进行治疗;儿童患者口服剂量也按照上述推荐,最大剂量可达 60mg/kg,2~3 个月后逐渐减量,也可以大剂量甲泼尼龙(30mg/kg,最大剂量 1 000mg/d)每个月连续冲击 3 天,疗程 3~6 个月。一般口服治疗 3 周才出现疗效,且患者存在治疗后复发的可能性。嗜酸性筋膜炎,系统用糖皮质激素是其治疗的一线用药,疗程至少 3 个月。

dcSSc,系统用糖皮质激素是否能让患者受益尚存争论。目前中国《糖皮质激素治疗免疫相关性皮肤病专家共识(2018 年)》及欧洲指南均不推荐将激素用于 dcSSc 治疗,因剂量超过 15mg/d 会增加肾危象的风险。然而,日本 2019 年关于系统性硬化症的治疗指南认为在皮肤硬化的早期仍可考虑系统用糖皮质激素,因肾危象在日本人群中的发生率低于西方人群,但在用药过程中需密切随访肾功能及血压。我国目前关于系统性硬化症肾危象发生率、危险因素等流行病学证据较为欠缺,因此糖皮质激素的应用仍建议谨慎对待。

（三）变态反应性疾病

1. **重症药疹**　重症药疹主要包括重症多形红斑(Steven-Johnson syndrome,SJS)、中毒性表皮坏死松解症(toxic epidermal necrolysis,TEN)、剥脱性皮炎及药物超敏反应综合征(drug-induced hypersensitivity syndrome,DIHS)等。

在 SJS 及 TEN 方面,国内外对系统用糖皮质激素的应用尚存争议。Cochrane 数据库的系统综述认为已有的临床研究数据常显示出相对矛盾的结果,因此对 SJS 及 TEN 的积极治疗(指非支持治疗)并无"金标准"方案。目前英美国家所制定的治疗指南中并未将系统用糖皮质激素列为首选推荐,其推荐等级仅为 D 级。然而,最新一篇发表于 *JAMA Dermatology* 的系统综述分析,糖皮质激素仍然显示出一定的治疗前景。中国及日本则仍将系统用糖皮质激素作为治疗上述疾病的一线治疗。多数学者主张早期大剂量激素控制病情,促进皮损愈合,缩短病程及降低死亡率。病情早期有水肿性红斑皮损者使用糖皮质激素疗效更好,当病情进展至大片糜烂时,仅增大激素剂量并不能达到理想疗效。推荐剂量为甲泼尼龙 0.5~2mg/（kg·d）,可与静脉注射丙种球蛋白联合使用。当病情控制后应快速减量糖皮质激素。

药物超敏反应综合征,系统用糖皮质激素是目前公认的早期治疗"金标准"。通常病情在用药后数天内就可见改善。一般来说推荐剂量为泼尼松 1.0mg/（kg·d）［儿童 1.5mg/（kg·d）］或同等剂量其他类型糖皮质激素,若症状无改善或出现加重可考虑给予甲泼尼龙 0.5~1.0g/d［儿童 20mg/（kg·d）］冲击治疗 3 天。冲击无效的重症患者可考虑联合静脉注射丙种球蛋白。临床及实验室指标稳定后开始逐渐减量,但不同于其他重症药疹,药物超敏反应综合征的激素减量周期较长,需 3~6 个月。快速减量或停药可导致皮损和系统症状复发。

值得注意的是,尽管糖皮质激素对疾病的早期疗效较好,但其远期疗效并不确切,该疾病与病毒感染(如人类疱疹病毒6型或巨细胞病毒)诱发因素相关,因此长期使用糖皮质激素带来的免疫抑制效应可能使病毒再激活导致病情加重。

2. 荨麻疹及过敏性休克 尽管目前尚较缺乏系统用糖皮质激素治疗荨麻疹的高级别证据,但该药物仍被广泛用于急性荨麻疹的治疗。有研究表明糖皮质激素联合抗组胺药治疗急性荨麻疹比单用抗组胺药时可更有效地缓解症状并缩短病程。《中国荨麻疹诊疗指南(2018版)》提出在明确并祛除病因以及口服抗组胺药不能有效控制症状时,可选择泼尼松30~40mg/d,口服4~5天后停药,或给予相当剂量的地塞米松静脉或肌内注射。慢性荨麻疹,目前全世界均不推荐激素作为常规治疗,仅在慢性荨麻疹急性加重期可短期使用,具体使用疗程各指南略有差异,一般均推荐疗程为3~10天,最长不超过3周。

系统用糖皮质激素治疗过敏性休克是临床上常用的治疗手段,但药物使用方法及疗效主要基于既往临床经验。目前的循证证据认为糖皮质激素可缩短过敏性休克患者的住院时间,但不能降低病情复发的概率,且目前尚无将糖皮质激素与其他药物(如肾上腺素、抗组胺药等)进行疗效对比的研究。关于剂量,部分指南推荐甲泼尼龙1~2mg/(kg·d)。

3. 其他疾病的急性发作期 系统用糖皮质激素可用于部分急性接触性皮炎的患者,尤其是皮损严重或广泛的病例,也适用于系统性接触性皮炎,但要求疗程短(3天至2周),泼尼松剂量小于1mg/(kg·d)通常即可控制病情。

4. 病情严重、其他药物难以控制的特应性皮炎 急性发作期患者,可考虑短期系统用糖皮质激素。2014版美国特应性皮炎治疗指南推荐剂量为0.5~1.0mg/(kg·d),《中国特应性皮炎诊疗指南(2020版)》则根据国情推荐0.5mg/(kg·d)(甲泼尼龙),治疗疗程建议少于1周。较为顽固的病例,可先用糖皮质激素治疗,之后逐渐过渡至其他免疫抑制剂或紫外线疗法。同其他急性皮炎的治疗原则一样,应避免长期使用糖皮质激素。

(四)血管炎及嗜中性皮肤病

1. 过敏性紫癜 过敏性紫癜是一种IgA血管炎,累及皮肤时常表现为双下肢可触性紫癜,严重者可累及胃肠道、肾脏。单纯的皮疹很少需要治疗,糖皮质激素对过敏性紫癜皮疹、病程长短和复发频率没有任何明显影响,故一般不推荐应用糖皮质激素单纯治疗皮疹。但系统用糖皮质激素对于伴随胃肠道症状的患者,可快速缓解急性胃肠道症状并缩短其腹痛持续时间。中国2013年《儿童过敏性紫癜循证诊治建议》中建议糖皮质激素适用于胃肠道症状、关节炎、血管神经性水肿、肾损害较重及表现为其他脏器的急性血管炎患儿。早期应用激素能有效缓解腹部及关节症状,明显减轻腹痛并减少肠套叠、肠出血的风险,也可降低外科手术干预的风险。该指南推荐儿童使用激素的剂量为口服泼尼松1~2mg/(kg·d)(最大剂量60mg)1~2周,后1~2周减量;或使用短效糖皮质激素氢化可的松每次5~10mg/kg,根据病情可间断4~8小时重复使用,或使用甲泼尼龙5~10mg/(kg·d),严重症状待控制后改为口服激素并逐渐减量,总疗程推荐为2~4周。成人激素剂量也推荐口服泼尼松1~2mg/(kg·d)或以甲泼尼龙冲击。紫癜性肾炎需结合肾活检病理结果制定治疗方案,糖皮质激素的使用推荐及剂量可参考中国《紫癜性肾炎诊治循证指南(2016)》。

2. 抗中性粒细胞胞质抗体相关性血管炎 其诱导治疗多采用大剂量糖皮质激素联合

免疫抑制剂或利妥昔单抗,激素剂量推荐口服泼尼松龙 1mg/(kg·d),病情控制后快速减量,至 12 周时减量至 15mg/d。病情严重者可考虑甲泼尼龙冲击联合免疫抑制剂(如环磷酰胺)。

3. 贝赫切特综合征　系统用糖皮质激素用于治疗存在皮肤黏膜受累的贝赫切特综合征尚存争议。根据既往循证证据,2018 年欧洲抗风湿病联盟发布的贝赫切特综合征管理指南中并不建议将系统用糖皮质激素用于治疗贝赫切特综合征的皮肤黏膜症状,仅推荐炎性眼病累及眼后部、消化道病变、关节病变、急进性器官受累(尤其是伴有神经系统受累)时使用。然而日本皮肤病学会则将激素的适应证拓展至皮肤黏膜,如阿弗他口炎、生殖器溃疡、结节性红斑、血栓静脉炎等,作为其他药物治疗欠佳时的辅助用药。

4. 坏疽性脓皮病　根据目前已有的病例报道及部分回顾性研究,播散性坏疽性脓皮病,尤其是不伴有其他潜在系统性疾病时,单用糖皮质激素或联合环孢素可考虑作为一线治疗,推荐剂量如甲泼尼龙 0.5~1.0mg/(kg·d);或以甲泼尼龙冲击(1 000mg/d,共 1~5 天)。

(五) 其他

1. 银屑病　通常在银屑病管理中不推荐系统用糖皮质激素,尤其是寻常型银屑病,激素应用可能导致疾病转型至红皮病型银屑病或泛发性脓疱型银屑病。但《中国银屑病诊疗指南(2018 完整版)》指出,难以控制的红皮病型银屑病,以及其他药物无效或禁忌的泛发性脓疱型银屑病、急性多发性关节病性银屑病,可在严格监控下由皮肤科专科医师酌情使用,一般推荐中等剂量糖皮质激素,如泼尼松 1.0mg/(kg·d)口服,应用期间推荐与其他药物(如阿维 A、免疫抑制剂等)联合,取得满意疗效后糖皮质激素应逐渐减量至停用。日本 2018 年发布的针对泛发性脓疱型银屑病的管理指南也指出,由于糖皮质激素可快速有效控制炎症和急性期全身症状,如泛发性脓疱型银屑病合并呼吸衰竭时,可在一线治疗效果欠佳时考虑作为补充治疗。

2. 斑秃　2020 年发布的《中国斑秃诊疗指南(2019)》中指出,系统用糖皮质激素可酌情用于急性进展期和脱发面积较大的中、重度成人斑秃患者。口服一般为中小剂量,如泼尼松<0.5mg/(kg·d),通常 1~2 个月起效,毛发长出后维持原剂量 2~4 周,遂逐渐减停,或以小剂量(泼尼松<7.5mg/d)维持数月。也可选择肌内注射长效糖皮质激素(如复方倍他米松),每 3~4 周 1 次,每次 1ml,连续使用 3~4 个月。若糖皮质激素治疗 3~6 个月无明显疗效,应停止使用。儿童系统用激素需更加谨慎。

3. 白癜风　尽管目前尚缺乏高级别随机对照试验证实系统用糖皮质激素适用于治疗白癜风,但目前仍推荐糖皮质激素适用于白癜风疾病活动度评分>3 分的急性进展期患者,口服或肌内注射均可使进展期白癜风趋于稳定,但对皮损复色无明显获益。欧洲指南推荐应用口服小剂量冲击方案,如每周连续 2 天以地塞米松 2.5mg 口服,连续 3~6 个月。我国则推荐以小剂量糖皮质激素 [如泼尼松 0.3mg/(kg·d)] 连续服用 1~3 个月,见效后每 2~4 周递减 5mg,至隔日 5mg 维持 3~6 个月;或每 20~30 天以复方倍他米松 1ml 肌内注射,可用 1~4 次或根据病情酌情使用。

4. 带状疱疹　系统用糖皮质激素治疗带状疱疹尚存争议,目前相关高级别循证证据相对不足。系统用糖皮质激素治疗可减轻炎症、减少神经元损伤、缓解疼痛,但由于免疫抑制作用可能造成病毒扩散加重感染。因此,系统用糖皮质激素仅建议用于严重的急性期患者,必须在系统抗病毒治疗的基础上短期使用。2017 年欧洲指南推荐糖皮质激素可作为辅助抗炎方案治疗一些伴特殊情况的带状疱疹患者,如带状疱疹伴急性视网膜坏死、肌阵挛性小脑协调障碍或伴多发性脑性瘫痪。推荐剂量为泼尼松 0.5~1.0mg/(kg·d),疗程为病程初期的 7~10 天。2018 年《带状疱疹中国专家共识》指出年龄＞50 岁、出现大面积皮疹及重度疼痛、累及头面部、疱疹性脑炎及内脏播散性带状疱疹可使用糖皮质激素,推荐剂量为泼尼松 30~40mg/d 口服,并逐渐减量,疗程为 1~2 周。值得注意的是,目前并无证据表明系统用糖皮质激素可预防带状疱疹后遗神经痛。

5. 特发性高嗜酸性粒细胞增多综合征　该综合征的患者中 50% 以上具有皮肤病表现。特发性高嗜酸性粒细胞增多综合征(即排除其他引起嗜酸性粒细胞增多的可能诱因),系统用糖皮质激素是主要方案,剂量推荐泼尼松 1mg/(kg·d),治疗后通常可观察到嗜酸性粒细胞计数快速减少。若治疗期间症状反复、出现器官损伤或在泼尼松剂量超过 10mg/d 时出现嗜酸性粒细胞计数显著增多时,则提示需要加用其他治疗药物。

6. 暴发性痤疮　系统用糖皮质激素是治疗暴发性痤疮的首选用药,对于快速控制疾病的炎症反应效果较好。一般推荐起始剂量为泼尼松 0.5~1mg/(kg·d),连续使用 2~4 周,随后可根据患者病情考虑联合小剂量异维 A 酸,在此期间激素需继续维持至少 4 周,随后逐步减量,减量周期为 4~8 周。通常激素应用的总疗程为 3~4 个月。

除了上述疾病外,其他的非感染性炎症性皮肤病(如多形红斑)或感染性皮肤病(如脓癣)在其急性进展期时,均可全面评估患者接受用糖皮质激素系统治疗后的疗效和安全性,依据循证指南的建议进行个体化的系统激素治疗。

二、局部用药

外用糖皮质激素具有局部抗炎、抗增生作用,因此在皮肤科领域有广泛的应用,它不仅被列入多种常见皮肤病的国内外临床指南中,一些罕见皮肤病也有外用糖皮质激素治疗成功的相关病例报道。表 5-4-4 列举了目前外用糖皮质激素在皮肤科被广泛认可的治疗范畴。外用糖皮质激素在治疗上述疾病时,或为局部皮损的一线药物,或为与系统治疗同步的辅助治疗方式。

表 5-4-4　外用糖皮质激素在皮肤科被广泛认可的治疗范畴

分类	具体疾病
1. 变态反应性皮肤病	接触性皮炎 湿疹 / 特应性皮炎
2. 红斑丘疹鳞屑性皮肤病	寻常型银屑病 扁平苔藓
3. 结缔组织病及皮肤血管炎	皮肤型红斑狼疮 硬化萎缩性苔藓 坏疽性脓皮病 贝赫切特综合征

分类	具体疾病
4. 大疱性皮肤病	天疱疮 大疱性类天疱疮
5. 色素性疾病	白癜风
6. 毛发性疾病	斑秃（包括外用及局部注射）
7. 皮肤肿瘤性疾病	蕈样肉芽肿（早期） 瘢痕/瘢痕疙瘩（包括外用及局部注射）

目前外用糖皮质激素的药物种类繁多，临床医师需根据患者的实际情况灵活选择各种疗效强度及剂型的药物以达到最佳收益和最小的不良反应。因此，在拟定治疗方案前，临床医师应对患者进行充分评估，其内容包括疾病的诊断、是否具有药物使用的适应证、是否已排除药物使用的绝对和相对禁忌证、患者年龄、皮损面积、皮损特点及患者依从性等。外用糖皮质激素选择及使用的具体原则如下。

（一）正确选择疗效强度

考虑外用糖皮质激素给患者带来的疗效收益与可能发生的风险，临床医师需充分结合患者皮损的发生部位、面积、皮损特点及皮损对药物的反应选择药物。阴囊、眼睑及皱褶部位皮肤薄、药物吸收水平高，而面部容易发生不可逆性局部不良反应，因此在上述部位运用药物时应尽量选择弱效激素；掌跖部位或以苔藓化为表现的皮损则需选择强效或超强效激素。当用药面积较大时，尤其是体表面积相对大的婴幼儿，超强效及强效外用糖皮质激素发生系统吸收并出现相应系统不良反应的概率增高，因此弱效糖皮质激素是上述临床病情的首选用药。皮肤屏障功能较弱的患者，如伴有特应性皮炎、红皮病型银屑病、脓疱型银屑病或老年人，也推荐使用中效或弱效外用激素以降低不良反应的发生率。

（二）正确选择剂型

外用药剂型选择的一般原则适用于外用糖皮质激素类药物，临床医师需根据患者皮损分期、皮损类型、部位及患者依从性等选择最为合适的剂型。例如，以水疱、渗出为特点的急性期，选择具有收敛效应的水剂、溶液类制剂；以角化过度、苔藓化及干燥脱屑为特点的慢性期则需要选择具有封包水化及滋润作用的软膏类制剂；伴少量糜烂或以丘疹红斑为主的亚急性皮损可选择糊剂或乳膏进行治疗。油脂分泌较为旺盛的部位，如前胸后背，凝胶制剂较其他剂型更易被接受；洗剂和泡沫制剂透气性好且不产生黏着现象，用于毛发部位常可提高患者的依从性。

（三）把握用药频率、疗程及剂量

外用糖皮质激素每日的使用频率，多数疾病治疗指南推荐每日1~2次，但目前尚没有确切的证据表明每日2次比每日1次效果更佳。一些新型外用糖皮质激素（如糠酸莫米松、丙酸氟替卡松）已证实以每日1次的频率使用可达到最佳疗效。慢性疾病需长期使用外用糖皮质激素的情况，可采取主动维持疗法，即在皮损得到控制的情况下可减少使用频率至隔日使用甚或每周仅使用2次（余以保湿剂代替）。主动维持疗法可有效减少不良反应的发生，常推荐用于特应性皮炎的患者。尽管多数指南并未明确提出外用糖皮质激素的治疗终点时限，但总体而言，不论何种疗效强度，连续使用激素（尤其是超强效激素）的疗程应尽量控制在 4 周内，后续可以逐渐减量或降低使用频率并以中效或弱效激素维持治疗。有研究表明，以每周 2 次弱效外用糖皮质激素维持治疗，疗程可以长达 40 周。

外用糖皮质激素的使用剂量，目前尚无统一标准。较常见的方法是以指尖单位（fingertip unit，FTU）原则对患者进行用药指导。FTU 是指从标准包装软管挤到成人 1 个示指指尖的外用药剂量，1 个 FTU 约等于 0.5g 乳膏 / 软膏。人体不同部位推荐所需 FTU 存在较大差异（表 5-4-5）。一般情况下，根据已有的研究，超强效激素如氯倍他索在低剂量（2g/d）使用 1 周后即可观察到肾上腺抑制的不良反应，因此在使用该类外用激素时，其每周用量应不超过 50g；若联合药物封包治疗，其剂量应进一步减少。一些疾病对外用激素累积剂量有更为具体且严格的要求，如寻常型银屑病的治疗要求强效糖皮质激素最大累积剂量应不超过 25g/ 周；在治疗大疱性类天疱疮时，轻度大疱性类天疱疮可考虑以大剂量强效激素（如 0.05% 氯倍他索或卤米松）外用全身，每日剂量可达 10~20g（体重 <45kg 者用量为 10g），若 3 周病情未控制，可将剂量增加至 40g（<45kg 者加至 20g）。

表 5-4-5 人体不同部位推荐使用的指尖单位

部位	所需指尖单位	体表面积 /%
头皮	3	6
面颈部	2.5	5
单侧手	1	2
单侧上肢（包括手）	4	8
肘部	1	1
双侧足底	1.5	3
单侧足	1.5	3
臀部	4	8
单侧下肢（包括足）	8	16
躯干（前胸及后背）	16	32
生殖器	0.5	1

三、特殊人群用药

（一）妊娠期患者

目前尚无高级别证据支持妊娠期女性应用糖皮质激素的安全性。已有研究认为应用糖皮质激素治疗即将于妊娠 24~34 周分娩早产儿的妊娠期女性可使其早产胎儿受益，但该方案强调单疗程给药，而多疗程给药则可能给胎儿带来不良反应。例如，妊娠晚期女性接受糖皮质激素后可能导致胎儿出现不良反应，包括胎儿生长受限、早产、出生后高血压、行为异常（如多动症）等。另外，既往虽然有少量动物研究发现妊娠期女性使用糖皮质激素可能与胎儿腭裂的发生相关,但目前该相关性在人类中并无充分证据。Gur 等观察了 311 例妊娠期使用糖皮质激素患者,药物暴露组患者流产、早产的发生率稍高于对照组,但其胎儿在严重先天性畸形方面差异无统计学意义。值得注意的是,在各类型糖皮质激素中,氢化可的松、泼尼松和泼尼松龙较少透过胎盘屏障,对胎儿影响相对小;胎盘不能有效代谢地塞米松及倍他米松,故使用上述药物时胎儿的血药浓度相对较高。各类型糖皮质激素胎盘转运比例见表 5-4-6。综上所述,妊娠并不是系统用糖皮质激素的绝对禁忌,必要时需综合利弊,在无其他更安全药物的情况下可考虑给予患者使用糖皮质激素,但需注意尽可能选择不易透过胎盘屏障的药物类型。

表 5-4-6　各类型糖皮质激素胎盘转运比例

药物种类	药物胎盘转运比例 /%
泼尼松龙	10~12
氢化可的松	15
倍他米松	28~33
甲泼尼龙	44.6
地塞米松	67

必须使用外用糖皮质激素的妊娠期女性,尽管没有确凿证据表明外用激素与胎儿口面裂或死胎相关,但强效 / 超强效糖皮质激素与胎儿生长受限的关系目前已较为明确。因此,2011 年英国循证指南倾向于推荐妊娠期女性使用中弱效外用糖皮质激素,而强效、超强效外用糖皮质激素仅作为二线用药,且疗程应尽可能短,同时需注意随访胎儿在宫内的生长发育情况。在理论上系统吸收效率相对高的皮肤部位(如生殖器、眼睑、皱褶部位),其带来的不良反应相对更大,故妊娠期女性应注意尽量避免在上述部位大量外用糖皮质激素。此外,在理论上新型亲脂性外用糖皮质激素(如糠酸莫米松、丙酸氟替卡松)不良反应相对较小,故更推荐用于妊娠期女性。

(二)哺乳期患者

糖皮质激素可通过血乳屏障进入乳汁中,但其在乳汁的浓度较低,因此哺乳期女性可考虑使用糖皮质激素。若口服泼尼松龙剂量超过 20mg,药物约 2 小时在乳汁中达到最高浓度,因此建议在服用药物 4 小时后哺乳。

(三)儿童患者

儿童患者长期系统使用糖皮质激素可更容易发生肾上腺抑制(adrenal suppression,AS),在压力环境下可导致患儿发生肾上腺危象。Ahmet 追踪了 39 例长期使用糖皮质激素的患儿(平均年龄为 12.9 岁,药物中位使用时间为 39.6 周),即使药物经过缓慢减停,仍有超过50% 的患儿在停药后出现 AS,其中 50% 的患儿需约 7 个月得以恢复。大剂量糖皮质激素的使用是患儿发生 AS 的一个主要危险因素。此外,大龄儿童也更倾向于发生 AS。糖皮质激素对儿童的特殊影响还体现在容易导致生长迟滞,该效应可伴随或不伴随其他糖皮质激素不良反应如库欣综合征。不同种类激素对儿童生长抑制效应不同,长效激素的作用相对更显著(如地塞米松>泼尼松>氢化可的松),且不同用药频率带来的影响也不相同,每日服用比隔日服用对身高影响更明显。Allen 等追踪了 83 例长期(超过 12 个月)服用糖皮质激素的患儿,中等剂量[0.5~0.6mg/(kg·d)]的激素足以导致生长发育迟滞。长期服用糖皮质激素的患儿在停药后也可能面临永久性的身高发育受限。此外,儿童在糖皮质激素使用过程中相较成人更容易发生白内障,因此在用药期间需注意对眼部进行专科随访。综上所述,儿童系统使用糖皮质激素,建议严格遵循用药指南,尽可能降低剂量、缩短疗程,并且以每天 1 次或隔天 1 次的频率使用,必要时可联合其他非激素类药物以降低儿童发生上述不良反应的风险。

儿童体表面积/体重比例较高(是成人的 2.5~3.0 倍),因此在使用外用糖皮质激素时更容易发生系统吸收而出现不良反应,长期使用强效或超强效外用糖皮质激素可使患儿肾上腺抑制,有研究发现每周仅使用 14g 丙酸氯倍他索即可导致儿童发生下丘脑 - 垂体 - 肾上腺轴抑制。不同年龄段儿童可使用的外用糖皮质激素种类见表 5-4-7。

表 5-4-7　不同年龄段儿童可使用的外用糖皮质激素

年龄	药物名称
>3 个月(最多使用 4 周)	丙酸氟替卡松
>1 岁	双丙酸阿氯米松
>2 岁	糠酸莫米松
>6 岁(最多使用 4 周)	氟轻松
>12 岁	二丙酸倍他米松
	丙酸氯倍他索

(四)老年患者

老年人应用糖皮质激素应注意严格掌握适应证。由于老年人常存在基础疾病,如高血压、糖尿病、骨质疏松等,使用时一定要严密监测其不良反应。

(五)其他特殊人群

糖皮质激素和 CYP450 酶诱导剂的联合给药增加了激素的清除率并缩短了半衰期,而酶抑制剂则降低了清除率并延长了半衰期。因此,临床医师在处方糖皮质激素前应详细询问患者服用的其他药物,并酌情调整剂量及进行有目的的安全性监测。

第五节　不良反应、监测及预防

一、长期全身性用糖皮质激素的不良反应

已有不少回顾性研究发现,长期全身性使用糖皮质激素(如超过 3 个月),即使仅使用低剂量(如泼尼松约 5mg/d),也是患者发生许多不良反应的危险因素,且该风险呈剂量、疗程依

赖性。

（一）皮肤及面容改变

1. **皮肤改变** 激素有对真皮胶原的分解及对表皮生长的抑制作用，且可影响皮肤血管脆性，因此长期使用糖皮质激素可导致皮肤菲薄、出现萎缩纹及瘀斑。此外，糖皮质激素还可导致痤疮、多毛症，并减缓伤口愈合速度。

2. **库欣综合征面容及体重增加** 由医源性肾上腺皮质功能亢进导致，表现为向心性肥胖、满月脸、水牛背、肌肉萎缩（多为四肢大肌群），该并发症有药物剂量及疗程依赖性，一般在使用药物的前 2 个月即可出现。但低于生理剂量的糖皮质激素则不易引起该现象。

（二）代谢紊乱

糖皮质激素具有糖代谢作用，因此血糖升高是患者在药物使用过程中常见的不良反应，患者空腹和餐后血糖都可受其影响。患者用药时发生血糖升高的危险因素包括家族糖尿病史、年龄、肥胖及妊娠糖尿病史。除此以外，还可导致高脂血症、低钾血症等。停药后多数症状可逐渐消退。用药期间需定期监测血脂、血糖等代谢指标及电解质水平，给予患者低盐、低糖、高蛋白饮食，可预防性补钾，必要时加用降血糖药。

（三）诱发或加重感染

由于糖皮质激素具有抗炎及免疫抑制效应，长期应用可诱发包括细菌、真菌、病毒在内的多种感染，常见感染包括肺部感染、尿路感染等。存在皮肤破损的皮肤病，如天疱疮、SJS/TEN、坏疽性脓皮病等，激素可加重皮肤感染；此外，糖皮质激素还可使患者潜伏感染加重、病灶扩散，如肺结核、脑膜结核、淋巴结核、腹膜结核、乙型病毒性肝炎、丙型病毒性肝炎等。因此，用药前需充分了解患者病史，积极筛查存在的潜伏感染病灶，用药期间需关注激素常见诱发感染的部位，如呼吸系统、泌尿系统、皮肤，定期给予体格检查、辅助检查及分泌物培养，已存在明确感染的患者，需积极联合抗感染治疗。

（四）消化系统并发症

糖皮质激素可刺激胃酸、胃蛋白酶分泌并抑制胃黏液分泌，因此可诱发或加剧胃、十二指肠溃疡，甚至造成消化道出血或穿孔。尤其是与非甾体抗炎药（non-steroidal anti-inflammatory drug，NSAID）联合使用时，患者发生消化道并发症的风险显著增高。因此，在使用糖皮质激素期间应注意患者粪便性状，定期复查粪便常规及粪便隐血试验，应尽量避免与 NSAID 联合使用，可预防性给予 H_2 受体拮抗剂或质子泵抑制剂等胃黏膜保护药。

（五）心血管系统并发症

糖皮质激素的水钠潴留效应可导致患者血压升高，该效应呈现药物剂量依赖性，因此一般小剂量使用激素引起高血压的风险较低。此外，有研究认为泼尼松剂量>7.5mg/d 超过6 个月，患者罹患心肌梗死、心绞痛、心力衰竭、脑卒中、短暂性脑缺血发作的风险显著增高，且连续用药的风险大于间歇性用药。激素冲击治疗可能导致心血管不良事件，可能与钾排泄过多、大量血钾进入细胞和电解质紊乱相关，有报道称冲击治疗短于 2 小时有猝死风险，但该情况通常由于患者本身存在潜在的心脏疾病。因此，激素冲击速度要慢，每次静脉滴注应持续 3~4h，以免引起心脏相关副作用。用药期间需注意监测患者血压，定期随访血脂水平,必要时定期筛查血管粥样硬化情况,出现血压升高者,在考虑调整糖皮质激素剂量的同时可联合给予抗高血压药控制血压。考虑进行激素冲击治疗的患者,建议筛查患者心肺、肝肾等内科基础情况,存在危险因素者建议在密切监测下实施治疗。

(六) 骨骼肌肉系统并发症

1. 骨质疏松及骨折　糖皮质激素具有抑制骨质形成和促进骨质吸收的作用,故可导致患者发生骨质流失、骨质疏松,多见于儿童、绝经期女性及老年人,该现象通常在使用药物的前几个月最为明显。此外,糖皮质激素还可以增加患者发生骨折的风险,既往研究发现骨折可发生于 30%~50% 使用糖皮质激素的患者中,其发生率主要与高龄、糖皮质激素大剂量、长疗程使用相关。骨折部位尤其以椎体骨折为主。因此,在使用糖皮质激素前,应注意评估患者的危险因素,并在糖皮质激素使用的 3 个月内进行骨密度、维生素 D 水平、脊椎 X 线片等筛查。疗程超过 3 个月的患者,建议预防性补充钙及维生素 D,已存在骨质疏松的患者,则需在补充钙及维生素 D 的基础上给予抗骨质疏松治疗。

2. 骨坏死　系统用糖皮质激素导致骨坏死的发生率为 21%~37%。除了未明确的易感基因外,骨坏死主要与药物剂量及疗程相关,一般泼尼松剂量小于 15~20mg/d 则不容易发生骨坏死。其中,股骨头是最常受累的部位。

3. 肌病　肌病是糖皮质激素较为少见的一个不良反应,可表现为逐渐发生的上下肢体近端肌无力,其中下肢症状更为严重;随后出现近端肌萎缩,但一般不出现自发性肌痛或压痛,肌酶、肌电图等辅助检查通常也无异常。其危险因素包括高龄、存在负氮平衡代谢情况等。肌病发生时间从用药开始后的数周到数月,主要与糖皮质激素使用的剂量相关:通常泼尼松剂量小于 10mg/d 不易导致糖皮质激素相关性肌病,但更大剂量(如 40~60mg/d)则可以在数周内出现症状。此外,含氟激素(如地塞米松)比不含氟激素(如泼尼松、泼尼松龙)更容易导致糖皮质激素相关性肌病。一般来说,药物减量 3~4 周症状可逐渐缓解。使用糖皮质激素治疗的皮肌炎患者,需注意与该病本身的肌痛相鉴别。

(七) 眼部并发症

糖皮质激素相关的眼部并发症主要包括白内障和青光眼,两者发生情况均与药物剂量相关。白内障更多见于泼尼松剂量大于 10mg/d 及疗程超过 1 年时,但也有报道激素小于 5mg/d 导致白内障发生,因此激素诱发的白内障,并不存在安全剂量。泼尼松剂量大于 7.5mg/d 使用超过半年会增加青光眼发生的风险。值得注意的是,眼压升高通常不伴疼痛,患者在青光眼早期可能无法察觉视野改变,但眼压升高导致的视神经损伤可以是永久性的。因此,需长期使用糖皮质激素的患者,建议定期到眼科随访眼压、视野、视力等。

(八) 神经精神并发症

糖皮质激素与一系列情绪障碍并发症相关,如焦虑、抑郁、惊恐发作、精神异常、谵妄等,且可能造成认知障碍及记忆障碍。上述不良反应呈现药物剂量依赖性:如泼尼松剂量大于 20mg/d 在一定程度上可诱发上述情绪或行为异常,但发生精神异常或出现欣快感则通常见于更大剂量(如剂量大于 80mg/d)。抑郁多发生于长疗程用药后。临床用药前建议采集患者神经精神方面病史,尤其注意筛查存在自杀自伤倾向的患者并做好相应防范;用药期间出现其他轻症情绪障碍或精神症状者,如失眠、焦虑,必要时可给予药物干预。

（九）血液系统并发症

系统用糖皮质激素可以产生类白血病反应,监测血常规有三系升高现象,以白细胞计数增多为突出现象,其原因主要是中性粒细胞增多,这种现象可能是由黏附于血管内皮的中性粒细胞动员进入外周血液循环等因素导致。此外,红细胞和血小板均会增多,静脉血栓形成的风险较高。

（十）停药反应

1. 医源性肾上腺皮质功能不全　长期应用糖皮质激素的患者,其下丘脑-垂体-肾上腺轴发生反馈性抑制,若药物减量过快或突然停药,可导致肾上腺皮质萎缩及功能不全。尤其是遇到应激状态,可发生肾上腺危象,表现为恶心、呕吐、乏力、低血压及休克等。因此,在长期使用糖皮质激素期间需注意缓慢减量,用药期间及用药后若遇应激情况(感染或手术),应补充应激所需的足量糖皮质激素。

2. 反跳现象　部分疾病尚未完全控制或已出现激素依赖,因此在用药期间突然停药或减量过快时原病情可能会复发或恶化,该情况常需加大剂量再进行治疗。长期使用糖皮质激素在临床中有不同的减停方式,笔者推荐文献报道的2种减量方式(以泼尼松为例)如表5-5-1。

表 5-5-1　泼尼松减量方式

泼尼松剂量	减量方式 1	减量方式 2
>60mg	每 1~2 周减量 10%~20%	每 1~2 周减量 20mg
>20mg	每 1~2 周减量 10%~20%	每 1~2 周减量 10mg
10~20mg	每 2~3 周减量 10%~20%	每 1~2 周减量 5mg
<10mg	每 2~4 周减量 10%~20%	每 1~2 周减量 2.5mg(如果疾病严重或者长期治疗,可考虑每 1~2 周减量 1mg)

二、外用糖皮质激素的不良反应

外用糖皮质激素的不良反应包括局部不良反应及因少量入血发生系统吸收,因此外用糖皮质激素的不良反应包括局部和系统两方面。其中局部不良反应的发生概率远高于系统不良反应。表5-5-2总结了外用糖皮质激素常见的局部不良反应。值得注意的是,随着外用糖皮质激素制剂种类的不断丰富,患者发生接触性皮炎的事件也日益增多,即使排除对外用药基质导致的刺激反应,糖皮质激素本身引起过敏的发生率也可达 0.2%~6%。当患者在使用某类外用糖皮质激素时出现病情加重,需要考虑患者对某类外用糖皮质激素存在过敏反应。斑贴试验是上述反应最有效的检验方法。根据外用糖皮质激素的分子结构可将其分为4组(表5-5-3),每一组糖皮质激素的结构相似,从中选出一个代表作为标准变应原,如硫氢可的松型(A组)、布地奈德型(B组)、倍他米松型(C组)、丁酸氢化可的松型(D组),进行斑贴试验,可测出绝大多数对外用糖皮质激素过敏的患者。

外用糖皮质激素发生系统吸收造成的系统不良反应多由用药不当导致,具体可参见系统用糖皮质激素不良反应部分。

表 5-5-2 外用糖皮质激素常见局部不良反应

局部不良反应	具体表现
萎缩性改变	表皮萎缩变薄,呈羊皮纸样改变
	表皮屏障功能紊乱
	毛细血管扩张
	萎缩纹
	紫癜
	皮肤脆性增高,弹性降低,易出现淤青及溃疡,愈合缓慢
皮肤感染	不可辨认癣
	皮肤白念珠菌病、疱疹病毒感染、蠕形螨感染、马拉色菌毛囊炎等
	卡波西肉瘤的重新激活
眼部疾病(长期眶周使用药物)	眼球高压
	青光眼、白内障
药理效应	激素依赖,停药后反跳,快速耐受
接触性皮炎	
其他	激素相关性痤疮
	口周皮炎
	激素依赖性皮炎(激素相关性玫瑰痤疮)
	多毛症
	色素沉着/色素减退
	光敏

表 5-5-3 外用糖皮质激素交叉过敏反应的分类

分类	代表药物
硫氢可的松型(A 组)	氢化可的松、醋酸氢化可的松、醋酸甲基泼尼松龙、泼尼松龙、醋酸泼尼松龙等
布地奈德型(B 组)	安西奈德、布地奈德、地奈德、醋酸氟轻松、哈西奈德等
倍他米松型(C 组)	倍他米松、地塞米松
丁酸氢化可的松型(D 组)	丁酸氢化可的松、丙酸氯倍他索、二丙酸倍他米松等

三、糖皮质激素毒性指数

多个学科的学者统一定义了糖皮质激素毒性指数(glucocorticoid toxicity index,GTI),包含了 31 项综合 GTI 项目、6 个月至 3 年不同累积剂量糖皮质激素的常见毒性项目和 23 项特别项目,即重要的未包括在综合 GTI 项目中的糖皮质激素相关不良反应,总分为 −36~439 分(表 5-5-4)。

医师需要掌握激素的各种不良反应,也应该向患者宣教使用激素后的各种不良反应的可能性。糖皮质激素使用不良反应的监测,需要在治疗期间根据个体危险因素,如使用剂量和持续时间、正在使用的其他药物及共存疾病等进行综合考量。如果需要大剂量长期使用,应特别关注高血压、糖尿病或葡萄糖耐受不良、内环境及代谢紊乱、继发各种病原菌感染、骨质疏松、白内障或青光眼等不良反应的发生，儿童还应定期监测生长发育情况，并定期随访。

表 5-5-4　糖皮质激素毒性指数

综合 GTI 项目	项目权重 / 分	特别项目
体重指数（body mass index，BMI）		
BMI 改善	−8	BMI 明显增加
BMI 无变化	0	
BMI 适度增加	21	
BMI 明显增加	36	
葡萄糖耐受性		
葡萄糖耐受性改善	−8	糖尿病性视网膜病变
葡萄糖耐受性无改善	0	糖尿病肾病
葡萄糖耐受性恶化	32	糖尿病神经病变
尽管经过治疗，葡萄糖耐受性仍恶化	44	
血压		
血压改善	−10	高血压危象
血压无变化	0	高血压急救后可逆性脑病综合征
血压恶化	19	
尽管经过治疗，血压仍恶化	44	
血脂		
血脂改善	−9	
血脂无改善	0	
高脂血症恶化	10	
尽管经过治疗，高脂血症仍恶化	30	
骨密度		
骨密度改善	−1	骨密度大幅度降低
骨密度无改变	0	不完全骨折
骨密度降低	29	
激素相关疾病		
无激素相关肌病	0	严重的激素相关肌病
轻度激素相关肌病	9	
中重度激素相关肌病	63	
皮肤毒性		
无皮肤毒性	0	严重的皮肤毒性
轻度皮肤毒性	8	
中重度皮肤毒性	26	

续表

综合 GTI 项目	项目权重 / 分	特别项目
神经精神毒性		
无神经精神症状	0	精神疾病
轻度神经精神症状	11	糖皮质激素诱导暴力
中重度神经精神症状	74	其他严重的神经精神症状
感染		
无明显感染	0	Ⅳ感染
口腔或阴道念珠菌病或单纯疱疹	19	Ⅵ感染
Ⅲ级以上感染	93	
内分泌		肾上腺皮质功能不全
胃肠道		穿孔 消化性溃疡
肌肉骨骼		股骨头缺血性坏死 肌腱断裂
眼部		中心浆液性视网膜病变 眼压增高 后囊下白内障
总分	−36~439	

四、如何减少糖皮质激素的不良反应

目前尚没有发现肾上腺功能不全零风险的激素下限剂量。在健康志愿者中,皮质醇的生理产生量约为 10mg/d,约相当于 2.5mg/d 泼尼松。根据生物利用度和患者差异进行调整后,口服泼尼松的生理剂量通常为 5~7.5mg/d。在使用生理剂量以内的泼尼松患者未出现症状性肾上腺抑制的风险,因此被视为低风险剂量。临床应用中,可以尝试通过以下方式来减少糖皮质激素的不良反应。

(一) 优化给药时间

有研究强调时辰药理学(时间药理学)对于糖皮质激素给药的重要性。人体激素分泌呈昼夜节律性变化,分泌的峰值在上午 7：00~8：00,2~3 小时后就迅速下降约 1/2,然后逐渐减少直至午夜的分泌量最少。将 1 天的剂量于上午 7：00~8：00 给药或隔日上午 7：00~8：00 一次给药,可减轻对下丘脑-垂体-肾上腺轴的反馈抑制,减轻肾上腺皮质功能下降,甚至皮质萎缩的严重后果,且消化系统溃疡出血的发生率降低,并发感染的风险也会降低。例如,使用地塞米松、泼尼松等控制某些慢性病时,采用隔日给药法,即把 48 小时的用量在上午 8：00 时早餐后一次服用,其疗效较每日用药效果好,且不良反应轻。基于此,已经开发了缓释型泼尼松(modified-release prednisone,MR-pred),国外有一种新型的小剂量泼尼松程序释放药物——泼尼松控释片,该药物已经应用于风湿科疾病,取得了好的疗效和较少的不良反应。但是 MR-pred 在皮肤科疾病的应用还未见报道。

为了减少使用系统用糖皮质激素引起的不良反应,应尽量减少糖皮质激素的使用剂量及用药时间,减量方法本章已经进行了详细介绍。使用任何常用剂量的患者,连续使用时间<3 周可以无须减量,随时完全停药,一般不会产生下丘脑 - 垂体 - 肾上腺轴的抑制及其他病理性影响。

内源性糖皮质激素具有中枢调节功能,破坏其节律性会导致外周生物钟失调,从而发生系统并发症。因此,如果能最大限度地减少皮质醇昼夜节律活动稳态破坏,并且仍然保持长期合成激素治疗的药理学作用,这种药物是临床上非常需要的。目前,在研发选择性糖皮质激素受体激动剂方面已经取得了显著进展,这些激动剂可以最大限度地降低反式激活特性以避免不良反应。许多学者对外源性糖皮质激素的给药时间对内源性皮质醇节律的影响进行了研究,以期望确定将内源性皮质醇节律破坏和肾上腺抑制发生率降至最低的时辰药理学给药方案。例如,健康受试者在早上服用合成激素时,内源性皮质醇节律受到的抑制最少,而在晚上服用时,皮质醇分泌受到的抑制最大,因此生理相容性较差。虽然这些研究表明,调整给药时间可能在短期内最大限度地减少干扰或复制内源性皮质醇节律,但目前缺乏对内源性皮质醇节律长期影响的研究。

(二) 改进药物递送系统

药物的脱靶效应是系统药物治疗的主要瓶颈,可以发挥治疗作用,同时也会出现不良反应,糖皮质激素也存在同样的困扰。药物在非靶器官的高聚集或在靶器官的低聚集,均能显著影响其安全性及疗效。因此,理论上研发特异性作用于靶位点的药物递送系统能显著降低药物的脱靶效应,从而减少不良反应,并提高疗效。数十年来,药物递送领域的研究主要集中在局部治疗,局部递送糖皮质激素(乳膏、鼻喷雾剂、吸入剂)可用于减少治疗各种炎症疾病的全身剂量。然而,局部递送治疗虽然简单,但目前对难以接近的脏器和组织则无能为力。

根据糖皮质激素的药代动力学特征,可以通过增加其亲脂性或通过脂质结合来改善其疗效。例如,丙酸氟替卡松是一种高度亲脂性的激素,容易穿透细胞膜的磷脂双层,并具有强效作用。然而,一旦被全身吸收,该药物还会在其他组织中积累并导致不良反应。相比之下,脂质结合是糖皮质激素和组织内脂肪酸之间的化学反应,这种反应是可逆的,允许其缓慢释放,进而延长活性,同时也减少了多次给药的需要。最近研究表明通过共价键可以使糖皮质激素更紧密地与 GR 结合。这种"弹头"结构可以更强烈地刺激 GR,因此,即使是小剂量,也会具有较强的抗炎作用,这种情况更适合局部外用类型。

局部递送的另一种方法是以抗体 - 药物或肽 - 药物结合物的形式将药物特异性靶向输送靶位点。研究证明地塞米松和特异性靶向活化巨噬细胞的 CD163 抗体的结合物是有用的,这种结合物减少了体外和体内脂多糖处理后活化巨噬细胞释放的细胞因子,这种缀合物的体内效力大约是游离地塞米松的 50 倍。此外,胰高血糖素样肽 -1(glucagon-like peptide-1,GLP1)和地塞米松的缀合物也有临床意义,其中 GLP1 选择性地将地塞米松递送至表达 GLP1 受体的靶位点,已经在代谢性炎症和肥胖症中进行了应用研究。GLP1- 地塞米松逆转下丘脑和全身炎症,同时改善糖耐量和胰岛素敏感性,且不良反应最小。

鉴于这些成功经验,研发其他抗体 - 或肽 - 糖皮质激素结合物是具有可行性的,例如,脂质体是近年来广受关注的纳米载体之一,具有主动靶向和被动靶向的特点,在药物递送中发挥重要作用。动物实验表明,当以相同或甚至更低的剂量使用时,脂质体激素优于常规类型。脂质体类型避免了对目标组织以外的组织产生影响,这可能导致不良事件的减少。脂质体已被开发用于靶向递送药物至类风湿关节炎的炎症关节和克罗恩病、结肠炎、多发性硬化和动脉粥样硬化的炎症损伤。脂质体是一种类似生物膜结构的双分子层微小囊泡,由于其增强的渗透性和保留性,脂质体在具有血管渗漏的组织中积累,如炎症区域和肿瘤,从而使其全身浓度最小化。这导致患病部位的糖皮质激素水平增加和作用时间延长,从而提高治疗效果,同时减少不良反应。使用脂质体泼尼松龙治疗类风湿关节炎的完整Ⅱ期临床试验证实了脂质体泼尼松龙比游离泼尼松龙疗效更佳,安全性相当。然而,在皮肤病中的应用仍需要大量研究证实。

1. **糖皮质激素受体解离激动剂**　在细胞水平上,糖皮质激素的基因组效应可分为反式激活和反式抑制,其中第一种被认为是不良反应发生的主要原因,而后者主要与抗炎效应相关。根据这一理论,一项关于糖皮质激素受体解离激动剂(dissociated agonist of glucocorticoid receptor,DAGR)治疗类风湿关节炎的Ⅱ期临床试验显示了良好的疗效及较少的不良反应。尽管 DAGR 应用于临床的前景很好,但是仍缺乏大样本的研究,而且需要在皮肤科疾病中进行研究,以获得更明确的疗效和安全性数据。

2. **GR- 过氧化物酶体增殖物激活受体串扰**　刺激 GR 和过氧化物酶体增殖物激活受体(peroxisome proliferator activated-receptor,PPAR)之间的 TF 串扰也是一种减少激素相关不良反应的方法。GR 和 PPAR 都是核受体超家族的成员,它们在许多组织都有重叠。研究推测,通过结合 GR 和 PPAR,它们的抗炎作用可能是相加的,而不良反应则不会增多。尽管此机制尚不明确,但是研究认为 GR 和 PPAR 可能在细胞核中发生物理相互作用,同时触发受体及其各自的配体,导致 GR 和 PPAR-α 之间的功能性串扰,从而在相反的方向上启动两种不同的激素控制的基因程序。

PPAR-α 和 GR 激动剂的联合给药不仅有望增加抗炎特性,而且可以控制糖皮质激素相关的不良反应。PPAR-γ 通过干扰促炎因子如 NF-κB、AP-1 和 STAT 的活性发挥抗炎作用。除了基因抑制机制,PPAR-γ 进一步驱动巨噬细胞向抗炎和体内平衡 M2 表型分化。据报道,PPAR-γ 配体在肠、肾缺血和再灌注损伤,以及失血性休克的实验模型中具有有益作用。GR 和 PPAR 的联合靶向可能可避免药物诱发的皮肤不良反应。PPAR-α 或 PPAR-γ 激动剂联合局部激素可促进角质形成细胞分化并有助于维持其通透性。上述研究证实了联合类固醇激动剂治疗相对于单一类固醇治疗的潜在优势,在皮肤科疾病治疗方面也具有很好的应用前景。

(李　桐　李萌萌　李　薇　张锡宝)

参 考 文 献

［1］ SULZBERGER M B, WITTEN V H, YAFFE S N. Cortisone acetate administered orally in dermatologic therapy [J]. AMA Arch Derm Syphilol, 1951, 64 (5): 573-579.

［2］ WOLVERTON S E. Comprehensive dermatologic drug therapy [M]. 3rd ed. London: Saunders/Elsevier, 2013.

［3］ KADMIEL M, CIDLOWSKI J A. Glucocorticoid receptor signaling in health and disease [J]. Trends Pharmacol Sci, 2013, 34 (9): 518-530.

［4］ 赵辨. 中国临床皮肤病学 [M]. 2 版. 南京: 江苏凤凰科学技术出版社, 2017.

［5］ KATZUNG B G. Basic and clinical pharmacology [M]. 14th ed. New York: McGraw-Hill Education, 2017.

［6］ CAIN D W, CIDLOWSKI J A. Immune regulation by glucocorticoids [J]. Nat Rev Immunol, 2017, 17 (4): 233-247.

［7］ FELICIANI C, JOLY P, JONKMAN M F, et al. Management of bullous pemphigoid: the European Dermatology Forum consensus in collaboration with the European Academy of Dermatology and Venereology [J]. Br J Dermatol, 2015, 172 (4): 867-877.

［8］ UJIE H, IWATA H, YAMAGAMI J, et al. Japanese guidelines for the management of pemphigoid (including epidermolysis bullosa acquisita)[J]. J Dermatol, 2019, 46 (12): 1102-1135.

［9］ 中华医学会风湿病学分会, 国家皮肤与免疫疾病临床医学研究中心, 中国系统性红斑狼疮研究协作组. 2020 中国系统性红斑狼疮诊疗指南 [J]. 中华内科杂志, 2020, 59 (3): 172-185.

［10］ FANOURIAKIS A, KOSTOPOULOU M, ALUNNO A, et al. 2019 update of the EULAR recommendations for the management of systemic lupus erythematosus [J]. Ann Rheum Dis, 2019, 78 (6): 736-745.

［11］ KNOBLER R, MOINZADEH P, HUNZELMANN N, et al. European Dermatology Forum S1-guideline on the diagnosis and treatment of sclerosing diseases of the skin, part 1: localized scleroderma, systemic sclerosis and overlap syndromes [J]. J Eur Acad Dermatol Venereol, 2017, 31 (9): 1401-1424.

［12］ ASANO Y, FUJIMOTO M, ISHIKAWA O, et al. Diagnostic criteria, severity classification and guidelines of localized scleroderma [J]. J Dermatol, 2018, 45 (7): 755-780.

［13］ CREAMER D, WALSH S A, DZIEWULSKI P, et al. U. K. guidelines for the management of Stevens-Johnson syndrome/toxic epidermal necrolysis in adults 2016 [J]. Br J Dermatol, 2016, 174 (6): 1194-1227.

［14］ HUSAIN Z, REDDY B Y, SCHWARTZ R A. DRESS syndrome: part Ⅱ. Management and therapeutics [J]. J Am Acad Dermatol, 2013, 68 (5): 718-720.

［15］ SIDBURY R, DAVIS D M, COHEN D E, et al. Guidelines of care for the management of atopic dermatitis: section 3. Management and treatment with phototherapy and systemic agents [J]. J Am Acad Dermatol, 2014, 71 (2): 327-349.

［16］ OZEN S, MARKS D S, BROGAN P, et al. European consensus-based recommendations for diagnosis and treatment of immunoglobulin A vasculitis-the SHARE initiative [J]. Rheumatology (Oxford), 2019, 58 (9): 1607-1616.

［17］ 中华医学会皮肤性病学分会银屑病专业委员会. 中国银屑病诊疗指南 (2018 完整版)[J]. 中华皮肤科杂志, 2019, 52 (10): 667-710.

［18］ FUJITA H, TERUI T, HAYAMA K, et al. Japanese guidelines for the management and treatment of generalized pustular psoriasis: the new pathogenesis and treatment of GPP [J]. J Dermatol, 2018, 45 (11): 1235-

1270.

［19］ WERNER R N, NIKKELS A, MARINOVIĆ B, et al. European consensus-based (S2k) Guideline on the Management of Herpes Zoster-guided by the European Dermatology Forum (EDF) in cooperation with the European Academy of Dermatology and Venereology (EADV), part 2: treatment [J]. J Eur Acad Dermatol Venereol, 2017, 31 (1): 20-29.

［20］ GREYWAL T, ZAENGLEIN A L, BALDWIN H E, et al. Evidence-based recommendations for the management of acne fulminans and its variants [J]. J Am Acad Dermatol, 2017, 77 (1): 109-117.

［21］ JOHNSTON G A, EXTON L S, MOHD MUSTAPA M F, et al. British Association of Dermatologists' guidelines for the management of contact dermatitis 2017 [J]. Br J Dermatol, 2017, 176 (2): 317-329.

［22］ ALLEN D B, JULIUS J R, BREEN T J, et al. Treatment of glucocorticoid-induced growth suppression with growth hormone. National cooperative growth study [J]. J Clin Endocrinol Metab, 1998, 83 (8): 2824-2829.

［23］ LAI H C, FITZSIMMONS S C, ALLEN D B, et al. Risk of persistent growth impairment after alternate-day prednisone treatment in children with cystic fibrosis [J]. N Engl J Med, 2000, 342 (12): 851-859.

［24］ WEI L, MACDONALD T M, WALKER B R. Taking glucocorticoids by prescription is associated with subsequent cardiovascular disease [J]. Ann Intern Med, 2004, 141 (10): 764-770.

［25］ VAN STAA T P, LEUFKENS H G, COOPER C. The epidemiology of corticosteroid-induced osteoporosis: a meta-analysis [J]. Osteoporos Int, 2002, 13 (10): 777-787.

第六章

甲氨蝶呤

第一节 概　　述

甲氨蝶呤（methotrexate，MTX）是一种抗代谢类药物和叶酸拮抗剂，可以干扰核苷酸、蛋白质合成，同时具有抗炎、抗增殖的作用。MTX 最初用于治疗恶性肿瘤，现在被广泛用于治疗多种皮肤病、自身免疫性疾病、妇科疾病、炎性关节炎等。20 世纪 50 年代，研究者发现 MTX 对于治疗银屑病是有效的，但是从这一发现到美国 FDA 批准 MTX 用于治疗银屑病花了近 20 年的时间。此后，研究者开始逐步探索 MTX 在各种各样的良性和恶性皮肤病中的疗效，这些皮肤病几乎都是由皮肤炎症、细胞及组织增生或这些病理变化的混合导致的。距今为止，MTX 在皮肤科的应用历史已经有将近 70 年。目前，MTX 除了成功应用于银屑病以外，在皮肤 T 细胞淋巴瘤、结缔组织病、大疱性皮肤病、血管炎、特应性皮炎、慢性湿疹、结节性痒疹和慢性顽固性荨麻疹等多种皮肤病中也有较好的疗效，而且在密切监测下，可以安全应用。本章旨在对 MTX 的作用机制、用法及用量、目前的治疗用途以及毒副作用方面进行概述。

第二节　药代动力学

MTX 可口服、静脉注射、肌内注射或皮下注射，它可通过胃肠道迅速吸收，但通过这种途径达到峰值（摄入 1 小时后）比其他 3 种给药途径慢。进食，特别是以牛奶为基础的膳食，可能会降低儿童的生物利用度。然而，在成人中，药物不受同时摄入食物的影响。此外，某些药物可显著降低 MTX 的吸收。MTX 进入血浆后 50% 可与血清蛋白结合，在血浆中 1~4 小时浓度达到峰值。MTX 在组织中的分布取决于细胞运转能力以及二氢叶酸还原酶在细胞内的水平。一旦被吸收，血浆 MTX 消失曲线呈三相型：第一阶段发生迅速（0.75 小时），反映药物在全身的分布。血浆水平下降的第二阶段代表肾脏排泄，发生于 2~4 小时。MTX 是一种弱有机酸,主要通过肾脏排出。因此,肾小球滤过和肾小管分泌易受药物与其他弱酸的相互作用,如水杨酸、磺胺类。第三阶段的血浆水平下降代表终末半衰期,于 10~27 小时变化。这一阶段被认为反映了 MTX 结合二氢叶酸还原酶。药物在 24 小时内以原形从尿液中排出 50%~90%,在肝脏、肾脏及胸腹水中可潴留数周。

第三节 作用机制

一、干扰核苷酸合成

MTX 影响核苷酸合成,发挥抗增殖作用。MTX 是一种叶酸的结构类似物,在细胞内的代谢途径与正常的叶酸底物相似。血浆中的 MTX 通过细胞膜上的载体经主动转运进入细胞,载体对 MTX 的转运优先于叶酸的转运。进入细胞后,叶酸在二氢叶酸还原酶的作用下转换为四氢叶酸。四氢叶酸为叶酸的活性形式,是合成 DNA 和 RNA 所需的核苷酸及合成某些氨基酸如甲硫氨酸、丝氨酸等生物过程中一碳单位的运载体。MTX 与二氢叶酸还原酶结合的亲和力远大于叶酸,可在 1 小时内竞争性地与二氢叶酸还原酶结合,抑制二氢叶酸转化为四氢叶酸,从而阻碍核苷酸和部分氨基酸的合成。在给予 MTX 后 24 小时内,也会出现一种速度较慢、部分可逆的竞争性抑制胸腺嘧啶核苷合成酶的现象,从而使细胞周期阻断在 S 期(DNA 合成期),抑制细胞增殖。

多聚谷氨酸化甲氨蝶呤(methotrexate polyglutamate,MTXPG)是 MTX 的代谢物,同样具有抑制二氢叶酸还原酶、阻碍核苷酸和部分蛋白质形成的作用。细胞内部分未与叶酸依赖酶结合的 MTX,在叶酰聚谷氨酸合酶的作用下,将谷氨酸基团逐一连接到相邻到叶酰谷氨酸的羧基上,形成具有多个谷氨酸残基的长链结构。这种长链结构不易透过细胞膜,因此可以在细胞内长期存留。MTXPG 与二氢叶酸还原酶的结合能力比 MTX 更强,且因其不易透过细胞膜,容易在细胞内形成蓄积,浓度逐渐增高,甚至在 MTX 持续给药 4~5 周时达到稳态,从而持续抑制二氢叶酸还原酶,阻碍 DNA 合成。此外,MTXPG 可以直接抑制腺苷酸合成酶的活性,阻断腺苷酸生成,从而阻碍 DNA 合成;抑制氨基咪唑甲酰胺核糖核苷酸(aminoimidazole carboxamide ribonucleotide,AICAR)转化酶的活性,阻碍嘌呤核苷酸的合成,从而阻断 RNA 的合成。

二、对 T 淋巴细胞的作用

MTX 治疗银屑病的作用机制最初被认为是抑制角质形成细胞的过度增殖,后来实验证明,MTX 对淋巴细胞增殖的影响比其对人角质形成细胞的影响大 1 000 倍。MTX 可以抑制 S- 腺苷甲硫氨酸的形成,进而减少多胺的合成。多胺在代谢时产生各种潜在的毒性物质,如 NH_3 和 H_2O_2 等,这些毒性物质已被证明可减少 IL-2 的产生。IL-2 是 T 淋巴细胞增殖、活化所必需的,因此 MTX 可通过减少多胺的合成和代谢,间接影响由 IL-2 介导的 T 淋巴细胞的增殖、活化过程。

三、抗炎作用

低剂量 MTX 具有强大的抗炎作用。研究表明，MTX 的抗炎作用主要由腺苷介导。MTX 在血清中存在的时间相对较短，能够以 MTXPG 的形式迅速重新转移进入组织当中，并在组织中存留较长时间。MTXPG 是 AICAR 转化酶强力且有效的抑制剂，可以导致细胞内 AICAR 的积累。动物实验表明，细胞内 AICAR 的积累通过抑制腺苷脱氨酶，减少腺苷的分解，从而导致腺苷浓度增高。腺苷是一种内源性抗炎物质，可限制中性粒细胞和单核细胞的氧化迸发，阻止白细胞趋化，抑制单核细胞和巨噬细胞分泌多种细胞因子，如 TNF-α、IL-1、IL-10、IL-12 等；在内皮细胞中，腺苷通过诱导内皮细胞迁移和增殖从而促进血管新生。

第四节　临床应用

一、皮肤科临床应用

(一) 红斑丘疹鳞屑性皮肤病

1. **银屑病**　银屑病是一种多因素导致的、反复发作的慢性炎症性皮肤病。其特征性的皮损表现为边界清楚、上覆厚层银白色鳞屑的红色斑块，病理表现为表皮角化过度、角化不全、棘层肥厚、真皮浅层毛细血管增生、扩张，以及淋巴细胞为主的炎症细胞浸润。除了最常见的斑块状皮损，银屑病还可以表现为脓疱型、红皮病型。此外，还有发生于特殊部位的银屑病，如头皮银屑病、反向银屑病、甲银屑病等。25% 的银屑病患者可能合并关节炎，其发病可早于银屑病皮损出现，也可能在出现皮损数年后才出现，主要表现为手足远指间关节、腕部和骶髂部等关节的炎症。MTX 自 1971 年以来被美国 FDA 批准用于治疗银屑病。

银屑病发病机制中多种病理过程如炎症反应、细胞增殖和细胞因子激活等相互混杂，使 MTX 治疗银屑病的具体机制尚未完全明确，目前认为其药理作用主要依赖于干扰核苷酸的合成从而调节角质形成细胞和淋巴细胞等增殖。此外，还依赖其低剂量时强大的抗炎作用。

MTX 治疗银屑病的适应证主要包括：①中、重度斑块状银屑病（皮损面积>10% 体表面积）；②红皮病型银屑病和严重的脓疱型银屑病；③关节病性银屑病；④对系统使用维 A 酸类药物治疗及光疗（PUVA 和 UVB）无效的难治性银屑病患者；⑤皮损发生于面部、手部、会阴部等，对患者外观和功能影响较大，导致生活质量严重受到影响的银屑病患者。

(1)用法及用量：MTX 可以通过口服、皮下注射、肌内注射和静脉注射治疗银屑病，剂量为每周 7.5~25.0mg。口服每周 7.5mg 是最常用的起始剂量，每周 15mg MTX 是第 2 个常用的起始剂量。如果疗效不满意，剂量可逐渐增加，一般每 2~4 周增加 2.5mg，治疗过程中最大剂量一般不超过每周 25mg。

MTX 治疗银屑病的给药方案经过了几个发展阶段。最初是每天小剂量地使用 MTX，后来根据 MTX 肿瘤治疗方案的经验,发现每周肌内注射 MTX 对银屑病的治疗是具有疗效的,随后将该方案改为每周单一剂量口服 MTX,也同样有效。1971 年,Weinstein 等根据银屑病表皮角质形成细胞有丝分裂周期的持续时间为 36 小时,提出了新的给药方案,即Weinstein 模式(MTX 每周 3 次服药,每 12 小时间隔 1 次),这种方案可以提供连续 36 小时的治疗时间,恰好抑制银屑病表皮角质形成细胞的生长周期。Weinstein 模式(每周 3 次,每次 2.5~7.5mg,间隔 12 小时,连续 3 次)和每周单一剂量模式是目前临床上最常用的给药方案。

为了排除患者对 MTX 过敏,初次使用时可以用 5mg(2.5mg,每间隔 24 小时 1 次)作为试验剂量,1 周后复查全血细胞计数。如果结果无异常,并且对试验剂量没有过敏,则开始使用第 1 次 Weinstein 模式的给药方案,每 12 小时 1 次 2.5mg 片剂,连续 3 次(1 片/1 片/1 片),1周总剂量为 7.5mg。1 周后如无不良反应,可增加至 4 片(2 片/1 片/1 片),总计 10mg。在随后的治疗中,根据药物的有效性和患者对给定剂量的耐受能力,每 2~4 周增加 2.5mg。大多数患者通常 1~4 周有初步反应,6~8 周皮损明显改善。以治疗后 PASI75 作为评价疗效的指标,如果到达第 8 周的疗效仍不佳,可增加每周 5mg 的剂量;对剂量调整的反应时间可能需要 4~8 周;如果患者在增加剂量后仍无反应,可以再一次增加每周 5mg 的剂量。如果口服MTX 治疗 12~16 周后疗效甚微,可以考虑改用替换药物或使用皮下 MTX。当出现最佳反应时,每个月减少一次,每次减少 2.5mg,直至最低的有效维持剂量(可能为每周 2.5~7.5mg/周)。如果可以的话,应该尝试停止 MTX 治疗一段时间,从而减少累积用量。

(2)临床疗效:MTX 对于银屑病的疗效已得到证实。在一项比较阿达木单抗与 MTX对银屑病患者疗效的随机对照试验中,36% 接受 MTX 治疗的患者在 16 周后达到 PASI75,而接受阿达木单抗的患者为 80%;而在另一项比较 MTX 和英夫利西单抗疗效的随机对照试验中,接受 MTX 治疗和英夫利西单抗治疗的患者在 16 周后达到 PASI75 的比例分别为41% 和 78%。MTX 连续治疗银屑病患者 4 个月,达到 PASI75 比例为 40%~45%。

MTX 治疗银屑病的效果与用药方案、药物剂量及给药途径均有关。研究结果显示,每日 2.5mg,每周 6 天和每周 15mg(分 3 次剂量,24 小时内每 8 小时 1 次)分别治疗 16 周后,两组 PASI 评分改善率大于 75% 的比例分别约为 60% 和 80%。分别给予 MTX 每周 10mg和每周 25mg 治疗 12 周,MTX 25mg 组达到 PASI75 的时间[(7.92±1.91)周]明显短于MTX 10mg 组[(9.47±2.29)周];此外,在研究的 12 周内,MTX 25mg 组有 69% 的患者达到了 PASI100,而 MTX 10mg 组达到 PASI100 的比例为 30%,但是,两组的不良反应发生率没有显著差异。

皮下注射 MTX 是一个在皮肤学界尚未开展广泛讨论的话题,但它的价值不容忽视。在一项发表于《柳叶刀》的随机对照Ⅲ期试验中,MTX 每周 17.5mg 与安慰剂分别皮下注射中重度斑块状银屑病患者,16 周后,MTX 组有 41% 的患者达到 PASI75,而安慰剂组只有 10% 的患者达到 PASI75。随后两组均予与第一阶段相同剂量的 MTX 治疗直至 52 周,MTX-MTX 组和安慰剂-MTX 组获得 PASI75 的患者分别为 45% 和 34%,获得 PASI90 的患者分别为 27% 和 28%。

与口服 MTX 相比,皮下注射 MTX 可能具有更好的耐受性和更优越的疗效。Attwa 等将28例慢性斑块状银屑病患者随机分为两组：第一组给予口服MTX周剂量,第二组给予皮下注射MTX周剂量,疗程持续12周。起始剂量为7.5~10mg,每个月逐渐增加2.5mg,直至每周12.5mg。结果显示,口服MTX组和皮下注射MTX组的患者获得完全缓解的比例分别为7.1%和57.1%,获得显著改善的比例分别为7.1%和28.6%,获得中度改善的比例分别为28.6%和14.3%;且皮下注射组的不良反应如胃肠道不适、疲劳、转氨酶升高等发生率更低。提示与口服相同剂量、相同疗程相比,皮下注射MTX疗效更高,不良反应更小。口服MTX转换为皮下注射MTX可以提高药物生存率,尤其是最初具有良好药物反应,随后反应不佳的患者。在口服MTX无效的情况下,考虑转换为皮下注射MTX可能是一个有治疗价值的选择。

(3)联合治疗：某些难治性的银屑病患者,系统性药物的联合或与紫外线光疗的联合应用可以有效地改善病情,但是必须谨慎使用,综合权衡联合治疗方案的利弊,联合用药时应该做好不良反应的监测(表6-4-1),以保证用药的安全性。

表6-4-1　银屑病联合治疗期间的监测

联合治疗方案	监测项目及时间
MTX+维A酸	肝功能检查：基线;1周;后续每个月1次,至少连续监测3个月;如果正常,每3个月1次
	全血细胞计数：基线;1周;后续每个月1次
	血脂：基线;1~2周;后续每个月1次,至少连续3个月;如果正常,每3个月1次
MTX+环孢素	全血细胞计数：基线;首月每1~2周1次,后续每个月1次
	肝肾功能：基线;首月每1~2周1次,后续每个月1次
MTX+生物制剂	除了MTX的常规监测,每间隔3~6个月还要监测胸部X线片+结核菌素试验

1)MTX与环孢素：MTX具有肝毒性,环孢素主要在肝脏代谢;而环孢素具有肾毒性,MTX主要通过肾脏排出,这两种药物联合使用时会使两种药物的血药浓度均升高,从而增加两种药物严重不良反应的风险,因此这种组合最初被认为是不安全的。实际上,当两种药物联合使用时,两者的用量均可减少,从而减少累积剂量,可能减少MTX的肝毒性和环孢素的肾毒性。这种组合方式后续在数项回顾性研究以及一项非盲随机对照试验中证实,在密切、合理的药物监测下,可以成功且安全用于对单药治疗反应不佳或不能耐受较高剂量单药治疗的中重度银屑病患者,使用的每种药物的剂量都低于使用单一治疗的剂量,疗效良好,副作用小、可逆。联合治疗并非中重度银屑病患者的常规推荐方案,最常见的情况是从一种疗法过渡至另一种疗法时的联合应用,传统药物单药治疗无效、生物制剂成分过敏或无法负担生物制剂费用的难治性患者,可以慎重考虑MTX与环孢素短期(<3个月)联合治疗,两者的剂量均应减少,并且严密监测不良反应。

2)MTX与维A酸：尽管维A酸类药物和MTX在单独使用时均能改善银屑病的皮损,但维A酸类药物和MTX均可引起肝毒性,因此,应该谨慎考虑两者的联合应用。但在一些涉及少数患者的临床试验中,阿维A也用于联合MTX治疗银屑病患者。18例患者被给予阿维A(25mg,每日1次或交替服用)和MTX(每周7.5~25.0mg)联合,平均治疗9个月,患者耐受性好,表明 MTX 联合维 A 酸类药物并不是绝对禁忌证。近年来,国内也陆续有研究证实 MTX 联合阿维 A,在密切、合理的监测下使用,对于治疗难治性寻常型银屑病、泛发性脓疱型银屑病及红皮病型银屑病具有较好疗效,且安全性好。研究发现,阿维 A(10mg 每日 2 次)和 MTX(每周 7.5~25.0mg)的联合使用持续 4 周,对缓解银屑病病灶有较好疗效,而且可以抑制肝星状细胞促纤维化因子的产生、降低由 MTX 引起的 Ⅲ 型前胶原氨基端前肽(procollagen Ⅲ N-terminal propeptide,P Ⅲ NP)水平增高。此外,单用 MTX 组和联合治疗组血清谷丙转氨酶(glutamic-pyruvic transaminase,GPT)、谷草转氨酶(glutamic-oxaloacetic transaminase,GOT)和甘油三酯水平并无显著差异。当患者对于单一药物反应不佳、处于这两种药物替换的过渡阶段时,可联合两种药物(用药时间<1 个月),需要严密检测肝功能、血常规和血脂。

3)MTX 与生物制剂:如果接受 TNF-α 抑制剂类生物制剂治疗的银屑病患者形成抗药物抗体,会加速生物制剂的清除,且清除的快慢在一定程度上取决于抗药物抗体的浓度。此外,抗药物抗体的产生影响生物制剂的治疗效果。而当 MTX 与某些 TNF-α 抑制剂(如英夫利西单抗、依那西普)联合使用时,可以减缓活化免疫细胞的发展,减少抗药物抗体的产生,显著降低药物清除率,从而提高临床疗效。MTX 与英夫利西单抗联合治疗已经被成功应用于对 MTX、环孢素或阿维 A 单药治疗无效的顽固的红皮病型银屑病患者和关节病性银屑病患者。依那西普联合 MTX(每周 7.5~15mg)治疗中重度银屑病与依那西普单药治疗相比,12 周后,两组达到 PASI75 的患者比例分别为 70.2% 和 54.3%,联合治疗组非严重不良事件略高于单药治疗组。尽管 MTX 与生物制剂联合使用显示出良好疗效,但是联合疗法在理论上可能增加严重感染和恶性肿瘤的风险。在常规使用联合疗法生物制剂之前,还需要进行更大规模的临床试验去验证其有效性和安全性。

4)MTX 与紫外线光疗:紫外线光疗是中重度寻常型银屑病患者的重要治疗手段。窄谱中波紫外线(narrow band ultraviolet B,NB-UVB)和 MTX 均具有抗有丝分裂和抗增殖作用。此外,两者都具有有效的抗炎特性,协同促进了银屑病皮损浸润淋巴细胞的凋亡。寻常型银屑病的患者,NB-UVB 光疗联合 MTX 的临床疗效优于单独用 NB-UVB 或单独用 MTX 治疗,两者联用有效减少了单用 NB-UVB 时的使用剂量,降低了长期高剂量紫外线积累导致的皮肤损伤,而且联合治疗和单用 NB-UVB 时引起的不良反应如皮肤红斑、瘙痒也未发现存在显著差异。MTX 和 PUVA 也曾经联合应用于治疗银屑病患者,但是这种治疗方案可能会协同诱发皮肤恶性肿瘤。然而,目前尚不清楚 MTX 与 UVB 联合使用是否会增加患者非黑色素性皮肤肿瘤的风险,因此与紫外线联合治疗的长久安全性仍有待进一步研究。

2. 毛发红糠疹　毛发红糠疹是一种较为少见的红斑丘疹鳞屑性皮肤病,病因尚未完全明确。典型的皮损表现为毛囊周围融合性红斑、毛囊角栓、掌跖角化。皮损开始为红色斑片,逐渐扩大,伴有周围带红晕的过度角化性毛囊,红斑相互融合,可发展为全身泛发性红皮病,偶见正常皮岛。

MTX 在毛发红糠疹的治疗中具有良好的反应率和安全性。MTX 治疗的毛发红糠疹患者中,总有效率为 65.5%,完全清除率为 23.3%,良好改善率为 17.2%;12.9% 出现轻度不良反应。MTX 可用于治疗对维 A 酸类药物反应不佳或有禁忌的毛发红糠疹患者。8 例接受 MTX(剂量为每周 10~25mg)治疗的毛发红糠疹患者在平均 6 个月的治疗期间均有显著改善,其中的 3 例患者对异维 A 酸耐药。但是毛发红糠疹患者对 MTX 的临床反应率似乎不如银屑病。一般来说,控制毛发红糠疹所需的剂量比控制相同体表面积的银屑病患者所需的剂量高 1.5~2 倍。此外,毛发红糠疹患者,MTX 最好是每日低剂量使用,而不是每周使用。顽固性病例,还可考虑与维 A 酸类药物联合治疗,约 90% 的患者可达到 95% 的皮损清除率。

3. 扁平苔藓　扁平苔藓的临床表现多样,特征性皮疹为紫红色、具有光泽的扁平多角形丘疹,直径数毫米至 1cm,常侵袭口腔、外生殖器黏膜。治疗方法较多,一线药物是中至高效的外用或系统用糖皮质激素。据报道,MTX 对扁平苔藓也具有治疗作用。在定期监测生化指标的前提下,低剂量 MTX 是治疗泛发性扁平苔藓有效、安全的选择。低剂量口服 MTX(成人每周 15mg,儿童每周 0.25mg/kg)治疗 24 例泛发性扁平苔藓患者(其中 2 例儿童)。治疗 14 周后,总体改善率为 79%;治疗 24 周时,58% 的患者病情完全缓解。50% 的患者出现了不良反应,但大多是轻微的,只有 1 例因出现肝功能明显异常需要停止治疗。治疗后随访 3 个月,所有患者均无复发。中、重度口腔扁平苔藓,MTX 可作为一线治疗方案,单独应用或与局部联合曲安奈德均有效,且联合治疗效果更佳。

(二) 皮肤 T 细胞淋巴瘤

皮肤 T 细胞淋巴瘤(cutaneous T-cell lymphoma,CTCL)是一组原发于皮肤的 T 细胞非霍奇金淋巴瘤,包括蕈样肉芽肿病(mycosis fungoides,MF)和塞扎里综合征(Sézary syndrome,SS)等,其中 MF 为较常见的类型,典型表现为慢性进行性发展的红斑、浸润性斑块,以及在浸润性皮损基础上发生的肿瘤,强烈瘙痒是早期疾病的标志。而 SS 目前被认为是一种罕见且具有侵袭性的 CTCL,临床特征为剧烈瘙痒的红皮病、皮肤水肿、脱屑等,外周血中白细胞增多,出现单一核的异常细胞,即塞扎里细胞(超过 20% 的外周血白细胞)。虽然大部分红斑 / 斑块期的 MF 可能对各种局部药物治疗和物理治疗(如紫外线光疗)反应尚可,但是进展期和晚期的 CTCL 治疗仍然充满了挑战。难治性和累及系统器官的病变需要系统性用药和 / 或联合用药来控制病情。目前,欧洲癌症研究和治疗组织推荐低剂量 MTX 作为肿瘤分级 ⅡB 及以上 CTCL 的一线治疗,常用剂量为每周 5~25mg。

有研究报道通过静脉用 MTX($60~240mg/m^2$)治疗 Ⅱ 期和 Ⅲ 期 MF 的疗效佳。11 例患者 100% 达到了良好到极好的皮损清除效果,7 例完全缓解;在大多数病例中,给予每周 25~50mg 剂量的 MTX 可维持缓解,且大多数患者在随访 24 个月内显示出对 MTX 良好的耐受性。17 例 SS 患者接受低剂量 MTX 治疗,7 例(41%)患者达到完全缓解,6 例(35%)患者达到部分缓解(改善超过 50%),患者在治疗初期 2 个月内可以有皮损改善,并伴随着外周血塞扎里细胞计数的减少。在平均随访的 22 个月内,有 59% 的患者处于完全或部分缓解的状态,估计 5 年生存率为 71%。

此外,小剂量的 MTX 与其他药物进行联合使用,能够提高缓解率,减少不良反应的发生和降低不良反应的程度。贝沙罗汀为类视黄醇衍生的合成化合物,可以通过与类视黄醇 X 受体特异性结合,影响肿瘤细胞的生长、分化和凋亡。类视黄醇 X 受体可以修复肝损伤中肝细胞内视黄醇受体的低表达,从而降低 MTX 的肝毒性,减轻 MTX 不良反应。12

例 CTCL ⅠA~ⅡB 期的患者接受贝沙罗汀和 MTX 的联合治疗：贝沙罗汀的剂量为每日 75~300mg，MTX 的剂量为每周 5~30mg。达到总体反应的平均时间为 6.5 个月，患者的总缓解率为 66%，其中包括 1 例完全缓解和 7 例部分缓解；常见的不良反应如高血脂、转氨酶升高和白细胞减少的发生率也有所降低。系统性联合应用干扰素与小剂量 MTX 治疗难治性或复发性 CTCL 患者，完全缓解率为 80%，且不良反应少。两者可能共同作用于 Fas 凋亡受体相关通路，促进细胞的凋亡，从而起到协同抗肿瘤的效应。联合治疗 CTCL 具有良好疗效，且不良反应少，是一个具有治疗前景的选择，但还需要更多的大样本临床试验来进一步验证。

(三) 自身免疫性结缔组织病

1. 皮肌炎　多发性肌炎如果出现皮肤损害，则称为皮肌炎。典型的皮肌炎皮损表现为眶周水肿，皮肤淡红色 / 紫色斑疹，常对称累及上眼睑、面颈部、躯干、四肢伴发狼疮样红斑，掌指关节的 Gottron 丘疹，指 / 趾甲周红斑、毛细血管扩张。对称性分布和四肢近端肌无力是多发性肌炎的特征性表现，偶尔伴有疼痛。单独出现皮肤损害的皮肌炎并不少见，有时候从皮疹出现至肌肉损害超过 2 年。皮损表现后出现肌炎的表现可能是伴随恶性肿瘤的表现，约 15% 的肌炎患者会出现恶性肿瘤，与肌炎相关的恶性肿瘤常见于肺、卵巢、乳房和胃肠道。

糖皮质激素已经被用于治疗皮肌炎 / 多发性肌炎的首选药物，其有效率很高，缓解率为 90%~95%。在皮肌炎患者的治疗中，伴随肌炎和恶性肿瘤的患者常需要系统性应用 2~3 倍一般剂量的糖皮质激素。MTX 可以用于对糖皮质激素无反应的皮肌炎患者。此外，还可以用于需要中至高剂量糖皮质激素作为维持治疗的患者人群中，有助于减少糖皮质激素的用量。

MTX 治疗皮肌炎和多发性肌炎，一般用量为每周 30~35mg。77% 的患者可以出现肌肉力量和 / 或皮肤病变的明显改善。肌酶在平均 10 周后恢复正常，同时皮肤受累也明显改善。经治疗平均 13 周、MTX 平均累积剂量为 500mg（120~1 200mg）后，肌力有显著改善。在 15 个月的随访中，泼尼松的用量从 47mg/d（用 MTX 前）降至 12mg/d，可见 MTX 有减少糖皮质激素用量的效果。MTX 的毒性较小且可逆，平均治疗时间超过 1 年，MTX 总平均剂量超过 1g，但是在临床表现和实验室检查中均未发现肝毒性。回顾性研究发现给予每周 7.5~20mg（平均每周 14.9mg）的 MTX 皮下注射治疗皮肌炎，其临床应答率可达 73%，皮肌炎活动指数显著降低，肌肉症状改善。MTX 应答者原发皮损的淋巴细胞浸润明显高于无应答者，提示抑制淋巴细胞向外周组织迁移可能是 MTX 治疗皮肌炎的主要作用机制。

2. 红斑狼疮　红斑狼疮是好发于青中年女性的典型的自身免疫性结缔组织病，可分为皮肤型红斑狼疮、系统性红斑狼疮和新生儿红斑狼疮等。低剂量 MTX 在皮肤狼疮中具有较好的疗效。目前，MTX 可作为难治性亚急性皮肤型红斑狼疮和盘状红斑狼疮的二线疗法。MTX 可显著降低红斑狼疮的疾病活动指数及减少糖皮质激素的平均治疗剂量，如果患者经过仔细用药前筛查以及和不良反应监测，MTX 可以安全地应用于皮肤型红斑狼疮。激素治疗无效的患者予每周 10~25mg 的 MTX 治疗，50% 的患者皮损可以完全消失，30% 的患者皮损部分消失；对 MTX 的反应最早可以出现在治疗开始的第 2 周；不良反应轻微且停药后消失。补体水平降低和 / 或抗双链 DNA 抗体水平、免疫球蛋白上升与疾病严重程度及疾病活动性有关。血清学异常的红斑狼疮患者，MTX 还可以升高其 C3、C4 水平，显著降低抗双链

DNA 抗体、IgG、IgA 和 IgM 水平。

3. 硬皮病 局限性硬皮病是一类引起皮肤和皮下组织纤维化的疾病。局部的皮肤或皮下组织硬化会导致关节挛缩,肢体长度差异和肌肉无力等,病情严重时会影响患者生活质量,需要充分治疗。局限性硬皮病和系统性硬化症都可以通过 MTX 治疗得到改善。据报道,MTX 治疗硬化性疾病,单药治疗和联合泼尼松治疗的疾病缓解率分别为 51% 和 73%。MTX 单用或联合系统性使用皮质类固醇,被推荐为中重度或难治性局限性硬皮病患者的主要治疗选择。

一项关于成人局限性硬皮病的 MTX 药物生存数据的分析,25% 和 63% 的患者在 MTX 治疗 1 年和 2 年后因病情缓解而停用 MTX,停药的中位时间为 87 周。24% 的患者在 1 年内由于不良反应或治疗无效而停用 MTX。开始治疗的患者年龄越小,疾病缓解率越高。可能的解释是老年患者更容易患共病,因此降低成功治疗的概率。此外,不合并其他自身免疫性疾病的患者疾病缓解率更高。儿童局限性硬皮病,MTX 被推荐为首选的系统性治疗。在临床实践中,90%~95% 的患儿使用 MTX 作为首选治疗方法。局限性硬皮病患儿予口服泼尼松 1mg/(kg·d),3 个月后逐渐减量至停药,后随机分为 MTX 组(每周 15mg/m²)和安慰剂组;12 个月后,MTX 组患者的皮损情况及红外线热成像图、皮肤评分等客观评估指标均较安慰剂组明显改善。

系统性硬化症表现为皮肤、肌肉、关节和内脏(如肺、胃肠道、肾脏和心脏)的进行性纤维化,严重者可危及生命。系统性硬化症的治疗是困难的,目前仍然没有任何治疗可以导致疾病的完全缓解。给予每周 15mg 的 MTX 治疗半年后,可以改善系统性硬化症患者的皮肤紧实感、雷诺现象、色素沉着、指尖溃疡等皮肤表现。低剂量 MTX 治疗系统性硬化症可以明显改善患者的握力水平和生活质量,但肺弥散功能则没有得到改善;由于 MTX 可能继发肺疾病,如果系统性硬化症患者中 Scl-70、Th/To、U11/12 等抗体阳性,提示有继发性弥漫性实质性肺疾病高风险,应谨慎选择 MTX 治疗。

(四) 大疱性皮肤病

天疱疮和大疱性类天疱疮患者表现为皮肤红斑、水疱、大疱、糜烂,可累及黏膜组织。患者血清和皮损处存在致病性抗体,多为 IgG,当这些自身抗体与抗原结合,通过作用于表皮细胞间物质或基底膜带蛋白,干扰表皮细胞或表皮各层细胞与基底膜之间的黏附。在使用皮质类固醇治疗之前,天疱疮和类天疱疮的死亡率很高。糖皮质激素的使用显著降低了死亡率,然而,高剂量糖皮质激素带来的不良反应使其成为治疗这些疾病时面临的重大问题。免疫抑制剂具有类固醇保留效应以及降低自身抗体产生的潜在能力,因此被用以治疗大疱性皮肤病。

病情严重、进展迅速的患者和对高剂量糖皮质激素无反应的患者可以考虑使用一种或多种免疫抑制剂治疗。1969 年,MTX 首次被应用于治疗寻常型天疱疮。目前,MTX 每周 10~20mg 可作为天疱疮的二线辅助治疗。中重度天疱疮患者,一旦系统性使用高剂量糖皮质激素控制了最初的病情,MTX 可能有助于维持病情的控制。MTX 联合糖皮质激素治疗对于寻常型天疱疮和落叶型天疱疮患者的临床缓解率分别约为 83% 和 75%。此外,MTX 可以减少天疱疮患者糖皮质激素的使用剂量,大多数患者的糖皮质激素用量可减少 50% 或更多。一项回顾性研究表明,在接受每周 7.5~25mg MTX 联合泼尼松治疗的患者中,约 70% 的患者最终完全脱离泼尼松;从开始使用 MTX 至停用泼尼松的平均时间为 18 个月。

Bara 等报道用 MTX 治疗 16 例大疱性类天疱疮的经验。有 2 例患者因出现早期毒性因此停止了治疗;其余 14 例患者中 4 例未接受其他治疗,10 例同时外用丙酸氯倍他索,均成功治疗。6 例有反应的患者能够停止治疗而不复发。一项研究纳入 138 例大疱性类天疱疮患者,其中 61 例仅接受 MTX 单药治疗,中位剂量为每周 5mg,43% 的患者可获得缓解,达到缓解的平均时间为 11 个月。在使用 MTX 联合泼尼松治疗 20 个月的患者中,缓解率为 35%。5 例患者由于不良反应终止了 MTX 治疗。接受 MTX 治疗的患者比未接受的患者有更高的生存率。因此,MTX 无论是单独使用还是与局部或全身糖皮质激素联合使用,对大疱性类天疱疮患者都是有效的。

眼瘢痕性类天疱疮是一种威胁视力的疾病,通常用高剂量糖皮质激素和环磷酰胺治疗。对 17 例接受 5~25mg/周剂量的 MTX 治疗眼瘢痕性类天疱疮患者的临床资料进行分析,7 例患者接受局部糖皮质激素治疗,3 例患者最初接受氨苯砜治疗。11 例完全控制了眼部炎症。4 例患者出现不良反应,但反应轻微,停止 MTX 治疗后可逆。一些研究者认为 MTX 是轻中度眼瘢痕性类天疱疮和药物性眼瘢痕性类天疱疮患者首选的治疗方法。

(五) 血管炎

MTX 被证实对各类血管炎性疾病具有一定疗效。一些随机、双盲、安慰剂对照试验研究了低剂量 MTX 与糖皮质激素联合治疗巨细胞动脉炎患者或合并风湿性多肌痛患者的效果,但这些试验得出了不一致的结论。Mahr 等对这些随机安慰剂对照试验中共 161 例患者数据进行分析,以重新评估 MTX 在巨细胞动脉炎患者中的作用,结果发现,MTX 每周 7.5~15mg 对于巨细胞动脉炎的治疗效果优于安慰剂,且疗效在 24~36 周后才完全显现;MTX 可降低复发风险。此外,MTX 减少了糖皮质激素的累积暴露,增加了停用糖皮质激素治疗的可能性。在规定的剂量下,MTX 在治疗巨细胞动脉炎患者中表现出良好的耐受性,MTX 可被视为除糖皮质激素标准治疗外的一种治疗选择。此外,MTX 单独或联合糖皮质激素已成功用于治疗类风湿性血管炎、白细胞碎裂性血管炎、韦格纳肉芽肿病和结节性多动脉炎、贝赫切特综合征等,常用量为每周 7.5~25mg,主要用于标准治疗方案失败的患者,有助于减少皮质类固醇的用量,并可以减少疾病复发。

(六) 其他皮肤病

低剂量 MTX 治疗特应性皮炎患者,通常可以在 4~12 周出现症状改善并控制,使中重度特应性皮炎患者的特应性皮炎积分指数评分以及生活质量指数降低 50% 以上。低剂量 MTX 对于结节性痒疹具有疗效,可以使结节性痒疹皮损面积和严重程度指数降低 75% 以上,总有效率在治疗的第 3 个月和第 6 个月时分别为 91% 和 94%。慢性顽固性荨麻疹,每周 15mg 的 MTX 平均治疗 4.5 个月可以使 8 例患者中的 7 例获得完全缓解,且在停用 MTX 后的 10 个月内,70% 的患者无复发。此外,非感染性肉芽肿如皮肤结节病、环状肉芽肿、慢性泛发性湿疹、斑秃、白癜风、瘢痕疙瘩、淋巴瘤样丘疹病、急性苔藓痘疮样糠疹等均有疗效,但大部分仍属于小样本研究或个案报道,MTX 对这些疾病的疗效及安全性仍有待进一步探究。MTX 的皮肤科临床适应证总结于表 6-4-2。

表 6-4-2 **MTX 的皮肤科临床适应证**

分类	具体疾病
红斑丘疹鳞屑性皮肤病	银屑病
	毛发红糠疹
	扁平苔藓
皮肤 T 细胞淋巴瘤	蕈样肉芽肿
	塞扎里综合征
结缔组织病	皮肌炎
	红斑狼疮
	硬皮病
大疱性皮肤病	天疱疮
	大疱性类天疱疮
	瘢痕性类天疱疮
血管炎	巨细胞动脉炎
	白细胞碎裂性血管炎
	结节性多动脉炎
	韦格纳肉芽肿病
	贝赫切特综合征
	类风湿性血管炎
其他皮肤病	特应性皮炎
	慢性泛发性湿疹
	结节性痒疹
	慢性顽固性荨麻疹
	皮肤结节病
	环状肉芽肿
	斑秃
	白癜风
	瘢痕疙瘩
	淋巴瘤样丘疹病
	急性苔藓痘疮样糠疹

二、禁忌证及用药前评估

(一) 禁忌证

用药前需要详细询问患者有无各系统相关的基础疾病史以及是否存在加重各系统疾病

的危险因素；有无长期用其他药物史；对于育龄期患者，应该明确生育和哺乳计划。MTX 治疗的禁忌证列于表 6-4-3。

表 6-4-3　MTX 治疗的禁忌证

类型		具体举例
绝对禁忌证	备孕女性或男性、妊娠期和哺乳期女性	
相对禁忌证	肝脏疾病	肝功能明显异常
		肝硬化或组织学证实的严重肝纤维化
		近期活动性肝炎
		酗酒者
	肾脏疾病	肾功能明显降低
	血液学改变	白细胞减少、贫血或血小板减少
	严重活动性感染性疾病	艾滋病、结核活动或其他严重感染性疾病
	其他相对禁忌证	免疫抑制状态者
		急性活动性消化性溃疡
		不能配合治疗者

（二）用药前评估

实验室评估主要关注患者的血常规、肾功能和肝功能。MTX 主要由肾脏排出，因此，必须明确有无潜在的肾脏疾病。这对老年人而言尤为重要，因为老年人的肾排泄功能有可能下降，导致 MTX 在体内的蓄积，即使在正常剂量范围也会增加肾毒性。尿常规、血清肌酐和尿素氮是肾功能的常用检测指标。肾小球滤过率<20ml/min 的患者应避免使用 MTX，肾小球滤过率为 20~50ml/min 的患者应将剂量减半。MTX 肝毒性风险一直备受关注。虽然病史询问、体格检查和肝功能检查可以确定某些患者存在肝病的危险因素，但是肝活检仍是肝损伤最可靠的检查方法。关于是否需要早期进行肝活检仍然存在争议。目前认为，没有肝脏疾病危险因素（表 6-4-4）的患者，在累积 1.0~1.5g 的剂量很少发生威胁生命的严重肝脏疾病，因此一般不需要进行肝活检。

表 6-4-4　肝脏疾病危险因素

酗酒史
肝功能实验室检查异常
慢性乙型或丙型肝炎等肝病病史
家族遗传性肝脏疾病史
糖尿病、过度肥胖、高脂血症
明确的肝毒性药物或化学物质暴露史

（三）结核分枝杆菌感染

结核是免疫抑制治疗的潜在致命并发症，MTX 和结核激活之间的关系仍然不太明确，但低剂量 MTX 的免疫抑制作用可能比预想得更强,曾经有报道具有结核病史的类风湿关节炎患者接受低剂量 MTX 治疗导致的结核重新活动。使用 MTX 之前,应该询问患者是否具有结核病史和结核接触史,如果怀疑有结核潜伏感染,应该在开始 MTX 前对结核潜伏感染进行筛查;如果呈阳性,建议到结核专科进一步治疗。此外,一项前瞻性研究纳入 393 例风湿性疾病患者,比较接受 MTX 治疗和未接受 MTX 治疗对患者结核菌素试验和 γ 干扰素释放试验结果的影响,发现 MTX 治疗与结核菌素皮肤试验出现假阳性结果有关。因此,建议在接受 MTX 治疗的患者中,优先选用 γ 干扰素释放试验进行结核潜伏感染的筛查,而不是选用结核菌素试验进行筛查。

(四) 乙型肝炎或丙型肝炎感染

MTX 通常在既往有乙型肝炎病毒(hepatitis B virus,HBV)感染病史,HBV 表面抗原阴性、核心抗体阳性的类风湿关节炎患者中是安全的,如果患者在同时使用 MTX 和其他免疫抑制剂的情况下,可能会增加发生重新激活的风险。一项对 60 例既往有 HBV 感染史的患者的研究只观察到 2 例病毒再激活,且其中 1 例接受他克莫司、糖皮质激素和 MTX 治疗;另 1 例接受阿达木单抗、糖皮质激素和 MTX 治疗。768 例 HBV 核心抗体阳性的风湿性疾病患者使用 MTX(单独或与其他药物联合)治疗后 18 例再激活;另一项观察性研究监测了 65 例既往有 HBV 感染的风湿性疾病患者,发现平均 9.9 年的 MTX 治疗,并没有导致病毒重新激活。总体而言,既往感染 HBV 接受 MTX 治疗导致的病毒重新激活的风险似乎并不高,但患者应被告知接受 MTX 治疗存在病毒重新激活的低风险(<1%),在这一类患者中,MTX 的治疗方案与未暴露 HBV 的患者相同,但是建议每 6~12 个月监测患者的病毒载量。

关于在 HBV 表面抗原阳性的患者中使用 MTX 的数据较为局限,各个国家和地区的指南对这一类患者使用 MTX 的建议也并不完全相同,部分国家的指南将 HBV 表面抗原阳性列为使用 MTX 的绝对禁忌证。HBV 携带者接受 MTX 治疗可能出现肝损伤加重,目前也存在 MTX 治疗 HBV 表面抗原阳性的类风湿关节炎患者诱发乙型肝炎暴发,甚至死亡的报道。其机制可能是通过 MTX 降低机体对 HBV 的免疫监测,促进其在肝细胞内不受控制地传播,肝细胞被大量破坏。如果终止 MTX 治疗后,重建的免疫系统可靶向感染的肝细胞,导致严重肝损伤。因此,HBV 表面抗原阳性的青壮年患者慎重使用 MTX,确需使用者在用药过程中除了监测肝功能外,应该同时注意监测 HBV 的 DNA 拷贝数,>1 000 拷贝/ml 者禁用 MTX;肝肾功能不全或年龄>50 岁的 HBV 表面抗原阳性患者应该避免使用 MTX;HBV 表面抗原阳性的患者不论一般状况如何,避免 MTX 与其他细胞毒性药物联合使用。

目前仍然缺乏 MTX 在伴有丙型肝炎病毒的皮肤病患者中使用的数据,只有少数研究报道了 MTX 对风湿性疾病的丙型肝炎患者的安全性,丙型肝炎病毒重新激活的风险似乎相当低。然而,MTX 对丙型肝炎病毒的长期影响尚不清楚,而且由于丙型肝炎病毒和 MTX 均可引起肝纤维化,可能存在协同效应,导致疾病进展更快。因此,在丙型肝炎患者中使用 MTX 的风险和获益之间需要仔细权衡,患者需要密切监测纤维化的进展,必要时协同专科医师处理。

(五) 人类免疫缺陷病毒感染

在开始 MTX 治疗之前,应该明确患者有无人类免疫缺陷病毒(human immunodeficiency virus,HIV)感染的情况,因为 HIV 阳性的患者会增加白细胞减少和机会性感染的风险。Montes 等报道了 23 例 HIV 阳性的中重度银屑病患者接受生物制剂和传统免疫抑制剂治疗,随访时间平均 3.2 年,发现 MTX 似乎不如其他药物安全:在 6 例接受 MTX 治疗的患者中,有 3 例在 MTX 治疗期间出现不良反应(1 例发生肺部感染,并发急性呼吸功能不全继发于阻塞性肺疾病的失代偿,1 例转氨酶升高,1 例因复杂的主动脉瘤继发截瘫),其中 2 例需要停药。另一病例系列报道 13 例 HIV 相关的银屑病患者,其中 4 例接受 MTX 治疗,所有接受 MTX 治疗的患者均出现白细胞减少;1 例患者在 MTX 治疗 6 周后出现中毒性脑病,停药后症状部分缓解;1 例患者在 MTX 治疗 6 周后出现白细胞减少,停药后出现肺孢子菌肺炎和葡萄球菌败血症。因此,HIV 感染患者,应谨慎使用 MTX,并且应该避免用于已知的机会性感染患者。

三、用法及用量

MTX 在皮肤科的常见用法为口服、皮下或肌内注射和静脉注射。口服给药是最常用的方式,胃肠外给药可考虑用于口服 MTX 不耐受的患者。无基础疾病的成年人,考虑 MTX 的起始剂量为每周 5~15mg,若疗效不满意,可每 2~4 周增加 2.5mg,最大剂量不宜超过每周 25mg。当病情缓解并且得到控制 1~2 个月,可将 MTX 缓慢减少至尽可能低的剂量,从而控制病情并有较好的耐受性,一般每个月减量 1 次,每次减量 2.5mg,维持在每周 2.5~7.5mg。老年人及肾功能不全者,起始剂量应相应减少,可从每周 2.5~5.0mg 开始。MTX 在儿科一般为每周 0.2~0.4mg/kg,最大剂量同样不应超过每周 25mg。

四、药物相互作用

一些药物与 MTX 的相互作用,从而增加其潜在毒性的机制包括干扰 MTX 与血清白蛋白结合、细胞内转运或影响肾小管分泌等。非甾体抗炎药、巴比妥类、保泰松、苯妥英钠、丙磺舒、水杨酸类和磺胺类等药物可以从血清白蛋白中置换 MTX,导致游离 MTX 水平升高而增加 MTX 的潜在毒性。非甾体抗炎药、丙磺舒、水杨酸类和磺胺类等药物可与 MTX 竞争肾小管主动分泌,从而延迟 MTX 的排泄。丙磺舒、双嘧达莫可干扰细胞内 MTX 的转运,同样增加了 MTX 的潜在毒性。MTX 和甲氧苄啶的联合使用可导致骨髓严重抑制。因此,上述药物应该避免与 MTX 联合使用(表 6-4-5)。

表 6-4-5 已知与甲氨蝶呤相互作用而增加毒性的药物

作用机制	药物
减少肾脏排泄	非甾体抗炎药、丙磺舒、水杨酸类、磺胺类、青霉素类、环孢素、质子泵抑制剂
增加肝毒性	他汀类、乙醇、硫唑嘌呤、四环素类、维 A 酸类
降低甲氨蝶呤的血浆蛋白结合率	非甾体抗炎药、巴比妥类、苯妥英钠、青霉素类、氯霉素类、四环素类、磺胺类、水杨酸类
同时抑制叶酸代谢途径	甲氧苄啶、磺胺类、巴比妥类、呋喃妥因、氨苯砜
干扰细胞内甲氨蝶呤转运	丙磺舒、双嘧达莫

MTX与糖皮质激素联合使用时应当非常谨慎。早期的许多严重不良反应和死亡病例都是在联合使用系统用糖皮质激素和MTX时发生的。MTX诱导的白细胞减少和糖皮质激素的免疫抑制作用可能导致严重的感染。因此,应该尽量避免MTX和系统用糖皮质激素的联合使用。

此外,由于维A酸类药物本身也具有肝毒性,与MTX联合使用时,会增加肝损伤的风险,因此两者联合使用时同样需谨慎,且要密切做好肝功能监测。

环孢素具有一定的肾毒性,两者联合使用时,其各自的肾毒性可导致两种药物血药浓度均升高,从而增加两种药物严重不良反应的发生风险。

五、特殊人群用药

(一)老年患者

老年人存在肝肾功能的生理学衰退,导致MTX排泄减慢而在体内蓄积,是老年患者容易出现MTX不良反应的重要原因。因此,老年患者在用药之前,更应该评估肝肾功能。骨髓抑制是MTX治疗期间最致命的不良反应,使用MTX治疗的老年患者更容易出现全血细胞减少,其原因除了生理性肾功能减退导致MTX排泄减慢以外,还与衰老机体造血功能减退、造血干细胞数目减少有关。Lim等对25例低剂量MTX导致全血细胞减少患者进行分析,其中15例年龄在75岁以上,7例死亡患者平均年龄为77岁。18例平均年龄为72岁的老年患者接受低剂量MTX治疗,其中2例患者在服用MTX仅2周即出现全血细胞减少,累积剂量分别为12.5mg和15mg,说明即使所用的MTX剂量很小,在老年人中仍可能很快出现骨髓抑制。此外,老年人可能因药物、营养状况不佳等而伴有低蛋白血症,而低蛋白血症可以降低MTX的血浆蛋白结合率,增加游离MTX导致毒性增加。因此,老年患者更应该注重个体化给药方案,关注肝肾功能、低蛋白血症、药物对MTX代谢的影响,加强用药期间不良反应监测。

(二)儿童患者

MTX在儿童皮肤病的临床实践证实其对多种儿童皮肤病,如银屑病、特应性皮炎、皮肌炎、硬皮病等均有疗效,对于儿童而言,MTX可以用于和成人类似的皮肤病。经过用药前的安全评估,口服MTX以2.5mg作为试验剂量,并在1周后进行血常规检查,如果全血细胞计数正常,则可以根据体重,给予每周0.2~0.4mg/kg的剂量(最大剂量同样不超过每周25mg)。一旦皮损清除,MTX的剂量应逐渐降低(每个月减量1次,每次减量2.5mg)至最低有效维持剂量。最常见的不良反应是恶心、疲劳、头痛和厌食,最严重的不良反应是骨髓抑制。儿童发生肝毒性较为罕见,可以通过实验室检查来监测肝功能,但儿童肝脏活检是不必要的。MTX治疗期间的儿童不可接种麻疹活疫苗、流行性腮腺炎活疫苗、风疹活疫苗和口服脊髓灰质炎活疫苗等减毒活疫苗。

(三)育龄期患者

长期以来,MTX被认为是一种可以导致流产和致畸的药物,即便是低剂量MTX,也可增加流产和胎儿畸形的风险。但近年来的研究表明MTX对胎儿先天性异常或自然流产的影响并不如想象中严重。在一项对28例在妊娠前3个月暴露于低剂量MTX患者的研究中,26例患者在妊娠8周前终止MTX暴露,4例发生流产,5例选择终止妊娠。共有19例活产,其中 3 例早产,足月婴儿的出生体重在预期范围。该研究认为只要早期停止 MTX,几乎不会发生不良影响。一项关于曾经接受过高剂量 MTX 治疗绒毛膜癌的女性所生子女的报道显示,先天性畸形的发生率并没有增高。此外,在接受 MTX 的男性患者中有少精症和精子异常的报道。然而,多项研究表明,父亲在母亲受孕前暴露于 MTX 与不良妊娠结果或先天性畸形之间并无联系。一项前瞻性观察队列研究结果显示,113 例父亲在伴侣妊娠前暴露于低剂量 MTX 的妊娠病例没有增加先天性异常或自然流产的风险,分娩时胎龄和出生体重与未暴露于 MTX 的妊娠相比并无显著差异,但是暴露于 MTX 的患者选择性终止妊娠的比例增高。MTX 对育龄期患者生育的不良影响目前仍然存在争议,建议无论男性还是女性患者,在使用 MTX 治疗前和治疗期间尽量采取一切预防措施避免妊娠,计划妊娠者至少应该在终止 MTX 治疗 3~4 个月后才备孕。MTX 以低浓度分泌到母乳中,母乳中的 MTX 浓度不到血浆中的 10%;然而,目前仍然缺乏 MTX 关于母乳喂养的明确数据,由于存在婴儿组织内积累的风险,建议在母乳喂养期间避免使用 MTX。

六、其他用药注意事项

(一) 需要和患者沟通或告知患者的事项

1. 解释每周给药的时间和给药的片数。

2. 告知患者,MTX 的疗效在 1~4 周可能不明显。

3. 提醒育龄期患者注意避免妊娠,至少应该在终止 MTX 治疗 3~4 个月后才备孕;母乳喂养期间避免使用 MTX。

4. 强调需要定期抽血来监测毒性;不能依从的患者尽量避免给予药物。

5. 提醒患者潜在的药物相互作用导致毒性增加。

6. 建议患者如果出现 MTX 毒性的相关症状,应立即就医。具体来说,警告患者留意自身是否出现发热,口腔溃疡,不明原因的鼻出血、牙龈出血,呕吐、腹痛、严重腹泻或黑便,呼吸困难或咳嗽。

7. 建议患者限制乙醇摄入量。

(二) 关于 MTX 使用时间

在获得病情改善后,开始逐渐减量至可以维持病情稳定的剂量。以 1.0~1.5g 的累积剂量作为可能发生肝毒性的剂量,如果患者可以耐受每周 5~7.5mg 的维持剂量,对应的累积剂量将是每年 240~360mg,那么患者将可连续接受低剂量 MTX 治疗至少 2.5 年。然而,如果患者需要更高的维持剂量,如每周 15mg,那么在 1.5~2.0 年就会达到潜在的肝毒性累积剂量,届时应该停止使用 MTX。

(三) 关于叶酸的补充

MTX 与叶酸呈竞争性结合二氢叶酸还原酶,使四氢叶酸产生减少。加用叶酸可直接向细胞提供四氢叶酸辅酶,避开 MTX 的抑制途径,减轻其细胞毒作用。关于 MTX 治疗期间是否常规补充叶酸,目前仍存在争议。治疗期间补充叶酸可以减少黏膜损害、胃肠道不良反应和肝功能损害等,但是否会降低 MTX 的疗效目前仍然没有确切的答案。多项试验评估了补充叶酸对 MTX 治疗银屑病患者疗效以及安全性的影响,结果表明,低剂量的叶酸补给

(每天 5mg 或 10mg)可能对 MTX 的安全性具有有益的影响,且不会降低其疗效;而较高剂量的叶酸(每天 15mg)尽管减少了不良反应的发生,但也可能会减弱 MTX 的治疗效果。目前各个国家或地区对于 MTX 治疗后补充叶酸的方案并不相同,如欧洲银屑病治疗指南建议,在最后 1 次服用 MTX 后的 24 小时口服叶酸 5mg,每周 1 次。中国银屑病诊疗指南则有 2 种建议:一种是每日口服叶酸 1mg,连用 5 日;另一种是在最后一次服用 MTX 后每 12 小时补充叶酸 5mg,一周内连续服用 3 次。

(四) MTX 过量及处理

MTX 过量一般发生于患者或家属疏忽或不遵循医嘱导致用药过量,少见由处方笔误、配药错误导致。可能出现的症状包括发热、腹泻、血便、红斑、口腔黏膜溃疡等,最早出现的中毒症状表现为口腔黏膜溃疡,但患者时常忽略,仍然继续用药,直到出现其余症状才就医,此时可能已经出现白细胞和血小板减少。

如果怀疑 MTX 过量,应立即将患者收治入院,静脉给予亚叶酸钙(表 6-4-6),并且做好 MTX 血药浓度监测(停药后 72 小时血药浓度应低于 0.1μmol/L)。亚叶酸钙是叶酸还原型结构的钙盐,进入体内后转变为亚甲基四氢叶酸和 N10- 甲酰四氢叶酸,可以从旁路越过 MTX 阻断的二氢叶酸还原为四氢叶酸的过程,使正常的核酸及蛋白质合成的生化反应继续进行,从而发挥解救作用。亚叶酸钙在服用 MTX 后的几小时内开始最有效,最好于给药后 1 小时内给予,如果晚于 24 小时开始,解救效果将会明显降低。亚叶酸钙应持续使用到 MTX 血药浓度水平低于 0.05μmol/L 或血液学异常恢复至正常以及口腔黏膜溃疡愈合为止。当 MTX 毒性继发于肾功能减退时,可延长亚叶酸钙的给药时间。如果血清肌酐浓度增加至基线的 50%,则应每 3 小时静脉给予 $100mg/m^2$,直至 MTX 浓度<0.01μmol/L。患者需要加强补液,促进 MTX 的排出。通过碳酸氢钠碱化尿液,以防止 MTX 在肾小管中沉淀也是有必要的。另外,针对可能出现的临床症状给予相应的处理,如口腔黏膜溃疡用亚叶酸钙溶液漱口,表皮生长因子外喷;加用质子泵抑制剂保护消化道黏膜等。

表 6-4-6　甲氨蝶呤过量后亚叶酸钙的解救剂量

甲氨蝶呤血药浓度 $/μmol \cdot L^{-1}$	亚叶酸钙剂量 /mg
5×10^{-7}	20
1×10^{-6}	100
2×10^{-6}	200
$>2 \times 10^{-6}$	相应增加

(五) 关于乙醇摄入

MTX 具有肝毒性,而乙醇摄入本身也对肝脏造成不良影响。传统上,服用 MTX 的患者被建议限制甚至完全避免乙醇摄入。有研究认为,每周乙醇摄入量大于 14 个单位与肝纤维化风险增高有关,然而,MTX 的总剂量和使用时间均与较高的纤维化评分无关,这表明乙醇摄入和肝纤维化之间的关系在 MTX 使用者中与一般人群中是相同的。研究表明,每周摄入少于 14 个单位(1 个单位代表 10ml 或 8g 纯乙醇)的乙醇导致转氨酶升高的概率非常低,而每周摄入 15~21 个单位乙醇可能增加肝毒性的风险,每周摄入大于 21 个单位乙醇则显著增加转氨酶升高的概率。

第五节　不　良　反　应

1. **胃肠道反应**　恶心和厌食是 MTX 常见的胃肠道不良反应,高达 25% 的患者会出现该症状。恶心常发生在服药后的 12~24 小时,而且呈剂量依赖性。症状可以是轻微的,但也可能严重到影响患者继续用药。睡前服药或与食物同服以及补充叶酸可以减少该症状的发生;严重者可以在服用 MTX 前 2 小时给予 8mg 的昂丹司琼,必要时分别于 12 小时和 24 小时后再次使用,可有效控制恶心症状。腹泻、呕吐和口腔黏膜溃疡是相对少见的胃肠道不良反应;口腔黏膜溃疡提示有骨髓抑制的风险,需要监测血液学指标,必要时暂停 MTX 治疗。叶酸可以有效降低胃肠道不良反应,叶酸的补给有两种建议:一种是每日 1mg,连用 5 日;另一种是在最后 1 次服用 MTX 后每 12 小时后服用叶酸 5mg,1 周内连续服用 3 次。

2. **骨髓抑制**　骨髓抑制是 MTX 最危险的不良反应,主要表现为白细胞减少、血小板减少、大细胞性贫血及全血细胞减少。目前有关 MTX 引起骨髓抑制的证据较多来自风湿病的研究,且在这些研究中,大多数骨髓抑制的风险可以通过常规补充叶酸来降低。黏膜炎和皮肤溃疡一般可出现在血细胞减少之前,使用 MTX(尤其最初使用)的患者出现口腔溃疡并发热,需警惕骨髓抑制的可能,应尽早行血常规检查。

幸运的是,与 MTX 相关的骨髓抑制导致的死亡是罕见的,通常见于处方和配药错误、肾功能减退和 / 或与其他药物相互作用的情况。MTX 导致骨髓抑制具有许多可确定的危险因素(表 6-5-1),如高龄、肝肾功能不全、联合用药等,而且这些风险基本上都是可以避免的。高龄患者衰老机体的造血代偿能力降低,造血干细胞数目减少,细胞增殖,以及分化活性明显降低。此外,高龄患者或本身有肾脏疾病的患者,由于肾功能减退,MTX 排泄减缓,容易导致 MTX 在体内的蓄积。MTX 进入血浆后 50% 可与血清蛋白结合,仅游离的药物产生药理作用,低蛋白血症会降低 MTX 的血浆蛋白结合率,增加血药浓度。磺胺类和非甾体抗炎药还可以与 MTX 竞争与血清白蛋白结合,增加游离 MTX 的血药浓度。与药物的相互作用还可能由于本身的血液毒性及与 MTX 的竞争排泄,从而增加骨髓抑制的风险。

3. **肾毒性**　MTX 主要由肾脏排出,在肾小球滤过,并在肾小管活跃分泌和重吸收。基线肾功能影响 MTX 不良反应的发生风险,肾功能恶化与药物毒性增加有关。因此,建议在基线时用慢性肾病肾小球滤过率(glomerular filtration rate,GFR)评估肾功能(表 6-5-2)。当 GFR 低于 50ml/min 时,MTX 剂量应该减半,低于 20ml/min 时应该避免使用 MTX。发热、腹泻与某些药物的使用可能有急性脱水的风险,导致肾功能突然恶化,此时应该考虑减少 MTX 剂量。透析患者使用 MTX 增加发生致命性骨髓抑制的风险,这种效应可能不仅是由于 MTX 的积累,而且有变态免疫反应机制的参与。医师应该基于肾功能分级对患者 MTX 剂量进行选择(表 6-5-3)。

表 6-5-1 甲氨蝶呤引起骨髓抑制的危险因素

危险因素	备注
相对常见危险因素	
药物相互作用	常见包括青霉素类、非甾体抗炎药、磺胺类、保泰松、利尿药
肾脏疾病	肌酐清除率<20ml/min 应避免使用甲氨蝶呤
高龄	大部分病例发生于>65 岁的患者,且很大程度上是因为肾功能减退
相对少见危险因素	
给药方案	每日给药方案较每周 1 次给药更容易发生骨髓抑制
血清白蛋白<3.0g/dl	甲氨蝶呤的蛋白结合能力降低,导致游离血药浓度升高
其他	早期感染、大手术、出血等

表 6-5-2 肾功能分级

分期	肾小球滤过率 /ml·min^{-1}	描述
1 期	≥90	GFR 正常或升高
2 期	60~<90	轻度 GFR 降低
3 期	30~<60	中度 GFR 降低
4 期	15~<30	重度 GFR 降低
5 期	<15	肾衰竭

表 6-5-3 基于肾功能分级的甲氨蝶呤剂量选择

肾小球滤过率 /ml·min^{-1}	剂量
>90	正常剂量
20~50	减半剂量
<20	避免使用甲氨蝶呤

注:鉴于国内外没有文献说明甲氨蝶呤在肾小球滤过率为 50~90ml/min 的患者中应该如何使用,建议加强肾功能检查,密切随访,酌情减量。

4. **肝毒性** MTX 可能引起肝纤维化和肝硬化。即使使用较低剂量的方案,长期使用 MTX 也会增加肝硬化及肝纤维化的风险,且本身存在肝病或肝病危险因素的患者相关风险更高。接受中低剂量 MTX 治疗的患者 15%~50% 血清 GOT/ 或 GPT 升高,但通常是轻微升高的,而且是有自限性的。约 5% 的患者会出现高于正常上限 2 倍的升高,但这些异常可以随着剂量的改变或停用而消失,甚至有些病例在不改变剂量的情况下,转氨酶异常的情况也能改善。

肝脏活检发现的肝毒性组织学改变有脂肪变性、星状细胞肥大和肝纤维化。然而,MTX 诱导肝毒性的确切机制仍不清楚,可能与肝贮脂细胞的活化及叶酸的长期消耗有关。MTX 可以活化贮脂细胞,贮脂细胞是富含维生素 A 的脂肪细胞,位于窦旁区。当被激活时,它们形成成纤维细胞,分泌胶原和其他基质蛋白,从而导致肝损伤的组织学表现。

MTX对肝脏的影响主要与累积剂量有关。1.5~2.0g的累积剂量,肝硬化的发生率为3%;当达到4.0g的累积剂量,肝硬化的发生率为高达21%~26%,肝纤维化的发生率高达24%。MTX治疗前必须明确有无肝脏疾病的潜在危险因素。除了肝脏本身的病变以外,酗酒、糖尿病、肥胖、接触肝毒素药物史等也是增加肝毒性的危险因素。MTX引起的肝损害可以被检测,常规肝功能检查的灵敏度仅为38%,特异度为83%;血清PⅢNP的灵敏度为77%,特异度为91.5%。肝活检是检测肝纤维化的"金标准",虽然是一种很好的检测方法,但也存在一定局限性,因为穿刺活检的样本仅为肝脏的1/50 000,取样误差可为20%~30%(虽然MTX肝毒性的肝脏变化是弥散的、相对均匀的,足够的肝脏样本可以减少这个问题)。此外,肝脏活检的死亡率和出现并发症的风险分别为0~0.02%和0.15%。当肝脏活检显示Ⅰ级或Ⅱ级改变的患者可继续接受MTX治疗;有ⅢA级改变的患者可以继续接受MTX治疗,但是在约6个月的持续治疗后应再次进行肝脏活检;ⅢB级或Ⅳ级(中重度纤维化或肝硬化),应停止MTX治疗。一旦停止MTX治疗,MTX引起的肝纤维化或肝硬化一般会得到改善(表6-5-4)。

表6-5-4　肝活检分级及相应甲氨蝶呤治疗方案调整

分级	肝脏组织学改变	后续甲氨蝶呤治疗方案
Ⅰ级	正常;轻度脂肪浸润;轻度汇管区炎症	继续使用
Ⅱ级	中重度脂肪浸润;中重度汇管区炎症	继续使用
ⅢA级	轻度纤维化	可以继续使用,但在6个月后应再次进行肝活检
ⅢB级	中重度纤维化	停止使用
Ⅳ级	肝硬化	停止使用

5. **肺毒性**　MTX诱导的间质性肺炎是低剂量MTX治疗的一种严重的并发症,发病率为3%~7%。其症状是非特异性的,患者通常表现为急性咳嗽、发热、呼吸短促和其他呼吸道的症状、体征,可以出现在MTX治疗的不同时期。基础性肺疾病、吸烟、肾功能不全均为MTX诱导的间质性肺炎的危险因素。

MTX诱导的间质性肺炎可以分为两型。1型:发病较早(6个月以内),MTX暴露剂量较低(<300mg),以中性粒细胞为主,肺纤维化明显,死亡率高;2型:发病较晚(6个月以上),MTX暴露剂量较高(>600mg),以淋巴细胞为主,肺纤维化较轻,死亡率低。中性粒细胞通过释放明胶酶和胶原酶引起肺损伤,导致组织损伤和肺纤维化;因此患者外周血或支气管肺泡灌洗术样本中的中性粒细胞增多,应被视为间质性肺炎预后不良的标志,特别是在无感染或皮质类固醇使用的情况下。

开始使用MTX之前,应该了解患者相关的呼吸疾病病史,在用药随访的过程中密切观察有无出现呼吸系统症状,如有下列情况,需要进行胸部影像学检查和体格检查,并且进一步于呼吸专科就诊:①出现呼吸科疾病的相关症状;②患者年龄>40岁,有吸烟史或既往有呼吸道疾病史。目前已经广泛应用的高分辨率 CT 具有更高的特异度和灵敏度,如果怀疑有间质性肺炎,建议患者行高分辨率 CT 检查。

6. **恶性肿瘤发生** 长期接受低剂量 MTX 治疗是否会增加恶性肿瘤的风险,仍然存在较大的争议。使用 MTX 治疗后发生恶性肿瘤的病例已经有报道,包括淋巴瘤、黑色素瘤、鳞状细胞癌、鼻咽癌、肝细胞癌、胆管癌、卵巢癌等,大多恶性肿瘤的病例报道都是个例。一项病例对照研究发现,在使用 MTX 治疗的银屑病患者中,并不会增加恶性肿瘤的风险。另一项对 248 例银屑病患者(平均随访 7 年)进行的低剂量 MTX 治疗评估恶性肿瘤的长期研究发现,10 例患者出现恶性肿瘤,其中包括 3 例卵巢癌、2 例乳腺癌、2 例淋巴癌、1 例食管癌、1 例胰腺癌和 1 例阴囊癌,但该研究认为银屑病患者使用低剂量 MTX 发生恶性肿瘤的风险与正常人群一致。总体而言,长期接受低剂量 MTX 治疗(>12 个月)与恶性肿瘤风险的增加似乎并无关系,但是保持监测恶性肿瘤发生的警惕性也是有必要的。

7. **神经毒性** MTX 的神经毒性一般发生在大剂量和 / 或鞘内给药后,可以分为急性、亚急性和慢性神经毒性。①急性神经毒性反应:通常在 1 天内发生,表现为恶心、呕吐、头痛、嗜睡、昏睡或癫痫发作;②亚急性神经毒性反应:发生在数天至数周后,可发生以偏瘫、共济失调、语言障碍、癫痫发作、意识混乱和情感障碍为特征的脑病;③慢性神经毒性:可在 MTX 治疗后数月至数年发生,最典型的综合征是一种白质脑病,表现为神志不清、嗜睡或易怒、视力和语言受损、癫痫发作、共济失调和痴呆。急性毒性通常是短暂的,不遗留永久性损伤;亚急性和慢性毒性与大脑和 / 或脊髓的变化有关,这种变化可能会进展,严重时甚至导致昏迷和死亡。MTX 神经毒性的发生与其作用以及代谢途径中叶酸缺乏、腺苷累积、血浆同型半胱氨酸升高等有关。此外,高同型半胱氨酸血症对血管内皮有直接损害作用,可诱发癫痫和心脑血管疾病,导致脑卒中、心肌梗死和静脉血栓栓塞。

MTX 在皮肤科应用历史已将近 70 年,其适应证逐步拓展,目前已经广泛应用于多种皮肤科的疾病。在用药前通过详细的病史采集和相关的实验室检查做好适应证、禁忌证的评估及筛选,用药期间根据病情调整剂量,并做好各系统不良反应的相关检查(表 6-5-5),将有助于 MTX 更有效、安全地用于皮肤病的治疗。

表 6-5-5　甲氨蝶呤不良反应监测总结

用药前	
病史采集	仔细的病史询问和各系统体格检查
	明确患者有无增加各系统毒性风险的因素
	明确患者是否使用可能与甲氨蝶呤相互作用的药物
实验室检查	血常规
	肝功能检查:转氨酶、肝脏彩色超声
	肾功能检查:尿常规、尿素氮、肌酐、肾小球滤过率
	乙型肝炎和丙型肝炎血清学检查
	有结核病史或结核密切接触史的患者进行结核筛查
	艾滋病高危患者的人类免疫缺陷病毒检查

用药期间

甲氨蝶呤剂量	在无基础疾病的成年人中,起始剂量可以为每周 5~15mg,根据患者的疗效和耐受能力,每 2~4 周增加 1 次 2.5mg,最大剂量一般不超过每周 25mg 肾功能不全者根据肾小球滤过率相应减少剂量,肾小球滤过率低于 50ml/min 时,甲氨蝶呤剂量应该减半,肾小球滤过率低于 20ml/min 时,应该避免使用甲氨蝶呤 常用给药方案:Weinstein 模式(每周 3 次,每次 2.5~7.5mg,每次间隔 12 小时,连续 3 次)和每周单一剂量模式 当病情控制后,每个月减少一次,每次减少 2.5mg,直至最低的有效维持剂量(可能为每周 2.5~7.5mg)
血液系统监测	在使用甲氨蝶呤第 1 个月应每隔 1~2 周监测 1 次血常规,后每 2~4 周监测 1 次,直到稳定给药方案后可视情况每 1~3 个月监测 1 次。若出现白细胞低于 $3.5×10^9$/L、血小板计数低于 $100×10^9$/L 的情况,应减量或暂时停药
肝功能监测	每 2~3 个月检查 1 次肝功能,若转氨酶升高但低于正常值 2~3 倍,应 2~4 周后复查肝功能;若转氨酶升高大于正常值 2~3 倍,应明确有无其他危险因素,同时减少甲氨蝶呤剂量 每 3 个月检查 1 次Ⅲ型前胶原氨基端前肽,如果任意一次Ⅲ型前胶原氨基端前肽>10mg/L 或任意两次>8.0mg/L 或 1 年内 3 次>4.2mg/L,则有必要专科进一步评估肝脏情况;不存在肝脏疾病危险因素的患者,累积剂量 1.0~1.5g 不推荐常规进行肝活检;当累积剂量超过 1.5g 时,有必要进行肝活检
肾功能监测	每 2~3 个月检查 1 次肾功能,根据肾功能情况相应调整甲氨蝶呤用量
肺毒性监测	嘱患者密切留意有无呼吸系统症状出现;如出现呼吸道相关症状,患者年龄超过 40 岁且有吸烟史或有肺部基础疾病史,需进行胸部影像学检查,必要时进一步专科就诊

(叶瑞贤　张三泉　张锡宝)

参 考 文 献

[1] SAURAT J, STINGL G, DUBERTRET L, et al. Efficacy and safety results from the randomized controlled comparative study of adalimumab vs. methotrexate vs. placebo in patients with psoriasis (CHAMPION)[J]. Br J Dermatol, 2008, 158 (3): 558-566.

[2] BARKER J, HOFFMANN M, WOZEL G, et al. Efficacy and safety of infliximab vs. methotrexate in patients with moderate-to-severe plaque psoriasis: results of an open-label, active-controlled, randomized trial (RESTORE1)[J]. Br J Dermatol, 2011, 165 (5): 1109-1117.

[3] WEST J, OGSTON S, FOERSTER J. Safety and efficacy of methotrexate in psoriasis: a meta-analysis of published trials [J]. PLoS One, 2016, 11 (5): e153740.

[4] RADMANESH M, RAFIEI B, MOOSAVI Z, et al. Weekly vs. daily administration of oral methotrexate (MTX) for generalized plaque psoriasis: a randomized controlled clinical trial [J]. Int J Dermatol, 2011, 50 (10): 1291-1293.

[5] DOGRA S, KRISHNA V, KANWAR A. Efficacy and safety of systemic methotrexate in two fixed doses of 10mg or 25mg orally once weekly in adult patients with severe plaque-type psoriasis: a prospective,

randomized, double-blind, dose-ranging study [J]. Clin Exp Dermatol, 2012, 37 (7): 729-734.

［6］ WARREN R B, MROWIETZ U, VON KIEDROWSKI R, et al. An intensified dosing schedule of subcutaneous methotrexate in patients with moderate to severe plaque-type psoriasis (METOP): a 52 week, multicentre, randomised, double-blind, placebo-controlled, phase 3 trial [J]. Lancet, 2017, 389 (10068): 528-537.

［7］ ATTWA E, ELKOT R, ABDELSHAFEY A, et al. Subcutaneous methotrexate versus oral form for the treatment and prophylaxis of chronic plaque psoriasis [J]. Dermatol Ther, 2019, 32 (5): e13051.

［8］ GOTTLIEB A B, LANGLEY R G, STROBER B E, et al. A randomized, double-blind, placebo-controlled study to evaluate the addition of methotrexate to etanercept in patients with moderate to severe plaque psoriasis [J]. Br J Dermatol, 2012, 167 (3): 649-657.

［9］ KOCH L, SCHÖFFL C, ABERER W, et al. Methotrexate treatment for pityriasis rubra pilaris: a case series and literature review [J]. Acta Derm Venereol, 2018, 98 (5): 501-505.

［10］ KANWAR A, DE D. Methotrexate for treatment of lichen planus: old drug, new indication [J]. J Eur Acad Dermatol Venereol, 2013, 27 (3): e410-e413.

［11］ TRAUTINGER F, EDER J, ASSAF C, et al. European Organisation for Research and Treatment of Cancer consensus recommendations for the treatment of mycosis fungoides/Sézary syndrome-Update 2017 [J]. Eur J Cancer, 2017, 77 (5): 57-74.

［12］ KANNANGARA A, LEVITAN D, FLEISCHER A. Evaluation of the efficacy of the combination of oral bexarotene and methotrexate for the treatment of early stage treatment-refractory cutaneous T-cell lymphoma [J]. J Dermatolog Treat, 2009, 20 (3): 169-176.

［13］ KROFT E, CREEMERS M, VAN DEN HOOGEN F H, et al. Effectiveness, side-effects and period of remission after treatment with methotrexate in localized scleroderma and related sclerotic skin diseases: an inception cohort study [J]. Br J Dermatol, 2009, 160 (5): 1075-1082.

［14］ MERTENS J, VAN DEN REEK J M, KIEVIT W, et al. Drug survival and predictors of drug survival for methotrexate treatment in a retrospective cohort of adult patients with localized scleroderma [J]. Acta Derm Venereol, 2016, 96 (7): 943-947.

［15］ ZULIAN F, MARTINI G, VALLONGO C, et al. Methotrexate treatment in juvenile localized scleroderma: a randomized, double-blind, placebo-controlled trial [J]. Arthritis Rheum, 2011, 63 (7): 1998-2006.

［16］ TRAN K D, WOLVERTON J E, SOTER N A. Methotrexate in the treatment of pemphigus vulgaris: experience in 23 patients [J]. Br J Dermatol, 2013, 169 (4): 916-921.

［17］ KJELLMAN P, ERIKSSON H, BERG P. A retrospective analysis of patients with bullous pemphigoid treated with methotrexate [J]. Arch Dermatol, 2008, 144 (5): 612-616.

［18］ QURESHI A, ABATE L, YOSIPOVITCH G, et al. A systematic review of evidence-based treatments for prurigo nodularis [J]. J Am Acad Dermatol, 2019, 80 (3): 756-764.

［19］ SAGI L, SOLOMON M, BAUM S, et al. Evidence for methotrexate as a useful treatment for steroid-dependent chronic urticaria [J]. Acta Derm Venereol, 2011, 91 (3): 303-306.

［20］ WEBER-SCHOENDORFER C, HOELTZENBEIN M, WACKER E, et al. No evidence for an increased risk of adverse pregnancy outcome after paternal low-dose methotrexate: an observational cohort study [J]. Rheumatology (Oxford), 2014, 53 (4): 757-763.

［21］ ARIAS-GUILLÉN M, SÁNCHEZ MENÉNDEZ M, ALPERI M, et al. High rates of tuberculin skin test positivity due to methotrexate therapy: False positive results？ [J]. Semin Arthritis Rheum, 2018, 48 (3): 538-546.

［22］ MORI S. Past hepatitis B virus infection in rheumatoid arthritis patients receiving biological and/or nonbiological disease-modifying antirheumatic drugs [J]. Mod Rheumatol, 2011, 21 (6): 621-627.

［23］ FUKUDA W, HANYU T, KATAYAMA M, et al. Incidence of hepatitis B virus reactivation in patients with resolved infection on immunosuppressive therapy for rheumatic disease: a multicentre, prospective, observational study in Japan [J]. Ann Rheum Dis, 2017, 76 (6): 1051-1056.

［24］ LAOHAPAND C, ARROMDEE E, TANWANDEE T. Long-term use of methotrexate does not result in hepatitis B reactivation in rheumatologic patients [J]. Hepatol Int, 2015, 9 (2): 202-208.

［25］ MONTES-TORRES A, APARICIO G, RIVERA R, et al. Safety and effectiveness of conventional systemic therapy and biological drugs in patients with moderate to severe psoriasis and HIV infection: a retrospective multicenter study [J]. J Dermatolog Treat, 2019, 30 (5): 461-465.

［26］ BARAN W, BATYCKA-BARAN A, ZYCHOWSKA M, et al. Folate supplementation reduces the side effects of methotrexate therapy for psoriasis [J]. Expert Opin Drug Saf, 2014, 13 (8): 1015-1021.

［27］ PATHIRANA D, ORMEROD A, SAIAG P, et al. European S3-guidelines on the systemic treatment of psoriasis vulgaris [J]. J Eur Acad Dermatol Venereol, 2009, 23 Suppl 2 (S2): 1-70.

［28］ 中华医学会皮肤性病学分会银屑病专业委员会. 中国银屑病诊疗指南 (2018 简版)[J]. 中华皮肤科杂志, 2019, 52 (4): 223-230.

［29］ LAHARIE D, SENESCHAL J, SCHAEVERBEKE T, et al. Assessment of liver fibrosis with transient elastography and fibrotest in patients treated with methotrexate for chronic inflammatory diseases: a case-control study [J]. J Hepatol, 2010, 53 (6): 1035-1040.

［30］ HUMPHREYS J H, WARNER A, COSTELLO R, et al. Quantifying the hepatotoxic risk of alcohol consumption in patients with rheumatoid arthritis taking methotrexate [J]. Ann Rheum Dis, 2017, 76 (9): 1509-1514.

第七章

环 磷 酰 胺

第一节 概 述

环磷酰胺(cyclophosphamide,CTX)是一种氮芥类衍生物,最早在20世纪60年代被提出,作为治疗白血病或实体瘤的化疗药物被广泛应用于临床。后续相关研究发现,CTX具有强大的细胞毒性和免疫抑制作用,人们因此开始关注其对自身免疫性疾病的作用。在皮肤病的领域中,CTX主要用于治疗自身免疫性皮肤病或皮肤肿瘤,包括天疱疮、系统性硬化症、红斑狼疮、各类型血管炎等。随着越来越多新型免疫抑制剂的研发和投入使用,CTX因具有骨髓抑制、致畸、致癌、增加流产率、引起感染和出血风险等较多不良反应,其临床应用受到了一定限制。通常来说,CTX主要用于治疗单纯激素疗法或其他免疫抑制剂疗效不佳的严重、顽固性系统性疾病。由于CTX的不良反应与药物累积剂量相关,现多建议用静脉脉冲式给药代替传统的连续口服给药。

CTX的代谢活化产物,包括磷酰胺氮芥及丙烯醛等,均可作为DNA烷化剂,介导DNA链的交联,抑制DNA复制并促进其凋亡。不同的淋巴细胞亚群对CTX的敏感性有所差异,其中,B细胞相较于T细胞更容易受CTX抑制。CTX通过抑制B细胞可减少抗体和细胞炎症因子的产生,从而产生免疫抑制作用。

在自身免疫性皮肤病中,CTX通常与激素类药物联合使用诱导缓解,可减少单用激素的不良反应。口服给药剂量通常为1~5mg/(kg·d),用药持续时间不固定,较静脉给药更方便,且价格低廉。CTX静脉冲击治疗(cyclophosphamide pulse treatment,CPT)剂量通常为10~15mg/kg,3~4周给药1次,随着病情缓解,用药频率逐渐降低。地塞米松与CTX联合静脉冲击疗法(dexamethasone-CTX pulse therapy,DCP)被推荐用于天疱疮的治疗,给药间隔为3~4周,一般连续给药6个月,再根据病情减量。地塞米松也可由等效剂量的甲泼尼龙代替,针对病情难以控制的患者,在给药间隔期也可口服小剂量的CTX(50mg/d)维持治疗,防止复发。

CTX也用于皮肤肿瘤的化疗。由于其对淋巴细胞有较强的抑制作用,可与多柔比星、长春新碱、泼尼松等药物联用治疗皮肤T淋巴细胞瘤,即CHOP疗法。给药剂量为

2~6mg/（kg·d）至 6 000mg/m²。

CTX 的不良反应与其累积剂量呈正相关,在过去 20 年内,许多临床试验旨在减少 CTX 的总给药量,以达到减轻细胞毒性作用的目的。既往已有多项风湿免疫病学相关的临床研究和荟萃分析证实,CPT 的安全性相较于连续口服给药更高,前者发生白细胞减少、感染、膀胱癌和出血性膀胱炎的概率较后者显著降低。然而,在皮肤病领域,关于静脉给药和口服给药安全性的随机对照试验仍较少。

CTX 的短期不良反应包括胃肠道反应、骨髓抑制、感染、皮肤色素沉着、脱发、出血性膀胱炎等,而长期不良反应有闭经、无精子症、流产、致畸、恶性肿瘤、心脏毒性和肺纤维化。因此,CTX 不适用于哺乳期及妊娠期女性、短期内有生育需求的患者、有骨髓抑制或膀胱肿瘤病史者或对药物过敏者,也禁用于重症感染的患者或合并重度肝肾衰竭的患者。

本章将详细介绍 CTX 在各类皮肤病中的应用、作用机制及不良反应的预防监测,以期能够在一定程度上作为自身免疫性皮肤病或皮肤肿瘤临床治疗的参考。

第二节　药代动力学

CTX 进入人体后,需要经历一系列酶解过程才能产生生物活性。肝脏是 CTX 代谢和活化的主要场所,占摄入剂量 70%~80% 的 CTX 经由肝脏中细胞色素 P450 氧化酶系统代谢,生成 4- 羟基环磷酰胺及其互变异构体。4- 羟基环磷酰胺一旦生成,可迅速弥散进入细胞内部,其本身无细胞毒性,但结构不稳定,可分解生成磷酰胺氮芥,这一过程受包括白蛋白在内多种物质的催化。磷酰胺氮芥是一种 DNA 烷化剂,是 CTX 在生物体内发挥作用的活性物质。然而,细胞外的磷酰胺氮芥在体液 pH 下易电离,无法通过细胞膜。因此,4- 羟基环磷酰胺是将 CTX 有效成分运输进入细胞内部的重要介质。

细胞中的谷胱甘肽能够抑制 4- 羟基环磷酰胺的降解。4- 羟基环磷酰胺分解生成磷酰胺氮芥的过程中产生丙烯醛,后者可通过降低谷胱甘肽的水平从而强化 CTX 的细胞毒性作用。另外,丙烯醛能够直接与 DNA 结合,介导 DNA 的破坏;或者通过降低与 DNA 复制合成有关的蛋白质活性抑制细胞生长。

4- 羟基环磷酰胺及其互变异构体醛磷酰胺在细胞中被进一步氧化形成无细胞毒性的4- 酮基环磷酰胺和羧基磷酰胺。醛磷酰胺氧化生成羧基磷酰胺的过程是生物体内 CTX 主要的代谢解毒途径,这一途径通过肝脏细胞中的醛脱氢酶（aldehyde dehydrogenase,ALDH）实现。CTX 的解毒与活化相互拮抗,抑制 ALDH 活性的药物能够增加 CTX 的细胞毒性,临床应用时需特别注意。此外,丙烯醛也具有抑制 ALDH 活性的作用,因此在 CTX 应用过程中,生物体的解毒功能相应减弱,临床上应重视药物剂量的控制。

CTX 及其代谢产物经肝脏解毒后,再直接或进一步降解形成小分子化合物经肾脏排出,这一过程可在用药后 24 小时内完成。CTX 经尿液排出的主要代谢产物包括羧基磷酰胺和磷酰胺氮芥。极少部分的小分子化合物经粪便或呼吸道清除。根据既往研究,CTX 的药物半衰期为 5~9 小时,儿童和青少年的血浆半衰期较成人更短。CTX 的血浆清除率与尿流率相关,因此水化疗法可加速药物的排出。CTX 的分布容量 30~50L;静脉给药后,其代谢产物 4- 羟基环磷酰胺、醛磷酰胺、磷酰胺氮芥分别在 0.5~3.0 小时、4 小时、3~6 小时达到峰值。若采用口服给药,CTX 可迅速被吸收,并且在 1~3 小时达到峰值,其生物利用率为 85%~100%(表 7-2-1)。

表 7-2-1 环磷酰胺的药代动力学

项目	具体内容
生物利用率(口服给药)	85%~100%
峰值时间(口服给药)	1~3 小时
血浆蛋白结合率	13%
半衰期	5~9 小时
代谢途径	肝脏代谢(细胞色素 P450 氧化酶系统)
排出途径	经肾脏排泄
分布容量	30~50L

第三节 作用机制

CTX 的活化产物能够通过烷化机制破坏 DNA 稳定性,干扰 DNA 复制,对复制活跃的恶性肿瘤细胞有较好的抑制作用,因此最初被应用于抗肿瘤治疗。随后研究发现,CTX 同样具有免疫抑制和抗炎的功能,从而拓宽了该药物的临床使用范围。

CTX 是一种细胞周期非特异性免疫抑制剂。既往研究已证实,CTX 可通过阻断细胞周期,干扰肿瘤细胞和淋巴细胞复制。CTX 代谢产物丙烯醛,可将 DNA 中的鸟嘌呤烷化生成鸟嘌呤交联 G-NOR-G,后者具有强烈的细胞毒性,是 CTX 生物活性的主要成分。G-NOR-G 交联导致 DNA 受损后,可激活下游通路,导致 p53 的某些位点磷酸化,使细胞停滞于细胞周期的 S 期。同时,CTX 能够促进 Fas/FasL 和 Bax/Bcl-2 信号通路介导的细胞凋亡过程,抑制抗凋亡基因的表达。此外,CTX 能够通过 Toll 样受体信号通路调节细胞因子 mRNA 的表达,从而起到免疫抑制的作用。

CTX 对生物体内的细胞具有选择性杀伤作用,这是其发挥免疫调节效应的基础。前文已述,CTX 的解毒主要通过细胞内的 ALDH 实现,ALDH 可将具有烷化剂作用的醛磷酰胺氧化生成无毒性的羧基磷酰胺,后者进一步降解形成小分子物质排出体外。不同的细胞中 ALDH 表达量有差异,导致 CTX 效用差异。其中,造血干细胞由于表达较多的 ALDH,对 CTX 具有更高的抗性;而淋巴细胞中 ALDH 含量相对较少,可被 CTX 快速杀灭。B 细胞相比于 T 细胞对 CTX 具有更高的易感性,大剂量的 CTX 冲击治疗能抑制抗体产生并增加血清补体水平。因此,自身抗体介导的自身免疫性皮肤病,CTX 有较好疗效。

第四节 临床应用

一、皮肤科临床应用

(一) 大疱性皮肤病

天疱疮与类天疱疮均为自身抗体介导的大疱性皮肤病,前者在抗体作用下棘层细胞松解,形成表皮内松弛性水疱或大疱;后者抗体主要作用于基底膜,形成表皮下紧张性大疱。目前临床上对于寻常型天疱疮和其他类型天疱疮的治疗手段仍以激素为主,有时可单用激素控制疾病复发。免疫抑制剂通常与激素联合应用于疾病进展期或稳定期,主要以减少激素用量、减轻激素不良反应为目的。硫唑嘌呤(azathioprine,AZA)、吗替麦考酚酯(mycophenolate mofetil,MMF)、CTX 均为一线免疫抑制剂。既往已有多项临床研究报道了CTX 在寻常型天疱疮临床应用中的价值和安全性。

1. 天疱疮 一项关于 101 例寻常型天疱疮患者的回顾性研究比较了单用激素、激素联合口服 AZA、激素联合环孢素和激素联合口服 CTX [1.1~1.5mg/(kg·d)]这 4 种治疗方案,结果显示 CTX 组的患者较其他组更早达到临床缓解的治疗目标(无新发皮疹),且激素累积用量较少。在安全性方面,CTX 组的患者药物累积剂量不超过 15g 时,后续随访的 5~18 年无出血性膀胱炎或膀胱癌等严重不良反应。然而,另有研究显示,对 20 例严重或复发性寻常型天疱疮患者使用大剂量的 CTX 治疗后(累积剂量提高至 50~70g),20% 的患者出现一过性血尿,且有 1 例在 15 年后发生膀胱癌。因此,在临床治疗尤其是口服给药时,控制药物累积剂量对于预防不良反应至关重要。

随着 CPT 和 DCP 等新型给药方式的提出,现有证据也更倾向于使用 CPT 和 DCP 替代传统口服给药,以减少累积剂量和不良反应。但 CPT 和 DCP 方式在临床应用上有局限性,患者依从性小,样本量少,因此暂无随机对照试验证明其相比于口服给药的优势。已有证据表明,CPT 相较于单用激素治疗疗效更优,同样能使病情得到快速缓解,并可减少激素用量。2013 年一项非双盲随机对照试验研究显示,对 60 例轻中度寻常型天疱疮患者分别采用单用泼尼松或泼尼松联合 CPT(每个月 15mg/kg)的治疗方案,治疗持续 1 年,并随访 1年。CPT 组 88% 的患者可达到病情缓解,而单用泼尼松组仅为 75%。其中,CPT 组平均诱导缓解时间为 8.1 周,而单用激素组为 9.5 周。治疗期间,CPT 组复发率为 52%,单用激素组为 71%。2009 年一项随机对照试验比较了 CPT(每个月 15mg/kg)联合口服泼尼松疗法与 DCP(每个月 1 次,地塞米松 100mg 冲击第 1~3 天,CTX 500mg 静脉注射第 2 天)联合给药间期口服 CTX(50mg/d)疗法对 28 例寻常型天疱疮患者的治疗效果,持续 12~15 个月。CPT 组平均诱导缓解时间为 8.4 周,而 DCP 组为 13 周,两组患者复发率基本一致,CPT 组激素不良反应较多。

国内治疗寻常型天疱疮目前多采用口服或静脉滴注泼尼松(1~1.5mg/kg)联合 CTX 或

AZA；但 CTX 静脉冲击的用量用法差异较大。1999 年于建斌等采用 CTX 8mg/kg 每周连续给药 2 次或 1 次，待皮损消退后维持 1 个月，再改为 8~10mg/kg 每个月 1 次，维持 4~6 个月后调整为 8~10mg/kg 每 3 个月 1 次；累计用量达到 150mg/kg 时停用。其皮损控制时间平均为 17.2 天和 22.4 天，皮损痊愈时间平均为 24.8 天和 34.6 天，相比于国外研究均有明显缩短。最常见的不良反应是胃肠道反应，比例分别为 28% 和 14%，随访 13 个月未出现出血性膀胱炎和带状疱疹。常规剂量不能控制或重症患者，有文献采用激素联合 CTX 0.4~0.6g 每周 1 次，连用 3 周以上，后续视病情变化间断使用。

2. 大疱性类天疱疮 大疱性类天疱疮好发于老年人，应用 CTX 时可较少考虑其对生殖系统的长期不良反应。针对中重度的类天疱疮，在 AZA 和 MMF 效果不佳或病情反复发作时，CTX 可作为重要的治疗手段。2014 年，一项纳入 20 例接受小剂量 CTX（连续口服 50mg/d，其中 5 例患者根据病情调整至 100mg/d）联合激素治疗的类天疱疮患者进行病例分析显示，其中 11 例治疗后可达完全缓解，即无新发皮疹且激素和 CTX 减量后无复发；达到完全缓解的平均治疗时间为 562 天，泼尼松累积剂量平均 2 905mg。4 例可达部分缓解，即无新发皮疹但激素减量后病情复发。其余患者对 CTX 疗效反应不佳。血液系统功能障碍为最常见的不良反应，12 例出现骨髓抑制，其中 6 例出现白细胞减少，10 例有贫血表现。目前仍未有比较 CTX 和其他免疫抑制剂对类天疱疮治疗效果和安全性的随机对照试验，有待于更多临床试验提供证据支持。

国内现有报道多采用激素联合 CTX 静脉给药治疗大疱性类天疱疮。2017 年一项研究采用了激素联合 CTX 冲击疗法（CTX 第 1 周给予 0.4~0.6g，后每周 0.6~0.8g 至无新发皮疹，改为每个月 0.8~1.0g，治疗 3 个月），减少了住院期间激素累积用量，但其结果显示不良反应发生率与单用激素组无明显差异。因此，CTX 在大疱性类天疱疮治疗中的剂量把握仍需进一步探索。

此外，激素联合口服小剂量的 CTX［1~2mg/(kg·d)］也是黏膜型类天疱疮（mucous membrane pemphigoid，MMP）的主要治疗方式之一，尤其针对 MMF 治疗效果不佳、中重度、处于进展期或复发的 MMP。既往报道 CTX 2mg/(kg·d) 治疗有效率达 69%，控制病情无新发皮疹平均需 8 周。

（二）结缔组织病

1. 红斑狼疮 包括系统性和皮肤型，均为自身免疫性结缔组织病。系统性红斑狼疮（systemic lupus erythematosus，SLE）不仅有皮肤损害，还累及多个器官，造成关节炎、浆膜炎、肾炎、血液系统功能障碍等表现。关于 CTX 治疗皮肤型红斑狼疮的临床证据较少，但 CTX 在 SLE 及狼疮肾炎、狼疮神经系统损害中均有着广泛的应用。

肾脏和神经系统损害是 SLE 致死率最高的两类并发症，50% 的狼疮患者合并肾损害，且容易进展为肾功能不全。关于 CTX 联合激素治疗重症 SLE 和狼疮肾炎已有近 30 年的临床研究，有明确证据表明 CTX 可改变狼疮肾炎的长期预后。CTX 联合激素治疗可用于 SLE 的诱导缓解期和维持期，且此种治疗方式较 MMF 更经济，适用于发展中国家。

2020 年最新的回顾性研究推荐 CTX 治疗 SLE 患者的静脉给药方案为：0.5~1.0g/m²，根据白细胞的变化调整用量，首 6 个月每个月 1 次，后 24 个月每 3 个月 1 次。除静脉用药外,口服 CTX 作为传统给药途径,可经肠道快速吸收,其生物利用度达 75%。连续口服给药常用于狼疮肾炎的治疗,但后续研究显示静脉用 CTX 相较于连续口服给药更安全。该项研究推荐,针对需要控制静脉补液量或无法定期返院治疗的患者,为提高患者生活质量和依从性,可采用口服脉冲式用药(每个月 1 次,每次 15mg/kg,分 3 天口服,连续应用 6 个月)替代传统的连续口服疗法,并且,口服脉冲式用药与静脉用 CTX 治疗重症 SLE(存在肾脏或其他器官功能损害)相比,两组患者治疗效果及不良反应发生率无明显差异,但口服给药费用较低,患者依从性有所提高。

已有多项研究评估了 CTX 严重狼疮神经系统损害(neuropsychiatric systemic lupus erythematosus,NPSLE)的疗效。2013 年的随机对照试验研究比较了 CTX 和甲泼尼龙对 NPSLE 的治疗效果和安全性。该研究共纳入 32 例患者,在经过 3 天的甲泼尼龙 1 000mg 冲击治疗诱导缓解后,分别给予每个月激素冲击或 CTX 冲击($0.75g/m^2$)疗法维持治疗;随访 24 个月的结果表明,CTX 组的治疗有效率达到 94.7%,远高于激素组的 46.2%;此外,CTX 组患者经治疗后 SLEDAI 显著降低,降低幅度也大于激素组。在安全性方面,两组患者均未发生严重不良反应如重症感染、高血压、胰腺炎等;且 CTX 组对激素的依赖性减弱。2015 年一项回顾性多中心研究纳入了 50 例有 NPSLE 的患者,其中 46% 的患者抗磷脂抗体阳性;给予每个月静脉冲击 CTX($15mg/kg$ 或 $0.75\sim1.00g/m^2$)联合泼尼松的治疗方案,平均治疗时间为 8 个月,CTX 的中位累积剂量为 7.2g。结果显示,在平均 47 个月的观察期内,84% 有神经系统损害的患者达到了部分或完全好转,10% 的患者病情稳定,6% 对治疗无反应或恶化。12% 的患者在治疗期内出现复发。在观察期间,无恶性肿瘤类不良事件发生,有 3 例患者出现严重感染,3 例女性患者出现闭经。这项研究进一步证实了 CTX 对 NPSLE 的显著疗效和相对安全性。

目前,CTX 在 SLE 中较多用于合并肾损害的治疗,且已有大量关于 CTX 治疗狼疮肾炎的报道。2018 年的国内研究比较了来氟米特(leflunomide,LEF)和 CTX 对增殖性狼疮肾炎诱导期的治疗,CTX 脉冲击给药,每个月 $0.8\sim1.0g$。在 24 周的观察期内,CTX 组 27% 的患者得到完全缓解,42% 的患者部分缓解,平均 SLEDAI、补体、抗双链 DNA 水平、尿蛋白等均有显著改善,但与 LEF 组无明显差异;两组患者主要不良反应均为感染,尤其是上呼吸道感染(表 7-4-1)。为探究 CTX 临床应用的合适剂量,同年另一项随机对照试验研究比较了正常 CTX 剂量(每 4 周 1 个疗程,每次 $0.75g/m^2$,6 个疗程后改用 AZA 维持)和低剂量(每 2 周 1 个疗程,每次 0.5g,6 个疗程后改用 AZA 维持)对 Ⅲ/Ⅳ级狼疮肾炎诱导期的治疗效果,在 52 周随访期内,正常剂量组 73% 患者达到完全或部分缓解,而低剂量组仅 50%;低剂量组复发率为 24%,正常剂量组仅为 3%;另外,正常剂量组患者 SLEDAI 改善幅度平均为 16 分,远高于低剂量组的 10 分。正常剂量组患者发生不良反应如脱发、白细胞减少的风险更高,但未出现严重不良事件。总体来说,正常剂量 CTX 在治疗效果上优于低剂量。

2. **皮肌炎** 现有较少的临床证据支持 CTX 在复发性或重度皮肌炎中的治疗。有研究报道了 12 例青少年复发性皮肌炎患者接受静脉冲击 CTX 治疗(每个月 $1g/m^2$)的结果,其中,2 例患者在 CTX 治疗有效之前死亡,但剩余 10 例患者皮肤表现、肌肉症状均得到了较大改善。不良反应包括中性粒细胞减少、显微镜下血尿、带状疱疹、脱发等。

表 7-4-1　环磷酰胺与来氟米特治疗狼疮肾炎 24 周内的不良反应事件

项目	来氟米特（n=48 人）		环磷酰胺（n=52 人）	
	例数 / 例	百分比 /%	例数 / 例	百分比 /%
感染	16	33	18	35
上呼吸道	9	19	9	17
下呼吸道	2	4	3	6
泌尿道	4	8	3	6
带状疱疹	1	2	3	6
白细胞减少	1	2	1	2
转氨酶升高	9	19	5	10
脱发	1	2	2	4
贫血	0	0	2	4
腹泻	3	6	3	6
呕吐	1	2	1	2
高血压	5	10	1	2
头痛	1	2	3	6
死亡	1	2	0	0

2018 年，探究 CTX 作为二线治疗药物在青少年复发性皮肌炎中的作用研究，并与未使用 CTX 组比较。该回顾性研究共纳入 200 例患者，其中 56 例为 CTX 组，是目前关于 CTX 治疗青少年皮肌炎样本量最大的临床研究。研究采用 CPT，剂量为 500mg/m²，2 周 1 次，给药 3 次后改为 750mg/m²，3~4 周 1 次，视患者对药物的反应调整间隔时间；总疗程不超过 6 个月，平均疗程为 5.2 个月。结果表明，在启动 CTX 治疗后的 6、12、24 个月，患者疾病活动度评分逐渐降低；CTX 组相较于未使用 CTX 组，其激素累积剂量明显减少；值得注意的是，在停用 CTX 1 年内，仅 3 例患者出现轻症不良反应如呼吸道感染及口腔溃疡。

国内也有相关研究报道 CTX 在皮肌炎中的应用，尤其是合并间质性肺炎的皮肌炎患者。结果均提示静脉用 CTX 联合激素或丙种球蛋白治疗相较于单用激素具有更可观的疗效和更高的安全性，也可改善间质性肺炎患者的肺功能，但有病例报道显示 CTX 治疗中可能出现肝损害或急性重型肝炎等不良事件，临床应用时应注意。总体来说，随着新型免疫抑制剂的出现，CTX 在皮肌炎的治疗中已退居二线。

3. 系统性硬化症　在 2009 年由欧洲硬皮病研究中心发表的共识中，基于既往随机对照试验研究，CTX 被推荐应用于系统性硬化症合并间质性肺炎的治疗。一项随机对照试验研究纳入了 158 例系统性硬化症合并间质性肺炎的患者，其中 85 例经连续口服 CTX［不超过 2mg/（kg·d），治疗持续 6~12 个月］治疗后，其皮疹情况和显微镜下皮肤厚度相较于单用激素对照组有明显好转，但仅适用于弥漫性而非局限性皮损患者。长期随访发现，在停用 CTX 后 1 年内，CTX 对皮肤症状的缓解作用逐渐衰减。另有一项小样本量前瞻性研究纳入了 13 例早期系统性硬化症伴有弥漫性皮肤损害的患者,发现在应用口服 CTX［2.0~2.5mg/(kg·d)］联合甲泼尼龙 30mg/d 治疗 1 年后,大部分患者皮肤厚度明显变薄。以上研究均提示 CTX 在系统性硬化症治疗上的临床价值。

弥漫性实质性肺疾病是系统性硬化症的严重合并症,也是其致死的主要因素之一。根据现有临床证据,CTX 较多应用于系统性硬化症合并弥漫性实质性肺疾病(systemic scleroderma-diffuse parenchymal lung disease,SSc-DPLD)的治疗上。CPT 治疗 SSc-DPLD 的标准用法,推荐剂量为每个月 750mg/m^2,在弥漫性实质性肺疾病确诊后应尽早展开治疗,维持 12 个月或以上。2018 年的一项研究表明,经静脉大剂量 CTX 治疗能够稳定 SSc-DPLD 患者的肺功能,23% 的患者出现了不良反应,包括肺炎、贫血、白细胞减少、出血、肾功能受损等。静脉冲击给药安全性较高,但患者依从性较差,2020 年最新一项研究报道了口服冲击式给药的 CTX 治疗 SSc-DPLD 的效果。患者每 2 周接受 600~750mg/m^2 的口服剂量 CTX,并同时联合 10mg/d 泼尼松,治疗维持最多 24 个月。结果显示,接受 CTX 的患者有正向疗效,用力肺活量平均升高 1ml。治疗后患者雷诺现象发生次数减少,但血清自身抗体,如抗 RNP-1、抗 Scl 抗体与治疗效果无明显关联。治疗期间,仅 1 例患者出现严重不良反应即出血性膀胱炎,无膀胱癌、血液系统肿瘤等不良事件发生。目前暂无研究比较静脉和口服冲击给药模式的优劣性,有待进一步探究。

(三) 自身免疫性血管炎

大剂量激素联合 CTX 是抗中性粒细胞胞质抗体相关性血管炎(ANCA-associated vasculitis,AAV)诱导期的一线治疗方案;早在 1973 年,已有研究表明连续口服 CTX 2mg/(kg·d)联合大剂量泼尼松能使 75% 的韦格纳肉芽肿病(Wegener granulomatosis,WG)患者达到完全缓解,91% 的患者病情得到极大改善,但伴随着较高的复发率及不良反应发生率。后续研究发现 CPT 疗法在 AAV 治疗效果上与口服给药相近,且较口服给药更安全,不良反应如白细胞减少等事件发生率较低。CTX 较少用于 AAV 维持期治疗,在诱导完全缓解后,通常改为 MTX 或 AZA 维持。严重的肺嗜酸性肉芽肿性多血管炎和结节性多动脉炎也推荐 CTX 作为辅助疗法,可显著延长患者生存期,但也存在较多的不良反应如重症感染、出血性膀胱炎和膀胱癌。

CTX 在 WG 和显微镜下多血管炎(microscopic polyangitis,MPA)的诱导期治疗上起重要作用。在 WG 的治疗中,口服给药虽然短期能够达到较好的控制效果,但复发率高达 50%,且发生出血性膀胱炎、膀胱癌、骨髓抑制等不良事件的风险较高。CPT 疗法同样适用于血管炎的治疗,其累积剂量较口服给药小,出现膀胱损害的风险也较低。为提供更多证据,欧洲血管炎研究组(European Vasculitis Society,EUVAS)发起了一项比较连续口服 CTX［2mg/(kg·d)］和 CPT 疗法(15mg/kg,2~3 周 1 个疗程,持续 6 个月)治疗 WG 的随机对照试验研究,在 9 个月的观察期内,口服给药组和 CPT 组分别有 87.7% 和 88.1% 的患者达到缓解,两组疗效并无明显差异;但 CPT 组 CTX 累积剂量更少。在安全性方面,两组患者都有白细胞减少和严重感染事件发生,但 CPT 组发生率明显较低。值得注意的是,CPT 组在治疗期间平均复发率为 19%,口服给药组仅为 9%。此研究提示了虽然 CPT 疗法在安全性上更占优势,但连续口服给药法仍可作为 WG 或 MPA 诱导期治疗的选项之一。若采用口服给药方式,为避免严重不良反应,疗程尽量不超过 3~4 个月,且应每隔 1~2 周监测血常规,以免出现重度骨髓抑制。

目前认为,CTX 治疗血管炎不适合长期用药,仅适用于诱导缓解,3~6 个月的疗程后应改为毒性较低的免疫抑制剂维持治疗,目前较多推荐的维持治疗方案为 MTX 或 AZA。有研究提示 CTX 诱导治疗的中位时间为 3 个月,严重不良反应发生率约为 10%,但复发率为 52%。若采用短期 CTX 诱导治疗,主要问题在于如何控制复发率。另一项研究比较了使用 CTX [1.5mg/(kg·d)] 和 AZA [2mg/(kg·d)] 维持治疗对 WG 或 MPA 患者预后的影响。该研究诱导治疗的方案仍为 CTX [2mg/(kg·d)] 连续口服,在诱导期间 93% 的患者达到完全缓解;后续维持治疗期间,AZA 组和 CTX 组的复发率无明显差异,证实了达到缓解后的 CTX 撤退并不会增加复发率。

另外,有研究报道了 CTX 对坏疽性脓皮病的治疗。9 例患者接受了每个月 500mg/m² 的 CTX 静脉冲击治疗,持续 6 个月后,7 例患者达到完全缓解,1 例达到部分缓解。但该研究提供的证据暂不足以支持 CTX 在坏疽性脓皮病治疗中的广泛应用。

上述研究表明,CTX 治疗自身免疫性血管炎时用药疗程应受到严格控制,一般控制在 3~6 个月,在疾病达到完全或部分缓解后,改为其他类型的免疫抑制剂维持治疗,通常选择毒性作用相对较小的药物。既往试验提示 CTX 的撤退并不会增加疾病复发率,但仍需要更多证据支持。

(四)重症药疹

关于 CTX 是否适合应用于药物过敏反应如重症多形红斑(Stevens-Johnson syndrome, SJS)和中毒性表皮坏死松解症(toxic epidermal necrolysis,TEN)的常规治疗中,目前临床证据较少且具有争议。早期研究曾推荐 CTX 作为 SJS 和 TEN 的主要治疗手段,尤其是针对激素效果不佳或激素不良反应严重的患者。1998 年一项研究纳入了 8 例大疱性药疹患者,在单用 CTX 冲击治疗后,患者病情可快速得到控制,新发水疱明显减少。但是,CTX 作为一种细胞毒性药物,其本身也可能诱发超敏反应,既往已有文献报道了应用 CTX 后出现 TEN 的病例,虽然比例较少,仍需引起重视。另外,在环孢素等安全性更高的免疫抑制剂广泛应用于临床后,研究者们更多地建议 CTX 不再系统性地应用于重症药疹的治疗。近期有研究比较了环孢素与 CTX 在 TEN 患者中的治疗效果,结果显示环孢素在促进愈合、缩短病程、减轻重要器官损害及降低死亡率等方面均优于 CTX。

(五)银屑病

银屑病是角质形成细胞角化过度伴角化不全导致皮肤出现境界清晰的斑块和鳞屑的疾病。目前关于银屑病的发病机制尚未明确,但可能与遗传、精神因素、感染、自身免疫等多因素相关。根据最新诊疗指南,目前各种类型银屑病的一线治疗药物包括 MTX、环孢素、维 A 酸类,以及各种生物制剂;二线治疗药物包括外用激素类药物、UVA 或 UVB 疗法等。关于 CTX 在银屑病治疗中的应用,国外目前相关文献较少。国内部分文献对比了 CTX 与维 A 酸治疗银屑病的效果,结果显示 CTX 在疗效和安全性方面优于阿维 A,但其证据级别较低。目前临床上较少单用 CTX 作为银屑病的维持治疗手段,2015 年有国内研究提示 MTX 联合 CTX 在控制关节病性银屑病中具有较好的效果,且相对安全,提示 CTX 或可以联合银屑病一线用药以控制难治性、中重度的银屑病,但仍需更多临床研究证据支持。

(六) 干燥综合征

干燥综合征是一种可累及多个器官和系统的自身免疫性疾病,临床表现包括外分泌腺体,主要是唾液腺和泪腺的功能受损,还有皮肤紫癜、关节痛、肾功能不全、肺纤维化和肺动脉高压等,少部分患者可合并淋巴瘤。过去数十年,针对干燥综合征的治疗主要是对症处理及系统应用免疫抑制剂。2020 年欧洲抗风湿病联盟(European League Against Rheumatism, EULAR)发布了关于干燥综合征临床管理和治疗的推荐指南。指南推荐,系统性的免疫抑制剂联合激素应用可以减少不良反应,但并无相关证据证明哪种免疫抑制剂在疗效和安全性上更具有优势。目前国外关于 CTX 治疗干燥综合征的研究多为病例报道,但治疗剂量及疗程未达成共识。部分学者推荐单用免疫抑制剂如 MMF、AZA、CTX 等完全替代激素治疗,由于缺乏临床研究支持,证据尚不充足。EULAR 推荐,合并皮肤血管炎、间质性肺炎、周围多神经炎及血液系统损害的中重度干燥综合征,CTX 可作为紧急缓解病情的治疗手段之一,剂量为每 2 周 0.5g 静脉用药;而合并肾损害,尤其是肾小球肾炎的中重度患者,CTX 可作为仅次于激素的二线用药推荐。另外,国内已有关于 CTX 治疗干燥综合征的相关文献报道,多用于合并间质性肺炎改变的患者,但证据力度仍停留在病例报道及专家意见的层面,需更多相关试验作为依据。

(七) 皮肤 T 淋巴细胞瘤

皮肤 T 淋巴细胞瘤是一种由原发于皮肤的 T 淋巴细胞克隆增生造成的疾病。CTX 主要应用于复发性、难治性、处于快速进展期的皮肤 T 淋巴细胞瘤的治疗,如处在进展期的蕈样肉芽肿或塞扎里综合征。既往研究单用 CTX 治疗蕈样肉芽肿,但现在多采用 CHOP(CTX、多柔比星、长春新碱、泼尼松)多靶点联合疗法。美国皮肤淋巴瘤协会于 2010 年公布了塞扎里综合征的管理及治疗推荐指南表示,氟达拉滨联合 CTX 方案可作为塞扎里综合征的二线用药。此外,多靶点联合疗法被证实在塞扎里综合征的诱导期治疗中卓有成效,可使病情达到完全缓解或>50% 的部分缓解,而不至于造成毒素过量蓄积或严重不良反应。

(八) 其他

CTX 也可作为其他皮肤病的非常规治疗手段。一项关于慢性荨麻疹患者的回顾性研究显示,在经过 4 周口服西替利嗪联合 CTX 治疗后,所有患者无再新发皮疹,提示 CTX 对慢性顽固性荨麻疹有抑制作用。另外,在严重的湿疹样皮炎中,有病例报道了 3 例患者在接受口服 CTX(100mg/d)治疗后,平均 3 个月可达到明显缓解。治疗持续时间为 6~14 个月,其中 1 例患者可仅依靠 CTX 控制病情,而无须加用激素治疗。另外,在皮肤淀粉样变、角化棘皮瘤等疾病中,也有将 CTX 作为辅助药物的病例报道。

二、禁忌证

CTX 在应用时应注意其禁忌证。绝对禁忌证包括妊娠和哺乳期女性,处于育龄期且有生育要求的患者、对药物过敏的患者、有严重骨髓抑制或既往有膀胱癌病史的患者。相对禁忌证包括严重感染、肝肾功能不全等。

三、药物相互作用

由于 CTX 的活化、灭活和解毒过程极大程度上依赖于各种酶体系的参与,对酶活性有影响的药物会干扰 CTX 的代谢。自身免疫性皮肤病,尤其是存在合并症或累及多个器官系统的疾病,通常需多种药物协同治疗,药物之间的相互作用在临床应用上尤其需要注意。抑制 CTX 代谢的药物包括别嘌醇、氯霉素、氯丙嗪、环丙沙星、氟康唑等,而能够促进 CTX 代谢的药物包括地塞米松、泼尼松、昂丹司琼、苯巴比妥、利福平等。

CTX 药代动力学和生物转化率的个体差异较大,主要表现在细胞色素酶 P450 氧化酶系和 ALDH 酶系的差异。此外,病情严重度、体重、年龄、饮食差异、精神因素等也能够影响酶的活性,从而影响 CTX 的代谢和作用效果,临床上应注重个体化给药。

第五节 不良反应、监测及预防

在利用 CTX 治疗自身免疫性皮肤病或皮肤 T 淋巴细胞瘤时,均需注意监测药物的毒性作用和不良反应。由于 CTX 的毒性与药物累积剂量高度相关,在过去 20 年,许多风湿免疫相关的临床试验致力于减少 CTX 的总累积量。既往与风湿免疫相关的系统回顾及荟萃分析均提示 CPT 相较于连续口服给药更安全,前者药物累积剂量较少,感染、白细胞减少、出血性膀胱炎及膀胱癌等不良反应的发生率相对降低。但也有部分关于皮肤病的随机对照试验未发现 CPT 与口服给药在安全性上的差异。CTX 的药物不良反应可大致分为短期不良反应及长期不良反应,且与基础疾病相关。

一、短期不良反应

胃肠道反应是 CTX 相对常见的短期不良反应,包括恶心、呕吐、腹泻、口腔炎等。近期一项关于中国风湿免疫病患者的回顾性研究发现,CPT 相比于口服 CTX 胃肠道反应发生率更高,建议临床应用时可联合镇吐药辅助治疗。

骨髓抑制是 CTX 另一常见不良反应,与药物剂量、用药时长相关,一般具有可逆性,停药后可恢复至正常。其中,白细胞减少最为多见,血小板减少及贫血次之。因此,药物治疗期间应定期监测血常规,根据血细胞数量调整用药剂量,推荐白细胞总数控制在 $4.0 \times 10^9/L$ 以上为佳。近期一项荟萃分析及随机对照试验研究提示 CPT 骨髓抑制的发生率相比于连续口服给药更低。

定植菌和机会致病菌感染在 CTX 的治疗中时有发生,最常见为上呼吸道感染。两项关于自身免疫性疾病的回顾性研究报道了 CPT 疗法发生感染的概率,其中严重感染,如带状疱疹或其他需要住院治疗的感染性疾病,发生率分别为 9% 和 15%。而在天疱疮相关的随机对照试验研究中,CTX 相较于其他免疫抑制剂或单用激素疗法在感染发生率上差异无统计学意义。综合考虑,在使用 CTX 等免疫抑制剂治疗自身免疫性皮肤病时,可预防性使用抗生素以降低严重感染的概率,同时应避免抗生素滥用。

CTX 的治疗过程中可能出现皮肤和毛发的损伤,严重时可出现持续性脱发。另外,皮肤、黏膜、牙齿、指甲等部位的色素沉着也时有发生。CTX 也可引起药物过敏反应,甚至 SJS 和 TEN 等重症疾病,既往均有临床病例报道。

出血性膀胱炎更易发生于连续口服 CTX 的患者中。CTX 的代谢产物——丙烯醛经肾脏排泄时,对泌尿道上皮细胞会产生刺激作用,造成膀胱炎及反复血尿,以及纤维化和膀胱容量减少。关于 WG 患者的近期研究提示,在口服 CTX 治疗后,出血性膀胱炎的发生率达到 12%~41%;受累患者治疗累积剂量一般达到 100g 以上,治疗时长达 30 个月以上。与之相对,CPT 累积剂量明显减少,发生出血性膀胱炎的概率也明显降低。以上研究提示,控制累积剂量及缩短疗程是预防出血性膀胱炎的主要手段之一。此外,增强利尿和水化、避免睡前给药以减少丙烯醛对泌尿道上皮损伤,联合应用美司钠等手段均可预防膀胱炎的发生。

二、长期不良反应

CTX 对性腺的毒性是其长期不良反应之一,可造成精子无活性、闭经、卵巢功能早衰、不孕、不育等,多发生于长期连续口服 CTX 的患者。长期随访观察发现经过 CTX 治疗的狼疮肾炎患者易出现短暂或持续性闭经;相较于 CPT,连续口服给药更容易引起卵巢功能早衰。年龄较大、治疗开始时间较早、药物累积剂量较高的患者发生卵巢功能早衰的概率较高。在 CTX 治疗时联用促性腺激素可在治疗结束后恢复月经,但其对不孕、不育的改善效果未知。对男性来说,累积剂量>7g 时有可能导致性腺毒性,而联用睾酮对精子活性的改善证据目前仍较少。不孕、不育是最严重的性腺不良反应,因此 CTX 在育龄期患者,尤其是有生育需求的患者中应慎重使用。CTX 有致畸的作用,因此一般禁用于妊娠女性。

CTX 长期不良反应还包括致癌作用。膀胱癌可在用药数十年后发生,累积剂量>56g,且治疗期间出现出血性膀胱炎的患者有较大概率出现膀胱肿瘤。CPT 累积剂量通常<30g,因此膀胱癌发生率较低,而连续口服给药相对较高。一项关于 AAV 患者在应用 CTX 后的长期随访研究显示,用药后第 8 年,肿瘤的发生率可达 13%,包括皮肤肿瘤、前列腺癌、肺癌、膀胱癌、乳腺癌、结直肠癌和白血病等。另一项研究随访了 143 例天疱疮和大疱性类天疱疮的患者,其中 2 例在接受口服给药后出现了膀胱癌,所有患者随访时间为 4~9 年。

心肺毒性可发生在高剂量(>60mg/kg)CTX 化疗后,是较少见的一类药物不良反应,但较为严重。通常在用药开始后数日到数周出现,此后可表现为心力衰竭并持续存在,不可逆并具有致死性。肺部毒性相对少见,可表现为肺纤维化及间质性肺炎,同样有高致死率。CTX 累积剂量达到 30g 有可能出现肺毒性。

三、不良反应的监测及预防

为了尽可能降低 CTX 的不良反应发生率,减少累积剂量及缩短疗程是重要的手段之一。此外,临床应用前应先告知患者可能的风险,了解是否有生育或哺乳要求。在 CTX 治疗期间,针对连续口服给药的患者,应尽可能选择早晨给药,每天饮水量达 3L 以上,睡前排空膀胱。为预防胃肠道反应,可加用镇吐药。每 2 周监测血常规、尿常规、肝肾功能,根据结果调整用药剂量,白细胞数量维持在 $4.0 \times 10^9/L$ 以上。尿液细胞学检查间隔时间为半年至 1 年最佳。用药期间嘱患者避孕。为预防严重感染,可联合抗生素,但应避免抗生素滥用。疗程结束后,应长期随访监测有无膀胱癌、不孕、不育等不良事件。采用 CPT 的患者,其累积剂量较低,不良反应发生率也较低,在联合镇吐药、水化等措施的基础上,应于每次冲击治疗前及治疗后 10~14 天监测血尿常规、肝肾功能。CTX 是一种兼具抗肿瘤和免疫抑制效能的药物,主要通过烷化效应影响 DNA 合成,对于快速增殖的淋巴细胞,尤其是 B 淋巴细胞起明显抑制作用。CTX 在自身免疫性皮肤病,尤其是天疱疮、系统性红斑狼疮、血管炎,以及皮肤 T 淋巴细胞瘤中均有重要临床应用价值。随着更多新型免疫抑制剂的出现,CTX 在许多疾病中不再作为一、二线用药,但针对其他免疫抑制剂控制效果不佳,或合并系统症状如间质性肺炎的病例,CTX 仍有一席之地。相比于连续口服治疗,CPT 已被多项试验证实更具安全性,但考虑到患者经济情况及依从性,连续口服治疗在国内依然是 CTX 的主要用药模式之一。CTX 的严重不良反应包括重度骨髓抑制、出血性膀胱炎、膀胱癌、不孕、不育等,在临床应用时应注意控制累积剂量并监测肝肾功能、尿常规等。

（艾雪忱 郭庆 曾凡钦）

参 考 文 献

［1］ARUNSURAT I, MAHAKKANUKRAUH A, FOOCHAROEN C, et al. Outcome of pulse oral cyclophosphamide therapy in scleroderma interstitial lung disease [J]. Clin Rheumatol, 2021, 40 (1): 205-211.

［2］BRODSKY R A. High-dose cyclophosphamide for autoimmunity and alloimmunity [J]. Immunol Res, 2010, 47 (3): 179-184.

［3］DE JONGE M E, HUITEMA A D, RODENHUIS S, et al. Clinical pharmacokinetics of cyclophosphamide [J]. Clin Pharmacokinet, 2005, 44 (11): 1135-1164.

［4］DEAKIN C T, AMPANILHO-MARQUES R, SIMOU S, et al. Efficacy and safety of cyclophosphamide treatment in severe juvenile dermatomyositis shown by marginal structural modeling [J]. Arthritis Rheumatol, 2018, 70 (5): 785-793.

［5］FANOURIAKIS A, PAMFIL C, SIDIROPOULOS P, et al. Cyclophosphamide in combination with glucocorticoids for severe neuropsychiatric systemic lupus erythematosus: a retrospective, observational two-centre study [J]. Lupus, 2016, 25 (6): 627-636.

［6］FERNANDES-MOÇA-TREVISANI V, CASTRO A A, FERREIRA-NEVES-NETO J, et al. Cyclophosphamide versus methylprednisolone for treating neuropsychiatric involvement in systemic lupus erythematosus [J]. Cochrane Database Syst Rev, 2013, 2013 (2): CD002265.

［7］GUAL A, IRANZO P, MASCARÓ J R. Treatment of bullous pemphigoid with low-dose oral cyclophosphamide: a case series of 20 patients [J]. J Eur Acad Dermatol Venereol, 2014, 28 (6): 814-818.

［8］KIM J, CHAN J J. Cyclophosphamide in dermatology [J]. Australas J Dermatol, 2017, 58 (1): 5-17.

［9］LANGFORD C A. Cyclophosphamide as induction therapy for Wegener's granulomatosis and microscopic polyangiitis [J]. Clin Exp Immunol, 2011, 164 Suppl 1 (Suppl 1): 31-34.

［10］MEHRA S, USDADIYA J B, JAIN V K, et al. Comparing the efficacy of low-dose vs high-dose cyclophosphamide regimen as induction therapy in the treatment of proliferative lupus nephritis: a single center study [J]. Rheumatol Int, 2018, 38 (4): 557-568.

［11］ OLSEN E A, ROOK A H, ZIC J, et al. Sézary syndrome: immunopathogenesis, literature review of therapeutic options, and recommendations for therapy by the United States Cutaneous Lymphoma Consortium (USCLC)[J]. J Am Acad Dermatol, 2011, 64 (2): 352-404.

［12］ PADIYAR S, ARYA S, SURIN A, et al. Comparison of safety, efficacy and cost between oral pulse cyclophosphamide versus intravenous cyclophosphamide pulse therapy in severe systemic lupus erythematosus [J]. Int J Rheum Dis, 2020, 23 (6): 800-804.

［13］ RAMOS-CASALS M, BRITO-ZERÓN P, BOMBARDIERI S, et al. EULAR recommendations for the management of Sjögren's syndrome with topical and systemic therapies [J]. Ann Rheum Dis, 2020, 79 (1): 3-18.

［14］ SCARISBRICK J J, CHILD F J, CLIFT A, et al. A trial of fludarabine and cyclophosphamide combination chemotherapy in the treatment of advanced refractory primary cutaneous T-cell lymphoma [J]. Br J Dermatol, 2001, 144 (5): 1010-1015.

［15］ VAN DEN HOMBERGH W M T, SIMONS S O, TEESSELINK E, et al. Intravenous cyclophosphamide pulse therapy in interstitial lung disease associated with systemic sclerosis in a retrospective open-label study: influence of the extent of inflammation on pulmonary function [J]. Clin Rheumatol, 2018, 37 (10): 2715-2722.

［16］ ZHANG M F, QI C J, ZHA Y, et al. Leflunomide versus cyclophosphamide in the induction treatment of proliferative lupus nephritis in Chinese patients: a randomized trial [J]. Clin Rheumatol, 2019, 38 (3): 859-867.

［17］ 周夕媛, 赵蓓, 陈学军, 等. 环磷酰胺联合糖皮质激素治疗重症免疫性大疱病临床观察 [J]. 四川医学, 2017, 38 (4): 405-408.

［18］ 钟金凤, 方热军. 环磷酰胺免疫抑制机制及在动物模型上的应用 [J]. 中国免疫学杂志, 2016, 32 (10): 1541-1546.

［19］ 钟永军, 李德宪, 海霞, 等. 重症寻常型天疱疮 25 例的治疗和依从性分析 [J]. 中国皮肤性病学杂志, 2010, 24 (9): 827-828.

［20］ 万远芳, 刁庆春. 天疱疮 43 例临床资料分析 [J]. 中国皮肤性病学杂志, 2009, 23 (9): 575-576.

第八章

硫唑嘌呤／巯嘌呤

第一节 概　述

20 世纪中期,免疫学的基本概念发生着动态的演变。尽管当时人们对免疫机制的认识尚不成熟,但研究者们已提出了非常有见解的免疫耐受理论,并在动物实验中实现了兔、小鼠和鸡皮肤同种异体移植的获得性免疫耐受。与这种重要的免疫学模式相结合的基本原理是核酸碱基拮抗剂可抑制快速分裂细胞的生长,这也成为了抗代谢物和药物诱导免疫耐受的理论来源。后续的研究者在幼年及成年动物模型上成功实现药物诱导免疫耐受是最终能够在人体实现免疫抑制的一个巨大飞跃及奠基石。在此之前,X 射线被认为是最有前景的减轻排斥反应的方法。当时移植手术后移植物总是受到排斥反应的破坏,因此药物诱导人体实现免疫抑制的出现为移植手术领域重新带来了希望。

1951 年,George Hitchings 和 Gertrude Elion 合成了巯嘌呤(mercaptopurine,MP),并在之后合成了许多巯嘌呤的衍生物,其中包括了硫唑嘌呤。巯嘌呤于 1953 年首次被用于治疗儿童的急性淋巴细胞白血病。随后 1 位年轻的外科医师 Roy Calne,在 1960 年成功利用巯嘌呤延长了犬肾移植存活时间。但是,由于巯嘌呤存在较高的毒性潜力,它并不适合长期用于治疗人体实体器官移植后的排斥反应。Calne 试图寻找一种毒性更小的药物诱导免疫耐受和抑制器官移植后排斥反应。Hitchings 和 Elion 对 Calne 基于动物模型进行的巯嘌呤研究感到非常激动和感兴趣,于是提供给 Calne 巯嘌呤的衍生物继续进行动物模型实验。随后,Calne 证明了巯嘌呤的衍生物之一,BW57-322(后来被称为硫唑嘌呤)不仅能发挥与巯嘌呤一样的免疫抑制效果,且骨髓毒性更小。随着硫唑嘌呤动物模型实验的成功,硫唑嘌呤迅速向人体移植过渡。1963 年,硫唑嘌呤联合糖皮质激素首次被成功用于同种异体肾移植术。至 20 世纪 60 年代末,第一篇关于硫唑嘌呤成功治疗天疱疮的报道发表了,随后该药物在其他疾病中也得到了广泛的应用。目前巯嘌呤及硫唑嘌呤作为免疫抑制剂在临床上多用于自身免疫性疾病、免疫相关炎症反应性疾病(类风湿关节炎、系统性红斑狼疮、炎性肠病),恶性肿瘤(急性淋巴细胞性白血病、慢性髓细胞性白血病),器官移植后排斥反应等治疗。

第二节 药代动力学

与科学上的许多重大发现总是意外得到不同,硫唑嘌呤的合成是在充分的预先设计下产生的。基于所有细胞的生长都需要核酸的理论,Hitchings 和 Elion 预想能够合成出一种嘌呤类似物拮抗嘌呤,以此阻止快速分裂细胞的生长。因此,他们在实验室尝试并且成功合成了许多嘌呤类似物,其中就包括巯嘌呤。但是,巯嘌呤进入人体后易被快速分解影响疗效。为了避免这一现象,研究人员试图合成一种巯嘌呤的前体药物,以此应对快速分解代谢,从而使更多的药物能够经代谢产生活性产物,更多地选择性激活靶细胞。最终 Hitchings 和 Elion 在巯嘌呤 6 号位的硫原子上加入了咪唑环,得到了比巯嘌呤更活跃,具有更好治疗指数,进入人体后却更稳定的药物——硫唑嘌呤。最终同属于巯嘌呤类药物的巯嘌呤及其前体硫唑嘌呤主要作为与内源性嘌呤(腺嘌呤、鸟嘌呤、次黄嘌呤)化学结构相似的嘌呤类似物干扰核苷酸利用,影响细胞分化从而发挥细胞毒性免疫抑制作用。

硫唑嘌呤进入体内后约 88% 迅速经过消化道吸收,不透过血脑屏障,约 12% 通过胃肠道排出。吸收后的硫唑嘌呤在体内被广泛代谢,只有约 2% 的硫唑嘌呤以未发生变化的形式通过尿液排出。硫唑嘌呤的代谢相当复杂,涉及多种酶的介导。首先,硫唑嘌呤在体内被普遍存在的巯基化合物(半胱氨酸、谷胱甘肽、硫化氢、其他硫醇类或可能的蛋白质)迅速地非酶裂解转化为巯嘌呤。随后,巯嘌呤在体内经历 4 种相互竞争的酶的代谢:①在次黄嘌呤氧化酶作用下转化为非活性产物 6- 硫尿酸。②在巯嘌呤甲基转移酶(thiopurine methyltransferase,TPMT)作用下转化为非活性产物 6- 甲基巯嘌呤。③在次黄嘌呤 - 鸟嘌呤磷酸核糖转移酶的作用下转化为 6- 巯基次黄嘌呤核苷单磷酸(6-thio-inosine monophosphate,6-TIMP)。6-TIMP 可被 TPMT 代谢为活性甲基化产物或经磷酸化生成 6- 巯基次黄嘌呤核苷三磷酸(6-thioinosine triphosphate,6-TITP)。6-TITP 通过三磷酸肌苷焦磷酸酶(inosine triphosphate pyrophosphohydrolase,ITPA)再转化为 6-TIMP;同时 6-TIMP 在次黄嘌呤核苷单磷酸脱氢酶和鸟嘌呤核苷单磷酸合成酶的作用下转化成 6- 硫鸟嘌呤核苷单磷酸(6-thioguanosine monophosphate,6-TGMP),6-TGMP 在磷酸激酶作用下转化为 6- 硫鸟嘌呤核苷二磷酸(6-thioguanosine diphosphate,6-TGDP)和 6- 硫鸟嘌呤核苷三磷酸(6-thioguanosine triphosphate,6-TGTP)。

第三节 作用机制

6-TGMP、6-TGDP、6-TGTP 统称为 6- 硫鸟嘌呤核苷酸(6-thioguanine nucleotides,6-TGN),6-TGN 是巯嘌呤类药物发挥生物学作用的有效活性产物,其中又以 6-TGDP 和

6-TGTP 为产生药理活性的主要来源。这些嘌呤衍生物可与细胞内 DNA 及 RNA 结合,通过影响胞核内碱基错配修复过程,起干扰细胞增殖(尤其是细胞增殖周期中的 S 期)的毒性作用。也正因为硫唑嘌呤及巯嘌呤的代谢产物可干扰淋巴细胞的核酸嘌呤代谢,故可在淋巴细胞受抗原激活时抑制其增殖,从而下调 T/B 淋巴细胞功能起免疫抑制的效果。免疫反应中的细胞免疫及体液免疫均可受该类药物的影响。

硫唑嘌呤及巯嘌呤经代谢生成的 6- 硫鸟嘌呤可抑制 T 淋巴细胞表达 TRAIL、TNFRS7、α4-integrin 等炎症相关标志物,从而减轻 T 淋巴细胞所诱发的炎症反应。硫唑嘌呤及巯嘌呤血浆峰值约发生在摄入后 2 小时,自身及其所有活性代谢产物的半衰期约为 5 小时。

第四节　临床应用

一、皮肤科临床应用

硫唑嘌呤、巯嘌呤在临床应用已有 60 余年,多用于治疗器官移植后抗排斥反应、炎性肠病、急性淋巴细胞白血病、自身免疫性肝炎等。巯嘌呤在皮肤科的应用较少,目前资料仅来自小规模回顾性研究或少量个案报道,其中主要包括朗格汉斯细胞组织细胞增生症、皮肤血管炎、坏疽性脓皮病、克罗恩病等的治疗。例如,当皮肤作为朗格汉斯细胞组织细胞增生症的唯一累及器官时,硫唑嘌呤及巯嘌呤可用于一线药物如长春碱治疗不佳时的备选。曾有个案报道称,朗格汉斯细胞组织细胞增生症的患者经过 14 个月的治疗后病情得到充分缓解,另有病例报道称巯嘌呤联合甲氨蝶呤可用于难治性的该病儿童患者。多器官受累的朗格汉斯细胞组织细胞增生症,巯嘌呤也可与糖皮质激素及长春碱联合使用。皮肤血管炎,一项回顾性研究总结了巯嘌呤在韦格纳肉芽肿病治疗中的应用,12 例患者中有 10 例疗效较好;另有个案发现巯嘌呤可作为白细胞碎裂性血管炎缓解后的长期维持方案。坏疽性脓皮病及克罗恩病相关皮肤受累也有使用巯嘌呤的个案报道。

硫唑嘌呤在皮肤科中的应用较巯嘌呤多,主要适用于大疱性皮肤病、系统性红斑狼疮、皮肌炎及多发性肌炎的治疗,也有证据表明其在特应性皮炎、银屑病、慢性光线性皮炎及血管炎等疾病中的疗效肯定。

(一) 大疱性皮肤病

在目前治疗天疱疮和大疱性类天疱疮的指南中,硫唑嘌呤均为二线治疗药物当中的首选免疫抑制剂。观察到硫唑嘌呤起明显作用需要一个较长的潜伏期(6 周),因此硫唑嘌呤常不单独用于治疗这类疾病,推荐与糖皮质激素联用以期减少糖皮质激素剂量,从而减轻激素相关的药物不良反应。硫唑嘌呤在 1969 年就已经用于治疗寻常型天疱疮,随后一项包含 4 例天疱疮患者的病例系列报道显示硫唑嘌呤的使用可以明显减少糖皮质激素用量。1977 年,一项纳入 63 例天疱疮患者的回顾性分析比较了单用泼尼松与泼尼松联合硫唑嘌呤、环磷酰胺或甲氨蝶呤的治疗效果,结果同样显示硫唑嘌呤可协助减少天疱疮患者的泼尼松用量。另一项大规模、非盲的随机对照试验报道使用泼尼松联合硫唑嘌呤治疗的天疱疮患者(n=30)在至少长达 1 年的时间内,泼尼松累计使用剂量低于单独使用泼尼松治疗组(n=30),尽管两组治疗疗效相当。目前只有很少的关于硫唑嘌呤治疗天疱疮的前瞻性研究。一项纳入 120 例天疱疮患者的研究报道硫唑嘌呤与吗替麦考酚酯在病情缓解方面无显著性差异,但硫唑嘌呤治疗组糖皮质激素用量明显减少。硫唑嘌呤治疗 IgA 型天疱疮的效果不明显,而氨苯砜通常是治疗 IgA 天疱疮的首选药物。副肿瘤性天疱疮,治疗潜在恶性肿瘤是必不可少的,有关于联合硫唑嘌呤或其他免疫调节药物治疗副肿瘤性天疱疮的报道,但是这类患者的病死率可达 90%,目前很难判断何种药物会影响疾病预后。

1971 年,硫唑嘌呤被 Greaves 和他的同事们首次用于治疗大疱性类天疱疮,在此之前,大多数大疱性类天疱疮患者需要依靠系统用糖皮质激素治疗以防止水疱反复形成。Greaves 报道,10 例大疱性类天疱疮患者中有 8 例在使用硫唑嘌呤 2.5mg/(kg·d) 的剂量时不再需要泼尼松维持治疗。一项小样本的前瞻性临床试验对比了 12 例大疱性类天疱疮患者使用硫唑嘌呤 [2.5mg/(kg·d)] 联合泼尼松(30~80mg/d)(硫唑嘌呤组)治疗与 13 例患者单用泼尼松(单用泼尼松组)的治疗效果,结果显示两组患者在整体疾病控制方面无明显差异,但硫唑嘌呤组联合泼尼松治疗使用泼尼松超过 3 年的累积平均剂量为 3 688mg,而单用泼尼松组同等时间泼尼松使用的累积平均剂量为 6 732mg。然而目前仍然没有足够的临床研究证据表明其硫唑嘌呤治疗大疱性类天疱疮的疗效优于单用糖皮质激素。

(二) 结缔组织病

1. 系统性红斑狼疮 系统性红斑狼疮为硫唑嘌呤的主要适应证之一,皮肤型红斑狼疮目前没有随机对照试验证据,但有病例报道证实了其潜在的疗效。有研究比较了吗替麦考酚酯与硫唑嘌呤维持治疗 81 例狼疮肾炎患者的疗效与安全性,随访结束时吗替麦考酚酯组的治疗总缓解率高于硫唑嘌呤组,但前者的感染发生率稍高。另一项关于硫唑嘌呤与吗替麦考酚酯交替维持治疗系统性红斑狼疮的研究发现,当硫唑嘌呤治疗 6 个月后病情活动度无明显改变时,可转换为吗替麦考酚酯替代治疗,特别是治疗期间出现肾损害。而硫唑嘌呤替代吗替麦考酚酯治疗的主要原因是患者出现使用吗替麦考酚酯的不良反应或妊娠。

2. 皮肌炎及多发性肌炎 在皮肌炎及多发性肌炎中,硫唑嘌呤为二线治疗药物。有研究报道,硫唑嘌呤对于 50% 以上的皮肌炎或多发性肌炎患者有效。青少年皮肌炎,硫唑嘌呤作为糖皮质激素替代药物也有肯定的疗效。一项关于免疫抑制剂治疗皮肌炎及多发性肌炎的荟萃分析显示口服硫唑嘌呤与甲氨蝶呤、肌内注射甲氨蝶呤与口服甲氨蝶呤联合硫唑嘌呤治疗方案的疗效差异无统计学意义。一项为期 6 个月的随机对照试验比较了 25 例对先前的细胞毒性治疗反应不足或无反应的难治性肌炎患者,随机每周口服 1 次甲氨蝶呤联合每日 1 次硫唑嘌呤与每 2 周 1 次静脉注射甲氨蝶呤的疗效,结果表明联合用药组疗效高于单用甲氨蝶呤组。另一项纳入 16 例多发性肌炎患者的前瞻性双盲安慰剂对照试验报道,经过 3 个月的治疗,硫唑嘌呤治疗组患者的肌力(最高评分 0 分,最低评分 –140 分)增加了 6.5 分(标准差 23.5),而安慰剂组为 1.1 分(标准差 12.6)。硫唑嘌呤组和安慰剂组肌力改善的平均差为 5.40,然而,这些差异均无统计学意义。另一项纳入 28 例特发性炎症性肌病患者的随机对照试验以手握力计数作为主要结局指标,结果显示使用硫唑嘌呤治疗组的效果与甲氨蝶呤组相当。

(三)湿疹性皮肤病

硫唑嘌呤能够有效地控制泛发性湿疹及瘙痒,可用于治疗特应性皮炎、手部湿疹、成人湿疹、接触性皮炎。特应性皮炎,尽管硫唑嘌呤不是首选药物,但是已有随机对照试验表明系统使用硫唑嘌呤治疗特应性皮炎具有肯定的疗效,可使六部位、六体征评分改善17%~23%。一项纳入42例严重特应性皮炎患者的随机对照试验按照1∶1的比例接受硫唑嘌呤和甲氨蝶呤治疗,结果发现两组患者疗效相当。一项关于硫唑嘌呤治疗儿童特应性皮炎的回顾性分析报道了48例患儿中有81%的患者治疗后病情得到明显改善。另一项病案系列研究报道在12例难治的特应性皮炎患儿使用硫唑嘌呤治疗后,92%的患者病情好转。

(四)光线性皮肤病

慢性光线性皮炎包括许多光线性皮肤病,如慢性光化性皮炎、光线性类网状细胞增多症等。硫唑嘌呤治疗光线性皮肤病已有许多报道,一项随机双盲对照试验比较了口服硫唑嘌呤与安慰剂治疗慢性光线性皮炎2年后患者瘙痒及皮疹的变化,结果表明使用硫唑嘌呤治疗组约75%的患者病情明显改善。同时也有个案报道硫唑嘌呤可用于治疗严重的光线性类网状细胞增多症。

(五)其他

硫唑嘌呤治疗血管炎、坏疽性脓皮病、银屑病、多形红斑、暴发性痤疮等也有一定疗效。硫唑嘌呤治疗血管炎的报道不少见,一项前瞻性研究报道了抗中性粒细胞胞质抗体相关性血管炎缓解后的维持治疗,硫唑嘌呤可替代甲氨蝶呤,两者有相似的疗效及安全性。另一项随机对照试验认为硫唑嘌呤联合糖皮质激素治疗抗中性粒细胞胞质抗体相关性血管炎效果与环磷酰胺联合糖皮质激素的治疗效果相当。有个案报道硫唑嘌呤联合英夫利西单抗治疗坏疽性脓皮病合并溃疡性结肠炎患者取得良好效果,皮损愈合。硫唑嘌呤治疗银屑病的报道目前已经减少,一项针对中重度银屑病患者的回顾性研究认为硫唑嘌呤可替代甲氨蝶呤联合生物制剂如英夫利西单抗进行维持治疗。硫唑嘌呤治疗多形红斑、暴发性痤疮的报道多为个案或病案系列报道,治疗后皮损均得到改善。

二、用法及用量

硫唑嘌呤、巯嘌呤需在饭后以足量水吞服。患者在急性或长期治疗期间均应可靠地、系统地遵循治疗方案,以获得成功的治疗效果。起始剂量为1~3mg/(kg·d),在持续治疗期间,根据临床反应(可能数月或数周内并无反应)和血液系统的耐受情况,在此范围内进行相应调整。当治疗效果明显时,应考虑将用药量减至能保持疗效的最低剂量,作为维持剂量。如果3个月内病情无改善,则应考虑停用。维持剂量低于1mg/(kg·d),取决于临床治疗的需要和患者的个体反应,包括血液系统的耐受性。伴有肝和/或肾功能不全的患者,应采用推荐剂量范围的下限值,并应密切监测血液系统的反应,如出现血液学毒性,应进一步减少药物剂量。配制注射剂应在无菌室或专设的房间中进行,操作人员应戴防护用具(手套、面罩、护目镜和一次性工作服),如皮肤接触药液,应用肥皂和大量清水清洗,如果溅入眼中,应用氯化钠溶液或大量清水清洗。

三、药物相互作用

与硫唑嘌呤或巯嘌呤相互作用最明显的是别嘌醇,一种黄嘌呤氧化酶抑制剂,最常用于治疗痛风。由于硫唑嘌呤或巯嘌呤部分被黄嘌呤氧化酶分解,同时使用别嘌醇可能导致严重的巯嘌呤药物毒性和血液学不良反应。硫唑嘌呤或被报道可抑制华法林的抗凝作用。有研究报道使用华法林的患者在停止使用硫唑嘌呤后出现严重出血以及使用硫唑嘌呤后反复发生血栓形成。硫唑嘌呤诱导华法林耐药的机制尚不清楚,但可能是药效学或药代动力学因素导致。巯嘌呤也可抑制华法林的抗凝作用,故当服用华法林的患者使用巯嘌呤时,须密切监测凝血功能。除了别嘌醇和华法林,其他几种药物也被报道与硫唑嘌呤产生相互作用,如苯甲酸衍生物、磺胺嘧啶、巴柳氮钠、奥沙拉秦和美沙拉秦,可导致硫唑嘌呤的活性产物硫鸟嘌呤核苷酸增加,进而导致潜在的血液学不良反应。

四、特殊人群用药

(一)妊娠期患者

硫唑嘌呤的妊娠药物类别为 D 级。硫唑嘌呤和巯嘌呤已被证明在低浓度下可穿过人胎盘,24 小时后在胎儿血浆可检测到。虽然这两种药物都存在于服用后患者的胎盘和羊水中,但浓度最大的是其非活性代谢物硫尿酸。未成熟的胎儿肝脏缺乏将巯嘌呤转化为活性代谢物所需的酶,因此妊娠早期发育中的胎儿可能对硫唑嘌呤毒性有一定的保护作用。硫唑嘌呤的致畸性尚未确定。大多数研究表明,硫唑嘌呤在妊娠期是可耐受的,尽管在这些研究中使用硫唑嘌呤后患者分娩胎儿发生先天性畸形(脊髓脊膜膨出、轴前多指、小头畸形、胸腺萎缩、尿道下裂和肾上腺发育不全)的概率为 3%~9%,但有研究认为硫唑嘌呤与少数零星的先天性异常报道之间没有明确的关系。一些研究表明,使用硫唑嘌呤治疗的患者分娩胎儿发生先天性畸形的概率是剂量依赖性的。虽然对硫唑嘌呤致畸的因果关系存在一些争议,但普遍的观点认为常规情况仍不推荐妊娠后服用硫唑嘌呤,除非收益可能超过潜在风险。

(二)育龄期患者

关于硫唑嘌呤对于两性生育能力影响方面的报道,大多认为并无明显不利影响。1 例经历 2 次自然流产的系统性红斑狼疮患者在使用硫唑嘌呤治疗后顺利妊娠并分娩一个健康的婴儿。一项针对 23 例炎性肠病男性患者使用硫唑嘌呤治疗 3 个月后精液分析研究显示未发现任何异常及测量参数的显著变化。

(三)哺乳期患者

在母乳中发现了极低浓度的硫唑嘌呤及其代谢物。有研究报道使用硫唑嘌呤进行母乳喂养婴儿的血红蛋白、白细胞计数、血小板计数和生长速率均正常。但根据世界卫生组织考虑的免疫抑制剂的潜在风险和理论上存在的致癌作用超过了母乳喂养的潜在益处。因此,建议使用硫唑嘌呤治疗期间的女性停止人工喂养。巯嘌呤也可能存在于母乳中,故不推荐哺乳期患者使用该药物。

（四）儿童患者

硫唑嘌呤已被成功地用于儿科的皮肤病患者。并在儿童炎性肠病、系统性红斑狼疮、皮肌炎患者中也得到了有效应用。虽然硫唑嘌呤在儿童患者中似乎是安全的，不良反应表现与成人相似。但是由于免疫抑制剂导致感染及恶性肿瘤潜在的风险，建议硫唑嘌呤用于传统安全治疗失败的患儿。

第五节 不 良 反 应

硫唑嘌呤的不良反应主要分为剂量依赖性和非剂量依赖性两大类。常见的不良反应包括恶心、呕吐、流感样症状、血液学毒性及肝毒性，相对少见的有皮疹和胰腺炎等。另外，长期使用还可能存在诱发肿瘤的风险。

1. 血液系统不良反应 血液系统不良反应是国内外文献报道硫唑嘌呤用药过程中最常见的一类不良反应，以白细胞减少、中性粒细胞减少多见，其次为血小板减少、贫血，较少见全血细胞减少。其中白细胞减少速度越快，预示血液系统毒性越严重，且这种损害随着硫唑嘌呤使用时间的延长逐渐显现并可能加重。大量临床研究显示，硫唑嘌呤导致血液系统不良反应主要与TPMT、核苷二磷酸连接部分X型基元15（nucleoside diphosphate-linked moiety X-type motif 15，NUDT15）的活性和遗传多态性密切相关。

TPMT是研究最多的与硫唑嘌呤代谢相关的一种存在于胞质中的酶，它在心脏和肝脏中的水平最高，在脑和肺中的水平相对较低。TPMT通过甲基化使硫唑嘌呤失活，如使巯嘌呤转化为6-甲基巯嘌呤，或使6-巯基次黄嘌呤核苷单/二/三磷酸转化6-甲基巯嘌呤核糖核苷酸。6-巯基鸟嘌呤核苷酸/6-甲基巯嘌呤核糖核苷酸的浓度均与硫唑嘌呤疗效及不良反应密切相关。

人类的*TPMT*基因位于第6号染色体，由10个外显子和9个内含子组成，它是临床上使用的少数几种药物遗传预测因子之一。有研究通过展示298例白种人TPMT活性的三峰分布第一次描述了TPMT的3种活性水平，即正常活性、中等活性和低活性。纳入研究对象中86.6%的人群TPMT活性正常，11.1%具有中等活性，0.3%低活性。目前已经报道了许多*TPMT*基因突变位点，涉及至少70个*TPMT*等位基因，最为常见的单核苷酸多态性（single nucleotide polymorphism，SNP）为*TPMT*2*（238G>C，rs1800462），*TPMT*3A*（460G>A，rs1800460；719A>G，rs1142345），*TPMT*3B*（460G>A，rs1800460），*TPMT*3C*（719A>G，rs1142345）。80%~95%的TPMT低活性可由*TPMT*2/*3A/*3B/*3C*解释，其中白种人中以*TPMT*3A*最为常见。*TPMT*2*、*TPMT*3B*多见于欧美白种人群及少部分南美人群中。包括中国在内的亚裔人群以*TPMT*3C*基因多态性常见。编码TPMT的基因突变导致TPMT代谢活性降低，在突变人群中即使使用常规剂量的硫唑嘌呤或巯嘌呤也可能产生严重毒性反应甚至导致死亡，因此根据*TPMT*基因型调整硫唑嘌呤或巯嘌呤剂量可使代谢产物浓度处于治疗浓度区间以此减少不良反应的发生。

TPMT 发生突变的频率在亚洲人群明显低于白种人(3% *vs.*10%)。然而许多研究发现亚洲人群 TPMT 正常活性者,使用硫唑嘌呤治疗后骨髓抑制的发生率仍然很高,有研究报道骨髓抑制的发生率高达 30%。这表明仅用 *TPMT* 基因多态性并不能解释在亚洲人群中较高的骨髓抑制不良反应发生的现象。2014 年,*Nature Genetic* 发表的一项关于 978 例接受硫嘌呤类药物治疗的韩国的炎性肠病患者白细胞减少发生现象的研究,首次发现 *NUDT15* 基因多态性与硫嘌呤类药物诱导的白细胞减少密切相关。随后相继有研究报道了在亚洲人群中 NUDT15 与硫唑嘌呤治疗导致的骨髓抑制有关。NUDT15 是一种裸子水解酶,又称 MTH2,属于 NudiX(nucleoside diphosphate to anothermoiety X)水解酶家族,NudiX 水解酶家族含有保守的由 23 个氨基酸残基组成的 MutT 相关序列,广泛存在于病毒、细菌、真核生物,催化与其他基团(–X)结合的核苷酸磷酸盐水解,并释放焦磷酸。电离辐射、氧化还原反应等产生的活性氧可损伤脱氧核苷三磷酸,损伤的异常核苷酸参与 DNA 的复制及合成过程,导致基因突变频率增高、细胞遗传稳定性破坏,甚至死亡。NUDT15 可水解这些异常核苷酸,阻止其掺入 DNA 链,提高 DNA 复制的准确性和稳定性。NUDT15 对鸟苷三磷酸、脱氧鸟苷三磷酸、6-TGTP 等底物有更高的活性,可将其水解为单磷酸盐,而后者正是硫嘌呤类药物在体内代谢的主要活性成分。若 NUDT15 发生了 Arg139Cys(R139C)突变,则会导致硫嘌呤药物代谢产物增多、毒性增强。

目前最新的关于硫嘌呤药物的使用指南推荐,根据患者 *TPMT* 或 *NUDT15* 基因类型决定硫唑嘌呤用量,TPMT(NUDT15)正常活性者推荐硫唑嘌呤从常规起始剂量[2~3mg/(kg·d)]开始,并根据具体疾病治疗指南调整剂量;TPMT(NUDT15)中间活性者需将起始剂量减少至常规剂量的 30%~80%,并根据具体疾病治疗指南以及骨髓抑制程度调整剂量;TPMT(NUDT15)低活性者若为非恶性肿瘤推荐使用非硫嘌呤类免疫抑制剂替代治疗,恶性肿瘤者需要大幅度减少硫唑嘌呤起始剂量,推荐从正常剂量的 10% 开始,同时推荐每周 3 次用药而非每日用药,并根据具体疾病治疗指南以及骨髓抑制程度调整剂量。上述方案是硫嘌呤药物使用的普遍原则,对于各类疾病使用硫唑嘌呤达到治疗剂量的具体和安全的方法尚未建立。硫唑嘌呤广泛应用于炎性肠病患者,因此大量关于硫唑嘌呤使用的具体方法多来自消化内科。一项由胃肠学家进行的关于硫唑嘌呤是如何服用的调查报告显示,在临床实践中,只有 28% 的医师一开始以 2.5mg/(kg·d)的剂量使用硫唑嘌呤。根据韩国一项关于临床应用硫唑嘌呤治疗炎性肠病的调查显示,80% 的医师以 50mg/d 的剂量开始使用硫唑嘌呤,其中超过 50% 的医师以每 4 周增加 25mg 的频率逐渐递增剂量。在中国,有研究者采取了一种升级治疗策略,将硫唑嘌呤定为 25mg/d,持续使用 2 周,然后每 2 周增加 25mg。基于上述研究报道,推荐皮肤科医师采用逐步增加剂量的策略使用硫唑嘌呤,因为这能够最大限度地避免硫唑嘌呤使用后导致的血液学不良反应。建议根据 *TPMT*(*NUDT15*)基因型对患者采用不同的低剂量起始升级治疗策略,以低剂量(50mg/d)启动硫唑嘌呤,定期监测血常规,根据血常规结果每 1~2 周增加 25mg,逐渐达到治疗的目标剂量。需要注意的是对于部分联合硫唑嘌呤与糖皮质激素治疗的皮肤病患者,糖皮质激素可使外周血白细胞计数增多,因此即使血常规监测结果显示白细胞计数处于低限以上,若发生白细胞计数较上一次数值明显减少,也应该引起医师的注意,考虑是否需要及时调整硫唑嘌呤用量。

同硫唑嘌呤一样,需根据不同 TPMT 或 NUDT15 活性来调整巯嘌呤的使用剂量:
TPMT 或 NUDT15 正常活性者不需要调整起始剂量[1.5mg/(kg·d)];TPMT 或 NUDT15 中
间活性者需将起始剂量减少至 30%~80% 常规剂量;TPMT 或 NUDT15 低活性者则需减少
至原剂量的 10%,且用药频率也应进一步降低。肾脏受损的患者,当肌酐清除率>50ml/min
时无须特别调整用药剂量,当肌酐清除率<50ml/min 时,以最低推荐剂量开始使用,并隔日
或隔 36~48 小时逐步增加剂量,同期监测中性粒细胞绝对值以保持药物不良反应在可控范
围。肝功能受损的患者,同样以最低推荐剂量开始使用,逐步增加剂量后监测中性粒细胞绝
对值以保持药物不良反应在可控范围。

硫唑嘌呤或巯嘌呤导致的血液系统损害被认为是可逆的,及时调整药量或加用升白细
胞药物可避免患者发生严重骨髓抑制。临床上建议在开始硫唑嘌呤或巯嘌呤用药之前进行
TPMT(NUDT15) 基因检测,并定期监测血常规变化,以此预防严重骨髓抑制情况的发生。

2. **肝毒性** 肝毒性也是硫唑嘌呤的常见不良反应,有文献报道硫唑嘌呤致肝损害大多
在用药后数月内发生。一般认为发病机制是由于代谢产物在肝内蓄积后不能及时排出体
外,体内代谢功能受到干扰引起肝细胞脂肪变或由 6- 甲基巯基嘌呤、6- 甲基巯基嘌呤核糖
核苷酸浓度升高触发导致。硫唑嘌呤造成的肝损害一般呈剂量依赖性,有研究报道停止或
减量使用硫唑嘌呤后短期内肝功能可恢复正常,但是若造成严重肝损害,即使停止使用,也
无法使肝功能恢复正常,并且还会伴随不良预后或死亡。

ITPA 被认为与硫唑嘌呤治疗相关的肝脏毒性密切相关。ITPA 广泛表达于存在于人体
各组织器官和细胞中,通过水解细胞内肌苷三磷酸为肌苷单磷酸发挥作用。在巯嘌呤药物
代谢过程中,可水解 6-TITP 为 6-TIMP。使用硫唑嘌呤或巯嘌呤的患者若 ITPA 活性低会导
致代谢产物在体内过度蓄积,进而出现骨髓抑制、肝毒性等一系列不良反应。

ITPA 基因位于人体 20 号染色体,突变在亚洲人群中发生较高,为 11%~19%,在白种人
中突变率为 6%~7%,中美洲 / 南美洲人群中突变率最低,为 1%~2%。*ITPA* 基因突变主要有
4 个位点,包括 c.94C>A、IVS2+21A>C、c.138G>A、IVS3+101G>A,均可造成 ITPA 活性降
低,其中 c.94C>A 杂合突变型,ITPA 活性降低至正常活性的 22.5%,纯合突变型患者第 32
位蛋白由脯氨酸变为苏氨酸,ITPA 活性几乎完全丧失。IVS2+21A>C 杂合突变型,ITPA 活
性降至正常活性的 60% 以下。有研究发现,TPMT 正常活性伴 ITPA 低活性者 6- 甲基巯嘌
呤核糖核苷酸浓度最高,肝脏毒性发生率也最高;两者均为正常活性者次之;TPMT 低活性
伴 ITPA 正常活性者毒性发生率最低。这更加支持了巯嘌呤类药物导致肝损害可能是 ITPA
活性降低导致 6-TITP 积累,6-TITP 又产生更多的 6- 甲基巯基嘌呤核糖核苷酸导致。临床
上为避免严重肝损害的发生可通过定期检测患者的转氨酶变化,根据其变化及时调整用药
方案实现。

3. **感染** 硫唑嘌呤属于免疫抑制剂,主要通过抑制 T 淋巴细胞而影响免疫系统。使用
硫唑嘌呤单独治疗或与其他免疫抑制剂(尤其是糖皮质激素)联合用药发挥免疫调节作用的
同时会导致患者处于较高的免疫抑制状态,免疫监视功能降低,从而对病毒、真菌和细菌的
机会感染风险增高。骨髓抑制造成白细胞减少同样会引起感染风险增高。临床工作中应注
意用药前的病原筛查,老年或有基础疾病的患者更应慎用。

4. **胃肠道反应** 硫唑嘌呤引起的胃肠道反应以恶心、呕吐、厌食、腹泻为主要表现,这些反应可能是剂量依赖性的,出现轻度反应的患者通过调整剂量症状可能减轻或消失。出现严重胃肠道反应的患者应立即停药,因为这可能是患者出现硫嘌呤类药物严重不耐受或者超敏反应的表现。

5. **恶性肿瘤** 长期使用硫唑嘌呤治疗的患者发生恶性肿瘤的情况目前仍有争议。有研究表明,硫唑嘌呤可诱发直肠癌、皮肤癌、血液系统肿瘤等。动物和体外研究表明,长期使用硫唑嘌呤或硫嘌呤后,上述2种药物在代谢过程中产生的6-硫鸟嘌呤核酸可与皮肤表皮角质层内的 DNA 结合,导致细胞对 UVA 更为敏感。服药期间若长期暴露于 UVA 中,患者皮肤的 UVA 最小红斑量可减少,出现光敏反应,并由于药物的免疫抑制作用,可能增加患者罹患皮肤肿瘤的风险。另外,有一些研究报道显示使用硫唑嘌呤治疗患恶性肿瘤的风险并没有增高。

6. **其他** 硫唑嘌呤引起的不良反应还包括发热、关节痛、皮疹、脱发、感觉异常、胰腺炎等。硫唑嘌呤引起的发热是一种相对罕见的情况,可伴随瘙痒和皮疹出现,停药后体温均可恢复正常,文献报道硫唑嘌呤引起的发热多为药物源性发热。关节痛也大多发生于服药早期,四肢大关节疼痛、肿胀、活动受限多见,原因可能是硫唑嘌呤介导的非特异性反应。国内外均有患者使用硫唑嘌呤后出现脱发的报道,多发生于用药1个月内,发病机制认为与硫鸟嘌呤核苷酸在毛母质细胞中的过量累积相关。脱发虽然不是一种危及生命的不良反应,但在开始硫唑嘌呤治疗后出现迅速发展的大面积脱发被认为是预测发生严重骨髓毒性的一个有用迹象,*NUDT15* 的纯合突变被认为是硫嘌呤导致脱发的一个独立的重要危险因素。胰腺炎是硫唑嘌呤引起患者机体损伤的特殊不良反应,多发生于潜在胃肠道疾病的患者,发病机制认为与遗传易感个体在过敏反应或免疫反应中因释放了激活胰酶的物质如组胺、炎症渗出物等有关。

(周兴丽 李 桐 李 薇)

参 考 文 献

[1] ILLUM P, THORLING K. Wegener's granulomatosis: Long-term results of treatment [J]. Ann Otol Rhinol Laryngol, 1981, 90 (3): 231-235.

[2] ZLATANIC J, FLEISHER M, SASSON M, et al. Crohn's disease and acute leukocytoclastic vasculitis of skin [J]. Am J Gastroenterol, 1996, 91 (11): 2410-2413.

[3] ABERER W, STINGL G, WOLFF K, et al. Azathioprine in the treatment of pemphigus vulgaris: A long-term follow-up [J]. J Am Acad Dermatol, 1987, 16 (3): 527-533.

[4] LEVER W F, SCHAUMBURG-LEVER G. Immunosuppressants and prednisone in pemphigus vulgaris: therapeutic results obtained in 63 patients between 1961 and 1975 [J]. Arch Dermatol, 1977, 113 (9): 1236-1241.

[5] CHEYDA C D, NAFISEH E, MARYAM D, et al. Randomized controlled open-label trial of four treatment

regimens for pemphigus vulgaris [J]. J Am Acad Dermatol, 2007, 57 (4): 622-628.

［6］ GREAVES M W, BURTON J L, MARKS J, et al. Azathioprine in treatment of bullous pemphigoid [J]. Br Med J, 1971, 1 (5741): 144-145.

［7］ BURTON J L, HARMAN R R, PEACHEY R D, et al. Azathioprine plus prednisone in treatment of pemphigoid [J]. Br Med J, 1978, 2 (6146): 1190-1191.

［8］ HESHAM A M, DAFNA D G, DOMINIQUE I, et al. Switching treatment between mycophenolate mofetil and azathioprine in lupus patients: indications and outcomes [J]. Arthritis Care Res (Hoboken), 2014, 66 (12): 1905-1909.

［9］ IORIZZO J L, JORIZZO L J. The treatment and prognosis of dermatomyositis: an updated review [J]. J Am Acad Dermatol, 2008, 59 (1): 99-112.

［10］ CHOY E H S, HOOGENDIJK J E, LECKY B, et al. Immunosuppressant and immunomodulatory treatment for dermatomyositis and polymyositis [J]. Cochrane Database Syst Rev, 2005 (3): CD003643.

［11］ VILLALBA L, HICKS J E, ADAMS E M, et al. Treatment of refractory myositis: a randomized crossover study of two new cytotoxic regimens [J]. Arthritis Rheum, 1998, 41 (3): 392-399.

［12］ BUNCH T W, WORTHINGTON J W, COMBS J J, et al. Azathioprine with prednisone for polymyositis: a controlled, clinical trial [J]. Ann Intern Med, 1980, 92 (3): 365-369.

［13］ MANDY E S, EVELIEN R, MARISKA M G L, et al. A randomized trial of methotrexate versus azathioprine for severe atopic eczema [J]. J Allergy Clin Immunol, 2011, 128 (2): 353-359.

［14］ MURPHY L A, ATHERTON D. A retrospective evaluation of azathioprine in severe childhood atopic eczema, using thiopurine methyltransferase levels to exclude patients at high risk of myelosuppression [J]. Br J Dermatol, 2002, 147 (2): 308-315.

［15］ CAUFIELD M, TOM W L. Oral azathioprine for recalcitrant pediatric atopic dermatitis: clinical response and thiopurine monitoring [J]. J Am Acad Dermatol, 2013, 68 (1): 29-35.

［16］ MURPHY G M, MAURICE P D, NORRIS P G, et al. Azathioprine treatment in chronic actinic dermatitis: a double-blind controlled trial with monitoring of exposure to ultraviolet radiation [J]. Br J Dermatol, 1989, 121 (5): 639-646.

［17］ CHRISTIAN P, ALFRED M, MOHAMED A H, et al. Azathioprine or methotrexate maintenance for ANCA-associated vasculitis [J]. N Engl J Med, 2008, 359 (26): 2790-2803.

［18］ DAVID J, NIELS R, KONRAD A, et al. A randomized trial of maintenance therapy for vasculitis associated with antineutrophil cytoplasmic autoantibodies [J]. N Engl J Med, 2003, 349 (1): 36-44.

［19］ FOTEINI C, DIMITRIOS P, MARO P, et al. Generalized pyoderma gangrenosum associated with ulcerative colitis: Successful treatment with infliximab and azathioprine [J]. Acta Dermatovenerol Croat, 2016, 24 (1): 83-85.

［20］ DALAKER M, BONESRØNNING J H. Long-term maintenance treatment of moderate-to-severe plaque psoriasis with infliximab in combination with methotrexate or azathioprine in a retrospective cohort [J]. J Eur Acad Dermatol Venereol, 2009, 23 (3): 277-282.

［21］ GILLIBRAND P N. Systemic lupus erythematosus in pregnancy treated with azathioprine [J]. Proc R Soc Med, 1966, 59 (9): 834.

［22］ DEJACO C, MITTERMAIER C, REINISCH W, et al. Azathioprine treatment and male fertility in inflammatory bowel disease [J]. Gastroenterology, 2001, 121 (5): 1048-1053.

［23］ WEINSHILBOUM R M, SLADEK S L. Mercaptopurine pharmacogenetics: monogenic inheritance of erythrocyte thiopurine methyltransferase activity [J]. Am J Hum Genet, 1980, 32 (5): 651-662.

［24］ YANG S K, HONG M, JIWON B, et al. A common missense variant in NUDT15 confers susceptibility to thiopurine-induced leukopenia [J]. Nat Genet, 2014, 46 (9): 1017-1020.

[25] MARSH S, CRISTI R K, RANJEET A, et al. Distribution of ITPA P32T alleles in multiple world popula-tions [J]. J Hum Genet, 2004, 49 (10): 579-581.

[26] PORTA J, CAROL K, STANISLAV G K, et al. Structure of the orthorhombic form of human inosine triphosphate pyrophosphatase [J]. Acta Crystallogr Sect F Struct Biol Cryst Commun, 2006, 62 (11): 1076-1081.

第九章

吗替麦考酚酯

第一节 概 述

吗替麦考酚酯(mycophenolate mofetil,MMF)是麦考酚酸(mycophenolic acid,MPA)的酯类衍生物。1913 年,美国农业部(United States Department of Agriculture,USDA)研究人员首次在葡匐茎青霉(penicillium stoloniferum)的培养物中分离出麦考酚酸,这是一种弱的、脂溶性有机酸,是第一个由霉菌产生的结晶抗生素。但也有报道称麦考酚酸最早是 1896 年由 1 名研究人员 Gosio 发现的,经过了 50 多年,Florey 等于 1946 年指出麦考酚酸具有抗真菌活性。随后,各国的科研人员陆续对麦考酚酸进行研究,发现其作为抗生素并没有疗效反而在预防移植器官的排斥反应、抗肿瘤和免疫抑制等方面有重要作用。为了增加生物利用度,减少胃肠道不良反应,各种麦考酚酸的衍生物被开发出来,MMF 就是其中一种。1995年,MMF 正式获得美国 FDA 批准,被用于预防肾移植急性排异反应,1997 年在中国上市。

第二节 药代动力学

口服后,MMF 迅速被吸收,然后通过血浆、肝脏和肾脏中的酯酶转化为活性代谢物MPA。MPA 在肝脏中通过葡糖醛酸酸化灭活,由此产生的非活性化合物麦考酚酸葡糖醛酸(metabolite mycophenolic acid glucuronide,MPAG)被分泌到胆汁中,并通过肠肝再循环进入肝脏。MMF 给药后,血浆水平的第 1 个峰值出现在第 1 个小时内,第 2 个峰值是肠肝循环的结果,发生在 6~12 小时。鉴于药物水平的 2 个峰值,建议每日 2 次剂量。在健康个体中,MPA 的半衰期为 16~18 小时。超过 90% 的药物以 MPAG 的形式从尿液排出,肾损害对其无明显影响,因此,肾损害患者无须减少剂量。由于血清中大多数 MPA 和 MPAG 与白蛋白结合,该蛋白水平的改变,或同时使用竞争白蛋白结合位点的药物,可能需要减少 MMF 的剂量。

第三节　作用机制

MMF 在人体内的活性成分是 MPA。MPA 的作用机制目前仍未完全明确,其中最主要的机制是抑制肌苷—磷酸脱氢酶(inosine monophosphate dehydrogenase,IMPDH)。腺苷和鸟苷是嘌呤碱基,可通过 2 种不同的途径合成:次黄嘌呤鸟嘌呤磷酸核糖转移酶补救途径和嘌呤从头合成。与其他可以使用补救途径的细胞系不同,淋巴细胞几乎完全依赖于嘌呤从头合成,因此阻断 IMPDH 可抑制淋巴细胞的许多功能,而且不会显著影响其他细胞。人体 IMPDH 以 Ⅰ 型和 Ⅱ 型 2 种亚型存在。其中 Ⅰ 型持续表达,是正常细胞中的优势亚型,而 Ⅱ 型在肿瘤和复制细胞中选择性上调,并作为优势亚型出现,当肿瘤细胞被诱导分化时,Ⅱ 型转录物选择性下调至低于 Ⅰ 型的水平。选择性抑制 Ⅱ 型 IMPDH 有更好的治疗优势,因为它能降低或消除因为抑制 Ⅰ 型持续表达导致的潜在毒性。MPA 是 IMPDH 的可逆性、选择性和非竞争性强效抑制剂。Ⅱ 型 IMPDH 对 MPA 有较高的敏感性,是 Ⅰ 型的 4.8 倍。MPA 通过抑制 IMPDH 对淋巴细胞产生抑制作用,并减少抗体形成、迁移和细胞黏附。但与环孢素不同,MPA 不会干扰 T 细胞产生细胞因子的早期活化和信号通路。

除了抑制 IMPDH 这一可能机制外,多个研究发现 MPA 有其他作用机制。例如,高浓度($\geq 10^{-6}$mol)的 MPA 可完全抑制 IgE 的合成,而低浓度($\leq 10^{-7}$mol)的 MPA 可稍微促进 IgE 的合成。MPA 可抑制木糖和甘露糖向糖蛋白的转移,其中一些是促进白细胞附着在内皮细胞和靶细胞上的黏附分子。通过这种机制,MPA 可以减少淋巴细胞和单核细胞向慢性炎症部位(如类风湿关节炎患者的滑膜组织)和血管化器官移植物排斥部位的聚集,以及淋巴细胞与其他细胞类型的相互作用,从而抑制正在进行的排斥反应。

第四节　临床应用

一、皮肤科临床应用

MPA 早期主要应用于器官移植的患者,直到 1975 年,*Journal of Investigative Dermatology* 发表了一篇对 29 例银屑病患者口服 MPA 后的临床观察文章,这标志着 MPA 的应用正式进入皮肤科领域。经过数十年的发展,口服后生物利用度更高的 MMF 作为免疫抑制剂广泛应用与免疫失调有关的皮肤病。目前,能用 MMF 治疗的皮肤病,有文献记载的近 20 种,以下将对几种应用较多的皮肤病进行介绍。

(一) 银屑病

银屑病是最早使用 MPA 治疗的皮肤病。1975 年,Jones 等给 29 例 MTX 治疗效果不满意的患者口服 MPA,可耐受的最小起始剂量为 1 600mg/d,每间隔 6 小时、8 小时或 12 小时给药,根据患者用药反应可逐步增加剂量,通常为每周调整 1 次。按照对该药的使用经验,最大剂量为 9 600mg/d,大于或等于该剂量时可能发生胃肠道不良反应。可随时监测的住院患者,剂量可增加至 9 600mg/d,而门诊患者,最大剂量为 4 800mg/d,部分不能耐受的患者,剂量可向下调整至可耐受的最大剂量。连续治疗时间为 12 周,19 例患者不再给药,10 例患者停药 4 周后开始第 2 次为期 12 周的疗程。研究发现大多数患者在治疗的第 3 周或第 4 周首次观察到银屑病改善。达到药物最大缓解所需的中位时间为 8 周(5~14 周)。在最初的 12 周治疗期间,29 例患者的平均严重程度评分从 47 分降至 15 分,甚至有部分患者的皮疹完全消退。停药后,皮损又逐步出现,复发平均时间约 4 周(最短 3 周,最长 8 周)。

为了进一步评价 MPA 的疗效和安全性,研究团队组织了一项多中心研究。1978 年,参与研究的布朗大学威廉斯医院医学部对本中心观察的 28 例银屑病患者情况进行了报道,并与 1975 年的临床研究结果进行了比较。在该研究中,部分患者的治疗时间延长至 60 周,增加了安慰剂组,但给药剂量和方式不变,与 3 年前的结果相似,服用 MPA 的患者皮损都有不同程度的消退,停药后皮损又逐步出现,不良反应也是以胃肠道和泌尿系统症状为主。另外,这次研究发现同时出现关节病性银屑病的患者,药物对关节的症状无明显改善。同时,32% 的患者出现血液学异常,但停药后可恢复正常。

总体而言,上述两项研究证实了 MPA 对银屑病的治疗效果良好,不良反应较轻,同时也是可逆的。此后 20 多年,医学研究人员对 MPA 治疗银屑病的疗效,不良反应和长期效果进行了观察和研究。1995 年 MMF 正式被美国 FDA 批准上市,1998 年,Haufs 等描述了第 1 例口服 MMF 治疗严重银屑病的男性患者,该患者治疗时间为 5 周,PASI 从 22.0 分降至 11.4 分,无短期不良反应。自此,MMF 治疗各型银屑病的研究被陆续报道。

1. **斑块状银屑病** 现有报道 MMF 治疗银屑病的文献中,斑块状银屑病是被报道最多的一型,常与其他免疫抑制剂对比观察。一项与环孢素治疗效果比较的研究显示,从基线到治疗 12 周,环孢素组 PASI 相对降低 79%,而 MMF 组为 49%,治疗终止时 MMF 缓解率较环孢素低。另一项相似的研究也显示 MMF 和环孢素对斑块状银屑病都有缓解作用,但环孢素疗效更快、更好。总的来说,MMF 在斑块状银屑病的治疗中耐受良好,但在中重度斑块状银屑病治疗中,环孢素比 MMF 更有效,起效速度更快。2010 年,Akhyani 等比较 MMF 与 MTX 治疗慢性斑块状银屑病的疗效和安全性,结果显示 MMF 与 MTX 疗效无明显差异。

因此,就目前的临床应用经验,MMF 作为斑块状银屑病的替代治疗方案,可用于因禁忌证或毒性而不能使用环孢素、MTX 等免疫抑制剂的患者。

2. **关节病性银屑病** 此前,1978 年布朗大学威廉斯医院医学部对 MPA 的研究认为 MPA 对银屑病患者的关节炎症状无改善作用。2000 年,德国一项针对 6 例关节病性银屑病患者的研究显示,50% 的患者关节疼痛明显缓解。2002 年,同样来自德国的另一项临床研究选取了 6 例关节病性银屑病患者口服 MMF 并进行观察,6 例患者中的 4 例显示关节疼痛、活动性和银屑病皮疹严重程度都得到了改善,6 例中仅 3 例显示生活质量相关指标改善。

由于相关的研究极少,上述研究的结论不一致,有可能是 MPA 和 MMF 对关节症状的影响确实存在差异,也有可能因为患者入组标准、观察指标和终点等不同造成了误差。因此,需要更多更丰富多样的临床研究去进一步评估 MMF 在关节病性银屑病中的疗效和安全性。

3. **脓疱型银屑病**　中国曾经报道了 1 例寻常型银屑病因治疗不当导致脓疱型银屑病,对甲氨蝶呤、环孢素和血浆置换无效,对阿维 A 过敏,甲泼尼龙减药复发。维持甲泼尼龙 8mg/d,同时加用 MMF 2g/d,患者情况改善,皮损逐步消退,2 周时情况稳定,甲泼尼龙逐渐减药,MMF 维持了 4 周的治疗,患者耐受良好,4 个月的随访未有复发。该病例报道让人们对 MMF 治疗脓疱型银屑病有了新的认识。但由于病例稀少,MMF 在脓疱型银屑病治疗中的有效率尚不清楚。

4. **红皮病型银屑病**　1998 年 Geilen 等用 MMF 治疗红皮病型银屑病,治疗效果良好。

综上所述,MMF 治疗银屑病的疗效是肯定的,但对哪一型银屑病的治疗效果最佳,或是否对所有类型的治疗效果相似,因观察病例不多,暂无法得出结论。值得注意的是,在所有的临床研究中,MMF 都只作为替代治疗方案,并不是作为一线用药。由于 MMF 耐受性良好,效果肯定,未来如果有更多的临床研究支持,MMF 可能有更大的应用空间。

(二) 大疱性皮肤病

大疱性皮肤病是一组自身免疫性水疱性疾病,其发病机制主要是表皮内或真皮表皮连接蛋白产生自身抗体。大剂量糖皮质激素是传统的一线治疗药物,但其长期使用具有多重和潜在的严重不良反应,这促使皮肤科医师寻求替代糖皮质激素的药物。如今,免疫抑制剂如硫唑嘌呤、环磷酰胺、MMF 等广泛应用于这些疾病的治疗。MMF 在大疱性皮肤病的治疗中可联合用药或单独用药。

根据已有文献报道,现使用 MMF 治疗的大疱性皮肤病有寻常型天疱疮、大疱性类天疱疮、瘢痕性类天疱疮、获得性大疱性表皮松解症、落叶型天疱疮和副肿瘤性天疱疮。MMF 在大疱性皮肤病中是一种耐受性良好且有效的糖皮质激素节制药物,与硫唑嘌呤相比,使用 MMF 达到完全缓解的比例更高,且肝毒性较小。澳大利亚 Westmead 医院对 1999—2008 年该医院所有使用 MMF 治疗的患者进行了回顾分析,53% 的大疱性皮肤病患者在 MMF 治疗后病情能达到完全缓解。

1. **大疱性类天疱疮**　1997 年,有研究报道大疱性类天疱疮患者服用每周 80mg/d 的泼尼松后症状稳定,随后减量至 60mg/d 后联合 MMF 1g,每日 2 次。残留糜烂和结痂在 6 周内消退,随后 4 周内泼尼松逐渐减量并继续服用 MMF,患者可耐受,未发现不良反应,随诊 10 个月皮疹无复发。

1998 年,1 篇病例报道了另 1 例大疱性类天疱疮患者服用泼尼松 60mg/d 不能控制病情,同时对氨苯砜、硫唑嘌呤和甲氨蝶呤不耐受。改为口服 MMF 500mg,每日 2 次,联合泼尼松 40mg/d 和 20mg/d 交替口服。治疗 4 周后,活动性大疱消失,但瘙痒无改善,MMF 增至 1g,每日 2 次,泼尼松减量至 20mg/d 和 10mg/d 交替服用。6 周时,症状显著改善。第 21 周,患者仍在服用 MMF 1g,每日 2 次,泼尼松 10mg,隔日 1 次,患者未再出现大疱,耐受性佳,无不良反应。常规实验室检查结果一直保持在正常范围。

MMF 在大疱性类天疱疮治疗中的优良表现鼓舞更多的医师尝试对患者进行 MMF 治

疗。德国一项 13 个皮肤科联合的大型前瞻性、随机对照试验,对 73 例大疱性类天疱疮患者进行研究,其中 35 例为 MMF 联合甲泼尼龙,38 例为硫唑嘌呤联合甲泼尼龙。结果发现,MMF 联合甲泼尼龙与硫唑嘌呤联合甲泼尼龙在诱导疾病缓解方面的疗效相同。虽然硫唑嘌呤联合甲泼尼龙治疗患者平均完全缓解时间较短,但 MMF 联合甲泼尼龙治疗患者肝毒性较小。

成年大疱性类天疱疮患者对 MMF 的反应良好,未成年大疱性类天疱疮患者口服 MMF 治疗也取得良好效果。1 例有特应性皮炎病史并发大疱性类天疱疮 10 天的 16 岁患者口服大剂量泼尼松[1mg/(kg·d)]联合 MMF 500mg,每日 3 次,共 7 天后泼尼松剂量维持不变,MMF 改为 1g,每日 2 次。治疗 21 天后患者病情稳定,泼尼松剂量调整为 60mg,每日 1 次。大疱随后愈合,无遗留瘢痕及皮损复发。激素缓慢减量至停药后 MMF 逐渐减量,治疗 18 个月后停药,症状无复发。

大疱性类天疱疮口服 MMF 治疗多与糖皮质激素联合使用,从已有报道可知,联用 MMF,糖皮质激素剂量在减量时不易出现反弹。两者联用时患者的耐受性好,不良反应小,未成年患者使用也较安全。

2. 寻常型天疱疮　MMF 在寻常型天疱疮中的应用比在大疱性类天疱疮中的应用稍晚,1999 年,Enk 等报道,12 例寻常型天疱疮患者在最初接受硫唑嘌呤(1.5~2.0mg/kg)和泼尼松龙[2mg/(kg·d)]治疗时复发,随后使用 MMF 1g 每日 2 次联合泼尼松龙[2mg/(kg·d)]治疗。12 例患者中的 11 例有效,即使在逐渐减少糖皮质激素剂量后也未出现疾病复发。患者治疗过程不良反应少,5 例仅有轻度胃肠道症状,9 例有轻度淋巴细胞减少。在 9~12 个月的随访中,11 例患者均未见天疱疮皮损复发。

MMF 治疗寻常型天疱疮的临床研究较多,2003 年,一项研究对 31 例寻常型天疱疮患者和 11 例落叶型天疱疮患者的前瞻性研究发现,这些患者既往在接受泼尼松治疗后复发或使用其他药物有不良反应,入组后口服 MMF(35~45mg/kg)联合泼尼松治疗,71% 的寻常型天疱疮患者和 45% 的落叶型天疱疮患者病情完全缓解。平均缓解时间为 9 个月,随访 22 个月未见复发。德国一项研究纳入 2004 年 6 月至 2007 年 5 月的 94 例寻常型天疱疮患者,随机分为 MMF 2g/d 联合泼尼松组(n=21),MMF 3g/d 联合泼尼松组(n=37)和安慰剂联合泼尼松组(n=36)。最终 75 例完成了研究。MMF 联合泼尼松治疗的 58 例患者中 40 例(69.0%)和安慰剂联合泼尼松治疗的 36 例患者中 23 例(63.9%)症状缓解。尽管 MMF 在主要终点上没有表现出优势,但在几个次要终点上似乎有有益的疗效,包括缓解时间和缓解持续时间。

寻常型天疱疮口服 MMF 也多与糖皮质激素联合使用,与大疱性类天疱疮的使用效果相似,寻常型天疱疮患者口服 MMF 后糖皮质激素减量顺利,耐受性好,不良反应小,使用安全,中长期随访发现缓解持续时间较长。

3. 落叶型天疱疮　2000 年 1 篇病例报道描述了 37 岁的落叶型天疱疮女性患者,使用泼尼松联合硫唑嘌呤治疗效果不佳,改为 MMF 1g,每日 2 次联合泼尼松 40mg/d,6 周内病情改善稳定,泼尼松减量至 20mg/d 后皮损复发,MMF 增至 1.5g,每日 2 次,随后泼尼松逐渐减量,病情稳定,MMF 治疗后 9 个月,患者无复发。一项前瞻性研究显示,11 例落叶型天疱疮患者中的 45% 病情完全缓解。平均缓解时间为 9 个月,随访 22 个月未见复发。落叶型天疱疮患者相对较少,但纳入 MMF 治疗研究的病例都显示有良好的效果。

4. 其他类型的大疱性皮肤病 1999 年,有学者报道 1 例 40 岁的副肿瘤性天疱疮女患者在泼尼松、硫唑嘌呤和环孢素联用 8 个月后停用环孢素,加入 MMF 1g/d,2 个月后泼尼松逐渐减量,MMF 增至 2g/d,患者病情稳定,口腔病变症状明显改善,10 个月后停用泼尼松,再经过 5 个月,停用硫唑嘌呤,继续单用 MMF 10 个月并逐渐减量至 1g/d,患者无复发。2003 年,有学者报道 1 例副肿瘤性天疱疮患者进行 MMF 2.5g/d 和泼尼松 10mg/d 联合治疗,患者症状缓解,病情稳定。

此外,还有一些少量的病例报道,如瘢痕性类天疱疮、抗层粘连蛋白 γ1 类天疱疮和获得性大疱性表皮松解症等,MMF 联合糖皮质激素都取得了较好的缓解效果。

(三) 结缔组织病

在结缔组织疾病中,红斑狼疮、皮肌炎是 MMF 治疗研究最受关注的两种疾病。这很可能是因为这两种疾病都需要中大剂量的糖皮质激素和其他免疫抑制剂,毒性和不良反应较大。因此,寻求新的、有效的和毒性较小的免疫抑制剂治疗方案显得更为重要。系统性血管炎和过敏性紫癜这两类结缔组织相关性血管炎也因为上述原因,常以 MMF 作为维持替代治疗。

1. 系统性红斑狼疮 系统性红斑狼疮(systemic lupus erythematosus,SLE)是一种多系统性自身免疫性疾病,在 SLE 的许多表现中,肾脏受累显著增加了疾病的发病和死亡风险。与一般人群相比,SLE 中的肾脏疾病使疾病的相对死亡率增加了 8~9 倍。此外,狼疮肾炎增加了传统危险因素和合并症的发生率,导致血管并发症风险增高,生活质量和工作能力受损。因此,治疗狼疮肾炎是 SLE 治疗的关注点。

对狼疮肾炎患者常给予强化初始免疫抑制治疗,以及时控制肾脏炎症,减少对肾单位的损害。为了将肾炎复发的风险降至最低,还需要维持免疫抑制。狼疮肾炎的长期治疗目标是保护肾功能,尽量减少血管并发症,改善生活质量,最终降低死亡率。1998 年,MMF 治疗狼疮肾炎的病例被首次报道。1999 年一项研究报道了 13 例 MMF 治疗狼疮肾炎的临床观察,除 1 例拒绝其他治疗的患者外,其余 12 例确诊狼疮肾炎患者曾经接受过 1 个或多个疗程的口服或静脉注射环磷酰胺治疗,许多患者既往也接受过硫唑嘌呤或甲氨蝶呤治疗。治疗开始时根据患者情况任意选择 MMF 剂量,起始剂量为 0.5~2g/d,最终剂量增加至 1.0~2.5g/d,目的是抑制肾沉积物活性和改善血清肌酐。泼尼松治疗随 SLE 活动而变化。其余对症治疗药物不变。平均观察了 12.9 个月(3~24 个月)后,除 1 例外,其余患者血清肌酐水平和蛋白尿显著改善,部分患者的疾病活动的血清学指标改善,患者对 MMF 耐受良好,未发生需要停药的不良事件。2 例患者能够终止泼尼松治疗,并继续接受 MMF 单药治疗肾炎。2000 年,我国一项研究纳入 42 例弥漫性增生性狼疮肾炎患者,比较泼尼松龙联合 MMF 治疗 12 个月的方案,与泼尼松龙联合环磷酰胺治疗 6 个月后改为成泼尼松龙联合硫唑嘌呤治疗 6 个月的方案的疗效和不良反应。21 例接受 MMF 联合泼尼松龙治疗的患者中 81% 完全缓解,14% 部分缓解;接受另一组治疗方案的患者完全缓解和部分缓解率分别为 76% 和 14%。两组蛋白尿程度及血清白蛋白和肌酐浓度的改善相似。根据这个结果,研究者认为对于弥漫性增生性狼疮肾炎的治疗,MMF 和泼尼松龙联合治疗与环磷酰胺和泼尼松龙序贯硫唑嘌呤和泼尼松龙的方案同样有效。自此之后,欧美多个研究团体对 MMF 治疗狼疮肾炎的各种治疗方案优劣比较进行了大量的临床研究。不少研究表明,MMF 用于狼疮肾炎的诱导治疗不劣于环磷酰胺,作为维持治疗优于硫唑嘌呤。目前,MMF 已作为严重狼疮肾炎的一线治疗。

由于严重狼疮肾炎和难治性 SLE 的致病机制复杂,现多推荐多靶点联合治疗。MMF 和他克莫司联合治疗是研究最多的。2015 年,我国的一项 24 周随机、开放、多中心研究,用于评估他克莫司、MMF 和糖皮质激素组成的多靶点治疗与静脉注射环磷酰胺和糖皮质激素作为狼疮肾炎诱导治疗相比的疗效和安全性。治疗 24 周后,多靶点组(45.9%)比静脉环磷酰胺组(25.6%)有更多的患者显示完全缓解,多靶点组的总缓解发生率(83.5%)高于静脉环磷酰胺组(63.0%),多靶点组的中位总缓解时间较短。多靶点组和静脉内环磷酰胺组之间的不良事件发生率差异无统计学意义。这一结果显示多靶点治疗比单一药物和糖皮质激素联合治疗效果更优。

2018 年,韩国的科研人员回顾了 29 例标准治疗无改善或复发的严重狼疮肾炎患者进行 MMF 联合他克莫司治疗的情况,在 6 个月和 12 个月时评估结局,6 个月时,53.9% 的患者显示缓解(完全缓解和部分缓解分别为 15.4% 和 38.5%)。12 个月时,55.5% 的患者显示缓解(完全缓解和部分缓解分别为 25.9% 和 29.6%)。与基线相比,6 个月时糖皮质激素剂量显著减少,并在 12 个月时维持。治疗后蛋白尿、抗双链 DNA 抗体阳性以及 C3 和 C4 水平改善,并持续至 12 个月,但不显著。完全缓解但后来复发的患者结局明显更好。

除此以外,研究人员还尝试将 MMF 与新型生物制剂联合治疗,如利妥昔单抗、全人源化抗 CD20 单克隆抗体、阿巴西普等,但多有严重不良反应或疗效不优于标准治疗等因素存在。

综合上述研究,MMF 在狼疮肾炎的治疗中具有重要作用,联合各种药物治疗可能提高治疗效果。

2. **特发性炎症性肌病** 特发性炎症性肌病(idiopathic inflammatory myopathy,IIM)是一组异质性、系统性自身免疫性风湿病,包括成人多发性肌炎、成人皮肌炎、与其他系统性自身免疫性风湿性疾病或特征重叠的肌炎、癌症相关性肌炎、青少年皮肌炎、包涵体肌炎和坏死性自身免疫性肌病。IIM 是一种多系统疾病,通常具有初始全身症状,包括疲乏、发热、体重减轻和其他肌肉和肌外表现。除肌肉骨骼特征外,IIM 还可能影响肺部(弥漫性实质性肺疾病或口咽无力导致的吸入性肺炎),皮肤(皮疹、钙化),胃肠道(如食管动力障碍或吞咽困难)和心血管系统(肺动脉高压、心律失常)。

2000 年,一项研究报道了 4 例有典型皮肤表现和皮肌炎组织学证据的皮肌炎病例。患者都未发现隐匿性恶性肿瘤。在糖皮质激素、羟氯喹和 / 或甲氨蝶呤常规治疗出现不良反应或疗效不佳后,开始 MMF 的治疗性试验。研究结果证明使用 MMF 治疗平均 13 个月(6~20 个月)后,症状都有改善,糖皮质激素可以逐渐减量。这 4 例是最早报道使用 MMF 的 IIM 患者。随后,有关 MMF 治疗 IIM 的临床研究逐渐增多。

IIM 通常与弥漫性实质性肺疾病(diffuse parenchymal lung disease,DPLD)相关,DPLD

是 IIM 发病和死亡的主要原因。目前,MMF 已经作为 IIM 合并 DPLD 的一线维持治疗药物,使用剂量常为 1.5~3.0g/d。多项临床研究对 MMF 维持治疗 IIM 进行了长期观察,最长时间为 2 年,结果均显示 MMF 可以缓解 DPLD 的呼吸困难症状,也能使糖皮质激素的用量减少。

有研究人员尝试将 MMF 和他克莫司联合治疗 SLE,2018 年的一项研究对 19 例皮肌炎 / 多发性肌炎患者进行了 MMF 联合他克莫司治疗的回顾性分析,发现 19 例患者中,7 例接受 MMF 联合他克莫司治疗、12 例仅接受 MMF 治疗。研究者发现,联合使用 MMF 和他克莫司的患者肌酸激酶水平与单用他克莫司的患者相比显著降低。

3. 系统性血管炎　系统性血管炎是一组可能危及生命的多系统自身免疫性结缔组织病,以血管炎为特征。尽管这些疾病并不常见,但早期识别对于避免长期发病和死亡至关重要。系统性血管炎的临床表现多样,器官受累的程度以及受累血管的大小方面都很广泛,未经治疗,病死率可能很高。例如,诊断为泛发性韦格纳肉芽肿病的患者 1 年内病死率为 80%。环磷酰胺的治疗使系统性血管炎的病死率大幅降低,但由于毒性较大,研究人员逐渐改用一些有相似作用、毒性较小的药物作为诱导和维持治疗。抗中性粒细胞胞质抗体相关性血管炎是系统性血管炎的主要类型,包括韦格纳肉芽肿病和显微镜下多血管炎等。

在血管炎的治疗中,MMF 常作为一线维持治疗药物,最早记录 MMF 治疗血管炎的文献记载追溯到 1999 年。对 11 例重度泛发性韦格纳肉芽肿病和显微镜下多血管炎患者的观察性研究显示,所有患者均伴有坏死性肾小球肾炎。一旦口服环磷酰胺和糖皮质激素达到缓解,患者改用 MMF 每日 2g,疗程长达 15 个月。仅 1 例患者出现疾病复发,证明 MMF 在诱导期后可有效降低残留疾病活动度和减少蛋白尿,6 例患者的抗中性粒细胞胞质抗体效价变为阴性。此外,口服泼尼松龙的中位剂量减至 5mg/d,3 例患者停药。有报道 1 例抗中性粒细胞胞质抗体阳性血管炎患者在诱导期 2 个月内遭受环磷酰胺诱导的肺损伤。半年后,患者因血管炎伴急性肾衰竭复发。使用糖皮质激素和 MMF 联合治疗后,急性肾衰竭改善,抗中性粒细胞胞质抗体效价降低。提示 MMF 可作为抗中性粒细胞胞质抗体阳性血管炎的诱导治疗。另外,Daina 等描述了 3 例多发性大动脉炎患者,他们对 MMF 2g/d 反应良好,无重大不良反应,能够逐渐减量并停用口服糖皮质激素。

随后开展了更多的临床研究,尽管研究的方法、患者纳入标准和结果判断差异导致结果不完全相同,但研究人员均一致认为 MMF 可作为首次和复发的非严重性系统性血管炎的维持治疗药物。

结缔组织病是一组病因未明、累及多器官多系统结缔组织的疾病,糖皮质激素和免疫抑制剂的使用对患者症状缓解和延长生命有积极的作用,但随之而来的药物不良反应也是研究人员一直想方设法解决的问题。自 1998 年起,MMF 逐步应用于各类型结缔组织病的治疗,取得良好效果,在狼疮肾炎、特发性炎症性肌病中甚至作为一线维持治疗用药。除上述疾病外,系统性硬化症合并间质性肺炎也有使用 MMF 的报道,使用与皮肌炎合并间质性肺炎的治疗相似,在此不再赘述。

(四) 其他

1. 特应性皮炎　在皮炎一类的治疗中,许多研究都集中在 MMF 对特应性皮炎(atopic

dermatitis,AD)的疗效。多项研究支持 MMF 用于中重度 AD 患者。有学者对 2018 年 7 月以前在多个数据库注册登记的与 AD 和 MMF 相关的临床研究进行筛选,最终纳入了从 1999—2018 年 18 项临床研究、病例报道共 140 例 AD 患者进行荟萃分析。其中男性占 52.9%,女性占 47.1%,年龄为 15~61 岁,罹患 AD 的时间最短 4 年,最长 45 年,都是接受了 2~4 种治疗方法,包括肌内注射、口服或外用糖皮质激素,口服环孢素、硫唑嘌呤、氨苯砜或甲氨蝶呤、外用他克莫司、吡美莫司、卡泊三醇、焦油、光疗,症状无改善,甚至继续加重。这些患者在开始接受 MMF 口服治疗后 77.6% 的患者症状部分或完全缓解,其中 8.2% 的病例复发,值得注意的是,成人和儿童的治疗有效率和不良事件发生率无差异。

2018 年欧洲成人和儿童 AD 治疗指南提到,MMF 对 AD 有疗效,其与环孢素长期治疗对照试验显示疗效几乎相等。

2. 过敏性紫癜 过敏性紫癜是儿童时期最常见的血管炎,该疾病传统上被认为是自限性的,但 46% 的患者肾脏受累,20% 有肾脏症状的患者进展为终末期肾病。

2008 年,首例成人新月体性过敏性紫癜性肾炎患者被报道,在 MMF 治疗后获得长期完全缓解。2012 年,我国报道了 12 例儿童(7 例男孩和 5 例女孩),诊断为过敏性紫癜性肾炎蛋白尿时平均年龄为 8.33 岁(6~12 岁),所有患者均为糖皮质激素治疗失败后接受 MMF 治疗。MMF 开始时平均蛋白尿为 5.6g/d,MMF 剂量为 20~25mg/(kg·d)。患者接受 MMF 前还接受了血管紧张素转换酶抑制剂(西拉普利)治疗,平均随访 3.9 年(2.3~5.5 年)。所有患者对 MMF 的平均反应时间为 2.5 个月(1~4 个月)。12 例患者中 MMF 给药 10 个月 5 例,12 个月 6 例,15 个月 1 例。在末次随访时,所有患者的蛋白尿均为阴性,肾功能正常,未观察到复发。所有患者均未观察到 MMF 的严重不良反应。

一些小样本的临床研究已经陆续开展。一项对过敏性紫癜合并肾脏症状的 18 例儿童回顾性研究认为:当 MPA-AUC 0~12 小时为 56.4mg·h/L 时,要及时诊断并尽早使用 MMF 治疗。同年,另一项研究对 61 例蛋白尿、肾功能正常、肾活检新月体或硬化性病变<50% 的过敏性紫癜性肾炎患儿研究后也提出了建议,过敏性紫癜性肾炎患儿 MPA-AUC>30mg·h/L 是 MMF 与激素联合治疗的合适值。

3. 扁平苔藓 扁平苔藓(lichen planus,LP)是一种特发性炎症性皮肤病,好发于四肢屈侧,黏膜常受累。1998 年,Nousari 等报道了首个 MMF 治疗顽固性肥厚性和大疱性 LP 成功的病例。随后,各国研究人员陆续对 MMF 治疗 LP 的结果进行报道,其应用主要集中在溃疡糜烂性 LP。

Frieling 等于 2006 年报道了 3 例播散性和糜烂性 LP 患者,所有患者对 MMF 耐受性良好,2 例患者诱导完全缓解,第 3 例患者治疗后得到了实质性改善。溃疡性 LP 主要累及口腔,一项回顾性研究分析了 10 例重度溃疡性口腔 LP 患者,既往常规药物治疗效果不理想,所有患者开始口服 MMF,初始剂量为 500mg/d,根据患者耐受性和疾病活动度逐渐增加剂量,目标为 2g/d(每日 2 次,分次给药),持续 2 个月。此后根据临床反应或患者耐受情况调整剂量。治疗 12~15 个月后,10 例患者中 6 例获得缓解,1 例病情控制良好,3 例病情部分控制。2 例获得缓解的患者终止治疗。所有患者对 MMF 均耐受良好。

使用 MMF 治疗口腔 LP,除了口服药物,目前尚有 MMF 黏膜黏合剂可供选择。有研究报道 10 例双侧溃疡性病变、17 例单侧溃疡性病变的患者接受 2%MMF 黏膜黏合剂治疗病灶,每日 2 次,共 4 周。第 4 周时,疼痛、烧灼感减轻,病灶大小显著减小,且作用呈时间依赖性。

部分糜烂性 LP 累及的部位是外阴,2015 年的一项研究报道了 1 例 66 岁的重症生殖器 LP 女性患者,既往治疗包括外用倍他米松软膏、糠酸莫米松乳膏、克霉唑乳膏及短疗程口服泼尼松,症状均无改善。口服 MMF 500mg,每日 2 次,患者在开始治疗后 4 周内报告疼痛、排尿困难和瘙痒改善,无任何相关不良反应。3 个月后 MMF 增加至早晨 500mg 和夜间 1g,再治疗 6 个月后,患者已数月无糜烂和瘙痒。

二、禁忌证

MMF 绝对禁忌证为妊娠期女性、药物过敏。

MMF 相对禁忌证为:①哺乳期女性(MMF 可通过母乳排出);②消化性溃疡;③肝/肾功能不全;④同时使用干扰肠肝循环的药物。

三、用法及用量

如前所述,MMF 主要为口服,根据上述文献,成人常用剂量为 2g/d,分 2 次服用。初始剂量可以从 500mg 开始,有患者可耐受的最大剂量为 3g/d。症状持续改善后可逐渐减量。儿童用药,根据 2018 年欧洲成人和儿童特应性皮炎治疗指南,建议 MMF 在较小儿童中剂量为 40~50mg/(kg·d),在青少年中为 30~40mg/(kg·d)。在过敏性紫癜患儿(6~12 岁)中,使用参考剂量为 20~25mg/(kg·d)。

除口服剂型外,MMF 有黏膜黏合剂型,浓度为 2%,外涂于病灶,每日 2 次,目前此剂型未在中国上市。

四、联合用药

MMF 目前主要作为替代治疗或维持治疗使用,是糖皮质激素的抑制药物,因此,MMF 最常与糖皮质激素联合应用,这种联合应用常见于结缔组织病。根据现有临床使用经验,糖皮质激素单用或联合其他免疫抑制剂控制病情后,停用其他免疫抑制剂,加用 MMF 进行维持治疗。MMF 开始治疗时,糖皮质激素剂量不受影响,可根据患者病情逐渐减少糖皮质激素剂量,最后根据患者病情判断是否停用。MMF 起始剂量一般从低剂量开始,0.5~2g/d 均可。根据 MMF 的推荐使用剂量,最高可用到 2~3g/d,但临床研究数据显示,2g/d 的治疗效果不比 3g/d 的效果差,使用低剂量 MMF 更安全。

MMF 与他克莫司可联合应用,根据药物说明书,使用他克莫司的患者,MMF 的剂量不应超过每次 1g,每日 2 次。有研究对 21 例狼疮肾炎的患者进行了一项长达 12 个月的前瞻性研究。所有患者继续原有的糖皮质激素和血管紧张素转换酶抑制剂治疗,停用其他免疫抑制剂,替换为联合 MMF 1g/d 和他克莫司 4mg/d 两者联用的方案。12 个月后 14 例患者症状改善。治疗期间患者出现了感染、消化道症状、脱发等不良反应,但均未导致受试者退出治疗。我国 26 个研究中心多靶点诱导治疗狼疮肾炎的项目中,多靶点方案为 MMF 1g/d 和他克莫司 4mg/d 两者联用,观察 24 周,多靶点方案的总缓解率达 83.5%,不良反应的发生率 50.3%,无受试者因不良反应退出治疗。

MMF 与环孢素联合治疗在预防器官移植排斥反应中是常用的方案。Ameen 等将这一联合治疗应用于 9 例严重银屑病患者。9 例患者的平均年龄为 45 岁,重度银屑病 15~40 年。其中 3 例伴随关节病性银屑病,在联合治疗开始时处于静止期。所有患者既往均接受过环孢素单药治疗或与甲氨蝶呤、维 A 酸或羟基脲联合治疗。但是,7 例患者在接受低剂量环孢素[2.0~3.5mg/(kg·d)]治疗时发生了轻度肾损害和高血压,在剂量降低至 1.5~3.0mg/(kg·d) 后恢复正常,但在较低剂量时银屑病恶化。另外,2 例患者需要高剂量环孢素单药治疗[4.0mg/(kg·d)],但 1 例仍未显示任何明显的治疗反应。在开始联合 MMF 治疗前,所有患者均保持原剂量环孢素治疗。MMF 最初从 0.5g/d 开始,在 3~6 周增加至 1~3g/d。前 2 个月每周监测 2 次全血细胞计数、转氨酶、血清肌酐和血压,此后每个月监测 1 次。因使用 3g/d 的患者出现严重腹痛,MMF 减量,最终所有接受联合治疗的患者 MMF 剂量为 1~2g/d。9 例患者中 7 例有良好效果,皮损完全清除或皮损面积 ≤10%,2 例皮疹无改善。患者均耐受良好,1 例出现严重腹痛减量后也可耐受。该研究认为,MMF 联合环孢素短期内不会增加 2 种药物的毒性。

第五节 不良反应与监测

一、消化系统

MMF 最常报道的不良反应是胃肠道功能紊乱,呈剂量依赖性,包括恶心、腹泻、软便、厌食、腹部绞痛、便频、呕吐和肛门压痛。MMF 无显著肝毒性。

二、泌尿生殖系统

目前,未发现 MMF 产生有临床意义的肾毒性。

三、血液系统

使用 MMF 的患者中 5%~9% 出现白细胞减少、血小板减少和贫血。这些血液系统异常大多具有剂量相关性、可逆性和轻度。

四、感染与肿瘤

Ensley 等研究 MMF 在 30 例人类心脏移植受者中的应用,报道了 1 例巨细胞病毒性视网膜炎,经更昔洛韦治疗后痊愈;1 例伴有发热和白细胞减少的非特异性病毒感染,未经治疗或停用 MMF 自行缓解。

MMF 是鸟嘌呤核苷酸合成的非竞争性抑制剂,尚未显示因引起染色体断裂而致癌。研究人员回顾分析了 68 例使用 MMF 的各种皮肤病患者,结果发现 7 例患者出现皮肤肿瘤,包括鳞状细胞癌、基底细胞癌、恶性雀斑样痣和光线性角化病,但未进一步研究皮肤肿瘤的发生与 MMF 使用的相关性。

五、致畸性

出于安全性原因,尚未在妊娠期女性中进行任何良好对照的 MMF 研究。然而,在动物研究中,MMF 已被证明具有致畸性,可引起胎儿畸形。目前不建议 MMF 应用于妊娠期女性。

六、长期不良反应

有研究人员对 20 例使用 MMF 长达(430 ± 30)天的移植术后患者进行观察,有 4 例患者发生 5 种严重感染,4 种感染治疗成功,未暂停或停用 MMF。1 例患者发生慢性活动性肝炎,终止 MMF 治疗。总体而言,该研究发现严重感染的长期发生率为每年 0.2 次,与接受硫唑嘌呤治疗的患者相似。另一项长达 3.5 年的临床观察显示,在接受 MMF 治疗的类风湿关节炎患者中,最常见的不良反应为胃肠道反应,临床无显著的肾、肝或骨髓毒性。

七、用药监测

用药前应监测的实验室检查项目包括血常规,肝功能检查(转氨酶、肝脏彩超),肾功能检查(尿常规、尿素氮、肌酐、肾小球滤过率),乙型肝炎、丙型肝炎血清学检查,结核菌素试验或结核感染 T 细胞斑点试验,血清或尿液人绒毛膜促性腺激素;用药期间(在增加剂量后每 2~4 周重复 1 次,一旦剂量稳定后每 2~3 个月重复 1 次)应监测的实验室检查项目包括全血细胞计数、肝肾功能。

(邓蕙妍 朱慧兰 张锡宝)

参 考 文 献

[1] SPATZ S, RUDNICKA A, MCDONALD C J. Mycophenolic acid in psoriasis [J]. Br J Dermatol, 1978, 98 (4): 429-435.

[2] HAUFS M G, BEISSERT S, GRABBE S, et al. Psoriasis vulgaris treated successfully with mycophenolate mofetil [J]. Br J Dermatol, 1998, 138 (1): 179-181.

[3] BEISSERT S, PAUSER S, STICHERLING M, et al. A comparison of mycophenolate mofetil with ciclosporine for the treatment of chronic plaque-type psoriasis [J]. Dermatology, 2009, 219 (2): 126-132.

[4] AKHYANI M, CHAMS D C, HEMAMI M R, et al. Efficacy and safety of mycophenolate mofetil vs. methotrexate for the treatment of chronic plaque psoriasis [J]. J Eur Acad Dermatol Venereol, 2010, 24 (12): 1447-1451.

[5] SCHRÄDER P, MOOSER G, PETER R U, et al. Preliminary results in the therapy of psoriatic arthritis with

mycophenolate mofetil [J]. J Rheumatol, 2002, 61 (5): 545-550.

[6] JI Y Z, LONG G, MA X H, et al. Severe generalized pustular psoriasis treated with mycophenolate mofetil [J]. J Dermatol, 2011, 38 (6): 603-605.

[7] BEISSERT S, WERFEL T, FRIELING U, et al. A comparison of oral methylprednisone plus azathioprine or mycophenolate mofetil for the treatment of pemphigus [J]. Arch Dermatol, 2006 (142): 1447-1454.

[8] NOUSARI H C, GRIFFIN W A, ANHALT G J, et al. Successful therapy for bullous pemphigoid with myco-phenolate mofetil [J]. J Am Acad Dermatol, 1998, 39 (3): 497-498.

[9] STEFAN B, THOMAS W, UTA F, et al. A comparison of oral methylprednisolone plus azathioprine or mycophenolate mofetil for the treatment of bullous pemphigoid [J]. Arch Dermatol, 2007, 143 (12): 1536-1542.

[10] JOHN C F, SONYA K, VESNA P R, et al. Bullous pemphigoid in late childhood successful treated with mycophenolate mofetilas an adiuvant therapy [J]. Pediatr Dermatol, 2010, 27 (5): 537-539.

[11] ENK A H, KNOP J. Mycophenolate is effective in the treatment of pemphigus vulgaris [J]. Arch Dermatol, 1999, 135 (1): 54-56.

[12] STEFAN B, DANIEL M, AMRINDER J K, et al. Treating pemphigus vulgaris with prednisone and myco-phenolate mofetil: a multicenter, randomized, placebo-controlled trial [J]. J Invest Dermatol, 2010, 130 (8): 2041-2048.

[13] LIU Z H, ZHANG H T, LIU Z S, et al. Multitarget therapy for induction treatment of lupus nephritis: a randomized trial [J]. Ann Intern Med, 2015, 162 (1): 18-26.

[14] CHOI C B, WON S, BAE S C. Outcomes of multitarget therapy using mycophenolate mofetil and tacro-limus for refractory or relapsing lupus nephritis [J]. Lupus, 2018, 27 (6): 1007-1011.

[15] HANAOKA H, IIDA H, KIYOKAWA T, et al. Mycophenolate mofetil treatment with or without a calci-neurin inhibitor in resistant inflammatory myopathy [J]. Clin Rheumatol, 2019, 38 (2): 585-590.

[16] NOWACK R, GOBEL U, KLOOKER P, et al. Mycophenolate mofetil for maintenance therapy of Wegener's granulomatosis and microscopic polyangiitis: a pilot study in 11 patients with renal involvement [J]. J Am Soc Nephrol, 1999, 10 (9): 1965-1971.

[17] KEVIN P, SAXON D S. Mycophenolate mofetil and atopic dermatitis: systematic review and meta-anal-ysis [J]. J Dermatolog Treat, 2020, 31 (8): 810-814.

[18] FATIH D, BIRGUL O, DENIZ A, et al. Mycophenolate mofetil treatment of crescentic Henoch-Schönlein nephritis with IgA depositions [J]. Scand J Urol Nephrol, 2008, 42 (2): 178-180.

[19] DU Y, HOU L, ZHAO C G, et al. Treatment of children with Henoch-Schönlein purpura nephritis with mycophenolate mofetil [J]. Pediatr Nephrol, 2012, 27 (5): 765-771.

[20] AGNES H, JAN U B, LISA M K, et al. Mycophenolate mofetil following glucocorticoid treatment in Henoch-Schönlein purpura nephritis: the role of early initiation and therapeutic drug monitoring [J]. Pediatr Nephrol, 2018, 33 (4): 619-629.

[21] LU Z H, SONG J F, MAO J H, et al. Evaluation of mycophenolate mofetil and low-dose steroid combined therapy in moderately severe Henoch-Schönlein purpura nephritis [J]. Med Sci Monit, 2017, 18 (23): 2333-2339.

[22] WEE J S, SHIRLAW P J, CHALLACOMBE S J, et al. Efficacy of mycophenolate mofetil in severe muco-cutaneous lichen planus: a retrospective review of 10 patients [J]. Br J Dermatol, 2012, 167 (1): 36-43.

[23] NEGIN S, ALI T Z, MASUMEH M, et al. Treatment of oral lichen planus with mucoadhesive mycophe-nolate mofetil patch: a randomized clinical trial [J]. Clin Exp Dent Res, 2020, 6 (5): 506-511.

[24] KRISTYN D, ERIN M. Mycophenolate mofetil in erosive genital lichen planus: a case and review of the

literature [J]. Journal of Dermatology, 2015, 42 (3): 311-314.

［25］ DALL E M, SOLOMONS N, FEDERICO R, et al. Comparison of standard of care treatment with a low steroid andmycophenolate mofetil regimen for lupus nephritis in the ALMSand AURA studies [J]. Lupus, 2019, 28 (5): 591-596.

［26］ MOK C C, TO C H, YU K L, et al. Combined low-dose mycophenolate mofetil and tacrolimus for lupus-nephritis with suboptimal response to standard therapy: a 12-monthprospective study [J]. Lupus, 2013, 22 (11): 1135-1141.

［27］ AMEEN M, SMITH H R, BARKER J N. Combined mycophenolate mofetil and cyclosporin therapy for severe recalcitrant psoriasis [J]. Clin Exp Dermatol, 2001, 26 (6): 480-483.

［28］ PARK H. The emergence of mycophenolate mofetilin dermatology: from its roots in the world of organ transplantation to its versatile role in the dermatology treatment room [J]. J Clin Aesthet Dermatol, 2011, 4 (1): 18-27.

［29］ GEORGE L, HAMANN I, CHEN K, et al. An analysis of the dermatological uses of mycophenolate mofetil in a tertiary hospital [J]. J Dermatolog Treat, 2015, 26 (1): 63-66.

第十章

来 氟 米 特

第一节 概 述

来氟米特是一种异噁唑衍生物,主要通过抑制二氢乳清酸脱氢酶发挥作用,二氢乳清酸脱氢酶为淋巴细胞克隆扩增时嘧啶从头合成途径的关键酶。1998 年 8 月,来氟米特获得美国 FDA 批准作为一种缓解病情的抗风湿药(disease-modifying antirheumatic drug,DMARD),仅用于治疗类风湿关节炎,并于 2004 年获得欧盟药品局(European Medicine agency,EMA)批准用于治疗关节病性银屑病,但也有报道其可用于其他皮肤病和风湿病的治疗。来氟米特在皮肤科主要用于治疗银屑病、关节病性银屑病、特应性皮炎、系统性红斑狼疮、韦格纳肉芽肿病、原发性干燥综合征、大疱性类天疱疮、皮肌炎、结节病和系统性硬化症等。

第二节 药代动力学

来氟米特口服吸收迅速,在胃肠黏膜与肝中迅速转变为活性代谢产物 A771726,口服后 6~12 小时 A771726 的血药浓度达峰值,口服生物利用度约 80%,吸收不受高脂肪饮食影响。此外,来氟米特还有许多次要代谢产物,但仅有三氟甲基苯胺以低水平出现在某些患者血液中并可被定量。单次口服 50mg 或 100mg 后 24 小时,血浆 A771726 浓度分别为 4μg/ml 或 8.5μg/ml,20 周内达到稳态。

来氟米特代谢的确切脏器尚不清楚,体内外试验表明,胃肠壁和肝脏可能在这一过程中发挥作用。尚未发现来氟米特的特异性代谢酶,仅确定代谢过程在肝细胞质和微粒体中发生。A771726 主要分布于肝、肾和皮肤组织,而脑组织分布较少;A771726 血浆浓度较低,血浆蛋白结合率大于 99%,稳态分布容积为 0.13L/kg。

来氟米特药代动力学不受食物、年龄或性别的影响,90% 药物通过尿液和粪便排泄,活性炭和考来烯胺可加速其消除。活性代谢物 A771726 进一步代谢后经肾脏排泄,也可直接通过胆汁排泄,其半衰期约为 2 周。单剂量注射放射性标记的来氟米特后,连续观察 28 天,约 43% 的总放射活性通过尿液清除,48% 的总放射活性通过粪便清除。进一步分析表明,尿液中主要是葡糖醛酸和 A771726 的苯胺羧酸衍生物,粪便中主要是 A771726;最初 96 小时内肾脏是主要清除途径,然后粪便成为主要清除途径。静脉注射 A771726,清除速率估计在 31ml/h。

第三节　作用机制

嘧啶是合成 RNA/DNA、磷脂和蛋白质糖基化所必需的重要前体来源,淋巴细胞活化为效应细胞依赖嘧啶的从头合成途径。二氢乳清酸脱氢酶是单磷酸尿苷从头合成的关键酶,可被来氟米特的非细胞毒性代谢物 A771726 抑制。来氟米特可以激活芳香烃受体(aryl hydrocarbon receptor,AhR),从而诱导几种已知的 AhR 靶基因。此外,来氟米特还具有抗炎作用,如能抑制嗜碱性粒细胞中环氧合酶 -2 和组胺的释放,来氟米特的活性代谢产物抑制受 IL-4 和 TNF-α 刺激的成纤维细胞释放嗜酸性粒细胞趋化因子,该机制并不通过抑制嘧啶的从头合成介导。来氟米特还可通过阻止 IκB 降解,抑制 NF-κB 的释放,从而抑制 TNF-α 的作用。

第四节　临床应用

一、皮肤科临床应用

(一) 红斑丘疹鳞屑性皮肤病

1. 银屑病　有学者对来氟米特在银屑病和关节病性银屑病患者中的疗效和安全性进行了评估。评价指标为达到改良的美国风湿病学会 20% 改善标准的患者比例、指定的银屑病目标靶点改善情况、银屑病面积、严重程度指数评分与生活质量评估中与基线相比的平均变化方面,研究结果显示来氟米特组 95 例患者,前 3 天口服来氟米特 100mg/d,随后 20mg/d,24 周评估疗效,58.9% 患者对治疗有反应,显著高于安慰剂组(29.7%,27/91 例)。来氟米特组腹泻和谷丙转氨酶(glutamic-pyruvic transaminase,GPT)升高发生率较高,未观察到严重肝毒性。另一项研究比较了来氟米特和甲氨蝶呤在多关节受累或不对称关节炎关节病性银屑病患者中的疗效,来氟米特使用者和甲氨蝶呤使用者 24 个月后的累积生存率分别为54.9% 和 57.0%;来氟米特使用者的毒性停药率(29.2%)高于甲氨蝶呤使用者(10.8%);与甲氨蝶呤使用者相比,来氟米特使用者治疗显示出明显较高的不良事件发生率;甲氨蝶呤使用者的累积无效中断治疗率大于来氟米特使用者,但差异无统计学意义。在一项前瞻性研究中,给予对至少一种缓解病情DMARD没有反应的12例持续性关节病性银屑病患者来氟米特单药治疗或同时使用另一种DMARD治疗,其中8例患者的病情在2~3个月后均有中度或显著改善,另3例因药物毒性暂时停用该药的患者随后能以较低剂量恢复该药治疗并从中获益。最近一项系统回顾发现,来氟米特的效能-毒性比很高,仅次于DMARD中的TNF-α抑制剂。在一项开放Ⅱ期临床试验中,8例银屑病患者连续12周每天口服来氟米特20mg,除2例患者外,其余患者均有抗银屑病作用且治疗耐受性良好,不良反应主要为短暂的胃肠道不适。因此,来氟米特可能为现有治疗方法的一种安全方便替代药。1例有44年寻常型银屑病病史和15年严重关节病性银屑病病史的56岁女性服用来氟米特3周后,关节肿胀和关节疼痛几乎完全消失,脓疱性皮肤损伤显著改善,显著改善患者病情及生活质量。有研究报道来氟米特治疗2例SAPHO(滑膜炎、痤疮、脓疱病、骨肥厚和骨炎)综合征有效,并使2例多种局部和系统治疗无效的难治性局限性掌跖脓疱病得到完全缓解。

2. **扁平苔藓** 有报道1例顽固溃疡性扁平苔藓,对单药甲氨蝶呤没有反应,联合来氟米特20mg治疗后,在1个月内有明显的改善,随后甲氨蝶呤逐渐减量至最后停用,在4个月后继续单独使用来氟米特没有复发。

(二) 结缔组织病

1. **系统性红斑狼疮** 一项研究中,12例轻中度疾病活动度SLE患者,接受泼尼松龙<0.5mg/(kg·d),随机分成两组,分别给予来氟米特和安慰剂治疗24周。观察的主要研究指标为SLEDAI在24周内的平均变化,次要研究指标为蛋白尿、补体水平、抗双链DNA抗体结合和泼尼松龙剂量的变化。治疗6个月后显示两组患者的疾病活动度均显著降低,不良反应仅有谷丙转氨酶短暂升高、高血压和一过性白细胞减少。在另一项18例SLE女性患者的临床试验中,来氟米特被认为治疗SLE有效,5例受试者中有2例在减少泼尼松剂量后未见复发,没有观察到危及器官或生命的不良反应。

2. **皮肌炎** 1例39岁女性皮肌炎患者已接受甲氨蝶呤和羟氯喹治疗2年,但仍有4年的皮炎活动史,在其治疗方案中加入来氟米特2个月后红斑得到轻微改善,第19个月时,患者面部、头皮未出现红斑和Gottron征,但在颈部、胸部、背部和上臂出现中度的皮肤异色病。1例60岁白人男性皮肌炎患者,给予泼尼松(40mg)、甲氨蝶呤和局部应用醋酸氟轻松等治疗无效,但对来氟米特反应良好。泼尼松可在3个月内逐渐减量而不出现明显复发。1例有4年典型皮肌炎病史的女性皮肌炎患者,对多种药物均不耐受,考虑其病情恶化,采用来氟米特(20mg/d)联合泼尼松(5mg/d)的治疗方案,6个月后反应良好,不仅肌肉和关节痛减轻,四肢的红斑也明显减少。

3. **系统性硬化症** 来氟米特成功治疗了3例系统性硬化症伴关节炎且对类固醇类激素、甲氨蝶呤、环孢素和青霉胺无反应的女性。2例患者关节受累是不对称和非侵蚀性的,而另1例患者表现为对称性侵蚀性多关节炎,血清类风湿因子阳性,来氟米特在所有病例中均耐受性良好,只有1例患者出现可随治疗剂量减少而消失的中度腹泻,并且无关节炎复发。经过数周治疗后所有患者的病情均缓解,关节受累明显改善。

4. 原发性干燥综合征　15例早期活动性原发性干燥综合征患者接受来氟米特治疗24周后观察到总体乏力减轻,身体功能增强;3例患者的白细胞碎裂性血管炎明显好转,不良反应仅见轻微胃肠道不适(包括腹泻)和脱发;5例患者出现面部、手臂或躯干狼疮样皮损,局部糖皮质激素反应良好;2例既往有高血压的患者需增加抗高血压药剂量;2例患者在减少剂量后,升高的谷丙转氨酶水平恢复正常。但仍需进一步研究以评估来氟米特对原发性干燥综合征的疗效。

(三) 血管炎性皮肤病

1. 韦格纳肉芽肿病　51例韦格纳肉芽肿病(Wegener granulomatosis,WG)患者先前经过甲氨蝶呤(n=36)或来氟米特(n=15)治疗后复发。进一步使用甲氨蝶呤和来氟米特联合治疗,结果显示甲氨蝶呤和来氟米特联合疗法控制了84%的WG复发患者,8例患者对联合治疗无反应。随访显示持续缓解者占27%,轻微复发者占53%,严重复发者占4%。不良反应为胃肠道不适、高血压和感染。在一项回顾性研究中,经利妥昔单抗治疗的6例WG患者中有5例接受来氟米特维持治疗,后者具有良好的耐受性,不仅提高了利妥昔单抗的疗效,还延长了无病生存期。在一项纳入20例WG患者的Ⅱ期、单中心、开放性临床试验中,来氟米特能够安全有效地维持缓解。在另一项多中心、前瞻性、随机对照临床试验中,甲氨蝶呤组的严重复发率明显高于来氟米特组。

2. 大动脉炎　1例对甲氨蝶呤和糖皮质激素抵抗的大动脉炎患者,来氟米特30mg/d治疗症状可以完全缓解。另外在一项针对15例难治性或不耐受常规治疗的大动脉炎患者的研究中,来氟米特在控制疾病活动方面具有良好的效果,患者接受来氟米特20mg/d治疗至少6个月,在9.1个月的中位随访时间内,疾病活动性和急性期反应得到改善。

3. 皮肤小血管炎　1例顽固性皮肤小血管炎患者开始来氟米特10mg/d的剂量治疗4周后,病情得到控制,当剂量升高至20mg/d时,患者出现头痛症状,继续以10mg/d的剂量维持治疗4个月,患者没有出现新的皮疹和症状。

(四) 大疱性类天疱疮

来氟米特在2例仅对大剂量泼尼松有反应的大疱性类天疱疮患者中成功应用,且泼尼松可以停药。即使来氟米特的剂量减至每日10mg和隔日10mg后,患者仍处于临床缓解期。

(五) 非感染性肉芽肿

一项纳入32例累及肺、眼、皮肤的顽固性结节病患者单独使用来氟米特或联合甲氨蝶呤治疗的研究,共有25例患者得到了部分或完全的症状缓解。另一项研究中2例对常规治疗不理想的皮肤结节病患者,来氟米特(20mg/d)单药或者联合甲氨蝶呤每周20mg治疗后,皮肤和鼻黏膜病变得到完全缓解。

(六) 白癜风

在一项包含30例活动性白癜风患者的研究中,来氟米特治疗的起始剂量为100mg/d,连续3日,然后20mg/d,持续6周,直到研究结束的第12周。90%的病例在(2.6±0.7)周显示病情活动和进展明显停止。在研究结束时,许多患者也观察到明显的色素沉着。

(七)皮炎湿疹类疾病

1. **特应性皮炎**　2例严重红皮病性特应性皮炎(atopic dermatitis,AD)患者对不同系统治疗方法均不耐受,接受来氟米特治疗20个月。在定期就诊时,评估湿疹皮损面积和严重程度指数(eczema area and severity index,EASI)、视觉模拟瘙痒量表和实验室检查结果。2例患者分别在4周和7周观察到部分缓解,并维持超过20个月,未观察到严重不良事件。另1例红皮病性AD患者接受来氟米特治疗3周后,湿疹、瘙痒和失眠加重,后开始服用泼尼松龙和每日交替服用10mg或20mg来氟米特。随着泼尼松龙的逐渐减量,患者病情开始恢复活动,并在接下来的3个月内恶化。随后来氟米特的剂量增加至20mg/d并配合服用氟氯西林治疗,患者症状在10日后有所缓解,EASI降低,即使在停用来氟米特后,其病情也在长达5年的治疗中首次稳定下来。

2. **湿疹**　1例顽固性湿疹患者对常规治疗无效,开始20mg/d来氟米特治疗1个月后,症状得到改善。治疗5个月后,药物减少至隔天1次。经过1年的治疗,药物减量后症状仍持续缓解。

来氟米特已被作为多种皮肤病的替代治疗或辅助治疗方案,表10-4-1总结了来氟米特在皮肤科临床应用的证据级别和推荐强度。

表 10-4-1　来氟米特皮肤科临床应用汇总

疾病	证据级别	推荐强度	剂量和疗程	结局
银屑病与关节病性银屑病	Ib	B	100mg/d(3日负荷剂量后口服20mg/d)	关节病性银屑病、银屑病皮损面积和严重程度指数及皮肤病生活质量指数均得到显著改善
严重特应性皮炎	IV	D	20个月(前3日负荷剂量为100mg/d;维持剂量为20mg/d)	2例患者在4周和7周观察到部分缓解,并维持超过20个月;1例患者缓解后即使停药病情仍保持稳定,未出现严重不良事件
系统性红斑狼疮	IV	D	基于系统性红斑狼疮疾病活动指数的12例轻中度疾病活动度患者随机分配接受口服来氟米特24周	来氟米特治疗轻中度系统性红斑狼疮比安慰剂更加安全有效,耐受性良好
韦格纳肉芽肿病	IV	D	51例韦格纳肉芽肿病患者在甲氨蝶呤或维持单药治疗下无危及生命的复发,复发者随后接受甲氨蝶呤和来氟米特联合治疗,平均随访时间为26.0个月(3~93个月)	根据伯明翰血管炎活动指数,甲氨蝶呤和来氟米特控制了43/51例(84%)韦格纳肉芽肿病复发患者;8/51例(16%)患者对甲氨蝶呤+来氟米特无反应;14/51例(27%)患者持续缓解;观察到50种不良反应

续表

疾病	证据级别	推荐强度	剂量和疗程	结局
原发性干燥综合征	Ⅳ	D	15 例早期活动性原发性干燥综合征患者接受来氟米特 20mg/d,持续 24 周,每 8 周评估一次来氟米特的耐受性、安全性和有效性	患者总体乏力减轻、身体功能提高;血清 IgG 水平、Schirmer 测试值和淋巴细胞焦点评分改善;3 例患者的白细胞碎裂性血管炎得到改善;存在胃肠道不适、脱发和狼疮样皮损等不良反应
大疱性类天疱疮	Ⅳ	D	只对大剂量糖皮质激素有反应、泼尼松龙剂量不能逐渐减少至 20mg 以下的患者服用来氟米特 20mg/d	泼尼松龙成功停药,每日和隔日服用来氟米特 10mg 可维持症状缓解
皮肌炎	Ⅳ	D	3 例对常规疗法抵抗的患者补充来氟米特 20mg/d	6 个月内得到明显临床改善
结节病	Ⅳ	D	给予对羟氯喹耐受,且对甲氨蝶呤和硫唑嘌呤不耐受的患者来氟米特 20mg/d	临床和实验室参数均有明显改善
系统性硬化症	Ⅳ	D	给予对其他治疗无反应的 3 例女性患者来氟米特 20mg/d	关节炎改善;耐受良好,其中 1 例在逐渐减量的情况下仍能维持疗效;2 例皮肤硬化好转的患者其他器官受累保持稳定

二、禁忌证

严重免疫缺陷患者、骨髓发育不良者、乙型或丙型肝炎患者、严重或无法控制感染患者和活疫苗免疫时不宜使用来氟米特。

准备生育的患者,无论男女,均应考虑停止治疗,同时服用考来烯胺或活性炭。

三、用法及用量

由于来氟米特半衰期较长,建议间隔 24 小时口服给药。为了快速达到稳态血药浓度,建议开始治疗的最初 3 天给予负荷剂量 50~100mg/d,之后根据病情给予维持剂量 10mg/d 或 20mg/d。

四、药物相互作用

使用来氟米特治疗期间,可继续使用非甾体抗炎药或低剂量糖皮质激素。

1. **考来烯胺和活性炭** 志愿者和患者服用考来烯胺或活性炭时,血液中 A771726 水平显著降低。

2. **肝毒性药物** 来氟米特和肝毒性药物合用时,不良反应增多。如来氟米特治疗后,未进行药物消除就服用肝毒性药物,也会导致不良反应增多。30 例联合使用来氟米特和甲氨蝶呤患者中,有 5 例患者转氨酶升高 2~3 倍,其中 2 例继续联合用药,3 例停用来氟米特;另 5 例转氨酶升高大于 3 倍者,其中 2 例继续联合用药,3 例停用来氟米特,研究结束 10 例患者转氨酶均恢复正常。所有患者均符合美国风湿病学会肝活动组织检查标准。

3. **甲苯磺丁脲**　体外试验显示 A771726 可使游离甲苯磺丁脲浓度升高 13%~50%,此临床意义还不清楚。

4. **利福平**　多剂量利福平和单剂量来氟米特联合应用,血液中游离 A771726 较单独使用来氟米特提高 40%,随着利福平的使用,A771726 浓度可能继续升高,因此来氟米特和利福平联合用药时要慎重。

五、特殊人群用药

1. **儿童**　对儿童应用来氟米特的疗效和安全性还没有研究,故年龄<18 岁的患者,不建议使用来氟米特。

2. **妊娠期和哺乳期女性**　来氟米特具有生殖毒性,能引起胚胎损伤。小鼠服用 15ml/kg 来氟米特,雄鼠精子畸形率明显升高,雌鼠吸收胚胎和死亡胚胎率增高,活胚率降低。因此,育龄期女性有计划妊娠者、妊娠期及哺乳期女性禁用。

第五节　不良反应、监测及预防

一、不良反应

1. **全身性**　脓肿、囊肿、发热、颈痛、不适和骨盆痛。

2. **心血管系统**　心绞痛、偏头痛、心悸、心动过速、静脉曲张、脉管炎和血管舒张。

3. **消化系统**　食欲减退、乏力、头晕、腹泻、轻度肝损伤、恶心、胆石症、结肠炎、便秘、食管炎、气胀、黑便、咽炎、唾液腺肥大、牙龈炎、口腔炎和牙齿排列不整齐。

4. **内分泌系统**　糖尿病和甲状腺功能亢进。

5. **血液和淋巴系统**　白细胞减少、贫血(缺血性贫血)和紫癜。

6. **代谢和营养**　肌酸激酶活性升高、高血糖和高血脂。

7. **肌肉骨骼系统**　关节炎、骨坏死、骨痛、黏液囊炎和肌肉痉挛。

8. **呼吸系统**　肺部不适、气喘、呼吸困难和鼻出血。

9. **神经系统**　焦虑、抑郁、口干、失眠、神经痛、神经炎、睡眠紊乱、出汗和眩晕。

10. **皮肤和附属物**　皮肤瘙痒、痤疮、接触性皮炎、真菌性皮炎、毛发变色、单纯性疱疹、带状疱疹、斑丘疹、指甲异常、皮肤变色、皮肤结节和皮肤溃疡。

11. **泌尿生殖系统**　蛋白尿、血尿、膀胱炎、排尿困难、尿频、月经不调、外阴阴道假丝酵母菌病。

12. 感觉系统　视物模糊、白内障、眼部不适、结膜炎、味觉倒错。

二、不良反应监测及预防

来氟米特使用过程中,出现罕见不良反应,如骨髓抑制、中毒性表皮坏死,停止服用来氟米特,同时服用考来烯胺或活性炭,降低血浆中 A771726 水平。

来氟米特使用过程中,可出现一过性谷丙转氨酶升高,故服用初期,应每个月检测 1 次谷丙转氨酶。如谷丙转氨酶升高在正常值的 2 倍以内(80U/L),继续观察;如谷丙转氨酶升高为正常值 2~3 倍(80~120U/L),减半量服用,继续观察,若谷丙转氨酶继续升高或仍然维持在 80~120U/L,应停药;如谷丙转氨酶升高为正常值的 3 倍以上(>120U/L),应停药,且给予考来烯胺或活性炭治疗。停药后,谷丙转氨酶恢复正常,可继续用药,同时加强护肝治疗及随访,多数患者不会出现谷丙转氨酶再次升高。

服药期间出现白细胞减少,如白细胞>3×10^9/L,继续服用观察;如白细胞在(2~3)$\times 10^9$/L,减半观察,继续用药期间,多数患者可恢复正常,若复查白细胞仍<3×10^9/L,则停药。

如患者有血液异常病史或肾功能和肝功能不全患者,使用来氟米特时应慎重,经常进行血液和临床检测。

如果剂量过大或出现毒性时,可给予考来烯胺或活性炭加以消除。具体方法:口服考来烯胺每日 3 次,每次 8g。1 日内 A771726 血浆浓度降低约 40%,2 日内降低 49%~65%,连续服用 11 日,A771726 血浆浓度可降低至 0.02μg/ml 以下。或者通过胃管或口服给予活性炭(混悬液),每 6 小时 50g,1 日 A771726 血浆浓度降低约 37%,2 日降低约 48%。

(陈平姣　李常兴　曾　抗)

参 考 文 献

[1] SEHGAL V N, VERMA P. Leflunomide: dermatologic perspective [J]. J Dermatolog Treat, 2013, 24 (2): 89-95.

[2] HERRMANN M L, SCHLEYERBACH R, KIRSCHBAUM B J. Leflunomide: an immunomodulatory drug for the treatment of rheumatoid arthritis and other autoimmune diseases [J]. Immunopharmacology, 2000, 47 (2/3): 273-289.

[3] MANNA S K, MUKHOPADHYAY A, AGGARWAL B B. Leflunomide suppresses TNF-induced cellular responses: effects on NF-kappa B, activator protein-1, c-Jun N-terminal protein kinase, and apoptosis [J]. J Immunol, 2000, 165 (10): 5962-5969.

[4] FRIELING U, LUGER T A. Mycophenolate mofetil and leflunomide: promising compounds for the treatment of skin diseases [J]. Clin Exp Dermatol, 2002, 27 (7): 562-570.

[5] VAN ROO E N, JANSEN T L, HOUTMAN N M, et al. Leflunomide for the treatment of rheumatoid arthritis in clinical practice: incidence and severity of hepatotoxicity [J]. Drug Saf, 2004, 27 (5): 345-352.

[6] HOLM E A, BALSLEV E, JEMEC G B. Vasculitis occurring during leflunomide therapy [J]. Dermatology, 2001, 203 (3): 258-259.

［7］ CHAN A T Y, BRADLOW A, MCNALLY J. Leflunomide induced vasculitisea dose-response relationship [J]. Rheumatology, 2003, 42 (3): 492-493.

［8］ CHAN J, SANDERS D C, DU L, et al. Leflunomideassociated pancytopenia with or without methotrexate [J]. Ann Pharmacother, 2004, 38 (7/8): 1206-1211.

［9］ BONNEL R A, GRAHAM D J. Peripheral neuropathy in patients treated with leflunomide [J]. Clin Pharmacol Ther, 2004, 75 (6): 580-585.

［10］ TAKEISHI M, AKIYAMA Y, AKIBA H, et al. Leflunomide induced acute interstitial pneumonia [J]. J Rheumatol, 2005, 32 (6): 1160-1163.

［11］ KAMATA Y, NARA H, KAMIMURA T, et al. Rheumatoid arthritis complicated with acute intersitial pneumonia induced by leflunomide as an adverse reaction [J]. Intern Med, 2004, 43 (12): 1201-1204.

［12］ SOLIOTIS F, GLOVER M, JAWAD A S. Severe skin reaction after leflunomide and etanercept in a patient with rheumatoid arthritis [J]. Ann Rheum Dis, 2002, 61 (9): 850-851.

［13］ KERR O A, MURRAY C S, TIDMAN M J. Subacute cutaneous lupus erythematosus associated with leflunomide [J]. Clin Exp Dermatol, 2004, 29 (3): 319-320.

［14］ GOEB V, BERHELOT J M, JOLY P, et al. Leflunomide-induced subacute cutaneous lupus erythematosus [J]. Rheumatology, 2005, 44 (6): 823-824.

［15］ BEHRENS F, KOEHM M, BURKHARDT H. Update 2011: leflunomide in rheumatoid arthritis-strengths and weaknesses [J]. Curr Opin Rheumatol, 2011, 23 (3): 282-287.

［16］ VEERANNA S, JAYADEV B, KUSHALAPPA P A. Severe cutaneous adverse drug reaction to leflunomide: a report of 5 cases [J]. Indian J Dermatol Venereol Leprol, 2006, 72 (4): 286-289.

［17］ KALTWASSER J P, NASH P, GLADMAN D, et al. Efficacy and safety of leflunomide in the treatment of psoriatic arthritis and psoriasis: a multinational, double-blind, randomized, placebo-controlled clinical trial [J]. Arthritis Rheum, 2004, 50 (6): 1939-1950.

［18］ RAVINDRAN V, SCOTT D L, CHOY E H. A systematic review and meta-analysis of efficacy and toxicity of disease modifying anti-rheumatic drugs and biological agents for psoriatic arthritis [J]. Ann Rheum Dis, 2008, 67 (6): 855-859.

［19］ REMER C F, WEISMAN M H, WALLACE D J. Benefits of leflunomide in systemic lupus erythematosus: a pilot observational study [J]. Lupus, 2001, 10 (7): 480-483.

［20］ BREMER J P, ULLRICH S, LAUDIEN M, et al. Methotrexate plus leflunomide for the treatment of relapsing Wegener's granulomatosis. A retrospective uncontrolled study [J]. Clin Exp Rheumatol, 2010, 28 (1 Suppl 57): 67-71.

［21］ METZLER C, MIEHLE N, MANGER K, et al. Elevated relapse rate under oral methotrexate versus leflunomide for maintenance of remission in Wegener's granulomatosis [J]. Rheumatology, 2007, 46 (7): 1087-1091.

［22］ HENES J C, FRITZ J, KOCH S, et al. Rituximab for treatment-resistant extensive Wegener's granulomatosis-additive effects of a maintenance treatment with leflunomide [J]. Clin Rheumatol, 2007, 26 (10): 1711-1715.

［23］ SOUZA A W, SILVA M D, MACHADO L S, et al. Short-term effect of leflunomide in patients with Takayasu arteritis: an observational study [J]. Scand J Rheumatol, 2012, 41 (3): 227-230.

［24］ STIEGLER J D, SAMI N. Successful treatment of cutaneous small vessel vasculitis with leflunomide [J]. JAMA Dermatol, 2017, 153 (9): 940-942.

［25］ WOERKOM J M, KRUIZE A A, GEENEN R, et al. Safety and efficacy of leflunomide in primary Sjögren's syndrome: a phase II pilot study [J]. Ann Rheum Dis, 2007, 66 (8): 1026-1032.

［26］ BOSWELL J S, COSTNER M I. Leflunomide as adjuvant treatment of dermatomyositis [J]. J Am Acad Dermatol, 2008, 58 (3): 403-406.

［27］ AWAD S S. Leflunomide is a possible deactivator for vitiligo, a pilot study [J]. J Eur Acad Dermatol Venereol, 2012, 26 (9): 1173.

［28］ SEBASTIANI M, GIUGGIOLI D, VESPRINI E, et al. Successful treatment with leflunomide of arthritis in systemic sclerosis patients [J]. Rheumatology, 2006, 45 (9): 1175-1176.

第十一章

他 克 莫 司

第一节 概 述

他克莫司(tacrolimus,TAC),又称 FK506,是 1984 年从土壤真菌的肉汤培养基中提取的一种大环内酯类强效免疫抑制剂。1989 年他克莫司首次申请临床试用。1993 年他克莫司首次在日本上市,1955 年经美国 FDA 批准后在多个国家正式使用。他克莫司的分子量较环孢素小,但免疫抑制作用比环孢素强 10~100 倍。不仅显著减少了临床使用剂量,而且减少了治疗费用和降低了不良反应的发生率。该药最早用于器官移植,后来发现它对多种免疫相关性疾病有效,且局部外用较环孢素具有更好的透皮性。因此,在皮肤科得到广泛应用。

由于他克莫司的治疗窗窄,个体差异较大,在发挥免疫抑制作用的同时,不良反应常见。长期使用他克莫司的不良反应以肾毒性和神经系统毒性最为常见,发生率与环孢素类似。但环孢素使用者的震颤、幻觉、精神疾病、昏迷等不良反应更加严重。两者都可引起糖尿病,但他克莫司不会导致多毛症和牙龈增生。随着他克莫司的合成基因簇的阐释及其代谢途径的解析,运用基因工程和代谢工程手段对其进行的研究逐渐增多。由于其在临床治疗中具有重要地位,使他克莫司的发展具有显著的社会效益和经济价值。

第二节 药代动力学

他克莫司口服吸收不完全,个体差异较大,主要在小肠吸收,受食物影响。高脂餐后口服他克莫司比禁食 10 小时后服用、低脂餐后服用的最大血药浓度低,且到达最大血药浓度最慢。他克莫司的吸收不取决于有无胆汁,而环孢素则要求肠内有胆汁才可以吸收。他克莫司主要由肝脏的细胞色素 P450 系统代谢,代谢产物大部分通过胆汁排泄,小部分从尿中排出,不到 1% 的药物以原形排出,他克莫司的半衰期为 3.5~40.5 小时,平均 8.7 小时,生物利用度为 5%~67%。他克莫司与其他药物间相互作用的资料主要来自体外研究的结果,临床资料有限。口服他克莫司吸收率较低,平均生物利用率仅为 25%,首过效应明显,西柚汁、葡萄柚、五酯胶囊、伏立康唑等都可造成他克莫司吸收异常,影响其代谢酶细胞色素 P4503A5(CYP3A5)是主要因素。使用能诱导 CYP3A5 的药物如巴比妥类、苯妥英钠、利福平、卡马西平等皆可降低机体内他克莫司的血药浓度,而氟康唑、伊曲康唑、奥美拉唑、盐酸维拉帕米、溴隐亭等可抑制 CYP3A5 的药物,则有可能增加血液中他克莫司的浓度。另外,他克莫司与已知有肾毒性药物联合应用时应慎重,如氨基糖苷类、两性霉素 B、万古霉素、复方磺胺甲噁唑和非甾体抗炎药等;与更昔洛韦、阿昔洛韦等合用时有可能会增加这些药物的神经毒性。此外,服用他克莫司时有可能导致患者出现高钾血症或加重原有的高钾血症。

第三节 作用机制

钙调磷酸酶(calcineurin,CN)在人体 T 细胞中含量丰富,钙调磷酸酶抑制剂(calcineurin inhibit,CNI)可以抑制移植后免疫排斥反应。他克莫司和环孢素是 CNI 的代表性药物。目前尽管他克莫司确切分子作用机制仍不清楚,但与环孢素一样,也抑制 T 细胞刺激后信号传递中的早期钙依赖现象,通过与他克莫司结合蛋白(FK506 binding protein,FKBP)结合,抑制活化 T 细胞核因子(nuclear factor of activated T cell,NFAT)的活性来降低 IL-2 的合成,从而减少 T 细胞的增殖和分化。NFAT 不仅在 T 细胞中表达,在全身各组织细胞也分布广泛。因此,他克莫司也影响包括肿瘤细胞在内的各类细胞中的 NFAT 信号通路,调控其增殖分化。此外,他克莫司还可通过与 FKBP 结合,将 FKBP 从其原先结合的蛋白上移除,从而终止其原有功能,影响细胞中其他与增殖、分化相关的信号通路。他克莫司还可以干扰转化生长因子 -β1(transforming growth factor-β1,TGF-β1)的表达。TGF-β1 可促进纤维蛋白形成和平滑肌细胞增生,与移植物慢性排斥反应密切相关。因此,他克莫司对难治性排斥反应和慢性排斥反应的治疗取得了令人满意的结果。

第四节 临床应用

一、皮肤科临床应用

(一)系统使用

1. **炎症性皮肤病** 银屑病是一种系统性炎症性疾病,在外伤、感染或寒冷等多种因素下,易感个体中出现银屑病表型。T 细胞活化是银屑病的关键病因之一,系统使用他克莫司治疗各种严重的、复发性银屑病已取得较好疗效。一项针对 18 例重症银屑病患者治疗的回顾性研究显示,给予他克莫司 0.1mg/(kg·d),分 2 次口服,4 例斑块状银屑病患者治疗 7~10 天全身斑块变平,留有暗红色斑片,病情明显缓解;约 28 天皮损基本消退,临床痊愈出院;出院前复查血生化、肝肾功能等各项指标无异常改变。7 例脓疱性银屑病 7~10 天后全身脓疱、痂皮大部分脱落,露出新生潮红表皮;约 25 天全身皮损基本消退,临床痊愈:出院时肝肾功能、血生化指标无明显改变。7 例红皮病型银屑病 1 周后全身症状明显缓解,全身皮肤颜色潮红变淡,鳞屑、痂皮显著减少,约 1 个月临床痊愈;出院时 5 例血清肌酸激酶略高于正常值,其余各项生化指标无异常改变。出院后 4 例立即停药的患者银屑病皮损有明显复发趋势,而 3 例减半量维持治疗 2~3 个月的患者病情保持平稳,偶有散在鳞屑性丘疹。他克莫司可以快速有效地控制病情,对重症银屑病有特效,不良反应少,但费用相对较高。中国人建议他克莫司 0.1mg/(kg·d),分 2 次口服,1~2 个月后,改为维持量(减半)。

2. 自身免疫性疾病

(1) 系统性红斑狼疮:系统性红斑狼疮(systemic lupus erythematosus,SLE)是一种自身免疫性疾病,累及多系统器官,严重影响患者生活质量。目前临床上治疗 SLE 主要使用糖皮质激素、免疫抑制剂等药物,不过激素和免疫抑制剂在发挥治疗作用的同时不良反应不应被忽视。研究表明他克莫司和小剂量的利妥昔单抗用于治疗 SLE 疗效较好,安全性较高。一项研究对 92 例 SLE 患者进行观察,结果显示他克莫司联合利妥昔单抗治疗 SLE 疗效显著,不良反应发生率低,治疗效果较好。另一项研究将 54 例 SLE 患者随机分为对照组 27 例和试验组 27 例,对照组予以醋酸泼尼松龙每次 40mg,每日 1 次,口服;试验组在对照组治疗的基础上,予以他克莫司胶囊每次 1mg,每日 2 次,口服。两组患者均治疗 1 个月。结果显示试验组总有效率为 92.59%,显著高于对照组 70.37%,且试验组的血清 IL-4、单核细胞趋化蛋白 -4(monocyte chemotactic protein-4,MCP-4)、白细胞、血小板水平、红细胞沉降率(erythrocyte sedimentation rate,ESR)降低水平均显著优于对照组。安全性评价结果表明,试验组和对照组的药物不良反应发生率分别为 18.52% 和 14.81%,差异无统计学意义。他克莫司联合醋酸泼尼松龙片治疗 SLE 的临床疗效显著,能明显地降低患者的 IL-4 及 MCP-4 水平,且不升高药物不良反应的发生率。

(2) 特发性炎症性肌病:特发性炎症性肌病(idiopathic inflammatory myopathy,IIM)是一组以肌肉损害为主的自身免疫性疾病,包括皮肌炎(dermatomyositis,DM)、多发性肌炎(polymyositis,PM)、肿瘤相关性肌炎、免疫相关坏死性肌病(immune-mediated necrotizing myopathy,IMNM)、重叠综合征肌炎、青少年皮肌炎(juvenile dermatomyositis,JDM)、包涵体肌炎(inclusion body myositis,IBM)及临床无肌病性皮肌炎(clinically amyopathic dermatomyositis,CADM)。IIM 易合并弥漫性实质性肺疾病(diffuse parenchymal lung disease,DPLD),其中 PM 和 DM 患者中约 50% 合并 DPLD,是导致患者死亡的主要因素。DPLD 以弥漫性肺实质、肺泡炎和间质纤维化为基本病理变化,临床表现为活动性呼吸困难、限制性通气障碍、弥散功能降低和低氧血症等。一项针对日本 IIM 患者的调查显示,PM 患者中 DPLD 的发病率为 48%,DM 患者中 DPLD 的发病率为 46%,CADM 患者中 DPLD 的发病率更高。IIM 合并 DPLD 以非特异性间质性肺炎为常见病理类型,常规治疗药物包括糖皮质激素、环磷酰胺、环孢素和甲氨蝶呤等。然而,临床上大多数患者对上述药物抵抗,治疗效果不理想。他克莫司和环孢素等对 IIM 合并 DPLD 患者可能具有一定疗效。研究显示他克莫司联合糖皮质激素治疗结缔组织病合并 DPLD 患者,可有效改善患者肺功能及肺部影像学。一项纳入 49 例 PM 或 DM 合并 DPLD 患者的他克莫司疗效研究中,25 例患者应用糖皮质激素、环磷酰胺和环孢素等常规治疗(对照组),其余 24 例在常规治疗方案基础上联合使用他克莫司(试验组)。结果显示试验组患者生存时间较对照组明显延长,且对于糖皮质激素和环磷酰胺等其他免疫抑制剂无效的患者联合使用他克莫司后也可获得满意疗效。一项前瞻性标签开放性非随机研究评价了他克莫司用于治疗初始治疗无效的 5 例 DM 和 3 例 PM 患者的疗效,监测患者行走状态、肌力及肌酸激酶水平,结果显示治疗 6 个月时,5 例 DM 和 3 例 PM 患者临床症状显著改善,提示他克莫司对于难治性 PM 或 DM 具有一定疗效。另有一项日本研究显示,糖皮质激素联合他克莫司治疗 15 例 IIM,治疗 3 个月时患者肌力评分、肌酸激酶水平均明显改善,且未见他克莫司相关性不良反应。他克莫司治疗 IIM 的具体作用机制包括抑制活性 T 淋巴细胞和静止期 T 淋巴细胞。一项观察性研究显示,他克莫司治疗 2 个月后可以显著改善难治性 PM(16 例)和 DM(15 例)患者的肌酸激酶和肌无力症状。有证据表明,对其他免疫抑制剂包括环孢素耐药的 DM 或合并 DPLD 的患者使用他克莫司仍然有效。有个例报道 DM 合并 DPLD 的患者糖皮质激素联合他克莫司 1mg 每日 2 次,辅以吡非尼酮抗纤维化后好转出院。CADM 是 DM 的一种特殊类型,以 DM 典型皮损为主要表现,6 个月或更长时间没有肌炎表现或者实验室检查如肌肉 MRI 或肌电图有轻微肌炎的患者,常合并 DPLD 且疾病进展迅速,使用糖皮质激素和环磷酰胺等免疫抑制剂治疗效果不理想,死亡率高。1 例老年 CADM 患者接受糖皮质激素、他克莫司、环磷酰胺和利妥昔单抗多靶点治疗后,患者肺功能稳定且 DPLD 得到有效控制,提示多靶点联合治疗可有效控制 IIM 合并 DPLD 的疾病进展,为 IIM 的治疗提供了新方向。

抗合成酶综合征属于 IIM 的一个临床亚型,其特点是抗合成酶抗体阳性,临床表现为肺间质病变、雷诺现象、非侵蚀性关节炎和技工手等。他克莫司治疗抗合成酶综合征疗效显著。Wilkes 等应用他克莫司治疗 13 例抗合成酶综合征合并 DPLD 患者也取得满意疗效,且患者耐受性良好。一项回顾性研究分析了 l5 例抗合成酶抗体阳性患儿使用他克莫司后肌炎和肺间质病变均有改善。

(二) 局部外用

1. 炎症性皮肤病

(1)银屑病:银屑病是一种以红斑、丘疹、覆盖有不等鳞屑、病程漫长、反复发作的炎症性皮肤病,目前尚无根治办法。临床常见全身药物治疗、局部外用药物治疗、物理治疗及生物制剂治疗。T 细胞的异常活化可能是银屑病主要的免疫学发病机制,而他克莫司恰是通过抑制 T 细胞相关基因的表达而抑制 T 细胞的活化,阻断了银屑病的发病环节,从而在银屑病的治疗中起作用。同时,他克莫司还可以抑制皮损中嗜碱粒性细胞、嗜酸粒性细胞和肥大细胞释放炎症介质,而这些炎症介质都参与 T 细胞早期阶段的活化。因此,他克莫司软膏可外用治疗银屑病。一项 18 例的慢性斑块状银屑病临床试验,使用 0.1% 他克莫司软膏加上 10% 尿素软膏,以糠酸莫米松乳膏和 10% 尿素软膏作为对照,所有患者用药是在医师明确为银屑病的皮损部位外涂一薄层软膏,每日 2 次,每次用药间隔 10~14 小时,疗程 4 周。研究结果表明,糠酸莫米松乳膏组的有效率为 66.7%,0.1% 他克莫司软膏组的有效率为 94.4%。面部和屈侧银屑病的治疗可使用他克莫司,已有随机、安慰剂对照的研究证明了其安全性和有效性。Rallis 等对 10 例面部和生殖器部位的银屑病患者,外用 0.1% 他克莫司软膏,每日 2 次,连续外用 10 日,随访 1 周后,所有患者在红斑、鳞屑、浸润程度及皮损面积等评价指标积分明显降低。Carroll 等对 30 例成人面部、间擦部斑块状银屑病进行随机对照试验,分别外用 0.1% 他克莫司软膏加 6% 水杨酸凝胶、赋形剂加 6% 水杨酸凝胶,每日 2 次,治疗 12 周,结果两组在红斑、鳞屑、厚度改善方面有明显差异,表明 0.1% 他克莫司软膏加 6% 水杨酸凝胶治疗面部、间擦部位斑块状银屑病有效。水杨酸作为角质溶解剂,可使他克莫司的通透性增高,进一步增加其作用。已有报道对国内他克莫司软膏治疗银屑病的 16 个随机对照研究共 1 126 例患者进行荟萃分析后发现,治疗组总有效率优于对照组($P < 0.000\ 01$),医师整体评价(physician global assessment,PGA)治疗后他克莫司组明显优于对照组($P=0.002$)。然而在安全性方面,治疗组的皮肤瘙痒、皮肤灼热发生率高于对照组,差异均有统计学意义,但上述反应均较轻微,多可自行缓解消退,所有患者均未观察到任何全身性不良反应。

(2)特应性皮炎:特应性皮炎(atopic dermatitis,AD)是一种以剧烈瘙痒为特征的慢性、炎症性、反复发作性、具有免疫功能异常基础和遗传倾向的皮肤病。2001 年起他克莫司软膏和吡美莫司霜剂被批准用于治疗 AD,并且已经用于治疗湿疹性皮肤病及其他激素依赖性皮炎。0.1% 和 0.03% 的他克莫司软膏分别用于治疗成人和大于 2 岁儿童的中重度 AD。在国内 4 项临床研究(2 项为成年人,2 项为儿童)中,0.03% 他克莫司软膏组和对照组的有效率分别为 85% 和 29%。由皮肤屏障功能障碍导致的 AD 患者会在肢体皱褶部位引起瘙痒,而瘙痒导致的搔抓会破坏皮肤屏障,使皮肤内的抗原提呈细胞暴露在皮肤外部因素如变应原、细菌和病毒抗原中。活化的抗原提呈细胞迁移到淋巴结和初始 T 细胞中,促使其转化为Th2 细胞,产生 Th2 细胞因子、TNF-α 和 IFN-γ,进一步损害皮肤屏障功能,导致更严重的瘙痒。他克莫司可以通过与细胞内 FKBP 结合,抑制钙调磷酸酶的活化,抑制辅助性 T 细胞的活化,下调 IL-2、3、4,IFN-γ 和 TNF-α 等促炎性细胞因子来达到抗炎的效果。

(3)口腔扁平苔藓:口腔扁平苔藓(oral lichen planus,OLP)是一种常见的皮肤黏膜慢性炎症性疾病。该病的发病机制目前尚未完全清楚,但大量研究表明 OLP 是由 T 淋巴细胞介导的自身免疫性疾病。传统治疗主要用糖皮质激素,但长期使用的全身及局部不良反应多。而近年来他克莫司通过抑制 T 淋巴细胞的活化来抑制炎症反应,成为治疗 OLP 的另一选择,并显示出了良好疗效。Chamani 等对 10 个相关研究进行荟萃分析,结果显示使用复方氟米松软膏的优势比为 1.21,他克莫司软膏的优势比为 8.09,因此认为他克莫司软膏也许可以作为 OLP 的一线治疗药物。一项针对 68 例患者进行的随机、双盲、比较试验发现,患者被随机分成两组,分别使用 0.1% 他克莫司软膏和 0.05% 丙酸氯倍他索乳膏 3 周,每日 2 次,并每日 2 次用 5ml 制霉菌素悬浮液(100 000U/ml)冲洗口腔,以防止念珠菌感染,结果显示0.1% 他克莫司软膏是局部使用糖皮质激素软膏的有效替代物。上述研究证明了他克莫司软膏可作为 OLP 的一线治疗药物。

(4)白癜风：白癜风是一种原发性、局限性或泛发性的皮肤黏膜色素脱失症。白癜风发病原因尚不清楚，目前认为其发病与自身固有免疫导致的炎症反应有关系。他克莫司可以抑制钙调磷酸酶，进而阻止 IL-17 等炎症因子的激活，从而抑制局部异常的免疫反应；可以通过调节黑素体的成熟及其转移到角质形成细胞来促进黑色素的合成；还可以通过改变 syndecan-2 表达、增加基质金属蛋白酶（matrix metalloproteinase，MMP）活性、促进角质形成细胞分泌细胞因子来增强黑素细胞向皮损处的迁移。自从 2002 年 Smith 等首次报道使用他克莫司软膏治疗白癜风以来，他克莫司软膏被越来越多地用于白癜风的治疗，并显示出较好的疗效。王福军等对 38 例白癜风患者采用开放性自身对照临床试验，选取对称的皮损分为两侧。治疗侧予神经生长因子局部封闭，每周 1 次，4 周后改为每 2 周 1 次，两侧同时予 0.03% 他克莫司软膏，每日 2 次。结果显示治疗侧色素再生时间早于对照侧，差异有统计学意义（$P<0.05$），这证明了他克莫司软膏治疗白癜风有较好的疗效。

(5)脂溢性皮炎：脂溢性皮炎（seborrheic dermatitis，SD）是发生在皮脂溢出部位的一种慢性丘疹鳞屑性、浅表炎症性皮肤病。其发病原因尚不清楚，可能与皮脂成分异常、局部马拉色菌感染及异常的免疫反应有关。外用钙调磷酸酶抑制剂有抗真菌、免疫调节和免疫抑制的性能，近年来逐渐成为 SD 的新疗法。一项随机、双盲、对照控制、多中心试验，先让 104 例面部 SD 患者全脸涂抹 0.1% 他克莫司软膏，每日 2 次，为期 2 周，后将完成第一阶段的 75 例患者随机分成三组，分别为每天 1 次外用 0.1% 他克莫司软膏组、每周 2 次外用 0.1% 他克莫司软膏组和每周 2 次外用对照软膏组，为期 10 周。结果显示对照组的复发率显著高于两个他克莫司组（$P<0.005$）而且每周 1 次他克莫司组的平均复发率明显高于每周 2 次他克莫司组（$P<0.005$）。因此，每周 2 次使用 0.1% 他克莫司软膏维持治疗可以有效防止 SD 复发。这个研究证明他克莫司软膏可以有效治疗 SD，并推荐每周 2 次外用 0.1% 他克莫司软膏维持治疗，可以有效减少复发。

(6)玫瑰痤疮：玫瑰痤疮是一种发生于鼻及鼻周的慢性炎症性疾病。虽然玫瑰痤疮的确切发病机制未知，但目前认为先天免疫系统的失调、皮肤共生物的过度生长以及异常的神经血管信号转导都可能与其临床症状相关。他克莫司治疗玫瑰痤疮的机制可能是其抑制了钙调磷酸酶活性，降低 T 细胞活化的能力，继而阻止肥大细胞释放组胺以及促炎性细胞因子，具有抗炎作用。有研究报道，8 例红斑血管扩张型玫瑰痤疮及 2 例激素诱导性玫瑰痤疮患者每天 2 次外用 0.1% 他克莫司软膏，疗程 6 周，结果显示 60% 患者皮损完全消退，40% 患者皮损仍在逐渐好转。他克莫司软膏作为非美国 FDA 认可的治疗玫瑰痤疮的外用制剂，虽然缺乏足够的文献支持，但其治疗效果也得到了认可。

(7)面部激素依赖性皮炎：激素依赖性皮炎是一种因长期外用糖皮质激素药物而形成的具有明显干燥、瘙痒、灼热等严重自觉症状的慢性皮炎。他克莫司通过阻断钙调磷酸酶活性来抑制细胞因子转录的启动和 T 细胞的活化。它还抑制组胺从皮肤肥大细胞释放并干扰表皮细胞因子网络，从而抑制炎症。Goldman 让 3 例激素依赖性皮炎患者外用 0.075% 他克莫司软膏每日 2 次，疗程 7~10 日，结果显示患者瘙痒、红斑等症状明显好转。目前他克莫司软膏治疗面部激素依赖性皮炎的研究及报道较少，尚不足以说明其疗效，但可以给临床治疗一个新思路。

(8) 慢性光线性皮炎:慢性光线性皮炎(chronic actinic dermatitis,CAD)是一组以慢性光敏感为特征的疾病谱性疾病,其病因至今未明,临床和组织病理及免疫组织化学结果均提示本病为迟发型变态反应。40 例 CAD 患者每日 2 次外用 0.1% 他克莫司软膏治疗 4 周后,总有效率为 62.5%,另外 35% 患者的皮损也有一定程度改善,2.5% 的患者没有改善。其作用机制可能与他克莫司抑制肥大细胞和嗜碱性粒细胞释放炎性介质,以及抑制淋巴细胞和树突状细胞的活性有关。此研究证明他克莫司软膏对 CAD 有一定疗效,可以作为临床用药方案的一种选择。

2. 自身免疫性疾病

(1) 红斑狼疮:红斑狼疮是一种慢性、反复迁延的自身免疫性疾病。该病为一疾病谱性疾病,疾病谱的一端为皮肤型红斑狼疮(cutaneous lupus erythematosus,CLE),病变主要限于皮肤,另一端为 SLE,病变可累及多脏器和多系统,皮肤损害包括特异性皮损及非特异性皮损。红斑狼疮特异性皮损的发病机制迄今尚不清楚,其主要的异常是 T 细胞的高活性使机体产生 T 细胞依赖性自身抗体,与抗原形成免疫复合物,介导组织损伤。而他克莫司可以抑制钙调磷酸酶去磷酸化,阻止 T 细胞活化,提示了他克莫司外用有效的可能。Lampropoulos 等用 0.1% 他克莫司软膏治疗 12 例红斑狼疮患者泛发性、难治性皮损,其中 6 例盘状红斑狼疮(discoid lupus erythematosus,DLE),4 例亚急性皮肤型红斑狼疮(subacute cutaneous lupus erythematosus,SCLE),2 例 SLE,每日 2 次,治疗 6 周后,6 例 DLE 患者中有 1 例在治疗中皮损处出现烧灼感,停止使用他克莫司,2 例皮损有明显的改善,1 例略微改善,2 例无效;4 例 SCLE 中有 2 例皮损明显减退,2 例无效;2 例 SLE 患者泛发性、光敏感性的皮损有明显改善。对 3 例急性皮肤红斑狼疮患者的面部皮损进行自身对照的研究发现,面部一侧皮损外用 0.1% 他克莫司软膏,另一侧无任何治疗,3 周后治疗侧皮损显著改善,且无不良反应发生。有研究报道系统治疗同时外用 0.1% 他克莫司软膏治疗 2 例 SCLE 患者的面部和四肢皮损。1 例治疗 2 个月后无效停用;另 1 例治疗 3 周后皮损改善继用,但局部有灼热感。Bohm 等系统治疗联合外用他克莫司治疗 2 例不同类型的 SCLE 患者,1 例环形红斑型皮肤型红斑狼疮外用 0.03% 他克莫司联合泼尼松和羟氯喹,1 例丘疹鳞屑型皮肤型红斑狼疮外用 0.1% 他克莫司联合泼尼松、氯喹、异维 A 酸和甲氨蝶呤,2 例皮损均显著改善,无明显不良反应。还有多篇报道系统治疗联合他克莫司外用治疗 DLE 面部皮损取得了明显改善。

(2) 皮肌炎:皮肌炎是一种自身免疫结缔组织病,表现为对称性四肢近端伸肌的炎症性肌病和特征性皮损。皮损较难治疗,并非所有患者经系统用糖皮质激素治疗肌肉病变消失后其皮肤病变也会消失。有皮肤病变但没有活动性肌肉病变的患者不必使用系统用糖皮质激素治疗,但却面临特殊困难。一些无对照的临床试验和小样本病例报道支持局部使用糖皮质激素和他克莫司。

3. 大疱性皮肤病

(1) 天疱疮:天疱疮是一组累及皮肤和黏膜的自身免疫性大疱性皮肤病。有小样本系列病例或个例报道局部外用他克莫司治疗天疱疮皮损有效。副肿瘤性天疱疮(paraneoplastic pemphigus,PNP)是一种危及生命的自身免疫性大疱性皮肤病,为天疱疮的主要类型之一,由于其病程复杂、对药物反应具有不确定性,其治疗比较棘手。Vecchietti 等对 CD20 阳性滤泡型非霍奇金淋巴瘤的 PNP 患者(皮损对系统 R-CHOP 化疗反应良好,但持续有糜烂性口炎)给予 0.03% 的他克莫司口服液,每日漱口 3 次,每次持续 5 分钟。2 周后损害明显改善,6 周后损害完全消退。血液中检测不到他克莫司。在随后的 12 个月里,患者舌溃疡复发了 6 次,每次均以局部外用 2 周的他克莫司控制,表明局部外用他克莫司对于 PNP 的黏膜损害有较好的疗效,尚没有其他免疫抑制剂的严重不良反应。

(2)类天疱疮:大疱性类天疱疮是最常见的自身免疫性表皮下大疱病,主要发生在老年人。近年来施林林等报道了 1 例 89 岁的增殖型类天疱疮患者,予 0.03% 他克莫司每日 2 次外用,联合口服糖皮质激素治疗后,皮疹得到明显控制。

4. 其他　有报道局部外用他克莫司用于治疗扁平苔藓、移植物抗宿主病、坏疽性脓皮病、结节病、鱼鳞病、斑秃、局限性硬皮病、良性淋巴细胞浸润病等。

(1)移植物抗宿主病:移植物抗宿主病(graft versus host disease,GVHD)是局部应用大环内酯类治疗的另一种适应证。已发现系统应用他克莫司治疗骨髓移植患者的皮疹有效,两项报道已表明局部他克莫司均有效。Choi 等用 0.1% 他克莫司软膏治疗系统用糖皮质激素抵抗的慢性皮肤 GVHD 治疗,结果 18 例中 13 例(72%)治疗后对红斑和瘙痒有效,患者在数小时到 1 天内迅速起效,在停用他克莫司软膏后皮损短暂发作。

(2)斑秃:McElwee 等用 Dundee 实验裸鼠作斑秃的模型。当大鼠成熟时,大鼠皮损在临床上、组织学和免疫组织病理学方面相似于人的斑秃。这些鼠局部应用 0.1% 和 0.25% 浓度的他克莫司溶液治疗,全部治疗动物均有毛发生长,而且毛囊的炎性浸润有明显减轻。Yamamoto 等描述了局部治疗成功的新原因,他们发现局部用他克莫司对动物毛皮生长有一种强烈的刺激作用,即使是严重并发免疫缺陷的无 T 细胞或 B 细胞介导免疫的小鼠。这表明毛发生长的刺激是不依赖他克莫司的免疫抑制作用。通过单独体外鼠毛囊培养,他们发现他克莫司刺激毛囊增殖,并使毛囊体积增大。这表明他克莫司对毛囊有直接刺激作用。

(3)扁平苔藓:扁平苔藓是一种亚急性或慢性炎症性皮肤病,表现为紫红色的多角形丘疹,病因不明,以往的治疗方法疗效不佳。扁平苔藓可能是由 T 细胞介导的炎症性皮肤病,提示可用局部免疫调节剂治疗。在一项 19 例患者,疗程 8 周的开放性临床试验中,外用 0.1% 他克莫司软膏治疗顽固性糜烂型口腔扁平苔藓。结果用药 1 周后患者的临床症状即有明显改善,8 周后溃疡面积平均缩小 73.3%,但停药后 2~5 周有 68.4% 患者复发。因此,延长治疗时间可能是重要的。

(4)坏疽性脓皮病:坏疽性脓皮病(pyoderma gangrenosum,PG)是一种少见的非感染性嗜中性皮肤病,皮肤有复发性疼痛性坏死性溃疡,常伴有潜在的系统疾病。该病病因尚未完全明确,但免疫系统的失调似乎与其发病相关。他克莫司可以通过选择性抑制钙调磷酸酶来抑制 CD4$^+$T 辅助淋巴细胞的增殖和活化,继而抑制炎性因子的表达和激活。Ormaechea-Perez 等报道了 2 例外用 0.1% 他克莫司软膏成功治愈增殖型 PG 的病例。第 1 例是有高血压及 2 型糖尿病病史的 77 岁老年男性患者,在接受了糖皮质激素、局部抗菌药、口服四环素、磺胺甲基异噁唑 - 甲氧苄啶、秋水仙碱及异维 A 酸等治疗后都没有明显好转,但在外用

0.1%他克莫司软膏治疗6个月后,皮损消退,只留下筛状瘢痕。第2例是有精神分裂症病史的33岁女性患者,在接受每日2次的0.1%他克莫司软膏治疗12个月后,皮损痊愈。目前文献数量尚不足以证明他克莫司软膏可以有效治疗坏疽性脓皮病,仍有待大样本、多中心、随机、双盲、对照试验进一步证实。

外用钙调磷酸酶抑制剂应用十分广泛,原则上凡有T细胞参与的皮肤病均可使用其来治疗皮损,除了被批准应用的疾病外,还有如口腔和生殖器扁平苔藓、皮肤苔藓样变、PG、皮肤的克罗恩病等有病例报道外用该类药物有效,但样本量较少,缺乏大样本、多中心的临床研究。相关临床研究均提示外用他克莫司的安全性及总体不良反应与对照组无差异,然而系统使用他克莫司需由有免疫抑制治疗和器官移植患者管理经验的医师处方,服用该药的患者也应配备足够实验室设备和医护人员的医疗机构进行随访。负责维持治疗的医师应掌握进行随访所需的全部信息。

二、禁忌证

①有细菌或病毒感染者及对本品或大环内酯类抗生素过敏者禁用。②高血压、糖尿病、心绞痛及肾功能不良者慎用。③口服吸收不规则,个体差异大,需进行血药浓度监测。④他克莫司注射液中含聚氧乙烯氢化蓖麻油,可能引起过敏反应。注射时不能使用聚氯乙烯塑料管道及注射器。

三、用法及用量

他克莫司作为免疫抑制剂用于器官移植时,一般推荐口服给药,无法口服给药时才考虑静脉用药,但应尽早(一般2~3天)转为口服给药。从静脉转口服时,首次口服剂量应在停止静脉用药后8~12小时给予。口服给药时,建议空腹或至少餐前1小时或餐后2~3小时分2次服用(早晚各1次),以温水送服最佳。如必要,可将胶囊内容物悬浮于水,经鼻饲管给药。2010年中华医学会器官移植学分会制定的《他克莫司在临床肾移植中的应用指南》和《中国肾移植受者免疫抑制治疗指南(2016版)》均推荐他克莫司口服剂量为0.05~0.25mg/(kg·d)。静脉给药时,总剂量推荐为0.05~0.10mg/(kg·d)。2015年《他克莫司在临床肝移植中的应用指南》推荐他克莫司口服给药剂量为0.075~0.150mg/(kg·d);静脉给药时,总剂量推荐为0.01~0.05mg/(kg·d)。

四、药物相互作用

关于他克莫司软膏与其他外用及系统性药物的联合应用尚无正式的临床研究,但无对照的研究表明,其与局部糖皮质激素联合应用能够减少皮肤的刺激性并且增强疗效。对他克莫司软膏与去氧米松或丙酸氯倍他索软膏联合应用的试验表明,能取得较稳定的疗效。

系统用药时需注意:①他克莫司可能干扰类固醇性激素的代谢,因此口服避孕药的效果可能被减弱。②在使用他克莫司时,疫苗的效能会减弱,应避免使用减毒活疫苗。③与已知有肾毒性的药物,如氨基糖苷类、两性霉素B、DNA旋转酶抑制剂、万古霉素、复方磺胺甲噁唑和非甾体抗炎药联合应用时应注意密切监测肾功能。④当他克莫司与具有潜在神经毒性的药物如阿昔洛韦或更昔洛韦合用时,可能会增强这些药物的神经毒性。⑤应用他克莫司可能导致高钾血症,或加重原有的高钾血症,应避免摄入大量钾或服用保钾利尿药(如阿米洛利、氨苯蝶啶及螺内酯)。⑥他克莫司与含有中等脂肪含量的食物一起服用会显著降低其生物利用度和口服吸收率。因此,为达到最大口服吸收率,需空腹服用或至少在餐前 1 小时或餐后 2~3 小时服用。⑦当与环孢素同时给药时,他克莫司增加环孢素的半衰期。另外,出现协同或累加的肾毒性。因为这些原因,不推荐他克莫司和环孢素联合应用,且患者由原来环孢素转换为他克莫司时应特别注意。

第五节 不良反应、监测及预防

一、不良反应

1. **肾毒性** 可出现血肌酐升高、尿素氮升高、尿量减少等。他克莫司治疗会对 17%~44% 的肾移植受者造成肾毒性,这与他克莫司的给药剂量密切相关;在整个治疗期间都会出现肾脏不良反应,因此对肾移植患者,应注意与排斥反应的症状区分。初始维持剂量为 0.15mg/kg、每日 2 次时,17% 肾移植受者会发生经活检证实的急性可逆性他克莫司肾毒性。与 0.15mg/kg、每日 2 次相比,0.3mg/kg、每日 2 次的肾毒性风险更高。他克莫司引起肾毒性的机制尚未完全解决,其主要机制是肾小球和肾小管功能的改变。在细胞水平上,他克莫司肾毒性的主要靶点是肾小管上皮细胞、血管内皮细胞、小动脉肌细胞和间质成纤维细胞,这些细胞损伤继发于肾脏中高浓度的他克莫司结合蛋白,从而导致肾功能和结构损害。影响他克莫司肾毒性的因素包括他克莫司全身水平;肾脏局部他克莫司暴露量;他克莫司代谢产物暴露量;与全身或局部他克莫司水平无关的局部敏感性因素,如年龄;肾 P 糖蛋白、小肠和肝细胞色素 P450A3 及肾素 - 血管紧张素系统的激活。急性他克莫司的肾毒性与肾内血流动力学改变和治疗初期肾小球滤过率降低有关。他克莫司引起入球和出球小动脉血管收缩,使肾血流量和肾小球滤过率降低,并损害内皮细胞功能。这种血管收缩是由交感神经张力、肾素 - 血管紧张素系统和内皮素 -1 增加,以及前列腺素和一氧化氮减少共同引起的。这种肾脏微循环的收缩会导致在功能性肾功能不全初期血流灌注不足和实质性缺血,而减少他克莫司剂量会使肾功能在几天内迅速恢复。

2. **神经系统毒性** 震颤、头痛、感觉异常和失眠(大多数为中等程度,不影响日常活动)。其他症状包括不安、焦虑和情绪不稳、混乱、抑郁和陶醉感、多梦及思维异常、嗜睡、眩晕和反应降低、偏头痛、惊厥、肌阵挛和神经病。上述症状可单独出现或同时出现。个例报道有脑梗死、昏迷、脑病、幻觉、狂躁反应、脑膜炎、麻痹、精神病和言语障碍。上述症状可单独出现或同时出现,与他克莫司治疗的因果关系尚不清楚。有资料显示移植患者,尤其伴肝损害者,即使既往曾接受免疫抑制药物治疗,出现重度神经症状的风险相对较高。并用具有潜在的神经毒副作用的药物和中枢神经感染也可能导致这些症状。

3. **感染**　如同其他免疫抑制剂,使用他克莫司的患者可使病毒、细菌、真菌和/或原虫感染的风险增高,已有的感染性疾病可能还会加重。既有全身感染,也有局部感染,如脓肿、肺炎。如果他克莫司与其他免疫抑制剂一起使用,会增加过度免疫抑制的风险。有研究对患者用他克莫司和环孢素作为基础免疫抑制治疗进行比较,发现接受他克莫司治疗的患者巨细胞病毒感染发病率降低。

4. **高血压**　有报道大多数患者在他克莫司血药浓度超过 25ng/ml 时出现肥厚型心肌病,剂量减少或停药后可以恢复。大多数患者为 5 岁以下儿童。增加这种风险的因素包括已经存在的心脏疾病、高血压、使用激素、肝脏和/或肾脏功能不全。建议用心动描记图检测心血管功能,如果出现异常,应考虑减少剂量或停用他克莫司。有报道出现心电图改变、心动过速、外周水肿、血管扩张,甚至休克。个例报道有心脏扩大、血栓(见多种脏器)、心搏骤停、心力衰竭、心肌梗死、水肿(见多种脏器)、多种心律失常、昏厥和血管炎(见多种脏器)。

5. **其他可能出现的不良反应**　较少发生贫血、淋巴增生、高血糖、偶发性糖尿病、碱中毒、酮症、胃肠疾病、肺炎、呼吸性疾病、视觉异常、脱发、出汗、皮肤肿瘤、关节痛、痉挛、局部疼痛、发热、过敏等。

二、个体差异对他克莫司用药影响

他克莫司体内血药浓度易受多种因素影响,如种族、遗传差异、性别、年龄和病理生理状态等。其中,遗传差异是导致个体差异的主要原因。他克莫司在体内主要通过肝进行代谢,其血药浓度与人体代谢酶的活性高度相关。

肝药酶 CYP3A4 及 CYP3A5 是他克莫司在肝中进行脱甲基代谢的主要酶类,其中 CYP3A5 的基因多态性与遗传高度相关,存在显著的种族差异。CYP3A5 编码基因存在多个单核苷酸多态性(single nucleotide polymorphism,SNP)位点。其中最常见的突变是第 3 内含子内 22 893 位存在 6986 A>G 的突变(*rs776746*),该位点的突变使得 mRNA 剪切位点发生改变,导致 CYP3A5 蛋白表达受阻,酶活性发生变化从而影响代谢速率。根据 *CYP3A5*3* 的表型不同,可将人群分为快代谢型(*1/*1)、中代谢型(*1/*3)及慢代谢型(*3/*3)。文献报道 *CYP3A5*3* 在中国汉族人群的突变率高达 72.17%。目前已有多篇文献报道 *CYP3A5* 的基因多态性会影响他克莫司的血药浓度。Provenzani 等报道,快代谢型和中代谢型的肾移植患者拟获得相似的血药浓度需要比慢代谢型患者服用更高剂量的他克莫司。中国学者也报道了在中国肺移植患者中,快代谢型和中代谢型患者同样较慢代谢型患者需要更高剂量的他克莫司。由于 *CYP3A5* 的基因多态性对他克莫司的血药浓度具有显著影响,世界各国均发布了基于药物基因组学的他克莫司用药指南。美国临床药物基因组学实施联盟的指南建议慢代谢型患者推荐使用标准剂量的他克莫司,快代谢型和中代谢型患者推荐的起始剂量应增加至标准剂量的 1.5~2.0 倍,并通过治疗药物监测调整给药剂量。2011 年荷兰药物基因组学工作组也指出,他克莫司的代谢和 *CYP3A5* 的基因多态性具有相关性,但并未给出具体的剂量调整建议。2015 年中国发布的《药物代谢酶和药物作用靶点基因检测技术指南(试行)》中也明确强调 CYP3A5 在他克莫司的代谢中具有重要作用,其活性降低可导致他克莫司的血药浓度升高,不良反应增多,携带 *CYP3A5*3/*3* 基因型的移植患者应减少他克莫司的用药剂量,以避免发生药物不良反应。除了 *CYP3A5* 的基因多态性能够影响他克莫司的代谢外,*CYP3A4* 和多药耐药基因的多态性也与其代谢相关。虽然 *CYP3A4*1B*、*18B*、*1G* 的多态性与 CYP3A4 酶活性相关,但其对他克莫司血药浓度的影响尚无明确结论。也有报道认为 *MDR1* 基因的 3 个 SNP(*rs1128503*、*rs2032582*、*rs1045642*)对他克莫司的血药浓度有一定影响。但目前为止,各指南中仍未明确这些基因型与他克莫司用药初始剂量的相关性,未形成基于此类基因型对他克莫司剂量进行调整的用药建议。

三、不良反应监测及预防

他克莫司不良反应的发生与血药浓度显著相关。研究显示,他克莫司给药剂量为 1.5~3.0mg/d 时,其血药浓度控制在 10ng/ml,未见严重不良反应发生。提示严格监测他克莫司的血药浓度可有效减少上述不良反应的发生。

他克莫司的治疗窗窄,其治疗剂量接近于中毒剂量,不同个体的药代动力学特征和生物利用度存在较大差异,因此必须监测他克莫司血药浓度,并根据监测结果进行给药剂量的调整,从而在一定时间内尽快达到目标血药浓度。目前,临床上一般采用谷浓度(C0)作为他克莫司治疗药物监测指标,并根据其进行个体化用药剂量调整。但由于他克莫司药代动力学特征存在较大的个体差异,在某些情况下谷浓度与浓度 - 时间曲线下面积之间的相关性较差。最新研究表明,相比于全血谷浓度,他克莫司和环孢素等钙调磷酸酶抑制剂的细胞内药物浓度与药效相关性更为显著,可作为新型治疗药物的监测指标。但这一观点仍缺乏相关指南支持。国内外的相关指南对他克莫司血药浓度的监测频率、目标谷浓度的范围给出相应的建议和规定。改善全球肾病预后组织(Kidney Disease Improving Global Outcome,KDIGO)推出的《KDIGO 临床实践指南:肾移植受者的诊治》,使用他克莫司作为免疫抑制剂的肾移植患者推荐监测他克莫司血药浓度,且监测频率至少应达到以下要求:移植术后短期内隔日监测,直到达到目标浓度;更改药物或患者状况出现变化可能影响血药浓度时应立即测定;出现肾功能减退提示有肾毒性或排斥反应时应立即测定;建议使用服药后 12 小时谷浓度作为他克莫司治疗药物监测指标。此外,中华医学会器官移植学分会 2015 年制定的《他克莫司在临床肝移植中的应用指南》《中国儿童肝移植临床诊疗指南(2015 版)》,2010年制定的《他克莫司在临床肾移植中的应用指南》和 2016 年制定的《中国肾移植受者免疫抑制治疗指南(2016 版)》均提出:应根据临床需要确定治疗药物监测频率。同时也推荐给药后 12 小时的谷浓度作为他克莫司治疗药物监测指标,并建议在给药前 0.5 小时内抽血。同时基因检测可为个体化给药提供依据,CYP3A5 酶活性的变化影响着他克莫司的代谢速率,其活性降低、清除速率减慢,可导致他克莫司的血药浓度升高。根据 *CYP3A5*3* 的表型不同,给予不同的起始用药剂量。通过基因检测确定 CYP3A5 基因分型,判断患者的代谢类型,给予他克莫司起始用药剂量。慢代谢型患者推荐使用标准剂量的他克莫司;快代谢型和中间代谢型患者推荐使用 1.5~2.0 倍的标准剂量。

(薛　珂　曹　华)

参 考 文 献

［1］ MERCÈ B, TEUN V G, ANDERS Å, et al. Therapeutic drug monitoring of tacrolimus-personalized therapy: second consensus report [J]. Ther Drug Monit, 2019, 41 (3): 261-307.

［2］ 程纪群, 李志强, 田蕾. 环孢素或他克莫司治疗重症银屑病 18 例 [J]. 中华皮肤科杂志, 2007, 7 (40): 444.

［3］ LUCY R W, LISA G R. Juvenile dermatomyositis: new developments in pathogenesis, assessment and treatment [J]. Best Pract Res Clin Rheumatol, 2009, 23 (5): 665-678.

［4］ MARGARET R W, SUSAN M S, NOREEN F. Treatment of antisynthetase-associated interstitial lung disease with tacrolimus [J]. Arthritis Rheum, 2005, 52 (8): 2439-2446.

［5］ MASARU A, EISHI M, MARI Y, et al. Successful treatment with tacrolimus of progressive interstitial pneumonia associated with amyopathic dermatomyositis refractory to cyclosporine [J]. Clin Rheumatol, 2010, 29 (4): 443-445.

［6］ HATANO Y, ISHIKAWA K, KOGA H, et al. A case of concurrent pemphigoid vegetans and pemphigus vegetans resolving without oral corticosteroid [J]. Br J Dermatol, 2014, 170 (5): 1192-1194.

［7］ SUÁREZ F R, ESPAÑA A A, HERRERO G J E, et al. Practical management of the most common autoimmune bullous diseases [J]. Actas Dermosifiliogr, 2008, 99 (4): 441-455.

［8］ 施林林, 刘振强, 施辛, 等. 增殖型类天疱疮一例 [J]. 中华皮肤科杂志, 2020, 6 (53): 424-426.

［9］ VECCHIETTI G, KERL K, HIIGLI A, et al. Topical tacrolimus (FK506) for relapsing erosive stomatitis in paraneoplastie pemphigus [J]. Br J Dermatol, 2003, 148 (4): 833-834.

［10］ WOLLIM U, HASEL G. The use of topical calcineurin inhibitors in lupus erythematosus: an overview [J]. J Eur Acad Dermatol Venereol, 2008, 22 (4): 1-6.

［11］ PANHANS G A, NOVAK N, KRAH S, et al. Human epidermal Langerhan's cells are target for the immunosuppressive macrolide tacrolimus (FK-506)[J]. J Allergy Clin Immunol, 2001, 107 (2): 345.

［12］ KREUTER A C, AMBICHLER T, BREUCKMANN F, et al. Pimecrolilmls l%cream for cutaneous lupus erythematosus [J]. J Am Acad Dermatol, 2004, 51 (2): 407-410.

［13］ KANEKURA T, YOSHII N, TERASAKI K, et al. Efficacy of topical tacrolimus for treating the malar rash of systemic lupus erythematosus [J]. Br J Dermatol, 2003, 148 (2): 353-356.

［14］ GRIMES P E, MORRIS R, AVANISS A E, et al. Topical tacorlimus therapy for vitiligo: therapeutic responses and skin messenger RNA expression of porindammatory cytokines [J]. J Am Acad Dermatol, 2004, 51 (1): 52-61.

［15］ 蔡旭阳, 金朝辉, 吴斌, 等. 他克莫司软膏治疗银屑病疗效及安全性的系统评价 [J]. 医药导报, 2018, 12 (37): 1466-1471.

［16］ 武森森, 夏光涛. 他克莫司治疗炎症性肌病及其合并间质性肺病的研究进展 [J]. 世界临床药物, 2016, 37 (5): 360-362.

［17］ MATSUBARA S, KONDO K, SUGAYA K, et al. Effects of tacrolimus on dermatomyositis and polymyositis: a prospective, open, non-randomized study of nine patients and a review of the literature [J]. Clin Rheumatol, 2012, 31 (10): 1493-1498.

［18］ SHIMOJIMA Y, ISHII W, MATSUDA M, et al. Coadministration of tacrolimus with corticosteroid accelerates recovery in refractory patients with polymyositis/dermatomyositis: a retrospective study [J]. BMC Musculoskelet Disord, 2012, 22 (11): 228-234.

［19］凌诗琪, 宗文凯. 他克莫司软膏在皮肤科的主要临床应用 [J]. 中国皮肤性病学杂志, 2018, 32 (8): 950-954.

［20］Birdwell K A, Decker B, Barbarino J M, et al. Clinical pharmacogenetics implementation consortium (CPIC) guidelines for CYP3A5 genotype and tacrolimus dosing [J]. Clin Pharmacol Ther, 2015, 98 (1): 19-24.

［21］陈晨, 张晏洁, 贺小露, 等. 他克莫司个体化用药指南解读 [J]. 医学研究生学报, 2017, 4 (30): 342-347.

第十二章

羟 氯 喹

第一节 概 述

羟氯喹是氯喹的羟基衍生物,属于4-氨基喹啉类抗疟药,具有抗炎、免疫调节、抗病毒等主要药理作用。羟氯喹在皮肤科领域的应用已有60多年的历史,对某些结缔组织病、炎症性皮肤病和光线性皮肤病有较好的疗效,随着对其作用机制的不断研究,其应用范围逐渐扩大,在皮肤科领域有比较广泛的应用。羟氯喹使用方便,在临床应用的安全性方面,除了长期、大量使用引起视觉系统不良反应外,在其他方面的不良反应均较轻微,与其他免疫抑制剂相比较,相对安全。全面了解药物的药代动力学及代谢特征、科学合理地选择临床适应证、控制每日用量和总剂量,并在治疗过程中定期常规临床监测,其不良反应发生可以得到有效的预防及控制。

第二节 药代动力学

硫酸羟氯喹口服后迅速吸收(胃肠道吸收率为70%~80%),生物利用度为67%~74%,血浆蛋白结合率约为50%,半衰期约为50天,经连续给药后药物可以在体内蓄积并在较长时间内维持一定的药物浓度。羟氯喹进入人体后,50%经肝脏代谢,40%~50%经肾脏排泄,16%~21%以原型从尿中排泄,5%从皮肤排泄,15%~24%通过粪便排出。羟氯喹经肝脏代谢酶CYP450、CYP3A4、CYP2D6、CYP2C3、CYP3A5和CYP2C8等代谢,主要通过N-脱烷基化反应形成活性代谢物脱乙基羟氯喹(desethyl-hydroxychloroquine,DHCQ)、非活性代谢物脱乙基氯喹(desethyl-chloroquine,DCQ)和双去乙基羟氯喹(bis-desethyl-hydroxychloroquine,BDHCQ)。DHCQ是最主要的代谢物,体内暴露较高,稳态血药浓度与原型药物相近。

第三节　作用机制

一、抗疟作用

羟氯喹的抗疟作用机制与氯喹相似,通过阻止亚铁血红蛋白聚合为疟原虫色素,而发挥抗疟作用。

二、免疫抑制作用

羟氯喹主要阻断 MHC Ⅱ 类分子相关抗原提呈,影响树突状细胞、单核细胞和巨噬细胞的功能。羟氯喹可以抑制炎症因子,如 TNF-α、IL-1、IL-2、IL-6、IFN-α 和 IFN-γ 的产生,还能抑制 Toll 样受体(toll-like receptor, TLR)、磷脂酶 A2、前列腺素合成。羟氯喹能抑制补体活性从而抑制了补体依赖的免疫反应。羟氯喹对核蛋白具有特别的亲和力,与之结合后可抑制抗核抗体反应及类风湿因子的产生。羟氯喹可抑制淋巴细胞转化,抑制 DNA,抑制蛋白质合成和减少细胞复制。

三、防紫外线作用

羟氯喹与皮肤色素有高度亲和力,在皮肤中能形成一种复合物,阻断紫外线穿透皮肤,降低紫外线照射导致的红斑反应及致癌作用。

四、抗病毒作用

羟氯喹是亲脂的弱碱,较容易通过细胞质膜在溶酶体聚集,溶酶体中高浓度的羟氯喹能将溶酶体的 pH 从正常值(4.7~4.8)增加至 6.0,从而影响溶酶体中蛋白酶的活性,干扰溶酶体的正常功能,进而发挥抗病毒作用。另外,有研究表明羟氯喹可通过改变血管紧张素转换酶 2 受体蛋白的糖基化修饰,阻断病毒进入人体细胞,从而抑制病毒侵入。

第四节　临床应用

一、皮肤科临床应用

(一) 结缔组织病

1. **红斑狼疮**　羟氯喹被推荐为红斑狼疮的一线治疗用药,能缓解患者系统症状包括皮疹、关节疼痛和肿胀、疲倦、狼疮性脱发等临床症状,降低患者多器官损伤的发生、感染和血栓形成风险,改善患者心脏和肾脏的代谢状况。羟氯喹同样能通过降低血清低密度脂蛋白和改善肾功能,降低死亡率。

　　一项荟萃分析显示 1 284 例患者服用羟氯喹治疗红斑狼疮的总反应率为 61%。不同皮肤型红斑狼疮反应不一样,疗效最高为急性皮肤型红斑狼疮,疗效最低为冻疮样狼疮。羟氯喹能成功治疗 50% 的盘状红斑狼疮患者。羟氯喹在系统性红斑狼疮妊娠期间仍可继续使用。妊娠前病情缓解和妊娠期持续羟氯喹治疗对预防妊娠期狼疮复发有重要作用。有研究分析了 114 例妊娠系统性红斑狼疮患者,发现激素联合羟氯喹治疗组妊娠成功率为 87.3%,明显高于单用激素组的(65.1%),研究还显示羟氯喹开始使用时间对治疗效果有一定影响。妊娠中期治疗组(妊娠 12 周后使用羟氯喹)与单用激素组相比,可减少疾病复发,但不能改善胎儿存活率;而全程羟氯喹治疗组与单用激素组相比,既可降低疾病活动又能提高胎儿存活率,且未见羟氯喹不良反应风险增高,故推荐从妊娠早期开始妊娠全程使用羟氯喹治疗。新生儿红斑狼疮与母体抗 SSA 抗体和抗 SSB 抗体通过胎盘有关。新生儿红斑狼疮的复发率接近 23%,甚至可能导致永久性瘢痕。近年来有研究探讨了妊娠期使用羟氯喹对新生儿红斑狼疮患者的影响,发现使用羟氯喹可降低新生儿红斑狼疮的发病风险,并且在新生儿红斑狼疮中接触羟氯喹的患者发病时间相对较晚,表明羟氯喹对新生儿红斑狼疮有保护作用。有研究发现羟氯喹对伴有吸烟的红斑狼疮患者疗效差,可能与吸烟抑制羟氯喹活性有关,因此,建议更换其他抗疟药氯喹。羟氯喹对深在性红斑狼疮有良好的临床效果,对头皮深在性红斑狼疮也有效。

　　2. 皮肌炎　目前临床上对于无肿瘤的皮肌炎患者首选糖皮质激素治疗,治疗无效或不能耐受的患者可加用免疫抑制剂治疗。羟氯喹主要可用于缓解皮肌炎患者的皮疹症状。一项针对北美青少年皮肌炎患者的调查研究发现,羟氯喹通常用于病情较轻,以皮疹为主要特征的病例。儿童关节炎和风湿病学研究联盟提出:以皮肤表现为主的青少年皮肌炎患者一线治疗方案为羟氯喹,二线方案为羟氯喹和甲氨蝶呤,三线方案为羟氯喹、甲氨蝶呤和激素。与激素及甲氨蝶呤等其他免疫抑制剂相比,羟氯喹不良反应较小,故在积极预防其不良反应的基础上,根据病情采用羟氯喹单独或联合使用为较好的治疗方法。

　　(二) 光线性皮肤病

　　1. 多形性日光疹　多形性日光疹是一种特发性、获得性、急性间歇性发病的光线性皮肤病。致病光谱个体差异较大,UVB 及 UVA 甚至可见光均可致病。积极避光、系统或局部用糖皮质激素和低剂量 UVB 是首选治疗方案。羟氯喹可用于常规治疗方案控制不佳的患者。

　　2. 日光性唇炎　本病好发于下唇红部位,皮疹特征为糜烂、结痂,与日光照射有关。使用羟氯喹治疗 1~2 周效果佳,为预防复发需服维持剂量 4 周,如果第 2 年病情复发,再用仍有效。

　　3. 慢性光线性皮炎　慢性光线性皮炎是一组以慢性光敏感为特征的光线性皮肤病谱性疾病,包括持久性光反应、光敏感性湿疹、光敏性皮炎、光线性类网状细胞增多症。表现为光暴露部位出现皮炎湿疹样损害和 / 或浸润性丘疹、斑块,偶呈红皮病。慢性光线性皮炎好发于中老年人,皮损持续 3 个月以上,反复发作,逐渐加重。羟氯喹 400mg/d,持续 6~8 周,控制症状后剂量减半 200mg/d,持续 6~8 周。

4. 环状弹性纤维溶解性巨细胞肉芽肿 环状弹性纤维溶解性巨细胞肉芽肿是一种少见的肉芽肿性皮肤病,其发病与光线有关。临床有报道显示羟氯喹能有效治疗环状弹性纤维溶解性巨细胞肉芽肿。Arzpayma 等对环状弹性纤维溶解性巨细胞肉芽肿患者给予羟氯喹治疗 3 个月后斑块完全消退,但停药 3 个月后复发。Can 等对使用局部糖皮质激素治疗后症状没有改善的环状弹性纤维溶解性巨细胞肉芽肿患者,给予羟氯喹 400mg/d 进行治疗,5 个月后突起的红斑边界消退并变平,在随后的 6 个月随访中未见复发。这些研究报道是个案报道,故羟氯喹对环状弹性纤维溶解性巨细胞肉芽肿的治疗效果仍需大样本研究。

(三) 红斑丘疹鳞屑性皮肤病

1. 扁平苔藓 本病首选药物为糖皮质激素,但近年来已有许多学者用羟氯喹治疗扁平苔藓。一项临床研究采用羟氯喹治疗 23 例扁平苔藓患者,经治疗后 61% 的患者皮疹完全消退,9% 的患者皮疹部分消退。一项研究采用羟氯喹 21 例糜烂性口腔扁平苔藓患者,治疗 2~4 个月后,24% 的患者获得完全缓解,57% 获得有效缓解。这些研究提示羟氯喹可有效治疗扁平苔藓,且相对激素而言安全性更高。

2. 毛发扁平苔藓 / 额叶性秃发 使用羟氯喹治疗可以缓解毛发扁平苔藓的进展。最近一篇文献报道 23 例毛发扁平苔藓患者使用羟氯喹治疗,14 例(61%)患者完全缓解,2 例(9%)患者部分缓解。其他研究结果显示有效率为 41%~83%。2017 年一项临床随机对照试验结果显示甲氨蝶呤和羟氯喹治疗毛发扁平苔藓均有效,但甲氨蝶呤在缓解瘙痒、红斑、毛囊周围鳞屑和毛囊角化方面有效性更高。额叶性秃发被认为是毛发扁平苔藓的一种亚型。建议口服羟氯喹可以作为绝经前女性的一线治疗药物,绝经女性的二线药物(一线药物为非那雄胺)。

(四) 代谢性皮肤病

1. 迟发性皮肤卟啉病 迟发性皮肤卟啉病是一种铁代谢相关疾病,具有光敏症状。目前低剂量的羟氯喹是迟发性皮肤卟啉病的治疗方法之一,可能与羟氯喹减少紫外线诱发反应的日光保护作用有关。低剂量方案通常是指羟氯喹 100~200mg/d 口服,每周 2 次。停药指征是治疗至少持续 1 个月,且血清卟啉水平达到正常水平。

2. 网状红斑性黏蛋白沉积症 网状红斑性黏蛋白沉积症好发于中青年女性,临床特征为大片红斑或网状红斑、有浸润,有些患者表现为浸润明显的丘疹或斑块,多伴有光敏感。羟氯喹是网状红斑性黏蛋白沉积症的一线治疗药物。

(五) 其他与炎症、免疫相关的皮肤病

1. 斑秃 斑秃是一种自身免疫性疾病。羟氯喹治疗斑秃的疗效具有争议。Stephan 等观察了 2 例成人斑秃患者,使用羟氯喹治疗 5~6 个月后获得较好的效果。另有研究报道了 9 例斑秃儿童患者,这些患者对多种治疗方法,包括局部糖皮质激素、局部用米诺地尔溶液、系统用糖皮质激素和准分子激光等均不敏感;给予羟氯喹治疗 6 个月后,其中 5 例患者脱发症状得到明显改善,表明羟氯喹可作为治疗儿童斑秃的一种选择。然而,也有一项研究使用羟氯喹对 8 例全秃患者无效。因此,需要更多临床随机对照试验评估羟氯喹治疗斑秃的疗效。

2. **慢性荨麻疹** 慢性荨麻疹的发病与免疫有关。临床上一些慢性荨麻疹患者对 H_1 受体拮抗剂治疗剂量增加 4 倍后效果仍较差,联合羟氯喹治疗后可以有效控制症状。一项临床研究显示,48 例难治性慢性荨麻疹患者给予羟氯喹或安慰剂随机试验用药,结果治疗 12 周后,24 例羟氯喹治疗组患者有效率为 79.1%,24 例安慰剂治疗组患者的有效率为 41.7%,羟氯喹组治疗效果明显优于安慰剂组。羟氯喹治疗慢性荨麻疹的作用机制可能与通过稳定溶酶体和抑制细胞因子及前列腺素合成来限制风团形成有关。Iweala 等报道了 1 例难治性慢性荨麻疹男婴,在 14 月龄时给予羟氯喹 6mg/(kg·d)口服治疗,治疗后患者症状得到有效控制,治疗 3 个月后减量至 4mg/(kg·d),10 个月后逐渐减量至停用,目前未见疾病复发,也未发现眼损害。研究提示,羟氯喹可用于治疗或辅助治疗成人及儿童难治性慢性荨麻疹患者。

3. **结节病** 结节病是一种非感染性肉芽肿性疾病,其可以影响多个器官系统,最常见的是肺、淋巴结和皮肤。结节病的皮肤表现可明显影响患者的生活质量。目前皮肤结节病的一线治疗方案为皮内注射或口服糖皮质激素,而耐药或激素不良反应明显者,建议采用二线治疗方案,包括羟氯喹、四环素和甲氨蝶呤。研究显示,羟氯喹通过在巨噬细胞、树突状细胞和淋巴细胞内的溶酶体作用及通过改变 $CD4^+T$ 细胞的抗原表达而在结节病中的发挥作用。一项研究结果显示,皮下结节病患者使用羟氯喹治疗效果良好,治疗 3 个月后皮疹明显改善,羟氯喹减半继续维持治疗,随访半年未见皮疹复发。因此,认为对糖皮质激素禁忌的患者,羟氯喹可能是一种替代的治疗方法。

4. **环状肉芽肿** 环状肉芽肿常见于儿童和青年,主要表现为肤色或暗红色丘疹,群集性,环状排列。羟氯喹可以作为环状肉芽肿的三线治疗药物,主要联合光疗治疗泛发性环状肉芽肿。

5. **脂性渐进性坏死** 脂质渐进性坏死是发生在真皮结缔组织的疾病,以小腿胫前的硬皮病样斑块为临床特征。50% 以上脂性渐进性坏死患者对羟氯喹治疗有效,越早治疗效果越好。

6. **脂膜炎** 结节性红斑是脂膜炎最常见的临床表现。羟氯喹能有效治疗脂膜炎,特别是慢性脂膜炎患者。

7. **慢性溃疡性口炎** 慢性溃疡性口炎(chronic ulcerative stomatitis,CUS)是一种罕见的皮肤黏膜疾病,多发生于黏膜表面,也可累及皮肤。CUS 表现为慢性或复发性的顽固的口腔黏膜糜烂或溃疡性损害。在一般情况下,糖皮质激素或氨苯砜治疗 CUS 的效果不如羟氯喹。文献报道 39 例 CUS 患者中,26 例用羟氯喹药物治疗后有 19 例临床症状缓解,甚至自身抗体效价降低,治疗剂量低至 200mg/d 就能缓解症状,甚至病损完全消失。

8. **获得性免疫缺陷综合征** 获得性免疫缺陷综合征(acquired immunodeficiency syndrome,AIDS)是由人类免疫缺陷病毒(human immunodeficiency virus,HIV)感染导致的一种传染病,其致病机制迄今仍未完全阐释清楚。持续性的免疫活化是 HIV 感染后的一个重要特征,在 HIV 感染的整个过程中持续存在,与 $CD4^+T$ 细胞的耗竭和病程进展密切相关。联合抗反转录病毒疗法(combination antiretroviral therapy,cART)能有效抑制 HIV 复制和增加 $CD4^+T$ 细胞数量,但对 HIV 引起的免疫活化则无明显抑制作用,持续免疫活化目前已经成为治疗 AIDS 的一大难题。氯喹 / 羟氯喹具有免疫调节功能,能抑制浆细胞样树突状细胞活化进而有效降低免疫活化水平。此外,氯喹 / 羟氯喹还可通过干扰 HIV 包膜糖蛋白 gp120 糖基化抑制病毒复制及通过抑制记忆性 T 细胞自噬而诱导其凋亡,安全性高、毒性低,可作为一种辅助治疗药物用于 AIDS 治疗。一项临床研究显示,接受 cART 患者服用羟氯喹以后,血浆脂多糖水平、CD4$^+$T 细胞活化水平以及 IFN-α 水平均明显降低,表明羟氯喹与 cART 联合使用对 HIV 引起的免疫活化有抑制作用。

9. 白癜风 白癜风是一种多基因自身免疫性疾病,其特点是黑素细胞破坏导致色素沉着消失。有研究从进展期白癜风患者血清中提取抗黑素细胞抗体,观察羟氯喹预防自身抗体导致黑素细胞破裂的作用,结果证实羟氯喹可使人原代黑素细胞表面的自身抗原 - 抗体复合物发生解离,并在体外逆转补体依赖的细胞毒性和抗体依赖性细胞介导的细胞毒作用的活性。可见,羟氯喹对自身抗体诱导的免疫损伤具有保护作用,因此可能是一种潜在的治疗白癜风的药物,但尚需更多的临床研究。

(六)其他皮肤病

有个案报道羟氯喹对于其他皮肤病有治疗效果,如皮肤淋巴细胞浸润症、皮肤脂肪硬化症、嗜酸性环状红斑、日光性荨麻疹、光线性痒疹、变应性皮肤血管炎、荨麻疹性血管炎和 Schnitzler 综合征等。

二、用法及用量

羟氯喹最大剂量为 6.5mg/(kg·d)(根据理想体重计算),或者 400mg/d,每日 1 次或 2 次给药均可,药物剂量越低视网膜病变风险越低。与羟氯喹相关的视网膜病变危险因素包括每日剂量>5mg/kg;累积剂量>1 000g;服药持续时间>5 年;肾功能不全(50% 肾功能不全患者视网膜病变风险增加 2 倍);视网膜病变或黄斑病变史;他莫昔芬使用者。当疗效不再进一步改善时,剂量可减至 200mg 维持。如果治疗反应有所减弱,维持剂量应增加至每日 400mg。

儿童应使用最小有效剂量,不应超过 6.5mg/(kg·d)(根据理想体重计算)或 400mg/d,甚至更小量。年龄小于 6 岁的儿童禁用,200mg 片剂不适用于体重低于 35kg 的儿童。每次服药应同时进食或饮用牛奶。羟氯喹具有累积作用,需要几周才能发挥它有益的作用,而轻微的不良反应可能发生相对较早。如果风湿病治疗 6 个月没有改善,应终止治疗。

三、药物相互作用

羟氯喹能升高体内地高辛、环孢素和甲氨蝶呤水平。羟氯喹能降低惊厥阈值,与已知可降低惊厥阈值的其他抗疟药(如甲氟喹)联合使用可能增加惊厥的风险。吸烟可以降低羟氯喹对红斑狼疮患者的疗效。

四、特殊人群用药

(一)儿童患者

羟氯喹常规用于儿童系统性红斑狼疮的治疗,其不良反应与成人差异不大。然而,羟氯喹介导视网膜病变的风险还没有在儿童群体中证实。

(二) 妊娠期和哺乳期患者

羟氯喹可通过胎盘,治疗剂量中的 4- 氨基喹啉与中枢神经系统损害有关,包括耳毒性 (听觉和前庭毒性、先天性耳聋),视网膜出血和视网膜色素沉着。因此,妊娠期女性应避免使 用羟氯喹,除非根据医师的评估潜在治疗益处大于潜在风险时方可应用。哺乳期女性应慎 用羟氯喹,因为在母乳中可分泌少量的羟氯喹,并且婴儿对 4- 氨基喹啉的毒性作用非常敏 感。没有证据显示结缔组织病妊娠期患者服用羟氯喹会增加新生儿先天性缺陷、死胎、低体 重或胎儿视网膜病变。系统性红斑狼疮患者产后 3 个月可能会导致病情加重,但这段时间 内如果持续服用羟氯喹可降低抗 SSA 抗体阳性 SLE 患者病情加重风险,降低早产与新生儿 先天性心脏传导阻滞的风险。因此,目前建议系统性红斑狼疮或抗 SSA 抗体阳性皮肤型红 斑狼疮患者有临床指征时持续服用羟氯喹。

第五节　不 良 反 应

1. **视觉、视网膜影响**　服用羟氯喹可发生视网膜色素沉着和视野缺损,罕有报道,也可 出现阅读和视物障碍(遗漏文字、字母或部分物体),畏光,远视觉模糊。早期停用羟氯喹后 这些病变是可逆的。如果进一步发展,即使停用羟氯喹后仍有加重的风险。有研究报道黄 斑病变和黄斑变性的病例,并且有可能为不可逆。视网膜病变的患者早期可能没有症状,或 者伴有旁中心暗点,中心周围环形缺损,颞侧缺损和异常色觉。

2. **角膜影响**　有研究报道包括角膜水肿和混浊,可以无自觉症状或可引起光晕、视物 模糊或畏光。这些症状可能是暂时的或停药后会逆转。调节功能异常导致的视物模糊是剂 量依赖的,也可能是可逆的。

3. **皮肤影响**　羟氯喹出现皮肤症状的不良反应比较少见,最常见的皮肤不良反应是麻 疹样红斑和银屑病样皮疹;瘙痒症、皮肤黏膜色素变化、头发变白和脱发也有报道发生。这 些症状通常停药后容易恢复。羟氯喹可以加重银屑病患者的皮疹。轻症的皮疹可以不需要 停药,或者暂停羟氯喹治疗后缓慢重新治疗。羟氯喹罕见不良反应是药物超敏反应综合征、 急性泛发性脓疱型银屑病、多形红斑、光敏感、剥脱性皮炎、重症多形红斑和中毒性表皮坏死 松懈症。

约 7% 的系统性红斑狼疮患者接受羟氯喹治疗后出现皮肤黏膜色素沉着。面部、前臂、 小腿离散型或弥漫性棕色或蓝灰色色素沉着。擦伤可促进皮肤真皮血红色和黑色色素沉着形 成色素沉着过多。自然愈合的过程缓慢或不完全,Q 开关技术可提高治疗效果。

文献报道的其他皮肤不良反应包括荨麻疹、血管性水肿、斑秃和离心性环形红斑。皮肌 炎患者相对于红斑狼疮患者出现羟氯喹相关皮肤不良反应的发生率更高(31% *vs.* 3%),79% 出现麻疹样药疹。抗 SAE1 和 SAE2 抗体阳性皮肌炎患者与羟氯喹相关皮肤不良反应呈正 相关,抗体阳性与阴性患者比例为 50%、16.5%;与抗 MDA-5 抗体呈负相关关系,抗体阳性与阴性患者比例为 0、24%。

4. **胃肠道影响** 羟氯喹治疗可出现胃肠道功能紊乱,如恶心、腹泻、厌食、腹痛和罕见的呕吐。在减小剂量或停止治疗后,这些症状通常会立刻消失。

5. **中枢神经系统影响** 使用此类药物的不良反应如头晕、眩晕、耳鸣、听觉缺失、头痛、神经过敏和情绪不稳、精神病、自杀行为、惊厥,均有报道。

6. **神经、肌肉影响** 有进行性虚弱和近端肌群萎缩的骨骼肌肌病或神经肌病的报道。停药后肌病可能恢复,但恢复需数月;可能观察到轻微的感觉变化,腱反射抑制和异常神经传导。

7. **心血管系统影响** 心肌病罕有报道。当医师发现患者有心脏传导异常(束支传导阻滞 / 房室传导阻滞)及双侧心室肥大时,应怀疑药物的慢性毒性,停药后可能恢复。

8. **血液系统影响** 骨髓抑制的报道比较罕见。血液学的异常如贫血、再生障碍性贫血、粒细胞缺乏症、白细胞减少症和血小板减少症都曾有报道。羟氯喹可能会促使或加重卟啉病。2018 年,一项研究纳入 11 例系统性红斑狼疮、类风湿关节炎或炎性关节炎非裔美国人葡糖 -6- 磷酸脱氢酶(glucose 6-phosphate dehydrogenase,G6PD)缺乏患者,结果发现服用羟氯喹治疗期间没有发生溶血现象,因此非裔美国人服药前不需要检测 G6PD。羟氯喹是否对不同人种 G6PD 缺乏患者有异质性,尚需要进一步的临床观察。

9. **肝功能影响** 有肝功能检测异常的个例报道,并有一些暴发性肝衰竭的病例报道。

10. **过敏反应** 过敏反应包括支气管痉挛等。

(李常兴 张三泉 张锡宝 曾 抗)

参 考 文 献

[1] CHEW C Y, MAR A, NIKPOUR M, et al. Hydroxychloroquine in dermatology: new perspectives on an old drug [J]. Australas J Dermatol, 2020, 61 (2): e150-e157.

[2] SHIPMAN W D, VERNICE N A, DEMETRES M, et al. An update on the use of hydroxychloroquine in cutaneous lupus erythematosus: a systematic review [J]. J Am Acad Dermatol, 2020, 82 (3): 709-722.

[3] FERNANDEZ A. Updated recommendations on the use of hydroxychloroquine in dermatologic practice [J]. J Am Acad Dermatol, 2017, 76 (6): 1176-1182.

[4] MARMOR M F, KELLNER U, LAI T Y, et al. Recommendations on screening for chloroquine and hydroxychloroquine retinopathy (2016 revision)[J]. Ophthalmology, 2016, 123 (6): 1386-1394.

[5] CHASSET F, FRANCES C, BARETE S, et al. Influence of smoking on the efficacy of antimalarials in cutaneous lupus: a meta-analysis of the literature [J]. J Am Acad Dermatol, 2015, 72 (4): 634-639.

[6] YOKOGAWA N, ETO H, TANIKAWA A, et al. Effects of hydroxychloroquine in patients with cutaneous lupus erythematosus: a multicenter, double-blind, randomized, parallel-group trial [J]. Arthritis Rheumatol, 2017, 69 (4): 791-799.

[7] UGARTE A, DANZA A, RUIZ-IRASTORZA G. Glucocorticoids and antimalarials in systemic lupus erythematosus: an update and future directions [J]. Curr Opin Rheumatol, 2018, 30 (5): 482-489.

[8] EUDY A, SIEGA-RIZ A, ENGEL S, et al. Effect of pregnancy on disease flares in patients with systemic

lupus erythematosus [J]. Ann Rheum Dis, 2018, 77 (6): 855-860.

[9] PINARD J, FEMIA A, ROMAN M, et al. Systemic treatment for clinically amyopathic dermatomyositis at 4 tertiary care centers [J]. JAMA Dermatol, 2019, 155 (4): 494-496.

[10] RIVAS-TOLOSA N, REQUENA C, LLOMBART B, et al. Antimalarial drugs for the treatment of oral erosive lichen planus [J]. Dermatology, 2015, 232 (1): 86-90.

[11] NIC DHONNCHA E, FOLEY C, MARKHAM T. The role of hydroxychloroquine in the treatment of lichen planopilaris: a retrospective case series and review [J]. Dermatol Ther, 2017, 30 (3): e12463.

[12] 崔诚, 么雪婷, 涂思琪, 等. 硫酸羟氯喹的临床药理学研究进展 [J]. 中国临床药理学与治疗学, 2020, 25 (2): 221-226.

[13] NISSEN C, WULF H. Hydroxychloroquine is ineffective in treatment of alopecia totalis and extensive alopecia areata: a case series of 8 patients [J]. JAAD Case Rep,. 2016, 2 (2): 117-118.

[14] YUN D, SILVERBERG N, STEIN S. Alopecia areata treated with hydroxychloroquine: a retrospective study of nine pediatric cases [J]. Pediatr. Dermatol, 2018, 35 (3): 361-365.

[15] GREWAL S, RUBIN C, ROSENBACH M. Antimalarial therapy for granuloma annulare: results of a retrospective analysis [J]. J Am Acad Dermatol, 2017, 76 (4): 765-767.

[16] PIETTE E, ROSENBACH M. Granuloma annulare [J]. J Am Acad Dermatol, 2016, 75 (3): 467-479.

[17] DURUPT F, DALLE S, DEBARBIEUX S, et al. Successful treatment of necrobiosis lipoidica with anti-malarial agents [J]. Arch. Dermatol, 2008, 144 (1): 118-119.

[18] KOLKHIR P, GRAKHOVA M, BONNEKOH H, et al. Treatment of urticarial vasculitis: a systematic review [J]. J Allergy Clin Immunol, 2019, 143 (2): 458-466.

[19] LUEANGARUN S, SUBPAYASARN U, TEMPARK T. Distinctive lupus panniculitis of scalp with linear alopecia along Blaschko's lines: a review of the literature [J]. Int J Dermatol, 2018, 58 (2): 144-150.

[20] KUMAR A, BLIXT E, DRAGE L, et al. Treatment of morphea with hydroxychloroquine: a retrospective review of 84 patients at Mayo Clinic, 1996-2013 [J]. J Am Acad Dermatol, 2019, 80 (6): 1658-1663.

[21] CHASSET F, BOUAZIZ J, COSTEDOAT CHALUMEAU N, et al. Efficacy and comparison of antimalar-ials in cutaneous lupus erythematosus subtypes: a systematic review and meta-analysis [J]. Br J Dermatol, 2017, 177 (1): 188-196.

[22] FETT N, ARTHUR M. Eosinophilic fasciitis: current concepts [J]. Clin Dermatol, 2018, 36 (4): 487-497.

[23] 周丽, 忻霞菲, 褚宇东. 硫酸羟氯喹对系统性红斑狼疮患者妊娠结局的影响 [J]. 中华风湿病学杂志, 2017, 21 (1): 10-14.

[24] DINA Y, AGUH C. An algorithmic approach to the treatment of frontal fibrosing alopecia-a systematic review [J]. J Am Acad Dermatol, 2021, 85 (2): 508-510.

[25] MOHAMMAD S, CLOWSE M E B, EUDY A M, et al. Examination of hydroxychloroquine use and hemolytic anemia in G6PDH-deficient patients [J]. Arthritis Care Res (Hoboken), 2018, 70 (3): 481-485.

[26] PONTICELLI C, MORONI G. Hydroxychloroquine in systemic lupus erythematosus (SLE)[J]. Expert Opin Drug Saf, 2017, 16 (3): 411-419.

[27] HUGHES G. Hydroxychloroquine: an update [J]. Lupus, 2018, 27 (9): 1402-1403.

[28] DE OLANO J, HOWLAND M A, SU M K, et al. Toxicokinetics of hydroxychloroquine following a massive overdose [J]. Am J Emerg Med, 2019, 37 (12): 2264. e5-2264. e8.

[29] CASIAN A, SANGLE S R, D'CRUZ D P. New use for an old treatment: hydroxychloroquine as a poten-tial treatment for systemic vasculitis [J]. Autoimmun Rev, 2018, 17 (7): 660-664.

[30] SCHWARTZMAN S, SAMSON C M. Are the current recommendations for chloroquine and hydroxychlo-roquine screening appropriate? [J]. Rheum Dis Clin North Am, 2019, 45 (3): 359-367.

第十三章

沙 利 度 胺

第一节 概　述

沙利度胺（thalidomide，THD）是一种谷氨酸衍生物，属于非巴比妥类镇静剂，1953 年首次被合成；1957 年在欧洲上市，用于预防妊娠性呕吐；1961 年，"海豹胎"事件暴发，在全球退市。1964 年，以色列的皮肤科医师 Jacob Sheskin 偶然用于麻风结节性红斑（erythema nodosum leprosum，ENL），开启了漫长的"起死回生"之路，1998 年，美国 FDA 正式批准用于治疗 ENL，2006 年又被批准用于治疗多发性骨髓瘤（multiple myeloma，MM）。时至今日，THD 已广泛应用于各种自身免疫性疾病、血液肿瘤及实体瘤等疾病。

第二节　药代动力学

THD 经口服途径给药，服药后该药吸收较慢，通常在 2~6 小时血浆浓度达到峰值，吸收半衰期为 1.7 小时。进食对药物吸收几乎没有影响。THD 口服生物利用度为 80%~100%。表观分布容积约为 1L/kg，血浆清除率为 1L/h。THD 在体内绝大多数自发水解消除，在生理 pH 下，THD 快速水解为 12 种产物，体内消除半衰期为（6.22 ± 1.22）小时，肝脏代谢起着重要作用，肾脏不是排泄的主要器官。口服 24 小时后尿液总排泄率仅为总剂量的（0.60 ± 0.22）%，血浆清除率为（0.08 ± 0.03）%。尿液呈弱酸性可阻止 THD 水解。多剂量给药试验显示服药首日和末日药代动力学性质未发生改变，说明 THD 不会诱导或抑制其自身代谢。

第三节 作用机制

THD 的药理学作用比较广泛,随着人们的不断研究,对其作用机制有了更加明确的认识,有助于帮助积累临床应用方面的循证医学证据,更好地应用于皮肤科临床治疗。目前发现其机制主要有以下几个方面。

一、镇吐及止痒作用

THD 通过抑制延髓及胃窦内的 P 物质表达,进而抑制 NK1R 通路,发挥镇吐作用;同时,P 物质是一种神经递质,与皮肤瘙痒的发生也密切相关,因此这一抑制作用也可产生较为有效的瘙痒抑制作用。

二、镇静作用

THD 作用于前脑中心产生中枢抑制作用,但一般不产生遗留效应,不影响次日晨起的日常活动,也不影响呼吸中枢的活动功能。

三、抗炎作用

THD 通过抑制 NF-κB 的活性,抑制 TNF-α、IL-1β、IL-6 在细胞核内转录的启动,同时又影响合成后 mRNA 的稳定性,抑制转录的效率,从而抑制炎症因子的表达,形成较为强大的抗炎作用。

四、抗肿瘤及纤维化作用

该作用主要是通过抑制血管内皮生长因子(vascular endothelial growth factor, VEGF)的表达,减少血管内皮细胞的生成而产生;通过减少肿瘤血管内皮细胞的新生作用,抑制肿瘤生长,同时还可上调单核细胞来源的 IL-2、IFN-γ,进一步激活 NK 细胞,释放细胞毒介质,杀伤肿瘤细胞;也可同时通过抑制 VEGF、碱性成纤维细胞生长因子(basic fibroblast growth factor, bFGF)、TGF-β1 等多种细胞因子的表达,联合形成抑制成纤维细胞的增殖作用,减少纤维化形成。

五、免疫调节作用

THD 与 CRBN 蛋白及 E3 泛素连接酶结合,形成复合物,释放泛素分子(ubiquitin molecules, Ub),Ub 修饰转录因子 1/3(IKZF1/3),从而被泛素蛋白酶体降解,对 B 细胞产生细胞毒性作用,而对 T 细胞则产生激活作用。IKZF1/3 是所有 T 细胞和 B 细胞发育过程中所必需的 2 种转录因子,一旦降解,则导致 T 细胞和 B 细胞发育失衡,这种失衡对大部分自身免疫性疾病则起到了治疗的作用。另外,THD 对 T 细胞也具有选择性的免疫调节作用,可促进 Th1 模式向 Th2 模式转换,通过对 T 细胞分化和增殖的影响,下调促炎性细胞因子,促进抗炎细胞因子上调,发挥一定的免疫调节作用。

第四节　临床应用

一、皮肤科临床应用

(一) 血管性皮肤病

1. 麻风结节性红斑　THD 是目前公认治疗麻风结节性红斑的首选药物,主要用于轻、中度患者,通常与泼尼松、雷公藤多苷片联合使用。

一项纳入 296 例患者的系统分析显示,在皮损完全消退组中,THD 疗效优于泼尼松,己酮可可碱与 THD 疗效相当;在控制新发症状组中,THD 优于泼尼松,THD 剂量为 300mg/d 的疗效优于 100mg/d。一般推荐剂量为 400mg/d,于皮损控制后逐渐减量至 25~50mg/d 维持量;泼尼松 40~60mg/d,皮损控制后逐渐减量至停药,总疗程为 12 周。

2. 贝赫切特综合征　THD 是治疗贝赫切特综合征的基础用药,得到国内外指南一致推荐,可改善口腔、生殖器溃疡及皮肤病变,近年来发现其对胃肠道病变也有效。

多项随机对照试验显示,单药 THD 疗效优于秋水仙碱、左旋咪唑、柳氮磺吡啶等药物。单药治疗,剂量 75~150mg/d,每晚口服,在病情缓解后,逐步减量,直至停药,复发可继续服用。

胃肠型患者,有多项个案报道显示,即使在使用生物制剂无效时,THD 仍可有效。两项系统分析显示,THD 有效率分别为 66.7%(12/18) 和 92.3%(12/13),剂量 50~400mg/d,每晚口服。

3. 皮肤血管炎　THD 对多种皮肤血管炎亚型均有一定疗效。两项变应性皮肤血管炎的随机对照试验显示,单药 THD 疗效优于单药泼尼松(95% vs. 79%,$P<0.05$; 97.06% vs. 76.47%,$P<0.05$);另一项 46 例患者随机对照研究显示,THD 联合激素疗效优于单药激素(95.65% vs. 73.91%,$P<0.05$)。THD 剂量 100~200mg/d,每晚口服。

4. 坏疽性脓皮病　研究报道 1 例 16 岁阴茎坏疽性脓皮病患者,拒绝激素治疗,给予THD 50mg/d,米诺环素 100mg/d,每日 2 次。3 周后溃疡好转,6 周后溃疡几乎完全愈合。

(二) 黏膜性疾病

1. 复发性阿弗他溃疡　THD 治疗复发性阿弗他溃疡(recurrent aphthous ulcer,RAU),疗效确切,得到国内外指南一致推荐。一项 339 例系统分析,对比了 THD、秋水仙碱、TNF-α 抑制剂、硫唑嘌呤、环孢素、维生素 B_{12}、硫糖铝、己酮可可碱、IFN-α 等 9 种药物的疗效,THD 有效率排在首位。

THD 的用法及用量:初始治疗宜采用降阶梯治疗方案,起始给予中等剂量 100mg/d,逐步减至 50mg/d、25mg/d,直至停药。一项随机对照试验将 60 例患者随机分为 THD 组(32例)和泼尼松组(28 例):THD 组,给予 100mg/d 连续 10 天,50mg/d 连续 10 天,25mg/d 连续

10 天;泼尼松组,给予 0.4mg/(kg·d)连续 15 天,0.2mg/(kg·d)连续 15 天,两组均治疗 1 个月。结果显示,THD 和泼尼松均可显著延长首次复发间隔,但 THD 较泼尼松可显著延长二次复发间隔。

维持治疗是控制 RAU 复发的必要措施。一项开放性研究显示,其中 60 例患者采取规范的维持治疗,中位剂量为每周 150mg(25mg 每日 1 次,或 50mg 隔日 1 次),中位疗程为 19 个月,28% 的患者在复发时增加剂量 50mg/d,即可控制复发;17 例患者采取不规则间断维持治疗,即只在复发时采取治疗,中位剂量为每周 19mg(每周 25mg,或每个月 100mg),中位疗程为 32 个月,应答剂量 50~75mg/d,平均治疗 4 天(SD:±3 天),即可控制复发,但平均每年需要治疗 8 次(SD:±7 次)。建议疱疹型和重型患者采取规范的维持治疗,给予每晚口服 THD 25mg/d(或 50mg 隔日 1 次);轻型患者可采取间断维持,即无复发时无须服药,复发时可予 THD 50~75mg/d,缓解后即可逐步停药。

2. 其他原因引起的口腔溃疡

(1)获得性免疫缺陷综合征相关口腔溃疡:THD 疗效确切,且无病毒活化。四项 THD 与安慰剂的随机对照研究均显示 THD 有效率高达 90% 以上,同时还显著提高患者生活质量,减少体重丢失,剂量为 100~200mg/d。

(2)炎症肠病相关口腔溃疡:有两项个案报道共 6 例患者,THD 均治疗有效,剂量为 50~100mg/d。

(3)盘状红斑狼疮相关口腔溃疡:研究报道 1 例患者局部应用 THD 50mg/d 联合地塞米松糊剂治疗有效。

(4)乳房外佩吉特病:佩吉特病是一种表皮腺癌,罕见口腔表现,研究报道 1 例乳房外口腔表现患者,同时伴有下唇左下角皮肤损害,单药 THD 100mg/d 治疗有效。

(5)放射性口腔黏膜炎:一项 60 例随机对照试验显示,THD 治疗 Ⅰ~Ⅳ级和 Ⅲ~Ⅳ级的放射性口腔黏膜炎发生率均显著改善,疗效优于漱口水,剂量为 75mg/d。

(6)化疗相关口腔溃疡:一项 42 例随机对照试验显示,THD 疗效优于以维生素为主的常规治疗,剂量为 50~100mg/d。

(三)光线性皮肤病

1. 多形性日光疹 一项纳入 137 例患者的随机对照试验显示,氯雷他定联合烟酰胺与 THD 联合烟酰胺疗效相当,THD 剂量为 50mg/d,每日分 2 次服用,第 4 周痊愈率(70.49% *vs.* 72.41%,$P>0.05$),总有效率(93.44% *vs.* 91.38%,$P>0.05$)。

2. 光线性痒疹 THD 是目前治疗光线性痒疹最有效的药物,可作为一线首选用药。四项个案报道显示,给予 100~300mg/d THD,4 例患者均显著改善皮损和瘙痒症状。

3. 慢性光线性皮炎 一项 24 例报道显示,光敏性皮炎/湿疹给予 THD 50mg/d,分每日 3 次口服,连续 3 周,11 例中 5 例痊愈,3 例显效;光线性类网状细胞增多症给予 50mg/d,每日 2 次口服连续 1 周,10 例中 3 例痊愈,4 例显效,1 例好转;持久性光反应给予 25~50mg/d 连续 4 周,3 例中 1 例痊愈。

(四)红斑丘疹鳞屑性疾病

1. 扁平苔藓 THD 作为治疗口腔扁平苔藓的国内指南推荐的二线用药。随机对照试验显示,THD 与地塞米松疗效相当,单药优于雷公藤多苷。联合治疗可进一步提高疗效,尤其可预防远期复发。推荐剂量为 100mg/d。

有个案报道显示,THD 50mg/d 治疗 1 例顽固性皮肤型扁平苔藓有效,THD 100mg/d 治疗 1 例盘状红斑狼疮合并皮肤型扁平苔藓有效。

2. 寻常型银屑病 两项随机对照试验显示,常规治疗联合 THD 200mg/d 有效率达 72.5%,联合雷公藤多苷较单药雷公藤多苷疗效提高(93.33% *vs.* 83.33%,$P < 0.05$),联合雷公藤多苷时,THD 剂量为 75~100mg/d。

3. 多形红斑 THD 多用于复发难治性患者,治疗剂量为 100~200mg/d。目前六项个案报道显示,累计 7 例患者皮损均显著改善。

(五) 结缔组织病

1. 皮肤型红斑狼疮 THD 对各种亚型的皮肤型红斑狼疮(cutaneous lupus erythematosus,CLE)均有效,主要用于顽固性 CLE 的二线治疗,得到国内外多个指南的一致推荐。一项纳入 548 例患者的系统分析显示,THD 对各种亚型的 CLE 总有效率超过 90%,维持治疗有获益(维持治疗复发率 34%,不维持治疗复发率 71%),最常见的停药原因是周围神经炎,约占总发生人数的 16%。初始剂量宜为 50~100mg/d,也可联合羟氯喹。一项 Ⅱ 期临床试验显示,大多数患者 50~75mg/d 即可完全缓解。考虑不良反应,维持治疗宜小剂量。有研究报道 14 例患者,25~50mg/d 维持治疗,随访 2 年,中位无神经毒性发生时间为 14 个月,大部分患者在 10 个月后才会发生。

THD 对 CLE 的疗效优于羟氯喹,起效也相对较快,可根据患者要求一线使用。

THD 对 CLE 伴有肾损害患者也有获益。基础研究显示,THD 可减少蛋白尿、免疫复合物沉积,改善肾小球、肾小管损伤,抑制 NK-κB。研究报道 2 例顽固性狼疮肾炎患者,在常规治疗无效时,第 1 例加 THD 50mg/d,第 2 例加 THD 100mg/d,分别在 2 年和 1 年后,蛋白尿转阴,且皮损完全消失。

THD 治疗 CLE 的作用机制,主要包括抗炎、免疫调节、抗血管新生和光保护作用。除此之外,THD 还具有抗纤维化的作用,主要通过抑制 TGF-β1 实现,推测可能对 CLE 的瘢痕具有淡化作用。两项基础研究初步证实 THD 对瘢痕及玫瑰痤疮样皮损均具有淡化作用,有待临床进一步证实。

2. 硬皮病 一项 60 例随机对照试验显示,THD 剂量 50~150mg/d 联合甲氨蝶呤疗效优于单药甲氨蝶呤(83.3% *vs.* 60%,$P < 0.05$),两组均可改善皮肤硬化、雷诺现象及关节功能,但联合组疗效更为显著($P < 0.05$)。

3. 皮肌炎 THD 可用于以皮肤表现为主的皮肌炎(dermatomyositis,DM)。目前累计报道 3 例患者,其中 1 例合并强直性脊柱炎,1 例青少年 DM,1 例顽固性 DM,均在加入 THD 50~100mg/d 后,皮损显著改善。

(六) 大疱性皮肤病

1. 天疱疮 早期个案报道显示,通常在传统方案无效时,或因激素不良反应,转换联合 THD 可治疗有效。近期一项研究报道 6 例患者一线应用 THD 剂量为 50~100mg/d,1 例采用单药 THD 治疗,5 例联合激素治疗,均获完全缓解,3 例抗 Dsg3 自身抗体显著降低,5 例口腔溃疡改善。

2. 大疱性类天疱疮　目前累计报道 5 例患者,分别为 1 例类天疱疮性扁平苔藓、1 例大疱性类天疱疮、2 例结节性类天疱疮、1 例口腔黏膜线状 IgA 大疱性皮肤病,均采用 THD 联合激素治疗获得良好效果,THD 剂量为 50~150mg/d。

(七) 皮肤肿瘤

1. 卡波西肉瘤　美国国立综合癌症网络(National Comprehensive Cancer Network,NCCN)指南 2019 版推荐 THD 单药作为治疗卡波西肉瘤二线标准治疗方案。一项 20 例报道显示,THD 有效率达 47%。国外起始剂量为 200mg/d,最多可加量至 800mg/d。

2. 皮肤 T 细胞淋巴瘤　THD 是中外指南推荐治疗多发性骨髓瘤的一线用药,在多种淋巴瘤治疗中也有相关指南推荐,如瓦尔登斯特伦巨球蛋白血症、NK/T 细胞淋巴瘤、外周 T 细胞淋巴瘤(peripheral T cell lymphoma,PTCL)、血管免疫母细胞性 T 细胞淋巴瘤、套细胞淋巴瘤等。

两项治疗 PTCL 随机对照试验显示,化疗联合 THD 疗效优于单纯化疗。一项纳入 153 例患者的随机对照试验,随机分为联合组,采用 CHOP 方案联合 THD 50~200mg/d 化疗,对照组给予单纯 CHOP 方案化疗。结果显示,联合组有效率显著优于对照组(66.3% $vs.$ 50%,P=0.042),无进展生存期和总生存期均显著延长(63.6% $vs.$ 53%,P=0.035;66.8% $vs.$ 53.6%,P=0.039)。另一项纳入 72 例患者随机对照试验显示,一线化疗 CHOP 方案联合 THD 100~200mg/d,较单纯 CHOP 方案化疗,显著提高总有效率(86.11% $vs.$ 63.89%,P<0.05)。

两项关于治疗皮肤型 T 细胞淋巴瘤的个案报道显示,1 例 86 岁化疗顽固性皮肤型 T 细胞淋巴瘤患者,THD 100mg/d 治疗有效。另有 2 例 CD30 阳性间变性大细胞淋巴瘤患者,THD 200mg/d 治疗有效。

3. 成人朗格汉斯细胞组织细胞增生症　四项个案报道累计 4 例患者,皮肤损害单药 THD 即有效。1 例外阴成人朗格汉斯细胞组织细胞增生症,给予 THD 150mg/d 结合外阴冲洗,皮损与疼痛均缓解;1 例未定类细胞组织细胞增生病,给予 THD 50mg,每日 2 次,联合阿维 A30mg,每日 1 次,获得良好疗效;1 例肛周朗格汉斯细胞组织细胞增生症,给予 THD 50mg,每日 2 次,3 个月皮损消退;1 例以外阴湿疹样皮损为首发表现且侵袭骨骼的朗格汉斯细胞组织细胞增生症,给予 THD 100mg/d,每日分 2 次服用,皮损明显缓解。

4. 皮肤良性淋巴组织样增生　研究报道 1 例 66 岁男性患者,仅对大剂量激素应答,后改用 THD 50mg/d,1 个月后 100mg/d,4 个月后皮损完全缓解。

5. 皮肤淋巴细胞浸润症　研究报道 4 例皮肤淋巴细胞浸润症(lymphocytic infiltration of skin,又称为 Jessner-Kanof 综合征)患者(男性 1 例,女性 3 例),中位年龄为 36 岁,均应用口服小剂量 THD 50mg/d,外用 0.1% 他克莫司治疗,2 个月后,3 例皮损完全缓解,1 例皮损部分缓解。THD 25mg/d 维持治疗 6 个月无复发。

6. **皮肤罗萨伊 - 多尔夫曼病**　四项个案例报道累计 4 例皮肤罗萨伊 - 多尔夫曼病(Rosai-Dorfman disease of skin)患者,给予单药 THD 50~100mg/d,或联合激素治疗,皮损均显著改善。

(八) 免疫缺陷病

1. 移植物抗宿主病　一项 10 例安慰剂对照试验显示,THD 20mg,每日 4 次,可显著改善移植物抗宿主病的口腔溃疡。另一项 44 例的病例系列报道显示,THD 20mg,每日 4 次,可有效治疗慢性移植物抗宿主病。THD 剂量 50~100mg/d 用于改善皮损。

2. IgG4 相关皮肤病　研究报道 2 例患者,第 1 例 36 岁男性,第 2 例 45 岁男性,均首先接受超强效外用糖皮质激素(如丙酸氯倍他索)治疗几周无效;后均给予 THD 50mg/d 持续 1 个月,随后 100mg/d 持续治疗 5 个月,2 例患者均在几周内改善,皮肤浸润和红斑显著性减轻,无不良反应。治疗 6 个月时停药,第 1 例患者复发,给予 THD 50mg/d 治疗后可缓解,随访 21 个月,完全缓解。第 2 例患者随访 15 个月无复发。

(九) 其他

1. 湿疹　一项 58 例随机对照试验显示,单药 THD 软膏疗效优于单药复方氟米松软膏(93.1% *vs.* 72.4%,$P<0.05$)。两项随机对照试验显示,THD 联合常规治疗可提高疗效。88 例阴囊湿疹患者,常规治疗口服盐酸左西替利嗪、外用布地奈德乳膏,联合 THD 50mg/d,总有效率(90.91% *vs.* 68.18%,$P<0.05$)。150 例老年湿疹患者,常规治疗口服盐酸西替利嗪、外用维生素 E 乳膏,联合 THD 50mg/d,总有效率(97.33% *vs.* 82.66%,$P<0.05$)。

2. 慢性瘙痒　THD 治疗各种原因引起的慢性瘙痒得到了中外指南的一致推荐,尤其对结节性痒疹疗效确切,剂量 50~300mg/d,每晚 1 次。一项 284 例的系统分析显示,对于尿毒症性瘙痒、原发性胆汁性肝硬化、结节性痒疹、光线性痒疹、副肿瘤性瘙痒,THD 均有效,起效时间为 1~64 天,中位时间为 17.5 天,持续治疗时间 2 天至 5 年。治疗肝病和胆汁淤积性瘙痒、慢性肾病相关瘙痒,剂量 100mg/d,每晚 1 次。

THD 治疗慢性瘙痒,具有对症和对因的双重治疗功效。THD 具有镇静作用,往往能够快速起效,THD 具有抑制 P 物质的作用,可控制慢性瘙痒的病因,达到对症和对因治疗的效果。

3. 皮肤结节病　两项个案报道显示,1 例结节病伴顽固巩膜炎患者,在大剂量硫唑嘌呤治疗无效情况下,开始服用 THD 200mg/d,巩膜炎和面部皮损完全缓解,硫唑嘌呤停药后,THD 50mg/d 维持治疗,超过 2 年无复发。另 1 例结节病患者,给予 THD 100mg/d 服用 1 年,每 3 个月减少 25mg/d,同时联合中药凉血解毒汤,皮损及肺内结节均显著改善,2 年内无复发。

4. 玫瑰痤疮　一项纳入 62 例患者的随机对照试验显示,THD 100mg/d 联合多西环素较单药多西环素显著提高疗效,完全治愈率(18.75% *vs.* 3.33%,$P<0.05$),显著改善率(53.12% *vs.* 33.33%,$P<0.05$)。

5. 大疱性表皮松解症　研究报道 1 例 39 岁男性患者,激素、氨苯砜、抗组胺药均无法缓解瘙痒,给予 THD 100mg/d,分 3 次服用,3 周即显著改善,逐渐减量维持,6 个月无出现任何不良反应,2 年随访已停药并完全缓解。

6. POEMS 综合征　两项随机对照研究显示 THD 可显著降低 VEGF 水平,另有三项个案报道证实临床治疗有效,1 例采用化疗序贯 THD 维持治疗,神经系统损害症状缓解长达 4 年。1 例卡斯尔曼病(Castleman disease)进展为 POEMS 综合征,采用硫唑嘌呤联合激素序贯 THD 维持治疗可完全缓解。1 例采用 THD 联合地塞米松治疗后完全缓解。THD 剂量 50~100mg/d,每晚 1 次。

二、特殊人群用药

(一) 妊娠期及哺乳期患者

本品可致胎儿畸形,妊娠及哺乳期女性禁用。

(二) 儿童患者

药品说明书规定,14 岁以下儿童禁用。

但部分儿童难治性疾病,仍有相关指南推荐,如儿童克罗恩病、儿童胶质瘤、儿童地中海贫血。使用前务必与监护人深切沟通,权衡利弊,获取监护人知情同意后,在严格监控下审慎使用。

(三) 肝肾功能不全患者

THD 肝肾毒性低,中外指南一致推荐可用于肝病和胆汁淤积性瘙痒、尿毒症性瘙痒。

多学科报道显示 THD 具有一定肝肾保护作用。一项 367 例百草枯中毒导致肝肾损伤的回顾性研究证实,THD 改善肾功能的效果与环磷酰胺相当,肝功能改善略逊色于环磷酰胺。研究证实,THD 可改善骨髓瘤合并肾损伤患者的肾功能,且中国骨髓瘤指南 2017 版推荐 THD 治疗骨髓瘤合并肾损伤无须调整剂量。

(四) 伴有感染性疾病患者

伴有 HIV 感染的多种疾病,THD 均治疗有效且无病毒活化。此外,THD 还有效治疗了 8 例结节性痒疹合并 HIV 感染患者(1 例斑秃合并 HIV 感染患者,1 例肠穿孔合并 HIV 感染患者,3 例全身炎症反应综合征伴 HIV/ 结核分枝杆菌双重感染患者,2 例全身炎症反应综合征伴 HIV 感染患者,1 例伴 HIV 感染急性发热性嗜中性皮肤病合并嗜酸性毛囊炎相关炎症综合征患者)、1 例儿童 EB 病毒感染相关系统性血管炎患者、1 例 EB 病毒感染相关淋巴细胞增生性疾病及 10 例克罗恩病合并结核分枝杆菌感染患者,并得到儿童炎症性肠病诊断和治疗专家共识推荐,THD 可用于合并结核分枝杆菌感染的儿童克罗恩病患者。

第五节 不 良 反 应

1. **致畸性** 致畸是 THD 最严重的不良反应,最近的研究报道颠覆了致畸与抗血管新生密切相关的传统认知。研究发现致畸与人体胚胎期负责四肢发育编码的基因 *SALL4* 有关,THD 与 CRBN 结合,导致 *SALL4* 异常降解,四肢发育停滞,形成海豹胎;但在人体内 CRBN 表达的水平不同,CRBN 高表达,孕妇形成海豹胎的风险增高,反之则降低,这一特殊致畸的作用机制,也解释了目前在儿童相关疾病的应用中,未见对生长发育有影响,同时也诠释了 THD 为什么仅对四肢发育影响较大,而其他器官则正常生长发育。育龄女性,有效的避孕措施要开始于服药前的至少 4 周,第 1 个月应每周做妊娠测试,测试阴性方可继续服药;此后,如果患者月经周期规律,可 1 个月做 1 次妊娠测试,不规律则要每 2 周检查 1 次。患者停药至少 4 周后方可妊娠。服药期间停止母乳喂养。男性患者服药期间性生活时最好使用避孕工具,服药期间不允许献血,如有生育计划,则停药至少 4 周后方可性生活。

2. **嗜睡 / 头晕** THD 的消除半衰期为 (8.7 ± 4.11) 小时,建议夜间一次性给药,可在晚餐后顿服,可显著减轻次日症状。

3. **便秘** 多饮水,给予食物纤维或泻药(甘露醇 20~30ml,加 3~4 倍生理盐水混合后口服),或可通过联合中药,起到增效减毒的作用,白芍总苷是临床较常联合的理想选择之一。一项纳入 246 例患者的随机对照试验,随机分为三组,THD 组(82 例),给予 THD 每次 25mg,每日 2 次,每周连续服用 5 天,停药 2 天;白芍总苷组(82 例),给予白芍总苷胶囊 0.6g / 次,每日 2 次,每周连续服用 5 天,停药 2 天;联合组(82 例),给予 THD 联合白芍总苷,用法同对照组;三组均给予基础维生素治疗,维生素 B_1,2 片 / 次,每日 3 次,维生素 A 胶囊每次 2.5 万 U,每日 2 次,维生素 E 软胶囊每次 0.1g,每日 1 次,3 个月为 1 个疗程,连续给药。结果显示,联合组远期有效率为 75.61%,显著优于 THD 组(58.54%)和白芍总苷组(57.32%)($P<0.05$);联合组总间歇期为 (204.3 ± 18.4) 天,显著优于 THD 组的 (131.4 ± 23.3) 天和白芍总苷组的 (133.2 ± 27.8) 天($P<0.05$);联合组不良反应发生率为 6.09%(5 例,其中眩晕 2 例、嗜睡 1 例、腹痛 2 例),THD 组不良反应发生率为 12.19%(11 例,其中嗜睡 3 例、眩晕 3 例、便秘 5 例),白芍总苷组不良反应发生率为 9.76%(8 例,其中腹泻 5 例、腹痛 3 例),THD 联合白芍总苷可显著降低不良反应发生率($P<0.05$),远低于国外报道的 21%。THD 有便秘的不良反应,白芍总苷有腹泻的不良反应,两者中和可减少不良反应。随机对照试验显示,THD 联合白芍总苷,可提高疗效,减少便秘;联合用药 THD 剂量为 50~100/d,每晚 1 次。

4. **皮疹 / 皮肤改变** 患者有皮疹 / 皮肤改变时应立即减量或停药,恢复正常后,部分患者可继续服用。

5. **水肿** 患者出现水肿时可予以利尿药,如无效或不耐受,应立即减量或停药。

6. **神经毒性** THD 引起的周围神经炎,常表现为袜套样感觉,手脚麻木,为感觉神经元受累,病理机制属于轴突变性,是最常见的类型,是可逆的。有研究报道 284 例慢性瘙痒患者,在发生周围神经炎的患者中,约 87.2% 的患者在减量或停药后均可缓解。日常随访,应密切监测,如有症状,立即减量或停药,预防可以给予神经营养类药物,如复方维生素 B 片、甲钴胺、神经节苷脂等治疗,轻度患者可用给予维生素 B_6、维生素 B_1、维生素 B_{12} 及叶酸治疗,THD 不停药,中度患者可加用加巴喷丁,如持续不缓解,则停药,重度患者则需立即停药,并给予加巴喷丁,同时进行肌电图检测。

7. **静脉血栓栓塞** 一般患者无须常规抗凝治疗,血液肿瘤、实体瘤等本身凝血风险较高的患者需评估风险,如风险较高,建议常规预防性抗凝治疗,血液科可给予阿司匹林 100mg/d,肿瘤科可给予肝素或华法林,有研究报道应用复方丹参片也有较好效果。单药 THD 治疗无凝血风险增高,仅当联合地塞米松或多药化疗时可能会增加凝血风险,用药前需进行凝血风险评估。

(薛如君 朱慧兰 张锡宝)

参 考 文 献

［1］ STEWART A K. Medicine. How thalidomide works against cancer [J]. Science, 2014, 343 (6168): 256-257.

［2］ YANG C, SINGH P, SINGH H, et al. Systematic review: thalidomide and thalidomide analogues for treatment of inflammatory bowel disease [J]. Aliment Pharmacol Ther, 2015, 41 (11): 1079-1093.

［3］ HATEMI G, CHRISTENSEN R, BANG D, et al. 2018 update of the EULAR recommendations for the management of Behçet's syndrome [J]. Ann Rheum Dis, 2018, 77 (6): 808-818.

［4］ ZENG Q X, SHI X K, YANG J, et al. The efficacy and safety of thalidomide on the recurrence interval of continuous recurrent aphthous ulceration: a randomized controlled clinical trial [J]. J Oral Pathol Med, 2020, 49 (4): 357-364.

［5］ HATEMI I, HATEMI G, PAMUK O N, et al. TNF-alpha antagonists and thalidomide for the management of gastrointestinal Behçet's syndrome refractory to the conventional treatment modalities: a case series and review of the literature [J]. Clin Exp Rheumatol, 2015, 33 (6 Suppl 94): S129-S137.

［6］ SHARMA D, KWATRA S G. Thalidomide for the treatment of chronic refractory pruritus [J]. J Am Acad Dermatol, 2016, 74 (2): 363-369.

［7］ ARORA P, SARDANA K, GAUTAM R K, et al. Low dose thalidomide monotherapy for the treatment of recalcitrant erosive lichen planus [J]. Dermatol Ther, 2019, 32 (2): e12824.

［8］ FANOURIAKIS A, KOSTOPOULOU M, ALUNNO A, et al. 2019 update of the EULAR recommendations for the management of systemic lupus erythematosus [J]. Ann Rheum Dis, 2019, 78 (6): 736-745.

［9］ KUHN A, ABERER E, BATA-CSÖRGŐ Z, et al. S2k guideline for treatment of cutaneous lupus erythematosus-guided by the European Dermatology Forum (EDF) in cooperation with the European Academy of Dermatology and Venereology (EADV)[J]. J Eur Acad Dermatol Venereol, 2017, 31 (3): 389-404.

［10］ CHASSET F, TOUNSI T, CESBRON E, et al. Efficacy and tolerance profile of thalidomide in cutaneous lupus erythematosus: a systematic review and meta-analysis [J]. J Am Acad Dermatol, 2018, 78 (2): 342-350.

［11］ RATURI R, PATEL A A, CARTER J D. Two cases demonstrating thalidomide's efficacy in refractory lupus nephritis [J]. Clin Rheumatol, 2017, 36 (3): 725-728.

［12］ QIAN G, LIU T, ZHOU C C, et al. Successful treatment of recalcitrant granulomatous rosacea with oral thalidomide and topical pimecrolimus [J]. J Dermatol, 2015, 42 (5): 539-540.

［13］ SEBASTIANI M, PUCCINI R, MANFREDI A, et al. Staphylococcus protein A-based extracorporeal immunoadsorption and thalidomide in the treatment of skin manifestation of dermatomyositis: a case report [J]. Ther Apher Dial, 2009, 13 (3): 225-228.

［14］ LITTLE R F, WYVILL K M, PLUDA J M, et al. Activity of thalidomide in AIDS-related Kaposi's sarcoma [J]. J Clin Oncol, 2000, 18 (13): 2593-2602.

［15］ LI L, DUAN W J, ZHANG L, et al. The efficacy and safety of gemcitabine, cisplatin, prednisone, thalidomide versus CHOP in patients with newly diagnosed peripheral T-cell lymphoma with analysis of biomarkers [J]. Br J Haematol, 2017, 178 (5): 772-780.

［16］ SHAHIDI-DADRAS M, SAEEDI M, SHAKOEI S, et al. Langerhans cell histiocytosis: an uncommon presentation, successfully treated by thalidomide [J]. Indian J Dermatol Venereol Leprol, 2011, 77 (5): 587-590.

［17］ RUIZ BEGUERIE J, FERNÁNDEZ J, STRINGA M F, et al. Vulvar Langerhans cell histiocytosis and thalidomide: an effective treatment option [J]. Int J Dermatol, 2017, 56 (3): 324-326.

［18］ ERICKSON S P, NAHMIAS Z, ROSMAN I S, et al. Sustained remission of recalcitrant cutaneous lymphoid hyperplasia after thalidomide treatment [J]. JAAD Case Rep, 2018, 4 (3): 245-247.

［19］ Li X D, Hong Y X, An Q, et al. Successful treatment of Rosai-Dorfman disease with low-dose oral thalidomide [J]. JAMA Dermatol, 2013, 149 (8): 992-993.

［20］ INGEN-HOUSZ-ORO S, ORTONNE N, ELHAI M, et al. IgG4-related skin disease successfully treated by thalidomide: a report of 2 cases with emphasis on pathological aspects [J]. JAMA Dermatol, 2013, 149 (6): 742-747.

［21］ HUDDLESTON S M, HOUSER K H, WALTON R C. Thalidomide for recalcitrant nodular scleritis in sarcoidosis [J]. JAMA Ophthalmol, 2014, 132 (11): 1377-1379.

［22］ MISAWA S, SATO Y, KATAYAMA K, et al. Safety and efficacy of thalidomide in patients with POEMS syndrome: a multicentre, randomised, double-blind, placebo-controlled trial [J]. Lancet Neurol, 2016, 15 (11): 1129-1137.

［23］ LOW J M, BASIAM S, AHLAM NAILA K. POEMS syndrome: a rare paraneoplastic presentation of spinal plasmacytoma [J]. Med J Malaysia, 2019, 74 (4): 335-337.

［24］ BARANDA L, LAYSECA-ESPINOSA E, ABUD-MENDOZA C, et al. Severe and unresponsive HIV-associated alopecia areata successfully treated with thalidomide [J]. Acta Derm Venereol, 2005, 85 (3): 277-278.

［25］ RAMOS J M, MASIÁ M, DURÁN R, et al. Idiopathic ileocolitis with perforation associated with HIV infection: thalidomide treatment [J]. Int J STD AIDS, 2012, 23 (11): 830-832.

［26］ WANG L, HONG Y, WU J, et al. Efficacy of thalidomide therapy in pediatric Crohn's disease with evidence of tuberculosis [J]. World J Gastroenterol, 2017, 23 (43): 7727-7734.

［27］ DONG R J, HUANG S Z, UPADHYAY P, et al. Thalidomide in the treatment of Sweet's syndrome and eosinophilic folliculitis associated with immune reconstitution inflammatory syndrome [J]. Front Med (Lausanne), 2020, 6 (2): 343.

［28］ HAN Z X, XU J, WANG H M, et al. Antiemetic role of thalidomide in a rat model of cisplatin-induced emesis [J]. Cell Biochem Biophys, 2014, 70 (1): 361-365.

第十四章

氨 苯 砜

第一节 概 述

氨苯砜(dapsone,DDS)是一种砜类药物,也是磺胺类衍生物,最早是从煤焦油中提取出来。1908 年,Emil Fromm 和 Jakob Wittman 首次合成了 DDS,并将其用于麻风和炎症性皮肤病的治疗。但在随后的 30 年中,DDS 的治疗作用一直被人们所忽视,直至 1937 年小鼠模型证明 DDS 具有抗炎作用。除了抗菌作用,DDS 的抗炎作用体现在疱疹性皮炎、中性粒细胞和嗜酸性粒细胞相关性皮肤病的治疗中,效果良好,但具体机制仍需要进一步阐明。DDS 已被广泛应用于麻风等感染性疾病及中性粒细胞、嗜酸性粒细胞介导的炎症性疾病的治疗。DDS 可以抑制中性粒细胞和嗜酸性粒细胞髓过氧化物酶,可抑制中性粒细胞趋化和黏附,从而减少因此介导的炎症反应。使用 DDS 之前应该评估患者葡糖 -6- 磷酸脱氢酶(glucose 6-phosphate dehydrogenase,G6PD)活性。此外,氨苯砜超敏反应综合征是使用 DDS 中不常见但是严重致命的不良反应,我国学者在这方面进行研究,发现 *HLA-B*13∶01* 是 DDS 发生不良反应的危险因素,为精准用药作出了很大的贡献。

第二节 药代动力学

一、结构、吸收

DDS 是苯胺的衍生物,是砜类物质中结构最简单的一种,由 1 个砜基和 2 个芳香胺构成。DDS 在不同溶剂中的溶解度差别较大,易溶于甲醇等,而不溶于水。DDS 经口服后主要经胃肠道吸收,生物利用度达到 80%,并广泛分布于全身,包括皮肤、肝脏、肾脏等,以肝脏和肾脏中的浓度最高,还可通过血脑屏障及胎盘屏障,也可通过乳汁分泌。通常在口服 2~8

小时达到血药浓度峰值。一般情况下,口服 DDS 100mg/d,血药浓度为最高为 3.26mg/L,24 小时后为 1.95mg/L。DDS 在儿童中的药代动力学的过程与成人相似,儿童口服 DDS 2mg/(kg·d)或每周 4mg/kg 所达到的血药浓度的峰值与成人口服 DDS 100mg/d 时是一致的。DDS 的半衰期为 12~30 小时。单次口服 DDS 100mg 后,约 9 天可从体内清除;若长期服用 DDS,停药后其可在血液中持续存在达 35 天。

二、代谢

DDS 经胃肠道吸收后,通过肠肝循环运输到肝脏。其生物利用度及系统性清除主要是由肝细胞中的细胞色素 P450 酶调控的。在肝细胞中,DDS 可通过乙酰化或羟基化被代谢,DDS 可经 N- 乙酰转移酶被代谢为单乙酰氨苯砜或经细胞色素 P450 酶代谢形成羟胺氨苯砜。此外,DDS 也可被外周血中性粒细胞及单核细胞中髓过氧化物酶代谢为羟胺氨苯砜。

羟胺氨苯砜被认为是 DDS 发挥药理学效应的主要代谢产物,同时也是 DDS 引起造血系统不良反应的主要产物。因此,肝脏细胞色素 P450 酶的水平与服用 DDS 后出现造血系统不良反应的可能性相关。羟胺氨苯砜可作为一种强氧化剂消耗红细胞中的谷胱甘肽,从而导致高铁血红蛋白的形成和溶血性贫血的发生。约 70% 的药物以葡糖醛酸或氨基磺酸盐的形式随尿液排出,约 20% 的药物以原药形式排出,10% 的药物随胆汁分泌排出。在单次口服 DDS 后,约 50% 的药物在服药后的 24 小时内排出体外。

第三节　作用机制

一、抑菌作用

DDS 具有抑菌和抗炎的双重作用。作为一种磺胺类药物,其可与对氨基苯甲酸竞争结合二氢蝶呤合成酶活性位点,抑制二氢叶酸的合成发挥抑菌作用。DDS 对某些疾病的治疗作用可通过发挥抑菌及抗炎的双重作用实现,例如,DDS 可抑制痤疮丙酸杆菌的同时发挥抗炎作用来治疗寻常痤疮。

二、抗炎作用

DDS 被广泛用于以中性粒细胞和嗜酸性粒细胞异常为特点的皮肤病,但其作用机制尚未阐明,主要可包括以下几个方面。

(一)抑制中性粒细胞的趋化和黏附

DDS 可抑制角质形成细胞与抗 BP180 抗体共同孵育后 IL-8 的分泌,而 IL-8 对中性粒细胞有趋化作用。除抑制趋化因子的产生,DDS 可通过干扰 G 蛋白偶联受体介导的信号转导影响中性粒细胞对趋化因子的反应性。此外,DDS 可抑制整合素 β2 介导的中性粒细胞黏附,从而抑制中性粒细胞向血管外迁移。

(二)抑制中性粒细胞及嗜酸性粒细胞的作用

中性粒细胞呼吸爆发作用可以产生次氯酸,抑制溶酶体酶、嗜酸性粒细胞过氧化物酶可以减少次氯酸的形成。次氯酸是一种较强的氧化剂,具有抑菌作用,但在炎症性疾病中可造成组织损伤。DDS 可以直接抑制活性氧的产生,并可逆地抑制髓过氧化物酶以减少次氯酸的形成。因此,DDS 可通过减少中性粒细胞的募集及激活带来的不利后果来治疗以中性粒细胞浸润为主的皮肤病。此外,DDS 可以通过抑制中性粒细胞 5- 脂氧合酶途径抑制白三烯的合成并减少嗜酸性粒细胞过氧化物酶对肥大细胞的影响,从而减少组胺的产生。

(三)体内药理学研究

Wozel 等在 8 名健康志愿者的手臂处局部应用 DDS 的代谢产物单乙酰氨苯砜、羟胺氨苯砜,以及丙酸氯倍他索,随后在相应的部位应用白三烯,24 小时后进行评价。白三烯是一种由白细胞产生的炎症介质,对中性粒细胞具有趋化作用,并诱导中性粒细胞的活化。研究发现,单乙酰氨苯砜对中性粒细胞无抑制作用,而羟胺氨苯砜可抑制中性粒细胞的聚集且作用强于丙酸氯倍他索。因此,DDS 特别是其代谢产物羟胺氨苯砜可调节皮肤免疫系统的活性。另外,有研究发现,局部应用 DDS、羟胺氨苯砜、单乙酰氨苯砜可减弱 UVB- 诱导的红斑的形成,影像学证实与对照处的皮肤相比,试验处皮肤的血流减少,这可能与对前列腺素的抑制作用有关。

第四节　临　床　应　用

目前,经美国 FDA 批准的 DDS 的适应证包括麻风、疱疹样皮炎及寻常痤疮。因 DDS 具有抗菌和抗炎的双重作用,被广泛应用于感染性疾病及炎症性疾病的治疗。

一、感染性疾病

(一)麻风

麻风是由麻风分枝杆菌感染引起的一种慢性疾病,主要累及皮肤和周围神经。在 DDS 被应用于麻风治疗前,麻风常因缺乏有效的治疗手段导致患者出现畸残和毁形。20 世纪 40 年代,DDS 被用于麻风的治疗。此后,DDS 被作为治疗麻风的唯一药物,直至 1981 年,为预防耐药的发生,世界卫生组织推荐将 DDS、利福平、氯法齐明联合用于麻风的治疗,具体方案如下:①多菌型方案(成人):利福平 600mg 每个月 1 次,监服;氯法齐明 300mg 每个月 1 次,监服,以及 50mg/d,自服;DDS 100mg/d,自服;24 个月。②少菌型方案(成人):利福平 600mg 每个月 1 次,监服;DDS 100mg/d,自服;6 个月。DDS 可通过抑制麻风分枝杆菌叶酸的合成发挥抑菌作用,研究发现,口服 100mg/d DDS 达到的血药浓度为抑制麻风分枝杆菌所需的最小抑菌浓度的 500~600 倍。

(二)肺孢子菌肺炎

甲氧苄啶是治疗肺孢子菌肺炎的首选药物。DDS 及克林霉素 - 伯氨喹可作为不能耐受甲氧苄啶或存在甲氧苄啶禁忌证患者的替代治疗。DDS剂量通常为50mg每日2次(成人)或2~4mg/(kg·d)(儿童)。回顾性研究发现,甲氧苄啶对肺孢子菌肺炎预防的有效性强于DDS。因此,DDS仅作为肺孢子菌肺炎预防的二线或三线药物。

(三) 足菌肿

足菌肿是由需氧菌(主要为诺卡菌属和马杜拉放线菌属)引起的一种感染性疾病。巴西诺卡菌导致的足菌肿通常通过联用DDS 100~200mg/d及甲氧苄啶2~3年进行治疗。马杜拉放线菌导致的足菌肿的一线治疗药物为链霉素[1g/d(成人)或20mg/(kg·d)(儿童)]直至累积量为50g,联合DDS(100~200mg/d)或甲氧苄啶(1~3年)。

二、炎症性疾病(系统应用)

氨苯砜作为一种抗炎药物,被广泛应用于多种炎症性皮肤病的治疗,特别是以中性粒细胞及嗜酸性粒细胞浸润为主的皮肤病。DDS用于炎症性皮肤病的治疗多数为病例报告,因此,仍需大规模的临床研究对DDS在炎症性皮肤病治疗中的作用进行研究。

(一) 大疱性皮肤病病

1. 疱疹样皮炎 疱疹样皮炎是经美国FDA批准的DDS的适应证之一。其被认为是一种与麸胶敏感性肠病相关的皮肤炎性疾病,因此,疱疹样皮炎患者治疗主要包括无谷蛋白饮食和口服DDS。通常在患者采取无谷蛋白饮食1~2年,皮损完全消退。虽然长期的无谷蛋白饮食可使皮肤真皮和表皮交界处的IgA抗体减少并最终消失,但若再度摄取谷蛋白饮食,皮损可再次出现,且一些患者无法做到无谷蛋白饮食。DDS是在6~24个月的无谷蛋白饮食起效前用于疱疹样皮炎治疗的药物,成人的最初剂量为50mg/d,若患者可以耐受,随后可逐渐加大剂量直至皮损控制,大多数患者的控制剂量为100mg/d,最大剂量为300mg/d;儿童的初始剂量为2mg/(kg·d)。在维持阶段,DDS的剂量通常为0.5~1mg/(kg·d)。值得注意的是,口服DDS可明显改善疱疹样皮炎患者的皮肤损害,但对胃肠道的症状无效。此外,若在维持治疗阶段偶有新发皮损出现,通常无须加大DDS的剂量。患者在平均治疗8个月(4~30个月)后开始减量,在平均治疗29个月(6个月至9年)后停药。

2. IgA天疱疮 IgA天疱疮是天疱疮的一种罕见类型,好发于皮肤皱褶部位,主要表现为在红斑基础上的水疱或无菌性脓疱,临床可分为表皮内嗜中性皮肤病型及角层下脓疱性皮肤病型两型。直接免疫荧光检查示表皮细胞间IgA网状沉积。氨苯砜被认为是IgA天疱疮的一线治疗药物,治疗剂量通常为100mg/d。

3. 线状IgA大疱性皮肤病 线状IgA大疱性皮肤病是一种发生于儿童和成年人的慢性获得性表皮下水疱病,以IgA基底膜带抗体为特征。DDS被认为是此病的一线治疗药物,可用于糖皮质激素及免疫抑制剂治疗无效的患者。一般在治疗72小时后即可见效。部分患者仅用DDS即可控制,而同时有IgA和IgG沉积的患者需加用系统用糖皮质激素。DDS治疗开始用小剂量,剂量缓慢增加,直到成人100~200mg/d;儿童初始剂量为0.5mg/(kg·d),后缓慢加量至2mg/(kg·d)。

4. 其他大疱性皮肤病 DDS也可用于寻常型天疱疮、落叶型天疱疮、大疱性类天疱疮、黏膜类天疱疮及获得性大疱性表皮松解症的辅助治疗。但目前关于DDS在上述疾病中的治疗作用多为个案报道,仅有关于寻常型天疱疮、大疱性类天疱疮及黏膜类天疱疮的随机对照试验。20 世纪 60 年代,DDS 被首次用于寻常型天疱疮的辅助治疗。随后,随机双盲试验和回顾性分析表明 DDS 可有效治疗寻常型天疱疮,且较为安全。文献报道联用 DDS 也可改善大疱性类天疱疮患者的临床表现,且联合应用 DDS 利于患者更快地进行激素减量。尽管 DDS 已常规用于部分大疱性皮肤病的治疗,且一些小型临床研究及个案报道均提示应用 DDS 较为有效,但仍需要大规模的临床试验来对其有效性及安全性进行评价。

(二)皮肤血管炎

血管炎是指血管及周围有炎症及坏死表现的临床病理过程,可有中性粒细胞、淋巴细胞、嗜酸性粒细胞及组织细胞浸润。DDS 作为一种抗炎药物,可用于治疗以中性粒细胞和 / 或嗜酸性粒细胞聚集为主的慢性皮肤病。因此,DDS 在皮肤血管炎性疾病的治疗中发挥着重要的作用。已有研究报道,DDS 可用于白细胞碎裂性血管炎、荨麻疹性血管炎、持久性隆起性红斑等的治疗。其中 DDS 可作为持久性隆起性红斑的一线治疗药物,大量病例报道显示口服 DDS 25~125mg/d 对治疗持久性隆起性红斑,特别是在疾病的早期阶段,具有显著疗效。而在疾病逐渐进展形成结节,并伴有纤维细胞增生时,DDS 的疗效较差。此外,文献报道 DDS 可用于 IgA 血管炎的治疗,成人的剂量通常为 50~100mg/d,儿童的剂量通常为 0.5~1.3mg/(kg·d)。

(三)荨麻疹

慢性荨麻疹是指风团反复发作每周至少 2 次且连续 6 周以上者,无法确定原因的慢性荨麻疹称为慢性特发性荨麻疹。抗组胺药是治疗慢性荨麻疹的一线药物。DDS 可作为难治性荨麻疹的二线治疗药物。研究发现,联合应用地氯雷他定及 DDS 50mg/d 较单用地氯雷他定效果更为显著,且疗效更持久。随机双盲、安慰剂对照、交叉试验进一步证实,抗组胺药治疗无效的难治性慢性特发性荨麻疹,口服 DDS 100mg/d,6 周后,患者的皮损得到明显改善,且无不良反应发生。

(四)大疱性系统性红斑狼疮

大疱性系统性红斑狼疮是系统性红斑狼疮的少见亚型,以表皮下水疱和真皮上部中性粒细胞浸润为特征。用于系统性红斑狼疮的传统疗法如抗疟药及糖皮质激素对大疱性系统性红斑狼疮的疗效较差。DDS 被认为是大疱性系统性红斑狼疮的二线治疗药物,口服 DDS 50~100mg/d 可改善患者皮损。

(五)银屑病

脓疱型银屑病可分为泛发性脓疱型银屑病、掌跖脓疱病和连续性肢端皮炎。其组织学表现主要为中性粒细胞浸润,从而提示抑制中性粒细胞的浸润可有效治疗本病。有文献报道,系统性应用 DDS 或局部外用 5%DDS 凝胶均可改善泛发性脓疱型银屑病及掌跖脓疱病患者的皮损。此外,有个案报道 DDS 可用于反向银屑病的治疗,患者口服 DDS 100mg/d,共持续 10 个月。在治疗 4 周时,可观察到其皮损已基本清除,且患者治疗期间未有不良反应发生。但目前关于 DDS 治疗反向银屑病的研究较少,因此对于该方案的有效性及安全性仍需要进一步评价。

（六）嗜中性皮肤病

DDS 因其可抑制整合素 β2 介导的中性粒细胞的黏附及下调 IL-8 的表达而被用于治疗中性粒细胞相关的疾病。急性发热性嗜中性皮肤病，又称 Sweet 综合征，皮损组织学特征为中性粒细胞浸润。急性发热性嗜中性皮肤病最有效的治疗方法为口服泼尼松，口服 DDS100~200mg/d 也被报道用于急性发热性嗜中性皮肤病的治疗。此外，坏疽性脓皮病目前最有效的治疗方法是全身足量应用糖皮质激素。文献报道 DDS 可用于坏疽性脓皮病的治疗，系统性应用 DDS4 周后，15.6% 的患者痊愈，81.3% 的患者皮损得到改善。因此，DDS 有望作为嗜中性皮肤病的非免疫抑制疗法的药物之一。

（七）无菌性脓疱性皮肤病

DDS 可用于不同的无菌性脓疱性皮肤病的治疗，包括婴儿肢端脓疱病、角层下脓疱性皮肤病等。婴儿肢端脓疱病的患儿，口服 DDS 1~2mg/kg，分 2 次口服，在服药 24 小时后即可起效，撤药过快可使病情加重。角层下脓疱性皮肤病的患者，起始剂量为 DDS 50~100mg/d，如 1 周后无效，可增加剂量至 150mg/d，多数患者口服 DDS 100~150mg/d 治疗后能控制，控制后可用小剂量维持。此外，有文献报道口服 DDS 也可用于头皮糜烂脓疱性皮肤病的治疗。

（八）嗜酸性皮肤病

DDS 可作用于嗜酸性粒细胞过氧化物酶而被用于嗜酸性粒细胞相关疾病的治疗，如面部肉芽肿及韦尔斯综合征（Wells syndrome）。面部肉芽肿常对治疗抵抗，文献报道口服 DDS 50~150mg/d 治疗有效。文献报道 DDS 治疗韦尔斯综合征的疗效较好，且大多数患者可耐受，但 DDS 的治疗剂量尚无统一标准。

（九）寻常痤疮

寻常痤疮是皮肤科最常见的慢性炎症性毛囊皮脂腺疾病，好发于青春期的男性和女性。口服 DDS 已被证实可有效治疗痤疮。口服抗生素及外用药物治疗无效的重型痤疮及聚合性痤疮患者，联合口服 DDS 及外用药物，患者的皮损可得到明显改善。

（十）其他

除此之外，大量的病例报道展示了 DDS 在皮肤病治疗中取得明显的效果，包括皮肌炎、深在性红斑狼疮、颜面播散性粟粒状狼疮、结节性痒疹、色素性痒疹、扁平苔藓、多形红斑、结节性红斑、坏疽性脓皮病、环状肉芽肿、肉芽肿性脓皮病、化脓性汗腺炎、嗜酸性筋膜炎、渐进性坏死性黄色肉芽肿、家族性地中海热等。但虽然有文献报道单独或联合应用 DDS 可用于上述疾病的治疗，但多数仅为个案报道，仍需大规模的临床试验对其疗效及安全性进行评价。目前，DDS 多用于难治性或易复发疾病的治疗。

值得注意的是，DDS 在用于麻风以外的其他皮肤病的治疗中因病种不同而剂量和疗程长短不一。不同种类的疾病，应寻找可有效控制症状的最小剂量。成人 DDS 的初始剂量通常为 50~100mg/d，若治疗 4~6 周，患者症状无明显改善，可在患者耐受且实验室检查无异常的情况下逐渐增加治疗剂量，直至症状控制，最大剂量为 150~300mg/d。在患者症状得到改善后，应逐渐减量至最小控制剂量。儿童可将 DDS 碾碎并溶解在糖浆中。需要口服 DDS 进行治疗的儿童，剂量通常为 2mg/（kg·d）。

三、炎症性疾病（局部应用）

DDS 凝胶被证实具有抗菌和抗炎的双重作用，目前可分为 5%（每日 2 次）和 7.5%（每日 1 次）2 种类型。自 2008 年起，5%DDS 凝胶被用于治疗寻常痤疮。2017 年，7.5%DDS 凝胶被批准用于 12 岁以上寻常痤疮患者的治疗，与 5%DDS 凝胶相比，7.5%DDS 凝胶每日使用 1 次，患者的依从性更高。局部外用 7.5%DDS 凝胶 2 周后，痤疮的严重程度降低，且炎性和非炎性皮损数目减少。局部外用 DDS 凝胶，可减少系统性吸收，从而提高该药物的耐受性，是较为安全有效的，但也有外用导致患者出现高铁血红蛋白血症的报道。因此，医师应告知患者，若在治疗期间出现唇部、颊黏膜及甲床发绀，应及时就医。此外，局部外用 5%DDS 凝胶后应用过氧化苯甲酰凝胶，可导致局部皮肤及毛发出现暂时性橙黄色改变，一般在数天或数月内恢复。此外，DDS 凝胶也被用于丘疹脓疱期酒渣鼻及眼周环状肉芽肿的治疗。

四、药物相互作用

药物相互作用可影响 DDS 的代谢，常见的可与 DDS 发生相互作用的药物详见表 14-4-1。

表 14-4-1　氨苯砜与其他药物的相互作用

药物	类别	药物间相互作用	可能的影响
乙胺嘧啶	二氢叶酸还原酶抑制剂	相加作用	造成血细胞计数减少
氟康唑/伏立康唑	抗真菌药	降低氨苯砜毒性	唑类药物可抑制 CYP2C9 或 CYP2C19，从而降低氨苯砜的毒性
去羟肌苷	反转录酶抑制剂	增加氨苯砜毒性	增加神经损伤的风险
利福平	抗生素	降低氨苯砜的血药浓度	加速氨苯砜的代谢
甲氧苄啶	二氢叶酸还原酶抑制剂	提高氨苯砜的血药浓度	损伤骨髓功能，造成溶血和高铁血红蛋白血症
丙磺舒	促尿酸排泄	提高氨苯砜的血药浓度	导致皮肤发青色
克拉霉素	大环内酯类抗生素	提高氨苯砜的血药浓度	造成克拉霉素的效果减弱

第五节　不良反应、监测及预防

一、不良反应

DDS 导致的不良反应通常可分为剂量依赖型和非剂量依赖型。DDS 导致的不良反应大部分是剂量依赖型，在服用低剂量 DDS（50~100mg/d）时，不良反应较为少见。目前一般根据组织器官的不同表现对 DDS 导致的不良反应进行分类。

(一) 血液系统

高铁血红蛋白血症和溶血性贫血是血液系统最常见的不良反应。这两种不良反应在口服 DDS 过程中几乎不可避免。2015 年,Swartzentruber 等报道 1 例 19 岁女性患者由于局部应用 5%DDS 凝胶治疗痤疮而出现高铁血红蛋白血症。不同个体对 DDS 的耐受程度不同,有些患者仅表现为轻微改变,有些患者则可出现较为严重的高铁血红蛋白血症和溶血性贫血。通常口服 DDS 100mg/d 导致的高铁血红蛋白血症是可以耐受的。少数患者在口服小剂量 DDS 后出现发绀。在患者口服较大剂量 DDS(>200mg/d)或同时暴露于可引起高铁血红蛋白血症的物质(如麻醉药、亚硝酸盐、硝酸盐等)时,出现高铁血红蛋白血症的风险增高。

伴有严重心肺疾病的患者对高铁血红蛋白血症的耐受性差。在肝脏或由中性粒细胞髓过氧化物酶代谢形成的代谢产物羟胺氨苯砜可与血红蛋白形成高铁血红蛋白,这一过程是时间依赖性的。因此,在早期治疗阶段,应在口服 DDS4~6 小时检测高铁血红蛋白的浓度,这是由于心肺疾病的发生风险与外周血中高铁血红蛋白的最高浓度相关。

溶血性贫血也是剂量依赖型,因此,所有口服 DDS 的患者都可发生不同程度的溶血性贫血。除非发生严重的溶血性贫血,一般不需要停药。有研究表明,口服 DDS 治疗的患者,其血红蛋白水平会降低 10~20g/L,网织红细胞计数会增加 2%~12%,红细胞的寿命缩短,也可见海因茨小体(heinz body)的形成。葡萄糖 -6- 磷酸脱氢酶(glucose-6-phosphate dehydrogenase,G6PD)缺乏的患者口服 DDS 后发生溶血性贫血的风险是正常对照组的 2 倍。

偶有口服 DDS 导致粒细胞缺乏症和再生障碍性贫血的报道。粒细胞缺乏症常发生于口服 DDS 治疗 8~12 周。一般情况下 DDS 导致的血液系统的不良反应通常在停药 1~2 周可以恢复,但也有致死的风险。粒细胞缺乏症的患者可给予造血生长因子治疗。

(二) 皮肤反应

DDS 可以引起不同类型的皮疹,包括剥脱性皮炎、多形红斑、荨麻疹、结节性红斑、麻疹、猩红热样皮疹和中毒性表皮坏死松解症。DDS 也可引起光敏性皮炎。DDS 引起的皮肤反应较为少见,且非剂量依赖型的,这不仅可由 DDS 引起,也可由 DDS 的代谢产物所致。

(三) 神经系统

DDS 可以引起伴有运动障碍的周围神经病变。如果患者在治疗过程中出现肌肉无力,应及时停药,通常停药后数月至数年才可恢复。

(四) 胃肠道反应及肝损伤

DDS 可以引起不同类型的肝损伤:①肝功能异常(如谷草转氨酶、谷丙转氨酶、乳酸脱氢酶及胆红素升高等),不伴有肝炎及其他肝脏疾病。如果在治疗期间出现肝功能异常,应减少口服 DDS 的剂量或停药。②溶血性贫血导致的肝前性黄疸。G6PD 缺乏患者更容易出现高胆红素血症。即使在减少口服 DDS 的剂量或停药后,仍应定期对患者进行检测。③超敏反应综合征患者可出现毒性或胆汁淤积性肝炎。肝性昏迷是最常见的死亡原因。

(五) 泌尿系统

DDS 导致的肾功能不全是较为罕见的,包括肾病综合征和蛋白尿等。由 DDS 引起的超敏反应综合征的患者可出现急性肾损伤。

（六）其他

除此之外，DDS还可引起失眠、电解质紊乱、房室传导阻滞等。

（七）氨苯砜超敏反应综合征

氨苯砜超敏反应综合征（dapsone hypersensitivity syndrome，DHS）是由DDS引起的一种严重的药物不良反应，于1949年在尼日利亚由Lowe和Smith首次报道。DHS通常发生在服用DDS4~6周，起初表现为发热、身体不适，随后出现丘疹、剥脱性皮炎、肝功能异常、腺体增大及单核细胞增多症。流行病学研究发现，DHS的发病率为1%~4%，而病死率约为9%。

1. 病因　2013年，张福仁等通过全基因组关联研究发现，在中国人群中，*HLA-B*13：01*（$P=6.84\times10^{-25}$，$OR=20.53$）为DHS的危险因素。这一结果已在中国台湾地区（$P=2.92\times10^{-4}$，$OR=49.64$），以及泰国人群（$P=1.00\times10^{-4}$，$OR=29.37$）中得到验证。此外，在泰国人群中，*HLA-B*13：01*与DDS诱导的重症多形红斑（Stevens-Johnson syndrome，SJS）/中毒性表皮坏死松解症（toxic epidermal necrolysis，TEN）具有较强的相关性。

此外，有文献报道，联合化疗的应用与DHS发病率升高可能存在一定的关联。但不可否认的是，在联合化疗应用后，患者的随访情况得到了改善，这也可能是DHS发病率升高的原因。因此，DDS与利福平、氯法齐明联用是否可以增加DHS发生的风险仍有待进一步研究。

2. 临床表现　DHS又称"5周皮炎"，因为DHS通常发生在服用DDS 4周。既往研究报道DHS的平均潜伏期为30.4天。但在既往致敏的患者中，最快可在接触DDS 6小时后发生；也有患者在服用DDS 6个月后发生DHS。早期发现DHS尤为重要。DHS的主要表现为突然出现的皮疹，并伴有发热、肝功能异常、淋巴结肿大。皮疹主要表现为斑丘疹、剥脱性皮炎及SJS样皮损，可伴有瘙痒。在伴有麻风的DHS患者中，原有的麻风皮损处很少有DHS皮损。DHS还可累及造血系统、循环系统、神经系统和胃肠道等。DHS的临床表现可分为完全型和不完全型两种类型。前者是指患者可同时出现发热、皮疹、肝功能异常和淋巴结肿大。不完全型则指DHS患者可不同时出现上述症状。

3. 诊断标准　目前，临床诊断仍是DHS诊断的"金标准"，尚无实验室确诊依据。目前采用的诊断标准是由Richardus和Smith提出。①在接受DDS治疗8周内出现临床症状，在停用DDS后，临床症状消失；②若患者同时服用多种药物，上述临床症状是由DDS引起，而不是由其他药物导致；同时，在停用DDS，继续服用其他药物时，不会出现上述临床症状；③上述临床症状不是由麻风反应导致的；④上述临床症状不是由其他疾病导致的。然而，在临床实践中，仅依据上述标准很难作出诊断。如上所述，虽然DHS通常在患者服用DDS 4~6周发生，但有患者可在接触DDS6小时至6个月后发生DHS。同时，部分患者可表现为不完全型DHS。此外，麻风患者同时服用DDS、利福平及氯法齐明等药物，除DDS外，利福平也可导致患者出现皮肤的不良反应及肝功能异常。因此，DHS的诊断易出现延误。然而，及时停用致敏药物对于DHS患者的治疗尤为重要。研究发现，DHS患者的预后与发生DHS至接受治疗的时间具有一定的相关性。因此，DHS的早期诊断至关重要，需要进一步研究可用于DHS快速诊断的方法，而不是仅依据患者的临床表现。

药物激发试验是鉴别药物不良反应患者致敏药物的有效方法之一，既往有研究利用此方法对 DHS 患者进行诊断。在对 10 例 DHS 患者进行分析后发现,其中 6 例患者在口服 10mgDDS,3 天后出现阳性反应。此外,当患者同时服用多种药物时,皮肤斑贴试验等也可用于确定患者的致敏药物。然而,上述方法均应在患者发生急性反应 4 周后进行,以避免假阳性结果或假阴性结果的出现,且应密切注意患者在上述试验过程中出现的系统反应。目前,尚未有标准化的斑贴试剂盒用于 DHS 患者的诊断。

体外实验如淋巴细胞转化试验(lymphocyte transformation test,LTT)及酶联免疫斑点试验(enzyme-linked immunospot assay,ELISpot assay)也可用于判断患者的致敏药物。研究发现,ELISpot 试验可在患者急性期进行,且灵敏度高于 LTT。而传统的 IFN-γ-ELISpot 试验不能满足特定药物不良反应的临床诊断需求。为优化 ELISpot 试验的灵敏度以及特异度,有研究团队首先利用电化学发光技术检测 DHS 患者以及 DDS 耐受者外周血单核细胞经过 DDS 刺激培养后,细胞培养上清液中不同细胞因子的分泌动力学水平。结果显示 IFN-γ、颗粒酶 B 和 IL-5 在 DHS 患者中特异性分泌升高,并且最佳分泌时间为体外刺激培养 6 天。随后根据 DHS 细胞因子动力学结果,该团队优化了传统的 IFN-γ-ELISpot 试验,即联合检测 IFN-γ、颗粒酶 B 和 IL-5。研究发现,联合检测 IFN-γ、颗粒酶 B 和 IL-5 诊断 DHS 的灵敏度高达 87.5%,明显高于单个细胞因子灵敏度(IFN-γ 56.25%,颗粒酶 B 68.75%,IL-5 68.75%)。该研究成功建立了 DHS 的免疫确证方法,从而为 DHS 的精准诊断提供了实验室支持。

二、不良反应监测及预防

在口服 DDS 治疗前,应对患者进行体格检查及实验室检查。既往对 DDS 或其他磺胺类抗菌药过敏的患者,应避免使用 DDS。存在下述情况的患者,应谨慎使用 DDS:G6PD 缺乏患者、高铁血红蛋白还原酶缺乏患者、严重肝疾病患者、心功能不全或心力衰竭患者、肺疾病患者,以及正在接受可引起高铁血红蛋白血症和溶血性贫血的药物治疗的患者。

在接受 DDS 治疗前,应进行实验室检查,包括全血细胞计数、白细胞计数和网织红细胞计数,肝肾功能(胆红素、谷丙转氨酶、谷草转氨酶等)检查,以及 G6PD 检查。此外,还应对高铁血红蛋白的水平进行测定,并进行尿液分析。

此外,在中国人群中,已发现 *HLA-B*13:01* 与 DHS 的发生具有较强的关联性,有文献对应用 DDS 前对 *HLA-B*13:01* 进行检测在预防 DHS 的发生中的作用进行了评价。在上述研究中,共纳入了 1 539 例初诊的麻风患者,其中 1 512 例患者在服用 DDS 前接受了 *HLA-B*13:01* 的检测。经检测,261 例患者为 *HLA-B*13:01* 的携带者,因此,在治疗过程中仅服用利福平和氯法齐明。在 1 251 例 *HLA-B*13:01*(−)的患者中,1 239 例患者接受 DDS 的治疗,无患者发生 DHS。因此,在中国人群中,对需服用 DDS 的患者在用药前进行 *HLA-B*13:01* 的检测,可有效预防 DHS 的发生。

在患者接受 DDS 治疗期间,应定期对患者进行随访,包括全面的实验室检查并询问患者是否出现周围神经损伤的症状。在治疗的前 3~6 个月,应每 2 周对患者的全血细胞计数及网织红细胞计数进行检测,随后可每 2 个月进行 1 次;同时,在前 3~6 个月,应每个月对患者的肝肾功能进行监测,随后也可每 2 个月进行 1 次。应密切关注目前正在接受可引起高铁血红蛋白血症和溶血性贫血的药物治疗的患者。目前对于正在接受 DDS 治疗的患者,其血红蛋白的范围尚无统一标准,在治疗开始前,应对患者进行评价(包括年龄、职业、既往是否有心肺疾病等),在治疗期间,也应及时对患者高铁血红蛋白水平进行评估。①通常在服用 DDS 6 小时后,高铁血红蛋白水平达到高峰。因此,在初次接受 DDS 治疗期间,应在口服 DDS 4~6 小时,对高铁血红蛋白的水平进行测定,这是由于外周血中高铁血红蛋白的最高水平可代表发生心肺疾病的风险。因此,白天需要进行体力活动的患者,应在睡前服用DDS。②在 DDS 治疗 2 周后,对高铁血红蛋白的浓度进行测定,可以反映稳态下的水平。③若存在增加 DDS 剂量、出现不良反应、联用其他药物和开始吸烟等情况,应及时对患者体内高铁血红蛋白水平进行测定。

若在治疗期间,患者未发生相关的不良反应,无须时常对患者体内高铁血红蛋白水平进行监测。

(赵 睛 张福仁)

参 考 文 献

［1］ GEORGE J. Metabolism and interactions of antileprosy drugs [J]. Biochem Pharmacol, 2020, 177 (3): 113993.

［2］ WOZEL G, BLASUM C. Dapsone in dermatology and beyond [J]. Arch Dermatol Res, 2014, 306 (2): 103-124.

［3］ ZHU Y I, STILLER M J. Dapsone and sulfones in dermatology: overview and update [J]. J Am Acad Dermatol, 2001, 45 (3): 420-434.

［4］ GHAOUI N, HANNA E, ABBAS O, et al. Update on the use of dapsone in dermatology [J]. Int J Dermatol, 2020, 59 (7): 787-795.

［5］ ARENAS R, FERNANDEZ MARTINEZ R F, Torres-Guerrero E, et al. Actinomycetoma: an update on diagnosis and treatment [J]. Cutis, 2017, 99 (2): E11-E15.

［6］ AL-TOMA A, VOLTA U, AURICCHIO R, et al. European Society for the Study of Coeliac Disease (ESsCD) guideline for coeliac disease and other gluten-related disorders [J]. United European Gastroenterol J, 2019, 7 (5): 583-613.

［7］ CARDONES A R G, HALL R P, 3rd. Management of dermatitis herpetiformis [J]. Dermatol Clin, 2011, 29 (4): 631-635.

［8］ BOLOTIN D, PETRONIC-ROSIC V. Dermatitis herpetiformis: part Ⅱ. Diagnosis, management, and prognosis [J]. J Am Acad Dermatol, 2011, 64 (6): 1027-1033.

［9］ PIETTE E W, WERTH V P. Dapsone in the management of the autoimmune bullous diseases [J]. Dermatol Clin, 2011, 29 (4): 561-564.

［10］ BAUM S, DEBBY A, GILBOA S, et al. Efficacy of dapsone in the treatment of pemphigus vulgaris: a single-center case study [J]. Dermatology, 2016, 232 (5): 578-585.

［11］ STICHERLING M, FRANKE A, ABERER E, et al. An open, multicentre, randomized clinical study in patients with bullous pemphigoid comparing methylprednisolone and azathioprine with methylprednisolone and dapsone [J]. Br J Dermatol, 2017, 177 (5): 1299-1305.

［12］ LEE K H, HONG S H, JUN J, et al. Treatment of refractory IgA vasculitis with dapsone: a systematic review [J]. Clin Exp Pediatr, 2020, 63 (5): 158-163.

［13］ ENGIN B, ÖZDEMIR M. Prospective randomized non-blinded clinical trial on the use of dapsone plus antihistamine vs. antihistamine in patients with chronic idiopathic urticaria [J]. J Eur Acad Dermatol Venereol, 2008, 22 (4): 481-486.

［14］ MORGAN M, COOKE A, ROGERS L, et al. Double-blind placebo-controlled trial of dapsone in antihistamine refractory chronic idiopathic urticaria [J]. J Allergy Clin Immunol Pract, 2014, 2 (5): 601-606.

［15］ SHEU J S, DIVITO S J, ENAMANDRAM M, et al. Dapsone therapy for pustular psoriasis: case series and review of the literature [J]. Dermatology, 2016, 232 (1): 97-101.

［16］ GUGLIELMETTI A, CONLLEDO R, BEDOYA J, et al. Inverse psoriasis involving genital skin folds: successful therapy with dapsone [J]. Dermatol Ther, 2012, 2 (1): 1-9.

［17］ DIN R S, TSIARAS W G, LI D G, et al. Efficacy of systemic dapsone treatment for pyoderma gangrenosum: a retrospective review [J]. J Drugs Dermatol, 2018, 17 (10): 1058-1060.

［18］ MERVAK J E, GAN S D, SMITH E H, et al. Facial erosive pustular dermatosis after cosmetic resurfacing [J]. JAMA Dermatol, 2017, 153 (10): 1021-1025.

［19］ RÄßLER F, LUKACS J, ELSNER P. Treatment of eosinophilic cellulitis (Wells syndrome)–a systematic review [J]. J Eur Acad Dermatol Venereol, 2016, 30 (9): 1465-1479.

［20］ WAKABAYASHI M, FUJII N, FUJIMOTO N, et al. Usefulness of dapsone for the treatment of a sian severe acne [J]. J Dermatol, 2013, 6 (40): 502-504.

［21］ SWARTZENTRUBER G S, YANTA J H, PIZON A F. Methemoglobinemia as a complication of topical dapsone [J]. New Engl J Med, 2015, 372 (5): 491-492.

［22］ MOLINELLI E, PAOLINELLI M, CAMPANATI A, et al. Metabolic, pharmacokinetic, and toxicological issues surrounding dapsone [J]. Expert Opin Drug Metab Toxicol, 2019, 15 (5): 367-379.

［23］ CHEN W T, WANG C W, LU C W, et al. The function of HLA-B*13: 01 involved in the pathomechanism of dapsone-induced severe cutaneous adverse reactions [J]. J Invest Dermatol, 2018, 138 (7): 1546-1554.

［24］ TANGAMORNSUKSAN W, LOHITNAVY M. Association between HLA-B*1301 and dapsone-induced cutaneous adverse drug reactions: a systematic review and meta-analysis [J]. JAMA Dermatol, 2018, 154 (4): 441-446.

［25］ GAVILANES M C, PALACIO A L, CHELLINI P R, et al. Dapsone hypersensitivity syndrome in a lepromatous leprosy patient–a case report [J]. Lepr Rev, 2015, 86 (2): 186-190.

［26］ CRAIG J, MACRAE C, MELVIN R G, et al. Case report: a case of type 1 leprosy reaction and dapsone hypersensitivity syndrome complicating the clinical course of multibacillary leprosy [J]. Am J Trop Med Hyg, 2019, 100 (5): 1145-1148.

［27］ BARBAUD A, COLLET E, MILPIED B, et al. A multicentre study to determine the value and safety of drug patch tests for the three main classes of severe cutaneous adverse drug reactions [J]. Br J Dermatol, 2013, 168 (3): 555-562.

［28］ KLAEWSONGKRAM J, SUKASEM C, THANTIWORASIT P, et al. Analysis of HLA-B allelic variation and IFN-γ ELISpot responses in patients with severe cutaneous adverse reactions associated with drugs [J]. J Allergy Clin Immunol Pract, 2019, 7 (1): 219-227. e4.

［29］ YOU J B, SUN L L, ZHAO Q, et al. Dynamic cytokine profiles combined with enzyme-linked immunospot assay are useful for immunologically confirming the dapsone hypersensitivity syndrome [J]. J Am Acad Dermatol, 2021, 84 (3): 814-816.

［30］ LIU H, WANG Z Z, BAO F F, et al. Evaluation of prospective HLA-B*13: 01 screening to prevent dapsone hypersensitivity syndrome in patients with leprosy [J]. JAMA Dermatol, 2019, 155 (6): 666-672.

第十五章

雷 公 藤

第一节 概 述

  雷公藤是从卫矛科植物雷公藤根提取精制而成的一种极性较大的脂溶性混合物,其生理活性由多种成分(二萜内酯、生物碱、三萜等)协同产生,既保留了雷公藤生药的免疫抑制作用,又去除了许多毒性成分。近年来,雷公藤临床多采用其片剂给药,现已上市的雷公藤制剂包括雷公藤多苷片、雷公藤片、雷公藤双层片和雷公藤总萜片等。近年来,研究发现雷公藤具有抗炎、免疫抑制、抗生育、抗菌等活性,是目前临床上使用较多的免疫抑制剂,被广泛用于治疗类风湿关节炎、肾小球肾炎、贝赫切特综合征、麻风反应、自身免疫性肝炎、红斑狼疮及各种自身免疫性疾病和皮肤病等。但其毒性作用事件在临床使用中也常有发生,临床和动物实验表明其具有广泛的组织毒副作用,能够影响包括消化、生殖、血液、心血管、神经、免疫等多组织系统的正常功能。

第二节 药代动力学

  目前临床上应用的各种剂型的雷公藤都是含有多种成分的复合物,对药效指标的影响可能来自不同物质,导致不同指标的变化存在差异。尚没有人体内药代动力学的报道。动物实验表明雷公藤甲素口服后以小肠吸收为主,对雄性 SD 大鼠口服灌胃给予 450μg/kg 的雷公藤甲素,测得雷公藤甲素达峰时间<1 小时,半衰期约为 2.4 小时,在体内消除较快。分别采用口服灌胃方式和静脉注射方式给予雄性 SD 大鼠 0.6mg/kg 的雷公藤甲素,测得其口服绝对生物利用度高达 72.1%。吸收后主要分布于血流量较大的器官,如肝、脾、肺、心和脑。未吸收的药物以原形从粪便中排出,吸收部分以原形或代谢产物形式通过肾脏排出,少部分雷公藤甲素通过胆汁排泄。雌雄 SD 大鼠灌胃分别给予 48mg/kg、73mg/kg、110mg/kg

的雷公藤红素,结果显示雷公藤红素在体内需要 120 小时代谢完全,达峰时间约为 22 小时,最大血药浓度和曲线下面积呈剂量相关性,其半衰期>16 小时,以雷公藤多苷抗炎作用作为药效指标研究其在大鼠体内的药效动力学过程,从雷公藤多苷片影响关节炎大鼠的 IL-1 和 TNF-α 含量变化的时间 - 效应曲线可以得出其在体内呈开放性二室模型特征,以 IL-1 和 TNF-α 含量变化率为药效指标所得药代动力学参数较一致,分布相半衰期分别为 0.230 小时、0.196 小时,消除相半衰期分别为均 0.283 小时、0.246 小时,说明雷公藤多苷片在大鼠体内分布及消除均较快。

第三节 作用机制

雷公藤具有抗炎、免疫调节、调节信号通路、抗氧化应激等多种药理作用,多靶点协同起效治疗临床多种皮肤病。

一、抗炎作用

炎症是机体对外来刺激物发生的一种特异性防御反应,在炎症过程中,其主要环节为血管反应,炎症早期,炎症因子刺激血管,使血管扩张,血管壁通透性增高。血浆内的液体、蛋白质和白细胞等渗出至组织间隙,随着渗出不断增多,造成组织肿胀。

研究发现,雷公藤可显著减轻传统抗炎试验中大鼠足爪肿胀度,降低血管通透性,减少血管翳生成。雷公藤除下调促炎性细胞因子外,还可下调血管内皮生长因子(vascular endothelial growth factor,VEGF)及血管内皮细胞生长因子受体(vascular endothelial growth factor receptor,VEGFR)2 的表达,可能会进一步抑制炎症的发生及炎症部位的血管新生。宋芹等探讨雷公藤对贝赫切特综合征患者血清细胞因子水平的影响。结果显示贝赫切特综合征患者治疗前血清 IL-6、IL-8 水平明显高于正常对照组($P<0.05$),IL-4、IL-10 水平较对照组无明显变化($P>0.05$);雷公藤治疗 3 个月后患者的血清 IL-6、IL-8 水平较治疗前明显降低($P<0.05$),IL-4、IL-10 水平较治疗前明显升高($P<0.05$);30 例接受雷公藤治疗的患者中,显效 10 例、有效 16 例、无效 4 例,有效率 87%,该研究显示炎性指标如红细胞沉降率、C 反应蛋白较治疗前明显降低,促炎性细胞因子 IL-6、IL-8 的水平较治疗前明显降低,而抗炎细胞因子 IL-4、IL-10 水平较治疗前明显升高,表明雷公藤通过影响贝赫切特综合征患者体内的细胞因子 IL-4、IL-6、IL-8、IL-10 的水平起抗炎的作用。

雷公藤成分中的雷公藤甲素、雷公藤红素、雷公藤内酯酮均能显著抑制炎症反应,NF-κB 是雷公藤活性成分的主要作用靶点之一。NF-κB 下游包括 TNF 等促炎性细胞因子,NF-κB 通过这些因子介导炎症反应。雷公藤甲素、雷公藤红素和雷公藤内酯酮一方面可以通过 NF-κB 信号通路的 p56 亚基抑制炎症反应发挥抗炎作用,另一方面可以下调 TNF 和 IFN 等炎症因子的表达来抑制炎症反应。同时,雷公藤还可以通过细胞内 Toll 样受体信号通路抑制体内炎症因子的形成,延缓炎症性疾病的进展。雷公藤中的雷公藤甲素等成分可以抑制幼稚树突样细胞的分化、成熟、迁移,以及细胞因子的分泌进而通过信号转导及转录激活蛋白(signal transducer and activator of transcription,STAT)通路抑制中性粒细胞和 T 细胞的活化,进而下调诱导型环氧合酶 -2、前列腺素和金属蛋白酶的表达,从而使这些细胞介导的炎症反应减弱。雷公藤通过抑制细胞内蛋白酶过表达减少细胞死亡和自噬,以达到抗炎和抗自体免疫的效果。

二、免疫调节作用

自身免疫疾病的发生发展主要是机体免疫内环境紊乱造成,其中 T 细胞各亚群之间动态平衡为正常免疫应答形成的基础。雷公藤可下调 TNF、IL-6、IL-1 及 IL-8 等细胞因子的表达,上调 IL-10 的表达,进而抑制 Th1 细胞的活动;促进 Th1 细胞向 Th2 细胞发生转化,且能够抑制 NF-κB 的合成、释放,促进细胞发生凋亡,减少免疫反应的发生及延缓进展。

除发挥上述功效外,雷公藤还可以降低 IgE、IgA 等免疫球蛋白水平,提高 $CD8^+T$ 细胞的功能,抑制 $CD4^+T$ 细胞的功能,进而降低 $CD4^+/CD8^+T$ 细胞的比值,从而抑制免疫反应的进一步发展。研究发现,寻常型银屑病患者经雷公藤治疗后外周血 $CD8^+T$ 细胞比例无明显变化,而 $CD3^+$、$CD4^+T$ 细胞比例明显升高,从而改善了患者的临床症状。雷公藤可以抑制巨噬细胞游走抑制因子的释放,从而减轻对滑膜细胞及软骨细胞的作用,对滑膜细胞的异常增殖发挥抑制作用。在咪喹莫特诱导的皮肤炎症中,雷公藤可通过抑制 STAT3 的磷酸化来抑制 Th17 的功能,从而发挥免疫抑制作用。

由此可见,雷公藤在不同疾病及动物模型中对 T 细胞亚群发挥不同的调节作用,并可能以此发挥其药理作用。

三、调节信号通路

近年来报道发现非经典的 Wingless/Integrated(Wnt)信号通路 Wnt/ 钙离子(Ca^{2+})与银屑病的发生密切相关。Wnt5a 分子与受体 Frizzled 结合后可以调节下游多种分子的表达和功能,其中 CXCL1、CXCL5、CXCL10、CXCL16 被发现在寻常型银屑病的皮损内普遍表达,这些可能在不同程度、不同方式上参与了寻常型银屑病的发病。有研究发现雷公藤对银屑病样小鼠皮损组织中 Wnt5a-Frizzled2/Frizzled3/Frizzled5/Frizzled6 所介导的信号通路具有抑制效应,可改变 CXCL1、CXCL5、CXCL10、CXCL16 的表达水平和表达模式。这类研究提示,改变趋化因子的表达水平与表达模式有可能成为治疗银屑病新方法的切入点,值得深入研究。

雷公藤在皮炎湿疹的治疗中能够有效发挥免疫调节作用,且可能与调节 Toll 样受体 NF-κB 信号转导通路,进而达到降低 Toll 样受体 4 与核因子的表达作用有关,通过多种途径产生免疫调节作用。

四、抗氧化应激

氧化应激与炎症的进展往往相互伴随发生,雷公藤可以上调超氧化物歧化酶(superoxide dismutase,SOD)、谷胱甘肽过氧化物酶(glutathione peroxidase,GSH-Px)水平,进而诱导机体对活性氧类（reactive oxygen species，ROS）和活性氮类（reactive nitrogen species，RNS）的清除，减轻炎症反应。其中 ROS 和 RNS 的产生与机体抗氧化系统的清除之间失去平衡时，将加剧炎症反应的发生，诱导组织损伤。雷公藤下调诱导型一氧化氮合酶、合成前列腺素 E2 及环氧合酶 -2 的水平，抑制一氧化氮及前列腺素 E2 的生成，减轻炎症反应。2012 年国家食品药品监督管理局对雷公藤的质量标准进行了提高，由原来以雷公藤内酯甲为主要指标，转变为以合理控制雷公藤甲素为主要指标。雷公藤的众多成分尤以雷公藤甲素为核心，主要作用还是在于较强介入细胞周期，阻断 DNA 双链复制，并由此诱导了一系列的生物活性效应，其临床疗效与毒副作用均来自这一机制，其生物活性的发生机制还有待进一步研究。雷公藤甲素制剂，多成分低浓度互相协同，是在目前情况下有效避免高浓度单体成分强烈毒性，保持临床疗效的有效方案。

第四节　临床应用

　　雷公藤作为非甾体抗炎药，最初被应用于治疗类风湿关节炎等风湿免疫病。近年来已经应用到许多疾病的临床治疗中。随着对雷公藤临床研究的不断深入，该药已不再局限于治疗风湿免疫病，目前被广泛应用在多种皮肤科疾病的治疗，如银屑病、红斑狼疮、贝赫切特综合征、天疱疮等多种皮肤科疾病。雷公藤在临床使用中具有一定的不良反应，尤其是对患者肝肾功能、造血系统以及生殖系统等可能造成一定损伤。但总体来看其不良反应较其他免疫抑制剂轻微，临床应用时只要严格把握适应证，并且在临床应用时对相关指标进行监测，雷公藤在治疗相关皮肤病方面有很大优势，本节主要对雷公藤用于治疗各类皮肤病进行介绍。

一、银屑病

（一）临床研究
　　目前针对雷公藤治疗银屑病的临床研究是比较丰富的，不论是雷公藤的单独应用或与其他药物联合治疗。随着多种疗效好且具有良好安全性的联合疗法的出现，雷公藤在银屑病的应用中不断拓展。针对银屑病发病机制的研究为这些疗法的设计提供了基础依据，同时良好的临床试验数据进一步阐释了银屑病在治疗前后免疫学功能的调节作用。
　　1. 单独应用　有研究通过对 41 例寻常型银屑病患者单独口服雷公藤多苷片治疗，患者经雷公藤多苷治疗后 IL-17 和 IL-23 水平明显降低，IL-10 水平显著升高，提示雷公藤多苷可能通过抑制患者 Th17 细胞相关细胞因子上调 Treg 细胞相关细胞因子水平，纠正寻常型银屑病患者 Th17/Treg 失衡从而发挥治疗作用。有学者观察雷公藤多苷单独应用治疗银屑病患者 40 例，发现药物在降低 IL-17 和 IL-23 的同时也可下调 IL-16，说明药物通过抑制 Th17 细胞相关因子发挥对银屑病治疗作用。
　　2. 联合应用　除雷公藤多苷治疗银屑病单独疗法以外，更为常见的方案是将雷公藤多苷与其他化学结构药、中成药或配合 UVB 光照等物理疗法联合使用,通过发挥协同效应进一步提高疗效,降低不良反应。有研究观察阿维 A 与雷公藤多苷联合用药治疗银屑病患者 180 例,发现联合用药较单独应用阿维 A 在银屑病治疗上具有更好的疗效及更低的不良反应。既往也有将雷公藤多苷片与复方甘草酸苷、红霉素、祛银方、他扎罗汀等药物联合治疗寻常型银屑病的临床观察报道。总体来看,联合用药组疗效均明显优于单一药物疗法。临床研究观察发现,联合用药患者的免疫细胞及细胞因子也在发生改变,为联合用药的治疗机制提供基础及临床证据。

(二) 作用机制

银屑病发病机制复杂,银屑病的发生以 IL-23/Th17 轴为主导的慢性炎性疾病的发病机制成为基本认识,对其详细发病机制的研究成果已转化为靶向高效的治疗药物及方法。尽管靶向治疗的安全性和有效性不断为人们接受,但受经济因素,治疗周期和不良反应等影响,价格低廉,疗效确实,作用靶点广泛的药物仍是银屑病治疗的主要手段。目前,针对雷公藤治疗银屑病的机制研究,也在不断提出新的基础理论及临床效果。

1. 纠正患者的免疫失衡状态　银屑病具有明显的自身免疫相关的发病机制,对其免疫机制变化的研究可以更深入地了解患者自身免疫异常状态如何促进疾病进展。在雷公藤多苷与他扎罗汀联合用药治疗下,研究者观察到患者血清中 TNF-α、VEGF、IL-18 水平降低,雷公藤多苷可以通过多种途径调节银屑病患者的免疫异常。同样,雷公藤多苷与阿维 A 联合用药的治疗研究发现联合治疗可以纠正患者 T 细胞亚群失衡状态,使 CD3⁺、CD4⁺、CD4⁺/CD8⁺ 等 T 细胞增多。

对银屑病小鼠模型的研究丰富了雷公藤治疗银屑病的作用机制。Th17 细胞被认为在银屑病的发病机制中起主要作用,研究者通过对银屑病小鼠的研究,发现雷公藤对银屑病的免疫抑制作用主要是在 Th17 细胞,而非 Th1、Th2 或 Treg 细胞。此外,研究还发现雷公藤也可通过抑制 STAT3 磷酸化而抑制 Th17 细胞功能。

2. 抑制角质形成细胞增殖　银屑病的皮损部位表现出持续的炎症状态,角质形成细胞功能障碍导致异常增殖和分化,以及炎症介质的产生及释放。研究发现,雷公藤具有抑制角质形成细胞分泌 CXCL11 的作用,从而减少辅助性 T 细胞进入皮损。雷公藤对通过 VEGF 信号刺激下的角质形成细胞生长和增殖效应产生明显的抑制作用,提示影响角质形成细胞也可能是雷公藤多苷治疗银屑病的作用机制之一。

3. 其他　现代药理研究显示,雷公藤除具有抗炎及免疫调节的作用外,还可使外周小动脉舒张和血小板聚集性恢复至正常。研究显示,当炎症因子作用于机体组织时,组织细胞会产生相应的反应因子来消除炎症因子。但这种防御性反应是有限的,一旦致炎作用加强会进一步对细胞造成损伤,进而导致血管不良反应。雷公藤多苷对血管的作用既阐释了其抗炎的作用机制,也解释了其活血化瘀的作用机制。这在银屑病的治疗机制中同样发挥辅助作用。

化学结构药物治疗银屑病症状消退较快,但容易复发,且不良反应多;中医治疗寻常型银屑病不仅可改善病情,而且可延长疾病缓解期、具有不良反应少、不易复发的特点。近年来,临床上推广中西医结合治疗银屑病。雷公藤制剂在临床上治疗银屑病的效果满意,对进行期的寻常型、脓疱型、关节病型、红皮病型银屑病都有一定的疗效。针对雷公藤多苷的联合用药的免疫学基础及免疫相关因子进行更为深入的探究,将会为银屑病的发病机制及治疗策略提供新的思路及途径。尽管雷公藤具有抑制生育、肝肾损害及致畸等不良反应,但它在银屑病的治疗中仍然发挥重要作用。

二、皮炎湿疹类皮肤病

湿疹是病因不明,可能由于多种内部或外部因素引起的一类炎症性皮肤病。随着病情的发展,有些湿疹可能会诊断为某一特定的皮炎。临床上湿疹分为急性期、亚急性期和慢性期 3 个阶段,分别代表炎症进展的不同阶段。一定程度的瘙痒是湿疹性炎症的主要特征。若无诱因,部分湿疹类疾病可以及时缓解且无并发症。但这是理想情况,由于多种不可避免的诱因(如接触与搔抓)等,大多数湿疹常表现为顽固难治与反复发作的特点。目前,治疗湿疹的方法多为局部使用糖皮质激素,但在应用过程中仍存在较多的不良反应,伴随着患者的免疫功能出现降低,停药后湿疹的复发率仍然较高。

(一) 临床研究

多数免疫抑制剂的说明书中无治疗皮炎湿疹的适应证,因此,雷公藤在治疗皮炎湿疹时,一般限用于其他疗法无效,有激素应用禁忌证的重症患者,或患者激素治疗后病情明显缓解后需减量或停用激素时的替代或转化治疗。

1. 单独应用 对雷公藤多苷单独应用治疗泛发性湿疹的临床研究结果显示,雷公藤多苷治疗组的效果明显优于西替利嗪组,雷公藤多苷治疗组有效率为 86.1%,西替利嗪组为 32.3%,与既往研究结果相一致。研究中出现的主要不良反应为胃肠道反应,患者一般可以耐受,停药后可自行恢复。

2. 联合应用 部分难治性湿疹类皮肤病,多数会使用联合用药的治疗方案进行治疗。目前研究者围绕雷公藤多苷联合咪唑斯汀和复方甘草酸苷对皮炎湿疹患者的影响及改善情况进行研究,此类联用药疗效优于单一药物的治疗,更有助于缓解皮炎湿疹患者的症状,减轻炎症反应,且安全性更好。咪唑斯汀为 H_1 受体拮抗剂,与雷公藤多苷联合应用后,患者湿疹症状积分明显降低,有效率增高且不良反应发生率降低。两者联合使用可起较好的抗炎作用和抗组胺作用,增强皮炎湿疹的治疗效果。复方甘草酸苷片和雷公藤多苷联合治疗方案应用更为广泛。文献显示,其在急性湿疹、慢性湿疹、泛发性湿疹等不同疾病中均能有很好的疗效。有研究观察泛发性湿疹 64 例,复方甘草酸苷片和雷公藤多苷联合用药组有效率为 93.75%,单一用雷公藤多苷组的有效率仅为 75%,两组差异有统计学意义,与既往同类型研究结论相一致。对两药联合治疗急慢性湿疹的观察研究纳入病例 120 例,经 4 周治疗后患者湿疹症状评分降低,联合用药总有效率为 83.3%。从以上研究结果可以看出,复方甘草酸苷片和雷公藤多苷联合应用在急性或慢性湿疹治疗中均能起到较好的治疗作用,在某些方面可以起减少或替代系统用糖皮质激素的作用。

(二) 作用机制

皮炎湿疹的发病原因虽然尚不明确,但患者出现的表皮功能受损和皮肤对变应原的易感性,在湿疹的病程发展中均占有重要的地位。雷公藤的免疫调节作用为皮炎湿疹的治疗奠定了理论基础。

1. 调节信号转导通路　关于雷公藤的联合用药研究观察到炎症因子均较治疗前降低，IL-2、IL-6 和 C 反应蛋白水平出现明显降低。IL-2、IL-6 和 C 反应蛋白是常见的炎症标志物。其中 IL-2 可调控白细胞的细胞活性，促进细胞毒性 T 淋巴细胞增殖，引发炎症反应；IL-6 可促进 T 细胞增殖，诱导 IL-2 及 IL-2 受体表达，加剧吞噬反应；而 C 反应蛋白在正常机体内水平较低，当发生炎症反应时血清浓度急剧升高，可以间接反映炎症反应的剧烈程度。这些实验结果揭示雷公藤在皮炎湿疹治疗中能够有效发挥免疫调节作用，可能与其调节 Toll 样受体 -NF-κB 信号转导通路，进而达到降低 Toll 样受体 4 与核因子的表达作用有关，最终发挥免疫调节作用。

2. 改善 T 淋巴细胞亚群失衡　有研究观察 30 例湿疹患者在经过雷公藤多苷治疗后，其外周血的 CD3$^+$、CD4$^+$、CD4$^+$/CD8$^+$ 等 T 淋巴细胞数量与比值较治疗前增多，说明湿疹的 T 淋巴细胞亚群失衡的免疫状态也可通过雷公藤多苷纠正，这可能也是雷公藤在治疗皮炎湿疹的作用机制之一。

雷公藤联合其他药物在治疗皮炎湿疹可以起良好的抗炎和抗组胺作用，增强治疗效果。但长时间大剂量服用雷公藤会对患者器官功能造成损伤。既往研究中，雷公藤多苷联合其他药物治疗皮炎湿疹临床效果显著，有效率高，不良反应少且安全性良好。但仍不可忽视已有的研究纳入的样本数据较少、患者随访时间短，具有一定局限性，为进一步验证研究结果，临床还需纳入大样本量研究。雷公藤的有效剂量及对机体产生骨髓抑制、肝损害、生殖损害等副作用一直是临床关注的焦点，也是限制其临床应用的关键，进一步明确其免疫调节作用机制和临床应用中的有效剂量是一个亟待解决的问题。

三、红斑狼疮

(一) 临床研究

雷公藤治疗红斑狼疮具有很久的历史，1976 年，秦万章教授采用雷公藤治疗系统性红斑狼疮，有效率为 76%~92%。此后相继有所报道。总体来看，雷公藤多苷治疗红斑狼疮的疗效肯定，采用雷公藤治疗和经过适宜护理，患者可以获得满意的治疗效果。此类免疫抑制剂的使用可降低激素的累积使用量及预防疾病复发。难治性或复发性的红斑狼疮患者，其他免疫抑制剂的使用能够减少激素使用量，控制疾病活动，提高临床缓解率。

1. 联合应用　雷公藤在辅助治疗系统性红斑狼疮可明显改善患者免疫功能，改善免疫指标及炎症因子。有研究纳入 82 例研究对象探讨雷公藤多苷联合醋酸泼尼松和硫酸羟氯喹治疗系统性红斑狼疮的效果，发现雷公藤多苷辅助治疗可明显改善患者免疫功能，同时可调节患者血脂水平，但具体机制尚不明确。有研究纳入 79 例中度活动型系统性红斑狼疮患者，发现醋酸泼尼松联合雷公藤多苷治疗中度活动型系统性红斑狼疮的疗效优于联合甲氨蝶呤，且不良反应更轻，但仍有观察组患者月经紊乱发生率高于对照组的情况出现。雷公藤多苷片联合甲泼尼龙冲击治疗 80 例儿童系统性红斑狼疮患者的观察研究风险发现，其可提高甲泼尼龙冲击治疗组儿童系统性红斑狼疮的临床疗效和预后，且对治疗儿童系统性红斑狼疮患者的去激素化有一定的辅助作用，甲泼尼龙冲击治疗组在治疗结束 6 个月后的激素停用率及疾病复发率均低于对照组。

2. 不良反应管理 在此类研究中,雷公藤在红斑狼疮治疗中出现的不良反应也较为突出,主要表现为肝损害、月经减少等。有研究探讨系统性红斑狼疮患者使用雷公藤的治疗方案中导致卵巢功能损害的影响因素,最终得出患者使用雷公藤的年龄、雷公藤累积剂量和环磷酰胺累积剂量是在治疗系统性红斑狼疮过程中出现卵巢功能衰竭的独立危险因素。临床应用雷公藤多苷最需要注意预防生殖系统损害。

(二) 作用机制

T 细胞在红斑狼疮的发病机制中起重要作用,各类型 T 细胞于发病中的作用在研究中不断受到重视。与一般人群相比,系统性红斑狼疮患者的心肌梗死风险增加了 2~10 倍,动脉粥样硬化作为系统性红斑狼疮发病率和死亡率增高的主要危险因素之一,治疗药物所具有的心脏保护作用,在红斑狼疮的治疗中同样起重要作用。

1. 调节 T 细胞 动物实验观察雷公藤对诱发性红斑狼疮外周血 T 细胞偏移及细胞因子的影响,发现雷公藤可以通过纠正 Tc/Tc2、Th/Th2 失衡,调节 Th1 细胞和 Th2 细胞分泌的细胞因子水平。探讨雷公藤联合泼尼松治疗系统性红斑狼疮的研究发现,该联合治疗能够提高患者 CD4$^+$CD25$^+$T 细胞水平,从而提高患者免疫耐受。因此,雷公藤对 T 细胞的调控作用进一步提高了药物对系统性红斑狼疮患者的保护作用。

2. 调控糖皮质激素受体 研究认为长时间大量使用激素会下调糖皮质激素受体(glucocorticoid receptor,GR)的表达,导致机体对激素敏感性降低,疗效减弱。在雷公藤联合糖皮质激素治疗系统性红斑狼疮研究中,观察用药疗效及其对患者外周血单核细胞(peripheral blood mononuclear cell,PBMC)GR 表达的影响,发现雷公藤联合激素治疗系统性红斑狼疮的疗效优于常规激素疗法,这可能与雷公藤具有的抗炎、类激素样及增加皮质醇分泌等作用有关,也可能与其具有提高 GR 表达或抑制激素下调 GR 表达作用有关,提示雷公藤多苷去激素化的作用机制。关于雷公藤对 BALB/c 裸小鼠诱发性狼疮的干预机制的研究肯定了雷公藤确有提高 GR 蛋白表达的作用,也可在抑制淋巴细胞功能调控免疫反应和减少血管新生角度对红斑狼疮起治疗作用。

3. 抗氧化应激 研究发现系统性红斑狼疮患者处于氧化应激状态,体内存在过氧化物增强或抗氧化能力减弱的现象。关于雷公藤对红斑狼疮的临床治疗效果及抗氧化的作用后发现,经治疗后患者的超氧化物歧化酶、过氧化氢酶及谷胱甘肽含量升高,说明雷公藤对系统性红斑狼疮患者保护作用的机制可能与抑制机体氧化应激、增强机体抗氧化能力有关。

4. 心血管保护 预防系统性红斑狼疮患者的心血管疾病在治疗中具有重要价值。有研究观察三七总皂苷与雷公藤配伍对胶原诱导关节炎(collagen induced arthritis,CIA)大鼠血管和心肌损伤的保护效应,其模型组大鼠表现为胸主动脉内皮不完整,可见炎症细胞浸润、脂质沉积及泡沫细胞形成,心肌可见广泛炎性病变;雷公藤组可见部分单核细胞、淋巴细胞等聚集,部分心肌细胞肥大;联合组内皮完整,未见明显病理改变,心肌仅见少量炎症细胞。由此推测雷公藤对心血管具有保护作用,且与三七总皂苷联合后保护作用增强。对雷公藤联合丹参酮ⅡA 的抗炎增效作用的研究发现,两者联合可明显降低 CIA 大鼠足爪厚度及血清 TNF-α 含量,抗炎作用优于单用甲氨蝶呤和雷公藤。雷公藤联合丹参酮ⅡA 对 CIA 大鼠心血管保护作用的机制与其降低血清 TNF-α 和血管性血友病因子(von Willebrand factor, vWF)水平、拮抗内皮素 1(endothelin-1, ET-1)生物学效应、上调主动脉内皮型一氧化氮合酶(endothelial nitric oxide synthase, eNOS)表达和下调 ET-1 表达有关。以上研究中虽然确认了雷公藤的心血管保护作用确有基础研究依据,但目前尚缺失针对红斑狼疮患者心血管保护的相关研究,或许这可以作为未来研究的方向之一。

整体来看,雷公藤在治疗红斑狼疮的应用中,对提高激素停用率、降低激素停用后复发率等优于传统疗法。不可忽视的是,雷公藤对消化、血液、泌尿、心血管和神经系统等多方面均有不同程度的影响,尤其对儿童、育龄期有妊娠要求者、妊娠期和哺乳期女性,肝、肾功能不全者,严重贫血、白细胞和血小板减少者均有禁忌证,故有必要采用本药治疗时,要严格根据患者不同病情进行个体化治疗并加强临床监测,避免超量用药,及时发现不良反应,杜绝不良事件的发生。雷公藤在系统性红斑狼疮治疗过程中导致的胃肠道反应目前可通过饭后服药的方式来改善;其导致的肝损害多出现在用药后 2~4 周,因此患者在用药期间需要定期监测肝功能。此外,药物还有骨髓抑制作用。总体来说,雷公藤的不良反应仍要明显低于环磷酰胺等其他免疫抑制剂。

四、皮肌炎

(一) 临床研究

雷公藤在风湿免疫科临床中使用非常广泛,皮肌炎又是风湿免疫科的典型常见疾病。有研究用雷公藤治疗 7 例多发性肌炎,其中 4 例单独应用药物,剩余 3 例则是在足疗程大剂量激素治疗无效的情况下,将激素减至维持量再加用雷公藤治疗,7 例患者经治疗后肌炎症状消失,体征恢复正常,肌酶谱降至正常范围;对雷公藤治疗 40 例多发性肌炎/皮肌炎(polymyositis/dermatomyositis, PM/DM)患者的观察研究发现,35 例病情好转,36 例肌酶谱升高者中有 30 例相关指标恢复至正常,其中包括激素治疗效果差的肌酶谱高的患者 8 例。由此可以看出雷公藤是治疗 PM/DM 的一个较理想的药物,也提示雷公藤不仅对多发性肌炎有很好的疗效,还对糖皮质激素疗效差的难治病例有比较好的效果。有研究评价了雷公藤对儿童皮肌炎的作用,结果显示雷公藤联合小剂量甲氨蝶呤及小剂量糖皮质激素可使皮肌炎的钙沉积消除,提示雷公藤在治疗儿童皮肌炎方面也是有效的控制治疗药物。有报道雷公藤多苷片联合泼尼松治疗风湿性多肌痛疗效优于单纯应用泼尼松,在改善患者红细胞沉降率、C 反应蛋白、血红蛋白、血小板等实验室指标方面优于对照组,患者服用泼尼松的总量减少、时间减短。整体来看,雷公藤在特发性炎性肌病的应用中显示有较好的疗效。

(二) 作用机制

目前针对雷公藤治疗皮肌炎的作用机制的研究仍然较少。从发病机制来看,肌炎特异性抗体在特发性炎症性肌病中的地位正在逐步被重视,该抗体越来越多地被用于预测特发性炎症性肌病的表现及预后。此外,也有很多研究开始推测Ⅰ型干扰素的产生是皮肌炎致病性损害的免疫机制。基于已知的疾病发病机制来靶向研究治疗途径,既为新药物的研制奠定了基础,也为当下临床应用的药物治疗疾病提供了更好的作用机制研究方向。

1. 抑制 CD28-NF-κB 信号转导 有研究观察 CD28 在实验性自身免疫性肌炎(一种人工诱导的类似人多发性肌炎的动物模型)发病中作用,从 CD28-NF-κB 信号转导通路角度探讨了雷公藤治疗多发性肌炎的分子免疫学机制,发现 CD28 和 NF-κB 经过雷公藤治疗后表达受到抑制,提示雷公藤可能通过抑制 CD28-NF-κB 信号转导途径抑制相关免疫反应,从而在治疗 PM/DM 中发挥作用。

2. 抑制 CD28/B7-1 的表达 有研究从 CD28/B7-1 激活 T 细胞的途径入手,探讨雷公藤治疗多发性肌炎的机制,结果发现患者治疗后的 $CD4^+$ 和 $CD8^+$ T 细胞数量减少,CD28/B7-1 的表达受抑制,表明雷公藤可在抑制 CD28/B7-1 表达方面发挥治疗作用。

雷公藤在治疗自身免疫性疾病中的效果明显,在皮肌炎的维持治疗中起重要作用,但目前相关临床应用仍缺少大样本的研究,机制研究也相对较少且无显著进展。希望未来能在人体、动物、细胞等层次,蛋白、基因和免疫调控等多角度开展雷公藤治疗的机制研究。此外,雷公藤在应用中出现生殖毒性等不良反应,未来也应强化该部分的研究,开发出强效低毒的创新性药物。

五、系统性硬化症

(一) 临床研究

目前雷公藤多苷治疗系统性硬化症(systemic sclerosis,SSc)的相关研究较少,1994 年,有研究观察雷公藤治疗 SSc 50 例,患者经治疗后皮肤硬化的改善明显,关节症状减轻,但这些疗效多在治疗后 6 个月出现,说明雷公藤在治疗 SSc 方面是一种慢作用药物。此外,也发现药物的应用对患者内脏纤维化治疗和自身抗体转阴性无较大帮助。

如今随着医疗水平的提高和医疗技术的进步,免疫抑制剂的种类不断丰富,雷公藤更多地应用于病情较轻的风湿免疫疾病患者。在风湿免疫病的临床观察中,雷公藤的抗炎及免疫抑制作用多用于中老年患者,但会因疾病及受累程度的不同,用药方案也随之改变。

(二) 作用机制

在目前的研究中,遗传因素和环境因素被认为与本病病因密切相关,但 SSc 的具体发病机制尚不清楚,疾病特征为早期血管损伤,免疫活化,导致皮肤和内部器官纤维化。缺乏有效治疗 SSc 的原因很大部分是对该疾病的复杂性以及病因的认识不足。

大量研究表明,活性氧类在硬皮病的发病中同样起重要作用。雷公藤治疗红斑狼疮的研究发现药物本身具有抗氧化应激作用。由此猜想,雷公藤治疗 SSc 的机制可能也与此作用相关,仍需要进一步研究探索。

迄今为止,雷公藤治疗 SSc 的文献报道较少,可能与本病治疗周期长,药物起效慢有关。近年来,对 SSc 预后情况的队列分析研究,共计纳入 448 例患者,发现雷公藤作为本病的生存保护因素值得进一步研究。雷公藤在治疗 SSc 方面是有确切疗效的,相信未来可为 SSc 发病机制及治疗策略的研究提供新思路。

六、贝赫切特综合征

(一) 临床研究

使用雷公藤治疗贝赫切特综合征的研究较为丰富。雷公藤作为一种免疫抑制剂,既可单独用于治疗贝赫切特综合征,也可与其他药物联合应用。

1. 单独应用 雷公藤可以改善贝赫切特综合征导致的血清抗体和细胞因子的异常。给予患者雷公藤多苷片 30mg/d(疗程 3 个月)后观察到其治疗贝赫切特综合征有效率为 86.6%,治疗 3 个月后患者红细胞沉降率、C 反应蛋白水平均较治疗前明显降低,雷公藤可有效调节贝赫切特综合征患者血清 IL-4、IL-6、IL-8、IL-10 水平发挥治疗作用。

2. 联合应用 临床常用雷公藤与沙利度胺联合应用治疗贝赫切特综合征。研究将 58 例贝赫切特综合征患者随机分成两组,对照组服用沙利度胺 100mg/d,治疗组在对照组基础上加用雷公藤多苷片 60mg/d,疗程 12 周,治疗组和对照组的临床显效率分别为 58.62%、31.03%,总有效率分别为 93.01%、60.87%,由此可见,沙利度胺联合雷公藤多苷的总体疗效高于单独使用沙利度胺的疗效。研究将 128 例贝赫切特综合征患者随机分为治疗组和对照组,各 64 例,治疗组给予沙利度胺和雷公藤联合治疗,对照组给予左旋咪唑治疗,对比分析发现治疗组总有效率为 92.19%,对照组总有效率为 62.50%,治疗组总有效率明显高于对照组。选取 88 例贝赫切特综合征患者随机分为观察组和对照组,各 44 例,观察组患者均给予沙利度胺联合雷公藤治疗,对照组患者则给予左旋咪唑治疗,对比分析发现观察组患者治疗有效率 95.5%,对照组患者治疗有效率 79.5%;观察组患者治疗有效率明显高于对照组,说明沙利度胺联合雷公藤治疗贝赫切特综合征患者有着良好的临床效果,其相较于以往的左旋咪唑治疗方式治疗有效率提高。

(二) 作用机制

雷公藤治疗贝赫切特综合征的作用机制可能与改善血管内皮细胞功能、激发抗炎细胞因子分泌及生成、抑制淋巴细胞增殖 3 个方面有关。

1. 改善血管内皮细胞功能 贝赫切特综合征的主要病理特点是非特异性血管炎,病变血管内皮细胞肿胀。研究显示,贝赫切特综合征患者体内存在自身抗体如抗血管内皮细胞抗体、抗中性粒细胞胞质抗体及细胞因子如 IL-4、IL-6、IL-8、IL-10 等表达异常,这些抗体及细胞因子可破坏血管内皮细胞,进而破坏血管壁,血管内皮细胞受损可导致血管内生长因子(vascular endotheliar growth factor,VEGF)表达增加,同时也使内皮细胞一氧化氮合成增加,一氧化氮升高导致血管舒张,内皮细胞完整性被破坏、通透性增高,使炎症细胞浸润血管全层,恶性循环导致疾病不断发作。

研究显示,雷公藤可有效调节贝赫切特综合征患者血清 IL-4、IL-6、IL-8、IL-10 的水平、抑制 VEGF mRNA 的表达及 VEGF 分泌,还能有效促进内皮细胞生成,减少内皮细胞间黏附。病例观察发现,应用雷公藤治疗 2 个月后,患者一氧化氮、可溶性细胞间黏附分子(soluble intercelluar adhesion molecule,sICAM)-1、可溶性血管细胞黏附分子(soluble vascular cell adhesion molecule,sVCAM)-1 与治疗前比较表达均有不同程度降低,提示雷公藤能够抑制免疫反应,并且减轻炎症反应对血管内皮细胞损伤,改善血管内皮细胞功能,从而改善临床症状。

2. 激发抗炎细胞因子分泌及生成　雷公藤属于免疫抑制剂,具有抗炎、抗肿瘤、抗生育等免疫抑制作用,能够有效调节贝赫切特综合征患者体内单核吞噬细胞和中性粒细胞分泌的白介素和趋化因子水平,激发人体内抗炎细胞因子的分泌以及生成,促使人体内免疫系统逐渐恢复正常,抗炎细胞因子逐渐发挥作用。

3. 抑制淋巴细胞增殖　有研究表明,雷公藤的免疫作用是能够诱导活化的淋巴细胞凋亡,抑制淋巴细胞增殖,能够部分或完全抑制 TNF-α 表达,从而抑制炎症介质对组织血管的损伤作用。雷公藤通过抑制炎症因子的产生发挥抗炎免疫等作用。

贝赫切特综合征作为一种目前发病机制未完全阐明的慢性炎症性皮肤病,可累及多器官及系统,且易反复发作,临床治疗多以对症治疗为主。现代药理研究表明,雷公藤对炎症过程中血管通透性增高、炎症细胞趋化、炎症介质产生和释放及炎症后期纤维增生等具有明显抑制作用,能够起到改善贝赫切特综合征患者的血管内皮细胞功能、激发抗炎细胞因子分泌及生成、抑制淋巴细胞增殖的作用,从而改善贝赫切特综合征的症状,延长其缓解期。各项临床研究也表明,雷公藤对贝赫切特综合征确有疗效,联合沙利度胺疗效更佳。但也有研究表明,雷公藤不良反应发生率也较高,常见不良反应有消化道不适如食欲减退、肝功能异常、月经异常等,但目前还没有量 - 效 / 毒具体关系的大样本随机双盲试验,临床对于雷公藤治疗贝赫切特综合征的剂量也无具体标准,故应用具有一定的局限性。希望相关研究能陆续开展,探究雷公藤最佳用法及用量,以最大限度地避免不良反应的发生。

七、血管炎

(一) 临床研究

雷公藤多苷在多种类型的血管炎类疾病中均有应用。

1. 细小血管炎(如变应性皮肤血管炎、过敏性紫癜等)　一项研究将 142 例变应性血管炎患者分为治疗组和对照组,对治疗组 73 例变应性血管炎患者,予以雷公藤多苷口服,同时静脉滴注丹参注射液;对照组 69 例,予西替利嗪、吲哚美辛口服。两组同时应用维生素 C 及钙剂,对有感染症状的病例适当给予抗生素治疗。结果显示,在疗程结束后,治疗组总有效率为 78.08%,对照组总有效率为 62.31%,两组治疗后外周血血清 β2-MG 水平均降低。由此可见,雷公藤起活血通络与抗炎作用,丹参起活血化瘀、改善微循环作用,两者联合应用,能很好地改善变应性血管炎患者的皮肤和肾脏病变,临床效果满意。

另一项研究将 90 例过敏性紫癜患儿随机分成治疗组(50 例)和对照组(40 例),对照组常规治疗,治疗组在对照组基础上服用雷公藤多苷片治疗 1~1.5mg/(kg·d),共治疗 56 天。结果显示,治疗组有效率为 96%,对照组有效率为 87.5%,且治疗组的临床症状、体征消退时间明显短于对照组。由此可见雷公藤多苷片治疗过敏性紫癜能够缩短治疗时间,并防止肾损害的发生。该研究还报道治疗组出现转氨酶轻度升高、白细胞轻度减少等不良反应,随访青春期女孩未发现月经紊乱。

2. 深部血管炎(如结节性红斑)　一项研究选取 35 例患者口服雷公藤多苷片同时联合丹参注射液静脉滴注治疗,2 周后观察其临床疗效。结果显示,治愈 28 例(80.00%),显效

5 例(14.29%),好转 2 例(5.71%),无效 0 例。雷公藤联合静脉滴注丹参注射液治疗结节性红斑治疗效果确切,且应用疗程短,无特殊不良反应。另一项研究观察 40 例患者,按 1mg/(kg·d)剂量,分 3 次服用(每片 10mg)。每 2 周为 1 个疗程,6 周后评价疗效,结果总有效率为 82.5%。由此可见,雷公藤可用于结节性红斑的治疗,尤其对于首次发病、病程较短者疗效更佳,不良反应较小,且停药后很快消失,可很快停药而无反跳现象。

3. 系统性血管炎(如贝赫切特综合征) 王书郁等应用雷公藤多苷片治疗 31 例贝赫切特综合征患者,并对治疗前后血清 TNF-α 进行了检测,根据患者不同体重给予口服雷公藤多苷片 1.5mg/(kg·d),分 3 次饭后服用,首次给足量,控制症状后减量,疗程为 8 周;治疗结束后痊愈 21 例(67.74%),显效 6 例(19.35%),有效 2 例(6.45%),无效 2 例(6.45%),总有效率为 87.09%;血清 TNF-α 测定治疗前 31 例贝赫切特综合征患者血清 TNF-α 水平为(5.26±2.14)ng/ml,治疗结束后为(2.84±1.98)ng/ml,说明雷公藤多苷片对贝赫切特综合征具有确切疗效,对 TNF-α 表达水平有抑制作用,但其确切作用机制有待进一步探讨。

(二)作用机制

血管炎的发病机制较为复杂,可分为免疫性和非免疫性发病机制,以免疫性占绝大多数,免疫性发病机制主要包括免疫复合物沉积、抗中性粒细胞胞质抗体、抗心磷脂抗体、超抗原、抗内皮细胞抗体和其他因子、细胞免疫以及 IgE 介导的 I 型超敏反应。雷公藤经体外淋巴细胞转化试验、E 玫瑰花形成试验、豚鼠结核菌素Ⅳ型超敏反应、小鼠胸腺重量测定及抗链球菌溶血素 O 试验、间接血凝试验等证明具有抗炎、抑制细胞免疫及体液免疫的作用,可用于炎症性、变应性及自身免疫性疾病,同时还有研究表明雷公藤对炎症导致的毛细血管功能如通透性增高、渗出、水肿及炎症增殖期肉芽组织增生皆有抑制作用,故临床上可用于治疗血管炎。

血管炎是一类炎症性皮肤病,也可累及多个器官及系统,病因和发病机制较为复杂,尚未完全阐明。血管炎类疾病的治疗根据病情严重程度不同有所差异,一般轻症多以对症治疗为主,严重免疫失调导致的血管炎类疾病可选用糖皮质激素或雷公藤,或两者联合使用。雷公藤作为中药雷公藤的提取物,已经被证实具有抗炎、抑制免疫、抗肿瘤等作用,治疗免疫性血管炎类疾病的疗效较为满意。但也有文献报道,雷公藤存在一定的不良反应,可对造血系统、肝肾功能以及生殖系统造成损害,故临床应用时要掌握好其适应证,严格把控剂量,尽可能减少不良反应的发生。

八、大疱性皮肤病

(一)天疱疮

1. 临床研究 天疱疮是一种较严重的皮肤病,糖皮质激素为首选药物,可联合免疫抑制剂使用。雷公藤具有抗炎、免疫抑制和免疫调节作用,临床应用雷公藤治疗天疱疮多以联合应用为主。

(1)中药汤剂联合雷公藤治疗天疱疮:有研究采用回顾性分析的方法收集 22 例轻症红斑型天疱疮患者的资料,22 例患者均采用中药汤剂辨证治疗联合服用雷公藤多苷(20mg/次,3 次/d),皮损控制痊愈后停服雷公藤多苷,以中药汤剂维持治疗 2~6 个月,其中 18 例于治疗

27 周达到疾病控制,继续治疗 3 周,3 个月时皮损逐渐痊愈,皮损痊愈后 1 周左右停用雷公藤多苷,继续服用中药汤剂 26 个月巩固治疗,其中 14 例未再复发,由此可见中药辨证联合雷公藤多苷可有效治疗轻症红斑型天疱疮,避免了激素治疗的不良反应。

(2)糖皮质激素联合雷公藤治疗天疱疮:有研究将 48 例天疱疮患者分为两组,其中治疗组以泼尼松联合雷公藤多苷片,对照组予泼尼松联合硫唑嘌呤治疗,两组治疗 8 周。结果显示,对照组治愈率为 37.5%,治疗组治愈率为 41.7%,两组治愈率差异无统计学意义,而治疗组在治疗过程中出现的不良反应较少,由此可见泼尼松联合雷公藤多苷片治疗寻常型天疱疮的方案值得进一步研究及推广。另一项应用糖皮质激素和雷公藤多苷联合治疗 19 例天疱疮患者的研究发现,雷公藤多苷有较强的抗炎及免疫抑制作用,虽然治疗中发现雷公藤多苷起效比较缓慢,一般用药 7 天后才开始见效,但不良反应较少;糖皮质激素和雷公藤联合治疗天疱疮可以减少糖皮质激素的用量,及早控制皮损,并加快糖皮质激素的减药速度,对改善病情、减少并发症有一定作用。但临床也有糖皮质激素治疗天疱疮加用雷公藤后出现急性粒细胞缺乏症的病例,考虑雷公藤引起的可能性大,这也提示人们在长期大量应用激素治疗自身免疫性疾病过程中,若加用免疫抑制剂应及时、定期复查血常规。

2. 作用机制 雷公藤抗感染、抑制免疫等药理作用已得到医学界认可,在免疫反应的多个环节、靶点均发挥作用,能抑制免疫细胞的功能和 T 细胞增殖,促进活化的 T 细胞凋亡;还能抑制体液免疫,抑制抗体产生。药理上主要利用其免疫抑制作用,对抗非特异性炎症,抑制Ⅳ型超敏反应,也有研究表明雷公藤制剂对炎症早期血管通透性增高、渗出水肿有明显的抑制作用,故在治疗天疱疮方面有一定的疗效。

天疱疮作为一种慢性复发性的自身免疫性皮肤病,临床系统治疗以糖皮质激素为主,但长期应用糖皮质激素可能会导致严重的不良反应,联合免疫抑制剂治疗可帮助减少糖皮质激素的用量。雷公藤具有免疫抑制作用,联合糖皮质激素进行治疗可减少不良反应的发生,降低用药风险。但有关雷公藤的具体临床用药剂量并没有进行规范,临床应用大多根据医师经验对剂量进行增减,这也造成了临床疗效参差不齐。此外,雷公藤治疗天疱疮不良反应的文献报道较少,临床上应用雷公藤如何才能在达到最大疗效的同时减少不良反应用,仍需进一步探索和研究。

(二)大疱性类天疱疮

1. 临床研究 雷公藤治疗大疱性类天疱疮时既可以单独应用,也可以联合其他药物如糖皮质激素治疗,但系统用药中单独应用雷公藤治疗大疱性类天疱疮的研究较少,多用于轻症患者。

(1)单独应用:有研究单独采用雷公藤治疗 2 例大疱性类天疱疮轻症患者,单独口服雷公藤 30~60mg/d,治疗半年皮损稳定未复发。一项回顾性研究分析 80 例住院大疱性类天疱疮患者的资料,有 1 例采用单独口服雷公藤多苷片,外用糖皮质激素,取得良好疗效。

(2)联合应用:糖皮质激素联合雷公藤治疗大疱性类天疱疮的临床研究较为常见,可用于治疗轻、中、重度患者。有研究应用雷公藤 30~40mg/d 治疗 3 例大疱性类天疱疮患者疗效不明显,后加用泼尼松 22.5~40ng/d,效果满意,由此可见雷公藤起效慢,剂量不如激素好掌握,一般不主张单独口服雷公藤;服糖皮质激素的同时加用 30~60mg/d 的雷公藤可减少糖皮质激素用量并加快减量速度;年龄偏大、难于耐受大剂量糖皮质激素的患者可考虑采用这一方案。对雷公藤联合泼尼松治疗 42 例大疱性类天疱疮患者的研究发现,雷公藤 20mg,每日 3 次口服,泼尼松初始剂量 40~80mg/d,随后根据患者的反应情况调整剂量,直至维持最低有效剂量,治愈率为 42.86%,总有效率为 69.05%。可见雷公藤联合糖皮质激素治疗大疱性类天疱疮有效,疗效可能与用药剂量相关。

2. 作用机制 Th17 细胞属辅助性 T 细胞亚群,主要分泌 IL-17 和 IL-21,对 Th1、Th2 细胞介导的固有免疫和适应性免疫具有重要的调节作用。有研究检测了 25 例大疱性类天疱疮患者皮损中的 Th17 细胞,发现 Th17 细胞数量显著增多,且病情活动期大疱性类天疱疮患者血清中 IL-17 水平明显高于健康对照组。有研究分别采集 27 例大疱性类天疱疮患治疗前、后外周静脉血和 27 例健康体检者外周静脉血,检测血清中 IL-17 浓度及 Th17 细胞占 $CD4^+T$ 细胞百分比,结果发现大疱性类天疱疮患者治疗前外周血 IL-17 和 Th17 细胞比例均显著高于治疗后和对照组。说明 Th17 细胞及其分泌的细胞因子 IL-17 参与了大疱性类天疱疮的发病机制,并发挥重要作用。

雷公藤可以剂量依赖的方式抑制 $CD4^+T$ 细胞和 $CD4^+CD45RA-$ 记忆性 T 细胞表达细胞内 IL-17,并抑制 PBMC 产生 IL-17,说明雷公藤可以抑制 Th17 细胞分化,对 IL-17 的抑制有助于调控自身免疫性疾病中细胞因子网络紊乱,这可能是雷公藤治疗大疱性类天疱疮的作用机制之一。

大疱性类天疱疮作为好发于老年人的自身免疫性皮肤病,目前治疗方式首选糖皮质激素,但糖皮质激素的疗效与不良反应均具有剂量相关性,因此在临床应用中具有一定局限性,若联合其他免疫抑制剂使用可减少糖皮质激素的用量。雷公藤具有免疫抑制的作用,临床治疗大疱性类天疱疮确有疗效,但一般采用联合应用的方式疗效更佳,如联合糖皮质激素,也可联合中药汤剂辨证治疗大疱性类天疱疮。目前来看,雷公藤治疗大疱性类天疱疮临床研究仍有局限性,如有关雷公藤治疗大疱性类天疱疮量 - 效 / 毒关系的深入研究文献较少,开展相关研究可以促进雷公藤合理使用以及减少不良反应。

九、麻风反应

麻风反应是指在麻风的慢性过程中,由于免疫状态的改变而突然发生的病情活跃或加剧,如原有皮损急剧红肿、扩展,骤然出现许多新皮损,或伴有剧烈周围神经肿痛、虹膜睫状体炎、淋巴结炎、睾丸炎或发热等症状。麻风反应可分为 Ⅰ 型麻风反应(Ⅳ型超敏反应)、Ⅱ 型麻风反应、Ⅲ型超敏反应和混合型麻风反应。如不及时适当处理,常导致患者出现畸残。治疗方面糖皮质激素为治疗 Ⅰ 型麻风反应首选,沙利度胺为治疗 Ⅱ 型麻风反应首选,雷公藤制剂作为免疫抑制剂的一种,对 Ⅰ 型麻风反应和 Ⅱ 型麻风反应均高度有效。

(一)临床研究

早在 20 世纪 80 年代,雷公藤治疗麻风反应的临床研究就已经有报道,1985 年有报道雷公藤治疗麻风反应纳入 Ⅰ 型 16 例,总有效率为 100%,显效率为 62%;Ⅱ 型 41 例,总有效率为 92.7%，显效率为 85%。此外，该报道还注明雷公藤治疗麻风反应的剂量与症状有关，如急性神经痛用量可加大至 1.4~1.7mg/（kg·d），关节炎和麻风结节性红斑可使用 1.2~1.4mg/（kg·d），疗程方面Ⅰ型麻风反应平均 41.7 天，Ⅱ型麻风反应平均 20 天。后来另一项开放性研究将入选的 34 例麻风结节性红斑（Ⅱ型麻风反应）患者分为雷公藤单独治疗组（18 例）及糖皮质激素和雷公藤联合治疗组（16 例），两组分别在治疗 2 周时即见到临床改善，尽管两组在药物减量或停药后都有患者出现麻风结节性红斑复发，但是症状较轻，由此可见雷公藤在治疗Ⅱ型麻风反应方面有显著疗效，药物不良反应轻微，但需要制定一个缓慢减量的治疗方案以控制麻风结节性红斑复发。

（二）作用机制

研究表明，麻风反应患者的 CD4$^+$T 细胞和细胞毒性 T 细胞会随细菌清除和伴随组织损伤而选择性地增多，其分泌的 IFN-γ、TNF-α 也会随之升高，而其中促炎性细胞因子 TNF-α 对于抗分枝杆菌免疫至关重要，在分枝杆菌感染过程的肉芽肿形成中起至关重要的作用，也是导致麻风反应中神经和组织损伤的主要促炎性细胞因子；此外，麻风反应中 IFN-γ 的分泌可能诱导 TNF-α 的产生，TNF-α 又可促进它自身的分泌增多。因此，抑制 IFN-γ 和 TNF-α 是成功治疗麻风反应的关键。

雷公藤甲素是雷公藤中提纯出的单体物质，具有抗炎和免疫抑制活性。有研究证明雷公藤甲素可以抑制脂多糖诱导健康人外周血单核细胞（peripheral blood mononuclear cell，PBMC）产生的 TNF-α 和 IFN-γ，这种抑制是剂量依赖性的，同时，雷公藤可能通过抑制 IFN-γ，间接抑制 TNF-α 的产生，可见雷公藤具有多方面的免疫抑制和抗炎作用，这可能是雷公藤对麻风反应高度有效的作用机制。

麻风反应作为麻风病程中的一种急性或亚急性的病情加剧，不仅给患者带来痛苦，也影响该病正常的治疗过程，如果处理不适当、不及时还可能造成严重的畸形、残疾和面容损坏等。很多研究表明雷公藤在 2 种麻风反应的治疗方面均有疗效，且具有不良反应小、迅速控制症状等优势，故在临床中较为常用。在临床中可视病情不同而确定其应用剂量和应用方式，必要时可与糖皮质激素或其他免疫抑制剂联合使用。但也有报道提出，雷公藤治疗麻风反应时在药物减量或停药后都有患者出现症状复发，但是程度较轻，与治疗前相比具有统计学意义，故临床应用雷公藤治疗麻风反应的治疗方案还需进一步探索以减少复发。此外，文献普遍报道雷公藤具有一定不良反应，如消化道反应、白细胞减少、肝肾功异常等，故在应用时应定期检测血常规、肝肾功等，尽量减少不良反应带来的影响。

雷公藤最大程度地保留了其有效成分的同时将其不良反应控制在最小，现已广泛应用于皮肤科多种疾病中，疗效较高，为很多免疫和炎症性相关的难治性皮肤病的治疗提供了新的思路和方法。与其他免疫抑制剂相比，雷公藤不良反应较小，患者更易于接受。但雷公藤制剂依然存在一定的不良反应，常见的不良反应包括消化道反应、造血系统损害、肝肾功能损害、生殖系统损害等，目前关于雷公藤多苷的量-效/毒关系仍然缺少临床大样本数据分析，这也就提示临床应用雷公藤多苷时应严格把握适应证，并对相关指标进行监测，减少或防止不良反应的发生。同时，还可对雷公藤多苷的某些单体成分进一步提纯和精制，研发毒性更低、疗效更好的雷公藤类药物，从而提高其安全性和疗效。

第五节 不良反应及预防

一、毒性成分

研究表明,雷公藤的许多活性成分既是有效成分又是有毒成分。按照毒性大小依次为雷公藤甲素、雷公藤内酯二醇等二萜类,雷公藤碱、雷公藤宁碱等生物碱类,雷公藤三萜酸A、雷公藤红素等三萜类。二萜类主要损伤心、肝、胃肠道及骨髓;生物碱类主要损害肝脏并可破坏红细胞,导致进行性贫血,甚至诱发肾小管缺氧性损害,吸收后损伤中枢神经系统,可导致严重营养不良性改变。

二、不良反应种类

药物毒性指药物用量过大或用药时间过长对机体产生的有害作用,即引起功能障碍和组织病变。药物不良反应是指合格药品在正常用法及用量下出现的与用药目的无关的药理作用,是药品固有特性导致。

雷公藤的不良反应有多种类型。①潜伏期短的慢性中毒:主要表现为皮肤损害,其发病机制可能为过敏反应,发生率较低;②潜伏期长的慢性中毒:潜伏期为数月,若治疗剂量连续服用时,可引起蓄积性中毒,在用药过程中出现某些脏器损害,其中肝、肾、骨髓功能的损害发生率高,且进行缓慢;③急性中毒:这是雷公藤不良反应中最严重的一类,一般中毒后24小时左右死亡,病程最多不超过4天。

三、各系统不良反应及处理对策

雷公藤导致的不良反应主要累及消化系统、泌尿系统、生殖系统、血液系统,其次是心血管系统和皮肤黏膜。其中,消化系统不良反应的发生率最高,泌尿系统和生殖系统的损害最严重。以下详述各系统不良反应的临床表现、机制及处理对策。

(一) 消化系统

雷公藤导致的消化系统不良反应最为常见,发生率为29.8%,治疗剂量范围内即可发生,主要表现为消化道症状,如恶心、呕吐、腹痛、腹泻,少数出现肠炎等,严重者可表现为溃疡出血性结肠炎、急性胃肠炎,顽固性呕吐、消化道出血等。有研究报道了58例口服雷公藤多苷片引起消化系统不良反应的病例,给药剂量30~60mg/d,疗程均<4周,即出现消化道症状,经停药处理后,均恢复正常。其机制与药物刺激胃肠道黏膜,引起平滑肌痉挛有关。另一项研究报道雷公藤联合糖皮质激素治疗难治性肾病综合征44例观察组中有4例患者出现胃肠道反应。对35例类风湿关节炎患者使用雷公藤多苷进行治疗的研究发现,4例(11.43%)患者出现腹胀、恶心等不良反应。

动物实验证实雷公藤在治疗量即可显著抑制小鼠小肠推进性蠕动功能($P<0.01$),导致

小鼠食欲减退,消化功能降低,体质量明显减轻($P<0.01$),停药后可恢复。基础研究方面,目前对雷公藤胃肠道毒性机制的研究较少,但消化道症状在雷公藤不良反应中最为常见,应当引起重视。

此外,雷公藤常可累及肝脏,临床表现类似于急性病毒性肝炎,发生于用药 6~180 天,多数发生于用药后的 1 个月内,临床主要表现为黄疸和肝功能异常,伴有乏力、食欲减退、厌油、恶心、呕吐、肝大等。部分患者起病缓慢(>6 个月),出现重症胆汁淤积性肝损害。有研究报道 42 例患者服用雷公藤半年至 2 年,出现肝功能障碍的有 3 例,服用雷公藤超过 2 年出现肝功能损害的有 5 例。但至今对雷公藤肝毒性机制了解尚不透彻,普遍认为雷公藤导致的肝损伤以肝实质细胞损伤为主,主要与雷公藤甲素的毒性作用有关。可能的机制为肝脏库普弗细胞被激活,释放大量 TNF 及 NO,引起急性肝损伤;雷公藤在肝内经代谢转化为电子基、自由基及氧基,产生大量脂质过氧化物导致肝细胞坏死;雷公藤肝毒性作用与细胞色素 P450 酶系代谢能力降低有关,细胞色素 P450 酶系的遗传多态性是指少数特异性体质的患者服用雷公藤后更易发生肝毒性;基因芯片研究也发现雷公藤导致的肝损伤可能与免疫应答代谢、细胞凋亡及肝细胞骨架变化有关。

雷公藤消化系统不良反应大多可在停药后恢复,但大剂量药物引起的消化道不良反应一般较严重,应在停用雷公藤后及时导泻,排出残存毒物,维持酸碱平衡等对症支持治疗。肝损伤患者应给予保肝、降酶、退黄等治疗。临床应用时应从小剂量开始,并定期检查肝功能。

(二) 泌尿系统

雷公藤多苷导致的肾损害大多表现为服药后迅速出现或逐渐发生少尿、水肿、血尿、蛋白尿、管型尿;严重者可导致药物性急性肾功能不全、急性药物性间质性肾炎,甚至造成急性肾衰竭。实验室检查可发现血肌酐、尿素氮明显升高,肌酐清除率明显降低。患者肾小球上皮细胞变性,毛细血管基底膜增厚,脂肪坏死,少数患者并发肾乳头病变。其可能机制为雷公藤的直接毒性作用和肾缺血均可引起肾小管上皮细胞变性坏死,导致肾损害。也有研究发现雷公藤的肾毒性主要损及肾小管和肾间质,病理上可表现为肾小管、肾间质出现明显的炎症细胞浸润,肾小管上皮明显变性、坏死及萎缩。

雷公藤导致肾损害的分子机制研究证实与过氧化性损伤、诱导凋亡性损伤、肾近曲小管的屏障功能改变有关。对雌性 SD 大鼠按 1mg/kg 腹膜注射雷公藤甲素的动物实验发现,肾脏超氧化物歧化酶(superoxide dismutase,SOD)、谷胱甘肽过氧化物酶(glutathione peroxidase,GSH-Px)活性明显降低,丙二醛(malondialdehyde,MDA)含量明显增加($P<0.05$),提示出现氧化性应激。还发现大鼠肾脏中细胞凋亡相关蛋白 Bax、Bid 和 Bad 蛋白的表达量显著增强($P<0.01$),Bax 与 Bcl-2 蛋白表达量的比值也呈上升趋势;Fas 和 FasL 蛋白表达显著增强,且均与剂量呈正相关($P<0.01$),说明雷公藤可通过激活 Fas/FasL 介导的凋亡途径诱发肾小管上皮细胞凋亡。另一项动物实验通过观察灌胃茶多酚的大鼠肾脏近曲小管的病理学改变,发现近曲小管上皮细胞之间的紧密连接出现变化,近曲小管上皮细胞的标志蛋白定位改变、近曲小管流动相内吞作用减弱,提示雷公藤引起近曲小管损伤。

因此,雷公藤治疗肾脏疾病有效,但其肾毒性也很明显,且治疗量与中毒量接近。临床应用时应定期复查肾功能,一旦发现急性肾损伤,立即停药,并给予对症治疗(补液、抗炎、纠酸、利尿),必要时行血液透析治疗。

(三)生殖系统

雷公藤导致的生殖系统毒性发生于用药 3~210 天,发生率为 17.9%,长期使用雷公藤导致的生殖系统毒性更为严重,生殖系统损害在雷公藤不良反应中最为严重。女性主要表现为月经减少、月经紊乱、闭经、卵巢功能早衰、功能失调性子宫出血、子宫萎缩;实验室检查显示女性子宫小于正常,性激素水平明显降低。男性主要表现为少精、死精、精子活率降低至不育水平,导致生育能力降低、性欲减退等。

雷公藤对雌性生殖系统的主要毒性机制:①通过抑制环磷酸腺苷(cyclic adenosine monophosphate,cAMP)/蛋白激酶 A(protein kinase A,PKA)依赖的雌性激素蛋白激酶合成信号通路、基因的表达和芳香化酶的活性,扰乱正常的生殖内分泌状态导致孕酮和雌二醇水平降低,卵泡刺激素和黄体生成素水平升高;②破坏卵母细胞的质量和存活,进而降低卵母细胞的受精能力和存活率影响小鼠的生殖能力;③促进子宫内膜 *Bax* 基因表达,抑制 *Bcl-2* 基因表达,诱导子宫内膜细胞过度凋亡,抑制性腺功能。

雷公藤导致雄性生殖系统不良反应的可能机制:①干扰支持细胞分泌抑制素 B 的功能,从而影响生殖内分泌功能;②雷公藤总碱能够干扰大鼠睾丸初级精母细胞的 DNA 合成;③使精子产生及功能密切相关的基因 *Here4*、*M14*、*lpo1* 的表达水平降低,影响生精功能;④诱导 *Fasl* 基因和 *Bax* 基因的表达及抑制睾丸组织 NF-κB 的表达,导致睾丸组织凋亡相关基因如 *Wm4*、*c-Jwn* 基因表达上调,促进生精细胞和精子的凋亡,最终导致雄性生殖系统毒性。

雷公藤导致的生殖系统不良反应,一般情况下停用药物即可恢复正常。但长期大剂量使用可导致女性不孕。雷公藤多苷导致的女性生殖系统损害可逆与否与用药的剂量、疗程,患者的年龄有关。因此,育龄期男女要慎用雷公藤多苷制剂。一旦出现不良反应立刻停药,并按需给予雌、孕激素周期治疗,按中医辨证论治的原则周期性选方用药。

(四)血液系统

雷公藤制剂导致血液系统不良事件的发生率平均为 61%;临床表现为白细胞、血小板减少,严重者可致急性再生障碍性贫血、纯红细胞再生障碍性贫血、粒细胞缺乏症、骨髓抑制、类白血病反应等。实验室检查中可见白细胞、红细胞、血小板减少,以粒细胞减少最常见。雷公藤具有骨髓抑制和细胞毒作用,使用雷公藤多苷联合氯沙坦钾治疗老年 IgA 肾病的研究发现,观察组中出现 2 例白细胞减少。使用小剂量泼尼松联合雷公藤多苷治疗老年原发性肾病综合征 20 例,观察组中出现白细胞减少 1 例、血小板减少 1 例。

雷公藤引起血液系统毒性的可能机制:①可使骨髓细胞 G-G1 期阻滞,抑制细胞进入 S 期进行 DNA 合成,从而抑制细胞的分裂增殖;②通过诱导 caspase9 活化,引起级联反应使效应因子 caspase3 活化,启动骨髓细胞的内源性凋亡途径引起细胞凋亡;③使骨髓造血微环境中的细胞因子如粒细胞 - 巨噬细胞集落刺激因子、促红细胞生成素和血小板生成素的含量降低,从而造成血细胞成熟障碍。

发现血液系统不良反应后,停服雷公藤制剂,给予输注新鲜血液、血小板、血细胞等,同时给予糖皮质激素及中药治疗后,大部分患者可恢复。

（五）心血管系统

雷公藤导致心血管系统不良反应的临床表现轻重不一，大多表现为胸闷、心悸、心律失常等，心电图检查可见窦性、频发性期前收缩，部分二联律等，症状较轻的患者及时停药或予对症治疗即可恢复正常。口服大剂量雷公藤的患者可出现心源性休克、中毒性心肌炎、心力衰竭等严重不良反应。值得注意的是，雷公藤导致的心血管不良反应，在早期因血压、心率正常或合并心血管系统的基础疾病，常被患者忽视，但随着损害加重，患者可迅速出现心率加快、血压降低和心功能不全等。雷公藤导致心血管系统不良反应可能的机制：①影响血钾水平，使血钾降低，影响细胞代谢，使心肌结构破坏，导致心电图指标异常，是产生心脏急性毒性的原因之一；②雷公藤甲素引起的过氧化损伤，ROS 的蓄积都能引起线粒体膜去极化，Bas/Bcl-2 比值升高，释放细胞色素 C，激活 caspase3，进而激活心肌细胞的程序性凋亡，引起心脏组织的病理学改变。

使用雷公藤过程中发现心血管系统不良反应后应停用雷公藤，并采取相应的解毒措施。同时，应根据病情给予山莨菪碱、毛花苷 C、利多卡因、阿托品等药物，防止心律失常发作。药物治疗无效，患者反复出现晕厥，可考虑安放人工起搏器。出现心源性休克的患者，应立即抗休克治疗。

（六）皮肤黏膜

雷公藤制剂引起皮肤黏膜损害的发生率约为 10%，可能是药物引起全身综合征的症状之一，也可能是皮肤的局限性反应。皮肤的不良反应多发生在用药后 2~10 天，一般停药后即可恢复，再次服药时症状可再次出现。主要临床表现为色素沉着、皮肤瘙痒、糜烂、溃疡、荨麻疹等，也有固定性药疹、结节性红斑、多形红斑型药疹、口腔黏膜损害伴皮疹脱发、皮肤变应性血管炎等少见皮肤不良反应。

皮肤黏膜不良反应的可能机制为局部刺激试验结果提示雷公藤对完整皮肤和破损皮肤均可造成明显的红斑和水肿，病理组织学检查显示表皮真皮呈炎症反应，提示雷公藤导致的皮肤黏膜不良反应与免疫反应密切相关。药物引起皮肤色素改变和对毛发的影响则与药物毒性及其在体内的蓄积作用有关。

因此，临床应用雷公藤及其制剂要注意个体过敏体质，并注意保护口腔黏膜；长期或大量服用时，应防止蓄积中毒。发生皮肤黏膜不良反应时，应立即停药，并给予抗组胺药、糖皮质激素等抗过敏治疗。

（七）神经系统

研究发现雷公藤口服吸收后可引起神经细胞变性，导致中枢神经系统损伤。主要表现为头晕、乏力、失眠、嗜睡、复视，还可以引起周围神经炎、不宁腿综合征，表现为双下肢及双腿膝关节以下有难以忍受的酸胀麻木感。雷公藤的神经系统不良反应多为个案病例报道，处理上以及时停药和对症治疗为主。

四、不良反应预防

雷公藤的不良反应多数较轻微，为一过性，停药后可以自行恢复，长期大量服用可能导致严重的不良反应，常见的防治方法有以下几点：①严格掌握适应证，注意禁忌证，心、肝、肾功能不全者禁用,妊娠期和哺乳期女性禁用等;②用药前应做好血尿常规、肝、肾功能和心电图检查;③用药初期从小剂量开始,逐渐增加剂量,雷公藤的治疗剂量与中毒剂量接近,应严格控制用药剂量和疗程;④用药期间定期复查血尿常规、肝肾功能和心电图;⑤出现不良反应应及时减量或停药,并予以对症治疗。

(一) 改进服药方法

除制备方法外,遵循医嘱以正确方法服药,还能起一定的增效减毒作用。雷公藤多苷对胃肠刺激较大,可以餐中或餐后服用以减少胃肠道不适,也可在睡前服用。

由于雷公藤的治疗剂量与中毒剂量非常接近,用药剂量也是影响雷公藤毒性与疗效的重要因素。不同入药部位、不同剂型、不同成分及不同年龄都有不同的用量。雷公藤日用量为 $1\sim1.5mg/kg$,当用量增至 $5mg/kg$ 时具轻微毒副作用,用量为 $15mg/kg$ 时,不良反应明显增多。

(二) 中药配伍减毒增效

传统医学中医方剂学的理论认为雷公藤通过与具有不同功效的药物配伍,可制约其毒烈偏颇之性。正如《医学源流论·方药离合论》记载:"圣人为制方,以调剂之,或用以专攻,或用以兼治,或以相辅者,或以相反者,或以相用者,或以相制者。故方之既成,能使药各全其性,亦能使药各失其性。"中医学者据此提出中药复方配伍"异类相制"减毒的假说,并指出"异类相制"配伍减毒的主要方式有气味相制、异效相制和扶正制毒。此外,还有功用相同,相须为用的增效理论。

传统医学认为甘草具有和中缓急、解毒、调和诸药的功效,实验研究表明,雷公藤与甘草配伍减毒增效的可能机制为甘草的主要成分甘草酸铵通过与雷公藤络合的方式降低了雷公藤甲素的最大血药浓度,同时通过缓慢释放雷公藤甲素方式,延长了其作用时间,达到降低毒性增加疗效的目的。

(三) 联用西药减毒增效

来氟米特作为一种常用免疫抑制剂,对类风湿关节炎也有良好疗效,其缺点是起效慢,不良反应较多,患者长期坚持服用较困难。研究发现,将来氟米和雷公藤多苷两者联合使用,可使两者的用量减少,不良反应较少,并能减少促炎性细胞因子的分泌,调节 Th1 和 Th2 细胞的平衡,从而更好地治疗类风湿关节炎。

雷公藤及其提取物均有明显的抗过敏作用,但鉴于其不良反应,应用受到限制。有研究表明雷公藤联合地氯雷他定治疗慢性特发性荨麻疹可以提高药物有效性,降低停药复发可能性,且不良反应轻微。近年来,雷公藤的临床应用及不良反应的研究已经取得了很大进展,随着其临床应用范围的不断拓展,如何增强疗效、降低或避免雷公藤多苷的不良反应依然是临床使用过程中急需解决的问题。雷公藤中的主要有效成分同时也是毒性成分,不同产地的雷公藤药效差异较大。因此,需要深入开展雷公藤活性物质基础和毒性物质基础研究,利用指纹图谱技术积极开展质量和工艺方面的研究,制定科学的雷公藤质量控制标准,优化生产提取纯化工艺,同时结合制剂研究、炮制研究、配伍研究等,增强雷公藤多苷的疗效,减少其不良反应,使雷公藤在临床的应用更加安全、有效、广泛。

(刘文静　孙玉洁　刘宇超　费文敏　白彦萍)

参 考 文 献

［1］张月琴. 雷公藤多苷抗炎作用的研究 [J]. 医药导报, 2012, 31 (3): 295-297.

［2］WANG Q, MENG J, DONG A G, et al. The pharmacological effects and mechanism of tripterygium wilfordii Hook F in central nervous system autoimmunity [J]. J Altern Complement Med, 2016, 22 (7): 496-502.

［3］LI G Q, LIU D, ZHANG Y, et al. Celastrol inhibits lipopolysaccharide-stimulated rheumatoid fibroblast-likesynoviocyte invasion through suppression of TLR4/NF-κB mediated matrix metalloproteinase-9expression [J]. PloS One, 2013, 8 (7): e68905.

［4］ZHAO J X, DI T, T WANG Y, et al. Multi-glycoside of Tripterygium wilfordii Hook. f. ameliorates imiquimod induced skin lesions through a STAT3-dependent mechanism involving the inhibition of Th17-mediated ory responses [J]. Int J Mol Med, 2016, 38 (3): 747-757.

［5］樊磊, 张倩茹, 赵琳妍. 雷公藤多苷对红斑狼疮患者的临床治疗效果及抗氧化能力的影响 [J]. 中国药物与临床, 2019, 19 (3): 432-434.

［6］VONA R, GIOVANNETTI A, GAMBARDELLA L, et al. Oxidative stress in the pathogenesis of systemic scleroderma: an overview [J]. J Cell Mol Med, 2018, 22 (7): 3308-3314.

［7］柳士忠. 复方甘草酸单铵联合雷公藤多苷片治疗寻常型银屑病的临床观察 [J]. 中国现代药物应用, 2014, 8 (1): 138-139.

［8］张敬之. 雷公藤多苷联合红霉素治疗急性滴型银屑病临床观察 [J]. 浙江中西医结合杂志, 2013, 23 (5): 373-374.

［9］RENDON A, SCHÄKEL K. Psoriasis pathogenesis and treatment [J]. Int J Mol Sci, 2019, 20 (6): 1475.

［10］陈晓峰. 复方甘草酸铵联合雷公藤多苷治疗泛发性湿疹 90 例 [J]. 中国中西医结合皮肤性病学杂志, 2010, 9 (4): 231.

［11］PEGO REIGOSA J M, COBO IBÁÑEZ T, CALVO ALÉN J, et al. Efficacy and safety of nonbiologic immunosuppressants in the treatment of nonrenal systemic lupus erythematosus: a systematic review [J]. Arthritis Care Res, 2013, 65 (11): 1775-1785.

［12］刘娟, 骆丹. 系统性红斑狼疮药物治疗的副作用及其预防 [J]. 皮肤科学通报, 2018, 35 (3): 328-334.

［13］李广科, 李娟, 袁耀, 等. 雷公藤多苷联合泼尼松对 SLE 患者 CD4$^+$CD25$^+$T 细胞的影响及其疗效 [J]. 检验医学与临床, 2018, 15 (6): 798-801.

［14］安永涛, 方险峰. 雷公藤多苷联合激素治疗系统性红斑狼疮的效果及其对单核细胞糖皮质激素受体的影响 [J]. 广西医学, 2015, 37 (5): 620-622.

［15］VONA R, GIOVANNETTI A, GAMBARDELLA L, et al. Oxidative stress in the pathogenesis of systemic scleroderma: an overview [J]. J Cell Mol Med, 2018, 22 (7): 3308-3314.

［16］HU S S, HOU Y, WANG Q, et al. Prognostic profile of systemic sclerosis: analysis of the clinical EUSTAR cohort in China [J]. Arthritis Res Ther, 2018, 20 (1): 235.

［17］沈建平, 周敏, 严良斌, 等. 雷公藤多贰治疗麻风结节性红斑的疗效观察 [J]. 皮肤性病诊疗学杂志, 2013, 20 (3): 164-168.

［18］李原丽, 覃筱芸. 雷公藤 294 例不良反应的文献调查与分析 [J]. 山西医药杂志, 2011, 40 (1): 88-90.

［19］SUN F Y, LI W, JING S H. Observation on adverse reactions of tripterygium wilfordii polyglycoside in the treatment of rheumatoid arthritis [J]. Med J Present Clin, 2016, 29 (3): 2214-2215.

［20］石岩硕, 王祁民, 邱学佳, 等. 雷公藤多苷片联合地氯雷他定治疗慢性荨麻疹疗效和安全性的 Meta 分

析 [J]. 中国中药杂志, 2019, 44 (16): 3551-3557.

［21］张玉萌, 朱丽萍. 雷公藤制剂致肝毒性、生殖毒性和血液系统毒性不良反应回顾性分析 [J]. 中国药物应用与监测, 2014, 11 (3): 173-176.

［22］ZHANG J, LIU L, MU X M, et al. Effect of triptolide on estradiol release from cultured rat granulosa cells [J]. Endocr J, 2012, 59 (6): 473-481.

［23］LIU J, JIANG Z Z, LIU L, et al. Triptolide induces adverse effect on reproductive parameters of female Sprague-Dawley rats [J]. Drug Chem Toxicol, 2011, 34 (1): 1-7.

［24］袁玉丽, 周学平. 雷公藤生殖毒性研究进展 [J]. 中华中医药杂志, 2013, 28 (10): 2997-3000.

［25］李志霞, 马冬梅, 杨兴华, 等. 雷公藤用药者血液系统不良事件发生率的 Meta 分析 [J]. 中国中药杂志, 2015, 40 (2): 339-345.

［26］方辉, 张旭环, 张辰颉, 等. 雷公藤多苷联合科素亚对老年 IgA 肾病患者的临床疗效及对 TGF-β1、PAI-1 及 VEGF 表达的影响 [J]. 重庆医学, 2017, 46 (21): 2937-2939.

［27］张秋萍, 田振, 刘志宏, 等. 雷公藤多苷片的抗炎作用及体内药效动力学研究 [J]. 中国实验方剂学杂志, 2012, 18 (6): 122-124.

［28］ZHOU J, XI C, WANG W W, et al. Triptolide-induced oxidative stress involved with Nrf2 contribute to cardiomyocyte apoptosis through mitochondrial dependent pathways [J]. Toxicol Lett, 2014, 230 (3): 454-466.

第十六章

皮肤科少用的传统免疫抑制剂

除了在前面章节详细介绍的皮肤科中常用的免疫抑制剂外,还有一些在风湿免疫科广泛应用、皮肤科应用较少的免疫抑制剂,其中部分药物逐渐有应用于皮肤病治疗的报道,现将其简单归纳介绍。

第一节 哺乳动物雷帕霉素靶蛋白抑制剂

哺乳动物雷帕霉素靶蛋白(mammalian target of rapamycin,mTOR)抑制剂包括西罗莫司(sirolimus)和依维莫司(everolimus)等。其作用机制与钙调磷酸酶抑制剂不同,它可以结合细胞内的 FK 结合蛋白 -12(FK binding protein-12,FKBP-12),产生抑制 mTOR 的活性复合物。mTOR 是参与细胞代谢过程(如细胞生长和增殖、血管生成和代谢)的复杂细胞内信号转导途径的关键组成部分,mTOR 的阻断最终可抑制细胞因子诱导的 T 细胞增殖。

一、西罗莫司

西罗莫司,曾称雷帕霉素(rapamycin),是 mTOR 抑制剂,其结构与他克莫司相似,西罗莫司与细胞内蛋白质 FKBP-12 结合形成免疫抑制复合物,但不抑制钙调磷酸酶,该复合物可抑制 mTOR,从而抑制细胞因子介导的 T 细胞增殖,阻止细胞周期从 G1 到 S 期的发展。西罗莫司可用于治疗某些皮肤病,如部分皮肤肿瘤、银屑病、扁平苔藓、血管异常等,也有报道作为治疗严重难治性化脓性汗腺炎的联合用药。

二、依维莫司

依维莫司也是 mTOR 抑制剂,雷帕霉素的衍生物,是一种大环内酯类免疫抑制剂,具有抗增殖和抗血管生成特性,还可以减小血管平滑肌脂肪瘤患者的脂肪瘤体积。通过与细胞内蛋白 FKBP-12 结合形成抑制 mTOR 激活的复合物,从而减少蛋白质合成和细胞增殖;还通过抑制血管内皮生长因子(vascular endothelial growth factor,VEGF)和低氧诱导因子

（hypoxia-inducible factor，HIF）的表达来减少血管生成。临床应用方面与西罗莫司相似。

第二节　细胞毒性药物

在皮肤科中，细胞毒性药物（cytotoxic agent）被用于治疗严重和 / 或难治性皮肤病。尽管这些药物的治疗潜力很大，但相关的药物毒性也很大。因此，必须谨慎权衡这些药物的治疗效果与不良反应导致的后果。

一、硫鸟嘌呤

硫鸟嘌呤（tioguanine，TG）是硫嘌呤家族的抗代谢药，是鸟嘌呤类似物，通过掺入细胞 DNA 和 RNA 中导致嘌呤核苷酸的合成和代谢受阻，从而产生细胞毒性作用，由此产生的凋亡主要影响活化的 T 淋巴细胞，并且疗效与皮肤病变中实际减少的 T 淋巴细胞计数有关，而与全身淋巴细胞计数无关。在皮肤科中，硫鸟嘌呤主要作为银屑病的三线治疗药物，特别是在顽固性疾病或其他系统治疗禁忌的患者中，还可用于治疗系统性红斑狼疮等。

二、羟基脲

羟基脲（hydroxycarbamide）通过选择性抑制核糖核酸二磷酸还原酶（一种将核苷酸还原为脱氧核苷酸的酶）使细胞周期停止在 G1/S 期而干扰 DNA 的合成，这种酶促抑制作用限制了可用于合成 DNA 的碱基供应，从而导致链断裂和细胞死亡；羟基脲也是一种放射增敏剂，可防止细胞修复紫外线或电离辐射导致的损伤。此外，还可通过低甲基化影响基因的表达，这种作用可能使银屑病皮肤的细胞分化得到改善。羟基脲在具有高增殖指数的细胞中最有效，因为它作用于进入细胞周期 S 期的细胞，并且优先集中在白细胞内。羟基脲已被用于治疗某些形式的转移性黑色素瘤、嗜酸性粒细胞增多症、非黑色素瘤皮肤癌等，但该药物主要作为银屑病的三线治疗药物。

三、苯丁酸氮芥

苯丁酸氮芥（chlorambucil）是氮芥的衍生物，是一种不依赖于细胞周期的烷化剂，通过烷基化和交联 DNA 链而发挥作用。重要的是，苯丁酸氮芥不会引起药物代谢产生丙烯醛，也不会发生出血性膀胱炎。苯丁酸氮芥在皮肤科中可用于渐进性坏死性黄色肉芽肿、天疱疮、坏疽性脓皮病等。

四、美法仑

美法仑（melphalan），又称左旋溶肉瘤素（L-phenylalanine mustard，L-PAM），是二氯甲基二乙胺的衍生物，是一种烷化剂，通过形成碳离子抑制 DNA 和 RNA 的合成；交联 DNA 链；作用于静止和快速分裂的肿瘤细胞。各种治疗形式的美法仑已被用于治疗恶性黑色素瘤或梅克尔细胞癌、渐进性坏死性黄色肉芽肿和某些形式的皮肤淋巴细胞瘤。

五、特立氟胺

特立氟胺（teriflunomide）是来氟米特的主要活性代谢产物，是嘧啶合成抑制剂。它们都可逆地抑制二氢乳清酸脱氢酶，该酶参与嘧啶的合成，最终降低淋巴细胞活化水平，从而具有抗增殖和抗炎作用；并且可能减少中枢神经系统中活化的淋巴细胞数量。特立氟胺主要用于治疗多发性硬化，在皮肤科中有应用于变应性接触性皮炎的报道。

六、长春新碱

长春新碱（vincristine）与微管蛋白结合并抑制微管形成，因此通过破坏有丝分裂纺锤体形成而将细胞停滞在中期（特定于 M 期和 S 期）；还可以通过阻碍谷氨酸的利用干扰核酸和蛋白质的合成。长春新碱对皮肤 B 细胞淋巴瘤疗效较好，对血小板减少性紫癜、晚期皮肤上皮癌有效，还可能成为治疗银屑病有效的药物。

七、阿糖胞苷

阿糖胞苷（cytarabine）是嘧啶类似物，通过载体过程进入细胞，然后转化为其活性化合物三磷酸阿糖胞苷，并被掺入 DNA 中抑制 DNA 合成，药物活性和细胞毒性程度与掺入 DNA 的程度呈线性关系；但其主要作用是抑制 DNA 聚合酶，导致 DNA 合成减少和修复能力降低；阿糖胞苷对细胞周期的 S 期具有特异性（阻止从 G1 到 S 期的进程）。阿糖胞苷有用于青少年系统性黄色肉芽肿的报道。

第三节　其他传统免疫抑制剂

一、富马酸二甲酯

富马酸二甲酯（dimethyl fumarate，DMF）是富马酸的衍生物。研究证明，DMF 及其活性代谢产物富马酸单甲酯可激活核因子 E2 相关因子 2（nuclear factor erythroid 2-related factor 2，Nrf2）转录通路，Nrf2 通路的激活可降低细胞氧化应激，从而减少脱髓鞘，似乎也有助于保护神经细胞避免发生炎症。DMF 在皮肤科中主要用于治疗银屑病。

二、盐酸格拉替雷

格拉替雷（glatiramer acetate，GA）是 4 种氨基酸（L- 谷氨酸、L- 丙氨酸、L- 赖氨酸和 L-酪氨酸）以固定摩尔比组成的聚合物，所得聚合物在抗原上类似于髓鞘碱性蛋白，后者是神经髓鞘的重要组成部分。格拉替雷被认为可诱导和激活对髓磷脂抗原具有特异性的抑制性 T 淋巴细胞，还可能干扰某些与致病性 T 细胞功能相对的免疫细胞的抗原提呈功能。目前格拉替雷可应用于多发性硬化的治疗。

三、脱氧精胍菌素

脱氧精胍菌素（deoxyspergualin，Dsg）是从侧孢芽孢杆菌培养滤液中分离到的精瓜菌素的合成类似物。通过抗增殖作用抑制 IL-2 刺激的 T 细胞从 G0/G1 期到 S 期和 G2/M 期的成熟，表现为较强的免疫抑制作用。Dsg 可用于系统性红斑狼疮、韦格纳肉芽肿病。

（陈平姣　朱慧兰　张锡宝）

参 考 文 献

［1］HALLORAN P F. Sirolimus and cyclosporin for renal transplantation [J]. Lancet, 2000, 356 (9225): 179-180.

［2］LEDUCQ S, GIRAUDEAU B, TAVERNIER E, et al. Topical use of mammalian target of rapamycin inhibitors in dermatology: a systematic review with meta-analysis [J]. J Am Acad Dermatol, 2019, 80 (3): 735-742.

［3］BETTUZZI T, FRUMHOLTZ L, JACHIET M, et al. Sirolimus as combination rescue therapy with tumor necrosis alpha inhibitors for severe, refractory hidradenitis suppurativa [J]. J Am Acad Dermatol, 2020, 83 (5): 1441-1444.

［4］NASHAN B. Review of the proliferation inhibitor everolimus [J]. Expert Opin Investig Drugs, 2002, 11 (12): 1845-1857.

［5］VAN ASSELDONK D P, DE BOER N K, PETERS G J, et al. On therapeutic drug monitoring of thiopurines in inflammatory bowel disease; pharmacology, pharmacogenomics, drug intolerance and clinical relevance [J]. Curr Drug Metab, 2009, 10 (9): 981-997.

［6］PETERS G J. Novel developments in the use of antimetabolites [J]. Nucleosides Nucleotides Nucleic Acids, 2014, 33 (4/6): 358-374.

［7］KELLY J B, 3rd, FOLEY P, STROBER B E. Current and future oral systemic therapies for psoriasis [J]. Dermatol Clin, 2015, 33 (1): 91-109.

［8］BAYOUMY A B, SIMSEK M, SEINEN M L, et al. The continuous rediscovery and the benefit-risk ratio of thioguanine, a comprehensive review [J]. Expert Opin Drug Metab Toxicol, 2020, 16 (2): 111-123.

［9］XU Y J, SINGH A, ALTER G M. Hydroxyurea induces cytokinesis arrest in cells expressing a mutated sterol-14α-demethylase in the ergosterol biosynthesis pathway [J]. Genetics, 2016, 204 (3): 959-973.

［10］MANSFIELD A S, MARKOVIC S N. Novel therapeutics for the treatment of metastatic melanoma [J]. Future Oncol, 2009, 5 (4): 543-557.

［11］CANTISANI C, KISS N, NAQESHBANDI A F, et al. Nonmelanoma skin cancer associated with Hydroxyurea treatment: overview of the literature and our own experience [J]. Dermatol Ther, 2019, 32 (5): e13043.

［12］MIGUEL D, LUKACS J, ILLING T, et al. Treatment of necrobiotic xanthogranuloma-a systematic review [J]. J Eur Acad Dermatol Venereol, 2017, 31 (2): 221-235.

［13］ROSENKRANTZ W S. Pemphigus: current therapy [J]. Vet Dermatol, 2004, 15 (2): 90-98.

［14］WOLLINA U. Clinical management of pyoderma gangrenosum [J]. Am J Clin Dermatol, 2002, 3 (3): 149-158.

［15］ MORENO-RAMIREZ D, DE LA CRUZ-MERINO L, FERRANDIZ L, et al. Isolated limb perfusion for malignant melanoma: systematic review on effectiveness and safety [J]. Oncologist, 2010, 15 (4): 416-427.

［16］ ZEITOUNI N C, GIORDANO C N, KANE J M. In-transit Merkel cell carcinoma treated with isolated limb perfusion or isolated limb infusion: a case series of 12 patients [J]. Dermatol Surg, 2011, 37 (3): 357-364.

［17］ MUSCARDIN L M, PULSONI A, CERRONI L. Primary cutaneous plasmacytoma: report of a case with review of the literature [J]. J Am Acad Dermatol, 2000, 43 (5 Pt 2): 962-965.

［18］ GOLD R, WOLINSKY J S. Pathophysiology of multiple sclerosis and the place of teriflunomide [J]. Acta Neurol Scand, 2011, 124 (2): 75-84.

［19］ REIS J, DUARTE S, SARDOEIRA A, et al. Case report of recalcitrant allergic contact eczema successfully treated with teriflunomide [J]. Dermatol Ther, 2019, 32 (4): e12947.

［20］ MALACHOWSKI S J, SUN J, CHEN P L, et al. Diagnosis and management of cutaneous B-cell lymphomas [J]. Dermatol Clin, 2019, 37 (4): 443-454.

［21］ STIRNEMANN J, KADDOURI N, KHELLAF M, et al. Vincristine efficacy and safety in treating immune thrombocytopenia: a retrospective study of 35 patients [J]. Eur J Haematol, 2016, 96 (3): 269-275.

［22］ SOURA E, CHASAPI V, STRATIGOS A J. Pharmacologic treatment options for advanced epithelial skin cancer [J]. Expert Opin Pharmacother, 2015, 16 (10): 1479-1493.

［23］ WANG T S, TSAI T F. Intralesional therapy for psoriasis [J]. J Dermatolog Treat, 2013, 24 (5): 340-347.

［24］ EMADI A, KARP J E. The clinically relevant pharmacogenomic changes in acute myelogenous leukemia [J]. Pharmacogenomics, 2012, 13 (11): 1257-1269.

［25］ MAINTZ L, WENZEL J, IRNICH M, et al. Successful treatment of systemic juvenile xanthogranulomatosis with cytarabine and 2-chlorodeoxyadenosine: case report and review of the literature [J]. Br J Dermatol, 2017, 176 (2): 481-487.

［26］ MROWIETZ U, BARKER J, BOEHNCKE W H, et al. Clinical use of dimethyl fumarate in moderate-to-severe plaque-type psoriasis: a European expert consensus [J]. J Eur Acad Dermatol Venereol, 2018, 32Suppl 3: 3-14.

［27］ AHARONI R. The mechanism of action of glatiramer acetate in multiple sclerosis and beyond [J]. Autoimmun Rev, 2013, 12 (5): 543-553.

第三部分

新型免疫抑制剂

第十七章

生物制剂概述

　　生物制剂指以各类具有医研价值的碳基生物为原料,利用基因工程、细胞工程、发酵工程等现代生物技术制造,是作为预防、治疗、诊断相应传染病或其他有关疾病的生物制品,包括人用疫苗、人用重组 DNA 蛋白制品、人用重组单克隆抗体制品、微生态活菌制品。生物制剂主要通过刺激机体免疫系统,产生免疫物质,在人体内引起细胞免疫或体液免疫而发挥功效。

　　随着银屑病、特应性皮炎、化脓性汗腺炎、系统性红斑狼疮等皮肤病发病机制研究的不断深入,针对发病环节中一些关键靶点的生物制剂问世,给广大患者提供了安全、高效的治疗手段,重新帮助这些患者树立了战胜疾病的信心。

　　目前认为 IL-23/IL-17A 轴在银屑病发病过程中起主要作用,一系列针对银屑病致病过程中的关键细胞、细胞因子及信号通路的生物制剂相继被研制出来,主要包括 T 细胞活化阻断剂、TNF-α 抑制剂、IL-23 抑制剂、IL-17 抑制剂等,这些生物制剂在临床试验及实际应用中都显示出了特有的疗效。目前对于特应性疾病中 Ⅱ 型免疫效应机制的了解也正日益加深。而其中多种重要的效应分子,包括 IgE、IL-4、IL-5、IL-13 及其各自受体等,已成为目前靶向治疗研究的热点。

　　尽管生物制剂在皮肤病的治疗中具有里程碑的意义,极大地提高了疗效,减少了传统免疫抑制剂的不良反应,但在使用过程中仍然需要注意很多问题,使用前需要做严格的筛查,使用过程中需要定期随访各项实验室指标和临床表现,特别是考虑中国的结核和肝炎患者众多,对结核潜伏感染和肝炎的筛查非常重要,必要时需要预防性抗结核治疗或病毒抑制治疗,以防结核或肝炎病毒的再激活。在生物制剂使用过程中如果在主要终点达不到疗效,需要及时评估,增加药物剂量或降低治疗频率,如果仍然疗效不佳,则需要进行生物制剂的转换治疗。

　　随着原研生物药专利到期及生物技术的不断发展,以原研生物药质量、安全性和有效性为基础的生物类似药应运而生。生物类似药是在质量、安全性和有效性方面与已获准注册的参照药具有相似性的治疗用生物制品。生物类似药有助于提高生物药的可及性和降低价格,满足群众用药需求。

　　20 年来生物制药行业的发展非常迅速,大量的生物制剂被审核、批准用于临床治疗,并取得了令人兴奋的临床疗效,其精准的靶向治疗特点决定了其高效的治疗效能。由于迅速发展的生物制药,大量新的治疗药物进入临床应用,为临床医师治疗疾病提供了更多新的选择,生物制剂的研发速度远超过传统的化学结构药物的研发。大量的新的药物投入临床应用,给广大的临床医师提供了新的选择,及时更新传统的药理学知识,全面、深入了解生物制剂的作用特性、作用机制、药代动力学及药效学特性、不良反应监测及预防,更好地利用生物制剂成为目前广大临床医师面临的新的挑战。为满足这一重要需求,弥补由于生物制剂相关知识发展迅速,新的知识信息繁多且分散的情况,将大量分散、繁乱的生物制剂相关内容进行归纳整理,尽可能为广大临床医师提供便于阅读的工具书。本章就生物制剂的发展与现状,包括作用特性及分类,在皮肤科的应用现状及不良反应进行概括性介绍。尽管笔者试图对生物制剂相关知识与进展作全面、深入地描述,尽可能地充分利用各种检索方法去收集资料,但由于现代生物科技迅猛发展,每天都有大量的知识更新与补充,其中记录的内容仍然存在挂一漏万之嫌。

第一节　生物制剂的作用特点

生物制剂作为精准医疗时代的产物,具有以下作用特点。

1. 生物制剂通常分子量>1 000kD,属于大分子量药物。其化学结构由肽聚合物链组成,该特性常要求皮下或静脉给药,需经历较缓慢的蛋白酶介导的降解作用,因此半衰期较长。

2. 多数传统免疫抑制剂对免疫系统的抑制作用为非选择性,作用靶点不精准,对机体免疫系统影响较大,既抑制异常免疫反应,又抑制正常免疫功能,导致长期使用不良反应较多;而生物制剂作用靶点相对精准,可针对疾病发病环节的关键因子产生效应,在获得令人满意的疗效同时又对其他免疫系统的组织和细胞影响较小。

尽管针对单一细胞因子的生物制剂取得了成功,但使用中有一些限制:①在专利到期后,生产成本仍然很高;②需要注射,如果口服给药,蛋白质会被消化;③在供应过程中需要冷藏链;④具有潜在的免疫原性,容易产生抗药物抗体。

第二节　生物制剂的不良反应

生物制剂常见的不良反应为注射部位反应,包括疼痛、肿胀、瘙痒、红斑和出血等。静脉滴注给药的生物制剂,还有可能出现输液反应,如呼吸困难、面色潮红、头痛和皮疹等。口服给药的生物制剂常见的不良反应为胃肠道反应,包括腹泻、腹痛、胃食管反流、恶心、呕吐、消化不良等。使用生物制剂还有可能引起感染,如肺炎、鼻窦炎、咽炎、鼻咽炎、支气管炎、膀胱炎、皮肤感染等。其他不良反应还包括再次给药后的Ⅳ型超敏反应或迟发性反应(如肌肉痛

和 / 或关节痛伴有发热和 / 或皮疹);抗核抗体或抗双链 DNA 抗体转阳;加重充血性心力衰竭;深静脉血栓形成和肺栓塞;白细胞减少,如中性粒细胞减少和粒细胞缺乏症;贫血;转氨酶升高;末梢神经炎;肿瘤;血脂升高;神经系统疾病,如头痛;抑郁等。

应用生物制剂之前及使用期间应定期询问病史,并进行体格检查,评估患者治疗效果。实验室检查包括血常规(包括白细胞、红细胞、血红蛋白、中性粒细胞计数、淋巴细胞计数、血小板);C 反应蛋白;血生化(包括谷丙转氨酶、谷草转氨酶、总胆红素、碱性磷酸酶、谷氨酰转肽酶、总蛋白、白蛋白、肌酐、尿素氮,以及空腹血糖、钠、钾、氯、钙、磷、镁);尿常规(包括尿比重、pH、尿蛋白、尿糖、尿红细胞、尿白细胞、尿胆原、尿胆红素、尿酮体);凝血功能(包括凝血酶原时间、活化部分凝血活酶时间、凝血酶时间、纤维蛋白原);血清病毒学检查(包括人类免疫缺陷病毒抗体,乙型肝炎表面抗原、表面抗体、E 抗原、E 抗体和核心抗体、丙肝病毒抗体、乙肝病毒 DNA 载量);结核相关检查(结核菌素试验或 γ 干扰素释放试验);梅毒血清学试验(甲苯胺红不加热血清反应素试验、梅毒螺旋体抗体);抗核抗体、抗双链 DNA 抗体;血 / 尿妊娠试验;红细胞沉降率;胸部 X 线检查;心电图检查;其他感染相关指标(内毒素、呼吸道病毒感染等)及肿瘤标志物等。

(胡艺凡 周 静 陆家睛 史玉玲)

参 考 文 献

[1] SHI S J. Biologics: an update and challenge of their pharmacokinetics [J]. Curr Drug Metab, 2014, 15 (3): 271-290.

[2] DI CESARE A, DI MEGLIO P, NESTLE F O. The IL-23/Th17 axis in the immunopathogenesis of psoriasis [J]. J Invest Dermatol, 2009, 129 (6): 1339-1350.

[3] 李红, 周澜华. 银屑病的生物治疗新进展 [J]. 中国皮肤性病学杂志, 2010, 24 (9): 3.

[4] NESBITT A, FOSSATI G, BERGIN M, et al. Mechanism of action of certolizumab pegol (CDP870): in vitro comparison with other anti-tumor necrosis factor alpha agents [J]. Inflamm Bowel Dis, 2007, 13 (11): 1323-1332.

[5] FRIEDER J, KIVELEVITCH D, MENTER A. Secukinumab: a review of the anti-IL-17A biologic for the treatment of psoriasis [J]. Ther Adv Chronic Dis, 2018, 9 (1): 5-21.

[6] BLEGVAD C, SKOV L, ZACHARIAE C. Ixekizumab for the treatment of psoriasis: an update on new data since first approval [J]. Expert Rev Clin Immunol, 2019, 15 (2): 111-121.

[7] FARAHNIK B, BEROUKHIM K, ABROUK M, et al. Brodalumab for the treatment of psoriasis: a review of phase Ⅲ Trials [J]. Dermatol Ther (Heidelb), 2016, 6 (2): 111-124.

[8] GLATT S, BAETEN D, BAKER T, et al. Dual IL-17A and IL-17F neutralisation by bimekizumab in psoriatic arthritis: evidence from preclinical experiments and a randomised placebo-controlled clinical trial that IL-17F contributes to human chronic tissue inflammation [J]. Ann Rheum Dis, 2018, 77 (4): 523-532.

[9] NATSIS N E, GOTTLIEB A B. Bimekizumab for the treatment of psoriatic disease [J]. Expert Opin Biol Ther, 2018, 18 (12): 1193-1197.

［10］ THIBODAUX R J, TRICHE M W, ESPINOZA L R. Ustekinumab for the treatment of psoriasis and psoriatic arthritis: a drug evaluation and literature review [J]. Expert Opin Biol Ther, 2018, 18 (7): 821-827.

［11］ PUIG L. The role of IL 23 in the treatment of psoriasis [J]. Expert Rev Clin Immunol, 2017, 13 (6): 525-534.

［12］ DONG J, GOLDENBERG G. New biologics in psoriasis: an update on IL-23 and IL-17 inhibitors [J]. Cutis, 2017, 99 (2): 123-127.

［13］ HAUGH I M, PRESTON A K, KIVELEVITCH D N, et al. Risankizumab: an anti-IL-23 antibody for the treatment of psoriasis [J]. Drug Des Devel Ther, 2018, 12: 3879-3883.

［14］ BLECH M, PETER D, FISCHER P, et al. One target-two different binding modes: structural insights into gevokizumab and canakinumab interactions to interleukin-1β [J]. J Mol Biol, 2013, 425 (1): 94-111.

［15］ ABULAYHA A, BREDAN A, EL ENSHASY H, et al. Rituximab: modes of action, remaining dispute and future perspective [J]. Future Oncol, 2014, 10 (15): 2481-2492.

［16］ BRONCKERS I M, PALLER A S, VAN GEEL M J, et al. Psoriasis in children and adolescents: diagnosis, management and comorbidities [J]. Paediatr Drugs, 2015, 17 (5): 373-384.

［17］ GISONDI P, GEAT D, PIZZOLATO M, et al. State of the art and pharmacological pipeline of biologics for chronic plaque psoriasis [J]. Curr Opin Pharmacol, 2019, 46 (6): 90-99.

［18］ SANFORD M, MCKEAGE K. Secukinumab: first global approval [J]. Drugs, 2015, 75 (3): 329-338.

［19］ SHELTON S K, BAI S R, JORDAN J K, et al. Ixekizumab: a review of its use for the management of moderate to severe plaque psoriasis [J]. Ann Pharmacother, 2019, 53 (3): 276-284.

［20］ LANGLEY R G, RICH P, MENTER A, et al. Improvement of scalp and nail lesions with ixekizumab in a phase 2 trial in patients with chronic plaque psoriasis [J]. J Eur Acad Dermatol Venereol, 2015, 29 (9): 1763-1770.

［21］ SYED Y Y. Ixekizumab: a review in moderate to severe plaque psoriasis [J]. Am J Clin Dermatol, 2017, 18 (1): 147-158.

［22］ GREIG S L. Brodalumab: first global approval [J]. Drugs, 2016, 76 (14): 1403-1412.

第十八章

肿瘤坏死因子-α抑制剂

第一节 概　述

肿瘤坏死因子(tumor necrosis factor,TNF)家族包括TNF-α和TNF-β,其中TNF-α的生物活性占TNF总活性的50%以上,故目前所说的TNF大多指TNF-α。TNF-α作为一个促炎性细胞因子,其介导的免疫反应在众多自身免疫性疾病,如类风湿关节炎、炎性肠病、强直性脊柱炎和银屑病的发病中均发挥重要作用。

人体内的多种细胞均具有产生和释放TNF-α的能力,如巨噬细胞、中性粒细胞、活化的淋巴细胞、血管内皮细胞和其他细胞。尽管TNF-α来源广泛,其主要来源还是活化的巨噬细胞和T淋巴细胞。

TNF-α通过与细胞膜上的相应受体TNF-R结合而发挥其多种生物学功能。TNF-α包括p55和p75两个受体,p55受体又称TNF-RⅠ,p75受体又称TNF-RⅡ。其中TNF-RⅠ被广泛表达,而TNF-RⅡ主要由免疫细胞和内皮细胞表达。TNF-RⅠ能够激活NF-κB信号通路、促进T细胞增殖、产生Th1细胞因子。TNF-RⅡ能够介导细胞对TNF-α产生不同作用,如朗格汉斯细胞向淋巴结迁移,以及T细胞增殖和细胞因子的产生等。TNF-RⅠ细胞质尾部存在关键的死亡结构域,而TNF-RⅡ无此区域。TNF-RⅠ和TNF-RⅡ均可以激活炎症信号,但是这两类受体存在于不同细胞表面的相对密度具有较大差异,从而使TNF对各种细胞的作用不同,由此表现为功能的多样性。

TNF-α是机体重要的促炎性细胞因子之一,可引起白细胞增多,内皮细胞黏附性增强,是中性粒细胞功能的启动因子,还可促进其他细胞因子,特别是急性期反应物的产生。在正常情况下机体中TNF-α的表达水平是很低的,然而当其浓度病理性升高时,过量的TNF-α则会破坏机体免疫平衡,促进炎症发生,造成组织器官病理性损伤。

TNF-α可刺激角质形成细胞与内皮细胞产生细胞间黏附分子1(intercellular adhesion molecule 1,ICAM-1),ICAM-1是一种淋巴细胞功能相关抗原1(lymphocyte function-associated antigen-1,LFA-1)配体,该配体与T细胞表达的细胞表面抗原结合,从而使T细胞与角质形成细胞、内皮细胞相互作用。TNF-α 还可促进 IL-1、IL-6、IL-8 和 NF-κB 的产生。这些促炎性细胞因子可通过刺激 T 细胞和角质形成细胞而合成,从而在银屑病发病过程中发挥作用。

在临床中 TNF-α 抑制剂能够抑制这类细胞因子而发挥抗炎及免疫抑制作用。目前获批的 TNF-α 抑制剂包括依那西普、英夫利西单抗、阿达木单抗、培塞利珠单抗和戈利木单抗。其中,依那西普、英夫利西单抗、阿达木单抗、培塞利珠单抗获批用于中重度斑块状银屑病和关节病性银屑病的治疗,戈利木单抗获批用于关节病性银屑病的治疗,阿达木单抗还获批可用于治疗化脓性汗腺炎。

第二节　作 用 机 制

一、依那西普

依那西普(etanercept)是重组人型肿瘤坏死因子受体-抗体融合蛋白(rhTNFR：Fc),是由重组 DNA 技术生产的,其作为一种 TNF-α 抑制剂,主要作用机制是通过与血中的 TNF-α 竞争性结合,阻断 TNF-α 和细胞表面的 TNF-α 受体结合,从而降低其活性达到减轻炎症反应的目的,进而改善银屑病患者的症状和体征。

二、英夫利西单抗

英夫利西单抗(infliximab)为第一个用于银屑病生物治疗的 TNF-α 单克隆抗体,其分子结构是由鼠源性可变区 Fab 段与人类 IgG 的 Fc 段及 κ 链恒定区偶联而成的人鼠嵌合抗体,能与可溶性及细胞膜表面的 TNF-α 结合,阻断 TNF-α 与细胞表面的 TNF-R I 和 TNF-R II 结合,甚至还能结合与受体已经结合的 TNF-α,使 TNF-α 丧失生物活性,减轻炎症反应,从而改善银屑病患者的症状和体征。

三、阿达木单抗

阿达木单抗(adalimumab)是由人单克隆 D2E7 重链和轻链经二硫键结合构成的二聚物,其作为 TNF-α 的全人源性单克隆抗体,主要作用机制是与血中的 TNF-α 竞争性结合,并阻断其与细胞表面 TNF-R I 和 TNF-R II 的相互作用,从而降低其活性。另外,本药物还可对由 TNF 诱导或调节的生物应答起调控作用,使造成白细胞位移的黏附分子的水平发生改变,从而改善银屑病患者的症状和体征。

四、培塞利珠单抗

培塞利珠单抗(certolizumab)是一种人源化抗体 Fab′ 片段。与其他 TNF-α 抑制剂一样,培塞利珠单抗能够结合并中和可溶性和膜 TNF-α,并通过阻断与细胞表面 TNF-α 受体的相互作用来中和它们的生物活性,从而降低其活性达到减轻炎症反应的目的,进而改善斑块状银屑病和活动性关节病性银屑病患者的关节症状和皮肤损害。由于缺乏 Fc 片段,培塞利珠单抗不诱导任何 Fc 受体介导的免疫效应,如补体依赖的细胞毒性或抗体依赖性细胞介导的细胞毒作用。

五、戈利木单抗

戈利木单抗(golimumab)是一种人 IgG1 单克隆抗体,其主要作用机制为特异性结合可溶性和 TNF-α,并通过阻断与细胞表面 TNF-α 受体的相互作用来中和它们的生物活性,从而降低其活性达到减轻炎症反应的目的,进而改善活动性关节病性银屑病患者的关节症状和皮肤损害。

第三节　临床应用

一、依那西普

(一) 获批的适应证

依那西普于 2002 年获美国 FDA 批准治疗关节病性银屑病,2004 年 9 月获美国 FDA 批准用于治疗成人中重度斑块状银屑病。其生物类似物注射用重组人 Ⅱ 型肿瘤坏死因子受体 - 抗体融合蛋白也于 2007 年获得中国国家食品药品监督管理局批准用于治疗成人中重度斑块状银屑病,是中国第一个上市的 TNF-α 抑制剂。

依那西普主要适用于需系统治疗且对阿维 A、甲氨蝶呤、环孢素或光化学疗法等其他系统治疗无效、禁忌或耐受的中重度斑块状银屑病患者,以及对传统免疫抑制剂治疗无效、禁忌或耐受的关节病性银屑病患者。一般来说,PASI 评分 ≥ 10 分,且皮损体表面积(body surface area,BSA)≥ 10%。

除中重度斑块状银屑病和关节病性银屑病外,依那西普获批的适应证还包括类风湿关节炎、幼年特发性关节炎和强直性脊柱炎。

(二) 禁忌证

依那西普或其中成分过敏者;脓毒血症或存在脓毒血症风险的患者;包括慢性或局部感染在内的严重活动性感染的患者;有活动性结核病史或近期与活动性结核患者密切接触者;严重的未控制的心血管、肝脏、肺和肾疾病,其他自身免疫性疾病,恶性肿瘤(除外皮肤基底细胞癌、已经治疗且至少有 10 年缓解期的肿瘤)的患者;HIV 感染的患者不宜使用依那西普治疗。

目前尚未开展妊娠期女性使用依那西普的研究,因此妊娠期女性使用依那西普的安全性尚不明确。在大鼠和家兔中进行的发育毒性研究未发现依那西普对胚胎的损害。还没有关于依那西普的围生期和产后毒性,以及依那西普对生育力和生殖能力的影响的临床前数据,且动物的生殖研究并不能很好地预示在人体中的结果。因此,不推荐妊娠期女性使用依那西普,建议育龄期女性在依那西普治疗期间不要妊娠。

目前尚未明确哺乳期女性使用依那西普的安全性,尚不明确依那西普是否通过人的乳汁分泌。皮下注射给予哺乳期大鼠后,依那西普可以通过乳汁排泄,且可以在胎仔血清中检测到依那西普。许多药物和免疫球蛋白可由人乳汁分泌,因此哺乳期女性需考虑是否停止哺乳或停用依那西普。

依那西普治疗过程中严禁使用活疫苗。尚无接受依那西普治疗的患者由于接受活疫苗而发生二次传播感染的资料。一项双盲、安慰剂随机对照临床试验显示,184 例成年关节病性银屑病患者在第 4 周接受了多价肺炎球菌多糖疫苗,多数接受依那西普治疗的关节病性银屑病患者能对肺炎球菌多糖疫苗产生有效的 B 细胞免疫应答,但是与未接受依那西普治疗的患者比较,总效价略低,除了少数患者效价增加了 2 倍,但其临床意义尚不明确。

(三) 治疗银屑病的用法及用量

依那西普治疗中重度斑块状银屑病的推荐剂量为 25mg 或 50mg,每周 2 次,12 周后给予维持剂量 50mg 每周 1 次,通过皮下注射给药。依那西普在欧洲被批准用于治疗 6 岁以上的重度斑块状银屑病。美国报道儿童(4~17 岁)用药剂量为每周 0.8mg/kg,最高不超过50mg。一般于给药后 4~8 周起效,治疗停止后病情仍有继续改善的可能。

(四) 治疗银屑病的临床疗效

依那西普治疗中重度斑块状银屑病具有良好的疗效。国外的 III 期临床试验结果表明,使用依那西普 50mg,每周 2 次,治疗 12 周后,约 48% 的患者能达到 PASI75,显著优于安慰剂组。国内的 III 期临床试验结果表明,使用依那西普 50mg,每周 2 次,治疗 12 周后,依那西普组患者 PASI75 应答率为 83.33%,而甲氨蝶呤组仅为 48.48%,依那西普组疗效显著优于甲氨蝶呤组,并且依那西普组的不良反应发生与甲氨蝶呤组无明显差异。

(五) 其他皮肤科临床应用

有研究发现依那西普 50mg 隔周 1 次治疗泛发性脓疱型银屑病(generalized pustular psoriasis,GPP)有效,连续使用该剂量治疗 24 周的患者即使在剂量降低至 25mg 后,也能在48 周内稳定地维持疗效,证明依那西普对 GPP 患者有良好快速且较为持久的疗效。一系列病例报道显示,不论 GPP 患者是否存在 *IL-36RN* 基因突变,依那西普治疗均有效,且 50mg每周 2 次的剂量频率更为迅速有效。有研究比较了依那西普、英夫利西单抗和阿达木单抗等生物制剂治疗儿童 GPP 的疗效和安全性,认为依那西普可作为治疗儿童 GPP 的一线生物制剂。

依那西普还可用于治疗连续性肢端皮炎。1 例 61 岁的连续性肢端皮炎患者在接受依那西普 100mg 隔周 1 次治疗后,病情得到明显控制,但当剂量减少至 50mg 隔周 1 次时,病情复发。1 例 71 岁的连续性肢端皮炎患者服用依那西普 50mg 每周 2 次后临床症状有所改善,但降低剂量至 25mg 每周 2 次后皮损复发。因此,在连续性肢端皮炎的治疗中,患者对依那西普治疗的反应可能存在剂量依赖。

数个使用依那西普治疗化脓性汗腺炎的临床试验显示了不同的结果。一项双盲安慰剂对照试验纳入了 20 例中重度化脓性汗腺炎患者,患者每周 1 次接受 50mg 依那西普或安慰剂治疗,持续 12 周,之后所有患者进入每周 2 次 50mg 依那西普的 12 周开放标签治疗期。在第 12 周和第 24 周评估的任何临床终点,差异均无统计学意义。因此,目前暂无可靠证据支撑依那西普可用于治疗化脓性汗腺炎。

二、英夫利西单抗

(一) 获批的适应证

英夫利西单抗 1998 年 5 月在美国上市,被美国 FDA 首次批准用于治疗克罗恩病,2005 年美国 FDA 批准用于关节病性银屑病,2006 年后又陆续被批准用于斑块状银屑病、类风湿关节炎、强直性脊柱炎等。2007 年 9 月英夫利西单抗获准在中国上市,2013 年批准用于银屑病的治疗。

英夫利西单抗主要适用于需系统治疗且对阿维 A、甲氨蝶呤、环孢素或光化学疗法等其他系统治疗无效、禁忌或耐受的中重度斑块状银屑病患者,以及对传统免疫抑制剂治疗无效、禁忌或耐受的关节病性银屑病患者。一般来说,患者的 PASI>20 分或皮肤病生活质量指数(dermatology life quality index,DLQI)>18 分。

长期应用英夫利西单抗治疗(10 周以上)仅适用于在 10 周内接受英夫利西单抗治疗 PASI75 或 PASI50,DLQI 减少 5 分的患者。

除中重度斑块状银屑病和关节病性银屑病以外,英夫利西单抗获批的适应证还包括克罗恩病、溃疡性结肠炎、类风湿关节炎和强直性脊柱炎。

(二) 禁忌证

英夫利西单抗的禁忌证包括有结核及其他严重感染(如败血症、脓肿和机会性感染)、充血性心力衰竭、重要脏器衰竭、神经脱髓鞘疾病、恶性肿瘤、对该药物或其他成分(如鼠蛋白成分)过敏者。

建议患者在开始英夫利西单抗治疗之前,与目前的疫苗接种指南一致,使所有的疫苗及时更新。与其他生物制剂相似,使用英夫利西单抗的患者可以同时接种灭活疫苗,不能接种活疫苗。在接受该药物研究的 90 例成年类风湿关节炎患者中,每个治疗组〔甲氨蝶呤:安慰剂($n=17$)、英夫利西单抗 3mg/kg($n=27$)或英夫利西单抗 6mg/kg($n=46$)〕的患者中,对多价肺炎球菌疫苗的效价增加了 2 倍,表明该药物未干扰 T 细胞非依赖性体液免疫反应。然而,关于类风湿关节炎、银屑病、克罗恩病的研究表明,在接受 TNF-α 抑制剂治疗期间的患者若同时接受非活疫苗接种,其免疫反应可能较未接受 TNF-α 抑制剂治疗的患者的免疫反应差。

(三) 治疗银屑病的用法及用量

英夫利西单抗治疗斑块状银屑病的给药方式为静脉输液,剂量为 5mg/kg,分别在 0、2、6 周给药,此后每 8 周给药 1 次。一般于给药 2 周后即可出现疗效,通常于第 10 周时达到最佳疗效。治疗第 10 周时,75.5%~88% 的患者达到 PASI75 的疗效。如果在用药后第 10 周,病情改善未达到有效指标,或在治疗过程中出现严重不良反应(如需要抗生素治疗的感染)、妊娠或手术等情况应停止用药。英夫利西单抗治疗关节病性银屑病的用药方法同斑块状银屑病。如果在用药后第 14 周,病情改善未达到有效指标,或在治疗过程中出现严重不良反应、妊娠或手术等情况应停止用药。

(四)治疗银屑病的临床疗效

大规模Ⅱ期和Ⅲ期临床研究数据均证实,英夫利西单抗在 10 周内可显著改善患者的 PASI;中国Ⅲ期临床研究表明,应用英夫利西单抗治疗斑块状银屑病在第 10 周 PASI50、PASI5 和 PASI0 分别达到 94.0%、81.0% 和 57.1%,显示出良好的疗效。EXPRESS 研究显示,应用英夫利西单抗 0~50 周持续显著改善患者的病情。英夫利西单抗在维持治疗 1 年后达到 PASI75 和 PASI90 的患者仍有较高比例,提示英夫利西单抗对中、重度斑块状银屑病长期治疗效果显著。部分患者随着治疗时间的延长,可能会产生抗 - 抗体,导致其有效性减弱。英夫利西单抗与甲氨蝶呤联合应用可明显降低产生抗 - 抗体的风险,可以提高疗效,延长维持有效治疗的时间。

英夫利西单抗治疗关节病性银屑病,58% 的患者于第 14 周达到美国风湿病学会(American College of Rheumatology,ACR)评分标准 20% 的改善,第 6 个月时达到 ACR20、ACR50、ACR70 的患者比例分别为 54%、42% 和 27%,同时 Sharp 评分提示关节病变的影像学进展得到抑制。随访观察发现,这些改善可持续长达 1 年。

(五)英夫利西单抗的皮肤科其他应用

英夫利西单抗治疗 GPP 的疗效目前已得到广泛认可,即使是较为严重的 GPP 患者,用药后也能快速缓解症状。Adachi 等报道成功使用英夫利西单抗治疗了 1 例妊娠期 GPP 加重的病例。Sugiura 等报道使用英夫利西单抗成功治疗 1 对伴有 *IL-36RN* 基因缺陷的 GPP 兄妹患者。也有研究认为,英夫利西单抗可以作为治疗儿童 GPP 的一线药物。然而,英夫利西单抗治疗青少年 GPP 的最佳治疗疗程及安全性缺乏相关数据,长期使用可能会导致严重的并发症,因此建议短期应用英夫利西单抗治疗可作为替代传统治疗难治性急性青少年 GPP 的一种选择。

英夫利西单抗还可用于治疗系统性红斑狼疮(systemic lupus erythematosus,SLE)。一项随机对照试验肯定了英夫利西单抗对 SLE 的治疗效果和安全性,对 9 例活动性 SLE 患者在原有传统药物治疗基础上加用英夫利西单抗(3mg/kg,共给药 5 次)。治疗后疾病活动性评分明显降低,与对照组比较有统计学差异,但脏器损害未见明显改善。抗心磷脂抗体和抗 β2GP1 抗体阴性患者在应用英夫利西单抗后,抗体(IgG、IgM 和 IgA)也未变为阳性。

已经报道英夫利西单抗在对阿达木单抗耐受的化脓性汗腺炎患者中的使用,给药剂量为第 0、2、6 周静脉输注 5mg/kg,之后每 8 周 1 次。在一项Ⅱ期随机双盲临床试验中,接受英夫利西单抗治疗的中重度患者严重度评分降低 50%,高于安慰剂组。8 周治疗后,英夫利西单抗组的平均 DLQI 变化和 PGA 平均得分明显高于安慰剂组。无意外事件且大多不良反应为轻度。在另一项评估英夫利西单抗疗效的研究中,3 例患者在 2 年内未复发,而其余 7 例患者复发的平均时间为 8.5 个月(4.3~13.4 个月)。

有病例报道证实英夫利西单抗治疗与坏疽性脓皮病、痤疮、克罗恩病和系统性淀粉样变性有关的化脓性汗腺炎有效。

三、阿达木单抗

(一) 获批的适应证

阿达木单抗最初于 2002 年 12 月被美国 FDA 批准用于治疗中、重度类风湿关节炎,随后的临床试验又证实阿达木单抗治疗其他自身免疫疾病有效,因此美国和欧盟陆续批准阿达木单抗治疗关节病性银屑病、强直性脊柱炎、重度克罗恩、重度斑块状银屑病和重度多关节型幼年特发性关节炎等 7 种适应证。该药于 2015 年获得 EMA 的批准,可作为不适合进行局部治疗和光疗或治疗效果欠佳的重度慢性斑块状银屑病儿童(4 岁以上)以及青少年患者的一线疗法。在中国,阿达木单抗分别于 2010 年、2013 年、2017 年被批准用于类风湿关节炎、强直性脊柱炎和中重度斑块状银屑病。2015 年,阿达木单抗成为美国 FDA 批准的第 1 个治疗中重度化脓性汗腺炎的生物制剂,也是目前唯一获批治疗化脓性汗腺炎的生物制剂。

阿达木单抗在银屑病治疗中主要适用于需要进行系统治疗或光疗,并且对其他系统治疗(包括阿维 A、环孢素、甲氨蝶呤或光化学疗法)不敏感或具有禁忌证,或不能耐受的成年中重度慢性斑块状银屑病及活动性斑块状银屑病患者。

阿达木单抗还适用于治疗 4 岁以上对其他系统治疗不敏感的儿童和青少年的严重慢性斑块状银屑病患者。

(二) 禁忌证

对阿达木单抗或抑制剂中其他成分过敏者,活动性结核或者其他严重的感染疾病,如败血症和机会性感染等,中至重度心力衰竭[纽约心脏协会(New York Heart Association,NYHA)分类Ⅲ/Ⅳ级]的患者不宜使用阿达木单抗治疗。

目前尚未开展妊娠期女性使用阿达木单抗的研究,因此妊娠期女性使用阿达木单抗的安全性尚不明确。在短尾猴胚胎发育的围生期发育毒性研究中,阿达木单抗剂量达到 30mg/kg 和 100mg/kg(每组 9~17 只猴)时,没有对胚胎造成危害。但动物的生殖研究并不能很好预示在人体中的结果。因此,不提倡妊娠期女性使用阿达木单抗。

应用阿达木单抗前应排除急性感染、结核病、获得性免疫缺陷综合征和病毒性肝炎。使用药物期间必须确保患者避孕,治疗期间应监测感染,应告知患者使用该药物时发生严重感染,应停止治疗,至少暂时停止治疗。9% 的患者在治疗期间产生针对阿达木单抗的抗体。

阿达木单抗与中枢神经系统脱髓鞘疾病的发生有关,包括多发性硬化和视神经炎,以及周围神经脱髓鞘疾病,包括吉兰-巴雷综合征(Guillain-Barré syndrome)。若患者出现这些疾病,则应考虑停用阿达木单抗。有研究表明中间葡萄膜炎与中枢神经系统脱髓鞘疾病之间有联系,因此非感染性中间葡萄膜炎患者在开始治疗前应进行神经病学评估,并在治疗期间定期评估是否存在或发展为中枢神经系统脱髓鞘疾病。

在临床试验中,与阿达木单抗相关的严重过敏反应是罕见的。如果出现过敏反应,应立即停止使用阿达木单抗并给予适当治疗。

用阿达木单抗或安慰剂治疗 226 例类风湿关节炎的成年受试者的研究表明,观察到对肺炎球菌疫苗和三价流感减毒活疫苗接种的类似抗体应答。目前没有关于接受阿达木单抗的患者接种活疫苗的二次传播数据,但患者在接受阿达木单抗治疗的同时可接种非活疫苗。在母亲妊娠期间最后一次注射后的 5 个月内,不建议在宫内接触阿达木单抗的婴儿接种活疫苗(如卡介苗)。

(三)治疗银屑病的用法及用量

阿达木单抗对于成年患者的推荐初始剂量 80mg 皮下注射,然后在第 2 周及以后每 2 周皮下注射 40mg。在此期间疗效不佳的患者,应考虑超过 16 周的持续治疗。超过 16 周后依旧对本品效果欠佳的患者可增加本品剂量为每周 40mg 或每隔 1 周 80mg。若患者对每周 40mg 或每隔 1 周 80mg 疗效尚可,则随后剂量可以每隔 1 周减量直至 40mg。4~17 岁的慢性斑块状银屑病患者,皮下注射给药的剂量根据体重不同也不相同。体重 15~30kg 的小儿患者,推荐的初始计量为 20mg,然后在初始剂量后 1 周开始每隔 1 周给予 20mg;体重>30kg 的小儿及青年患者,推荐初始剂量为 40mg,然后在初始剂量后 1 周开始每隔 1 周皮下注射 40mg。

(四)治疗银屑病的临床疗效

一项大型(n =1 212)随机对照Ⅲ期临床试验(REVEAL 试验)显示,中重度银屑病患者经阿达木单抗治疗 16 周后,71% 的试验组患者皮损达到或超过 PASI75 改善,而安慰剂对照组为 7%。Gordon 等在此后对参加 REVEAL 试验的患者继续进行了为期 3 年的阿达木单抗治疗,结果显示在最初 33 周达到持续 PASI75 缓解的患者长期使用阿达木单抗的治疗反应最好,而且能维持在最稳定且最佳反应状态,部分患者甚至可达到 PASI100。一项旨在比较生物制剂治疗全身性银屑病长期疗效的回顾性分析,共纳入从 PubMed 上搜索的关于治疗银屑病长期应答的 13 项研究,其中长期疗效数据为 24~244 周,短期疗效通常为 10~16 周应答。研究采用不同方法计算维持有效应答的情况,结果显示,在早期应答后维持治疗 1 年的患者中,维持应答率最好的是阿达木单抗(95.2%)。

(五)其他皮肤科临床应用

阿达木单抗治疗化脓性汗腺炎时为皮下注射给药,初始剂量为 160mg,随后 2 周 80mg,此后 40mg 每周 1 次维持剂量。在 2012 年进行的Ⅱ期临床试验首次证明,每周接受阿达木单抗治疗的患者,达到 PGA 的主要临床终点比例,比安慰剂组和隔周用药组更高(17.6% *vs.* 9.6% *vs.* 3.9%)。在随后涉及共 633 例中重度患者的 PIONEER 试验中,与安慰剂组相比,阿达木单抗治疗 12 周的患者临床应答的比例明显更高,观察到的大多数不良事件是轻度或中等。一项研究显示,阿达木单抗治疗化脓性汗腺炎没有新的安全隐患。目前有多项临床试验评估阿达木单抗治疗化脓性汗腺炎的安全性和有效性(NCT02896920、NCT02786576、NCT02904902)已完成,结果已发布。

由于阿达木单抗比英夫利西单抗更能抵抗自身抗体的形成,有报道证明,阿达木单抗可用于治疗英夫利西单抗治疗继发性失效的 GPP 患者。一项多中心、开放性的Ⅲ期临床试验观察阿达木单抗治疗 GPP 的疗效和安全性,结果发现给予阿达木单抗起始剂量 80mg,随后隔周给予 40mg,患者的有效性和耐受性高达 52 周。然而,在治疗中有 9 例患者出现一个或多个不良事件,最常见的不良事件包括鼻咽炎、瘙痒和低蛋白血症,整体评估表明阿达木单抗治疗 GPP 是相对安全的。有研究证明,阿达木单抗可能可作为儿童 GPP 的一线药物。

四、培塞利珠单抗

(一) 获批的适应证

2009 年,培塞利珠单抗在欧洲被批准可以用于治疗关节病性银屑病。2013 年,美国 FDA 批准培塞利珠单抗可以用于治疗关节病性银屑病。在 2018 年 5 月,该药物被批准用于治疗斑块状银屑病。

培塞利珠单抗主要适用于抗风湿药、非甾体抗炎药治疗无效的活动性关节病性银屑病患者及对阿维 A、甲氨蝶呤、环孢素或光化学疗法等其他系统治疗无效、禁忌或耐受的中重度斑块状银屑病患者。活动性关节病性银屑病患者指患者存在至少 3 个关节肿胀和 3 个关节触痛,血清类风湿因子阴性,且有直径>2cm 的银屑病皮损。培塞利珠单抗的适应证还包括克罗恩病、类风湿关节炎和活动性强直性脊柱炎。

(二) 禁忌证

培塞利珠单抗或其中成分过敏者;脓毒血症患者或存在脓毒血症风险的患者;包括慢性或局部感染在内的严重活动性感染的患者;有活动性结核病史或近期与活动性结核病患者密切接触者;严重的未控制的心血管、肝脏、肺和肾疾病,其他自身免疫性疾病,恶性肿瘤(除外皮肤基底细胞癌、已经治疗且至少有 10 年缓解期的肿瘤)的患者;HIV 感染的患者不宜使用培塞利珠单抗。

目前尚未开展妊娠期女性使用培塞利珠单抗的研究,因此妊娠期女性使用培塞利珠单抗的安全性尚不明确。由于培塞利珠单抗是抗 TNF-α 单克隆抗体的 Fab' 片段(缺乏 Fc 区),其交叉胎盘转移不同于其他 TNF-α 抑制剂的交叉胎盘转移。因为它不是通过胎盘主动运输,所以胎儿的浓度预计会更低,在妊娠期间使用培塞利珠单抗可能比目前可用的其他 TNF-α 抑制剂更安全。一项对 UCB Pharma 全球安全性数据库进行的回顾性分析表明,在 538 例确认妊娠期女性中,459 例活产、47 例自发性流产、27 例选择终止妊娠、5 例死产。在母亲培塞利珠单抗暴露的 459 例活产婴儿中,8 例有先天性畸形。与一般人群相比,妊娠结局分析并未表明培塞利珠单抗的致畸作用,也未表明胎儿死亡风险增高。

培塞利珠单抗是否通过人的乳汁分泌尚不明确,许多药物和免疫球蛋白可由人乳汁分泌,因此哺乳期女性需考虑是否停止哺乳或停用培塞利珠单抗。

培塞利珠单抗治疗过程中严禁使用活疫苗。目前尚无接受培塞利珠单抗治疗的患者由于接受活疫苗而发生二次传播感染的资料。

在培塞利珠单抗治疗类风湿关节炎的临床研究中,当肺炎球菌多糖疫苗和流感疫苗与培塞利珠单抗同时给药时,在培塞利珠单抗组和安慰剂组之间对疫苗的抗体应答没有差异。产生保护性抗疫苗抗体的患者比例在培塞利珠单抗组和安慰剂组之间无明显差异。然而,与单独接受培塞利珠单抗的患者相比,接受培塞利珠单抗联用甲氨蝶呤的患者体液反应较低。该数据的临床意义尚不明确。

(三) 治疗银屑病的用法及用量

培塞利珠单抗治疗斑块状银屑病及关节病性银屑病的推荐剂量为在第 0、2、4 周给予初始剂量 400mg,之后隔周给予 200mg；维持剂量为 400mg 每 4 周 1 次,通过皮下注射给药。

(四) 治疗银屑病的临床疗效

培塞利珠单抗可以明显改善银屑病患者的皮肤症状。在一项为期 48 周的多中心、随机、双盲的Ⅲ期临床试验(CIMPACT)中,有 559 例斑块状银屑病患者按 3 : 3 : 1 : 3 被随机分为培塞利珠单抗 400mg(每 4 周 1 次)组、培塞利珠单抗 200mg(每 2 周 1 次)组、安慰剂组和依那西普 50mg 组,主要疗效终点是在第 12 周时培塞利珠单抗组与安慰剂组及依那西普组相比 PASI75 应答率。在治疗 12 周后,培塞利珠单抗 400mg(每 4 周 1 次)组、培塞利珠单抗 200mg(每 2 周 1 次)组、安慰剂组和依那西普 50mg 组 PASI75 的应答率分别为 66.7%、61.3%、5% 和 53.3%,培塞利珠单抗 400mg(每 4 周 1 次)组、培塞利珠单抗 200mg(每 2 周 1 次)组的疗效均显著优于安慰剂组和依那西普组,且培塞利珠单抗 400mg(每 4 周 1 次)组显示出更高的疗效。研究结果发现,虽然培塞利珠单抗组总不良事件发生率高于安慰剂组,但严重不良事件和因不良事件退出的发生率与安慰剂组相当,差异无统计学意义,且在安全性指标中,培塞利珠单抗组与依那西普组不良事件的发生率相当。

培塞利珠单抗治疗活动性关节病性银屑病具有良好的疗效。一项 409 例成人活动性关节病性银屑病患者的参与多中心、随机、双盲随机对照Ⅲ期临床试验(RAPID- 关节病性银屑病),患者按 1 : 1 : 1 被随机分为安慰剂组、培塞利珠单抗 200mg(每 2 周 1 次)组、培塞利珠单抗 400mg(每 4 周 1 次)组,主要终点为第 12 周按照 ACR 标准改善 ≥20%(ACR20)的患者比例。其中,368 例患者完成了 24 周的治疗。在第 12 周,培塞利珠单抗 200mg(每 2 周 1 次)组和 400mg(每 4 周 1 次)组治疗患者达到 ACR20 的比例显著高于安慰剂组(58.0%、51.9%、24.3%,$P < 0.001$),而这一差异在第 1 周就可观察到。在第 24 周,接受培塞利珠单抗 200mg(每 2 周 1 次)和 400mg(每 4 周 1 次)的患者达到 PASI75 应答的比例分别为 62.2% 和 60.5%,而接受安慰剂的患者为 15.1%。与此同时,关节病性银屑病患者的附着点炎、指 / 趾炎和指甲损害均可观察到持续改善。

(五) 其他皮肤科临床应用

有报道发现培塞利珠单抗治疗化脓性汗腺炎效果不佳。

五、戈利木单抗

(一) 获批的适应证

2009 年 4 月,美国 FDA 批准皮下注射剂型戈利木单抗可以用于治疗关节病性银屑病。2017 年 10 月,美国 FDA 批准静脉输注剂型戈利木单抗可以用于治疗关节病性银屑病。戈利木单抗的适应证还包括类风湿关节炎和活动性强直性脊柱炎。

戈利木单抗主要适用于抗风湿药物和非甾体抗炎药治疗无效的活动性关节病性银屑病患者。

(二) 禁忌证

戈利木单抗或其中成分过敏者；脓毒血症患者或存在脓毒血症风险的患者；包括慢性或局部感染在内的严重活动性感染的患者；有活动性结核病史或近期与活动性结核病患者密切接触者；严重的未控制的心血管、肝脏、肺和肾疾病,其他自身免疫性疾病,恶性肿瘤(除外皮肤基底细胞癌、已经治疗且至少有 10 年缓解期的肿瘤）的患者；HIV 感染的患者不宜使用戈利木单抗治疗。

目前尚未开展妊娠期女性使用戈利木单抗的研究，因此妊娠期女性使用戈利木单抗的安全性尚不明确。基于动物的繁殖和发育研究并不能够完全预测人类的反应，因此尚不清楚戈利木单抗是否会损害胎儿。因此，不推荐妊娠期女性使用戈利木单抗，建议育龄期女性在戈利木单抗治疗期间不要妊娠。

戈利木单抗是否通过人的乳汁分泌尚不明确，许多药物和免疫球蛋白可由人乳汁分泌，因此哺乳期女性需考虑是否停止哺乳或停用戈利木单抗。

戈利木单抗治疗过程中严禁使用活疫苗。目前尚无接受戈利木单抗治疗的患者由于接受活疫苗而发生二次传播感染的资料。戈利木单抗治疗关节病性银屑病的 Ⅲ 期临床试验发现，在接种肺炎球菌疫苗后，戈利木单抗治疗组和安慰剂治疗组产生足够免疫应答的患者比例差异无统计学意义。该数据表明，戈利木单抗不会抑制机体对肺炎球菌疫苗的体液免疫。

（三）治疗银屑病的用法及用量

皮下注射剂型戈利木单抗治疗关节病性银屑病的推荐剂量为 50mg 或 100mg，每 4 周 1 次，通过皮下注射给药。静脉输注剂型戈利木单抗治疗关节病性银屑病的推荐剂量为 2mg/kg，在第 0、4 周给药，之后每 8 周 1 次，输注时间为 30 分钟以上。有研究发现对于关节病性银屑病患者，每个月剂量 100mg 较 50mg 效果更好。

（四）治疗银屑病的临床疗效

戈利木单抗治疗活动性关节病性银屑病具有良好的疗效。在 GO-REVEAL 研究中，患者在第 0、4、8、12、16 和 20 周时随机分为皮下注射安慰剂（n=113）、皮下注射剂型戈利木单抗 50mg（n=146）和皮下注射剂型戈利木单抗 100mg（n=146）三组，主要终点为第 14 周按照 ACR 标准改善 ≥20%（ACR20）的患者比例。在第 14 周，51% 接受戈利木单抗 50mg 的患者和 45% 接受戈利木单抗 100mg 的患者达到了 ACR20，安慰剂组为 9%（$P<0.001$）。在第 24 周，戈利木单抗 50mg 及 100mg 组的活动性关节病性银屑病症状及皮肤和指甲损害均得到明显改善。

在 GO-VIBRANT 研究中，患者在第 0、4、12 和 20 周时随机分为静脉注射安慰剂（n=239）或静脉输注剂型戈利木单抗 2mg/kg（n=241），主要终点为第 14 周按照 ACR 标准改善 ≥20%（ACR20）的患者比例。在第 14 周，戈利木单抗组 75.1% 达到 ACR20，安慰剂组为 21.8%（$P<0.001$）。并且，戈利木单抗组达到 ACR50（43.6% vs. 6.3%）、ACR70（24.5% vs. 2.1%）和 PASI75（59.2% vs. 13.6%）的比例更高（$P<0.001$）。在第 24 周，戈利木单抗组结构性关节损伤进展得到抑制，关节病性银屑病相关的机体功能得到改善。

（五）其他皮肤科临床应用

有报道 1 例关节病性银屑病伴 Hurley Ⅲ 期的化脓性汗腺炎患者，每周 1 次皮下使用 50mg 戈利木单抗并不能改善化脓性汗腺炎的临床症状（阿达木单抗和阿那白滞素均治疗失败）。然而，在另 1 例病例报道中，患有溃疡性结肠炎和 Hurley Ⅱ 期化脓性汗腺炎的 42 岁女性，在皮下注射戈利木单抗 200mg，随后每 4 周 100mg 后，其化脓性汗腺炎和溃疡性结肠炎的症状得到完全、持续缓解。

第四节　不良反应

一、依那西普

依那西普免疫原性低,耐受性良好,使用依那西普后发生率>10%的不良反应为注射部位局部反应和感染。注射部位反应通常发生在开始治疗的第 1 个月内,在随后的治疗中发生频率降低,包括局部轻中度红斑、瘙痒、疼痛、肿胀和注射部位出血等,持续 3~5 天。感染如肺炎、鼻窦炎、咽炎、鼻咽炎、支气管炎、膀胱炎、皮肤感染等,多为轻中度,使用抗生素治疗有效。严重感染发生率<1%。其他发生率>1% 的不良反应包括瘙痒、发热、自身抗体形成等。发生率<0.1% 的不良反应包括淋巴瘤、黑色素瘤、结核、机会性感染、贫血、白细胞减少、严重过敏反应、神经系统脱髓鞘病变、弥漫性实质性肺疾病、自身免疫性肝炎、皮肤血管炎、狼疮样综合征、充血性心力衰竭和眼部异常等。一项为期 5 年评估依那西普长期治疗银屑病安全性的研究表明,未发现其增加恶性肿瘤、淋巴瘤、非黑素瘤性皮肤肿瘤和严重感染的发生率。

二、英夫利西单抗

英夫利西单抗最常见的不良反应包括呼吸道感染、头痛、疲乏、转氨酶升高、瘙痒等;其他常见的不良反应还包括恶心、腹痛、消化不良、乏力、皮疹等;文献报道的严重不良反应包括非黑素瘤皮肤肿瘤、感染、转氨酶异常、输液反应、抗核抗体阳性、抗双链 DNA 抗体阳性、白细胞减少、中性粒细胞减少、尿酸升高、胆红素升高、血糖升高、T 波异常、血压升高、发热、精神萎靡、结核、狼疮样综合征、自身免疫性肝炎等。

有学者回顾了 1966—2014 年英夫利西单抗治疗银屑病的 9 篇相关文献共 1 816 例患者,结果显示最常见的不良反应依次为输液反应、注射部位疼痛、肝功异常、头痛、鼻咽炎和瘙痒等。大多数输液反应是轻度的,并且可通过降低输液速度而缓解,不需要终止治疗。

三、阿达木单抗

阿达木单抗应用中最常报道的不良反应是恶心、感染(如鼻咽炎、上呼吸道感染和鼻窦炎),注射部位反应(红斑、瘙痒、出血、疼痛或肿胀),头痛和骨骼肌肉疼痛。严重不良反应有结核病、心力衰竭等,但少见。

四、培塞利珠单抗

培塞利珠单抗常见的不良反应为注射部位反应,通常发生在开始治疗的第 1 个月内,在随后的治疗中发生频率降低,包括局部轻中度红斑、瘙痒、疼痛、肿胀和注射部位出血等,持续 3~5 天。还有可能引起感染,如肺炎、鼻窦炎、咽炎、鼻咽炎、支气管炎、膀胱炎、皮肤感染等。其他不良反应还包括再次给药后的Ⅳ型超敏反应/迟发性反应,如肌肉痛和/或关节痛伴有发热和/或皮疹;中枢神经系统脱髓鞘疾病;抗核抗体/抗双链 DNA 抗体转阳;乙型肝炎病毒再激活;加重充血性心力衰竭;白细胞减少,如中性粒细胞减少和粒细胞缺乏症;贫血;血脂升高;头痛;转氨酶升高等。

五、戈利木单抗

戈利木单抗(皮下注射剂型)常见的不良反应为注射部位反应,通常发生在开始治疗的第 1 个月内,在随后的治疗中发生频率降低,包括局部轻中度红斑、瘙痒、疼痛、肿胀和注射部位出血等,持续 3~5 天。静脉输注剂型戈利木单抗使用时有可能出现输液反应,如呼吸困难、面色潮红、头痛和皮疹等。戈利木单抗还有可能引起感染,其中最常见的为上呼吸道感染。有研究报道戈利木单抗在应用过程中可能会诱发感染加重,有 1 例出现了黏膜皮肤利什曼病。严重不良反应包括严重感染(包括脓毒症、感染性肺炎、结核病、侵袭性真菌感染和机会性感染),脱髓鞘疾病,乙型肝炎再激活,充血性心力衰竭,自身免疫性疾病(如狼疮样综合征),血液学反应,严重全身性超敏反应(包括Ⅰ型超敏反应),血管炎,淋巴瘤和白血病。

六、不良反应监测及预防

应用 TNF-α 抑制剂治疗之前及使用期间需定期询问病史,并进行体格检查,评估患者治疗效果。实验室检查包括血常规(包括白细胞、红细胞、血红蛋白、中性粒细胞计数、淋巴细胞计数、血小板);C 反应蛋白;血生化(包括谷丙转氨酶、谷草转氨酶、总胆红素、碱性磷酸酶、谷氨酰转肽酶、总蛋白、白蛋白、肌酐、尿素氮、空腹血糖、钠、钾、氯、钙、磷、镁);尿常规(包括尿比重、pH、尿蛋白、尿糖、尿红细胞、尿白细胞、尿胆原、尿胆红素、尿酮体);凝血功能(包括凝血酶原时间、活化部分凝血活酶时间、凝血酶时间、纤维蛋白原);血清病毒学检查(包括人类免疫缺陷病毒抗体,乙型肝炎表面抗原、表面抗体、E 抗原、E 抗体和核心抗体,丙肝病毒抗体、乙肝病毒 DNA 载量);结核相关检查(结核菌素试验或 γ 干扰素释放试验);梅毒血清学试验(甲苯胺红不加热血清反应素试验、梅毒螺旋体抗体);抗核抗体、抗双链 DNA 抗体;血/尿妊娠试验;红细胞沉降率;胸部 X 线检查;心电图检查;其他感染相关指标(内毒素、呼吸道病毒感染等)及肿瘤标志物检测等。

已有报道使用 TNF-α 抑制剂剂的患者出现结核病,包括弥散性结核和肺外表现。结核病的出现可能是结核潜伏感染的复发或新的感染,故用药前需对结核病风险高的患者进行活动性或结核潜伏感染的评估。曾有依那西普发生严重感染的报道,一些是致命的感染。因此,需要对在依那西普治疗过程中出现新发感染的患者进行严密监测。如果患者出现严重感染需停止使用依那西普。复发性或慢性感染的患者或存在可能导致患者易发生感染的潜在条件,当考虑使用依那西普治疗时,应谨慎使用,因此定期检测血常规、C 反应蛋白及其他相关感染指标十分重要。曾有乙型肝炎病毒(hepatitis B virus,HBV)的感染者在接受 TNF-α 抑制剂治疗时出现乙型肝炎复发的报道,故有 HBV 感染风险的患者在开始抗 TNF-α 抑制剂治疗前,需对先前 HBV 感染情况进行评价。推荐每半年复查临床实验室指标。

患者长期用药可能会导致抗药物抗体（anti-drug antibodies，ADA）产生，ADA 会影响 TNF-α 抑制剂结合 TNF-α 抗体的能力，影响治疗效果和持续时间，可能导致治疗失败，目前减少 ADA 形成最常用的方法是联合使用甲氨蝶呤。

（胡艺凡　周　静　陆家睛　史玉玲）

参 考 文 献

［1］ BRADLEY J R. TNF-mediated inflammatory disease [J]. J Pathol, 2008, 214 (2): 149-160.

［2］ ZHENG Y X, SUN L, JIANG T, et al. TNFα promotes Th17 cell differentiation through IL-6 and IL-1β produced by monocytes in rheumatoid arthritis [J]. J Immunol Res, 2014, 2014: 385352.

［3］ NAKAJIMA K, SANO S. Mouse models of psoriasis and their relevanc [J]. J Dermatol, 2018, 45 (3): 252-263.

［4］ MCINNES I B, BUCKLEY C D, ISAACS J D. Cytokines in rheumatoid arthritis shaping the immunological landscape [J]. Nat Rev Rheumatol, 2016, 12 (1): 63-68.

［5］ GREB J E, GOLDMINZ A M, ELDER J T, et al. Psoriasis [J]. Nat Rev Dis Primers, 2016, 2 (24): 16082.

［6］ ARSIWALA S. Infliximab: efficacy in psoriasis [J]. Indian J Dermatol Venereol Leprol, 2013, 79 (Suppl 7): S25-S34.

［7］ FORTINA A B, BARDAZZI F, BERTI S, et al. Treatment of severe psoriasis in children: recommendations of an Italian expert group [J]. Eur J Pediatr, 2017, 176 (10): 1339-1354.

［8］ RODRÍGUEZ-LOMBA E, BANIANDRÉS O, CANO N, et al. Generalised pustular psoriasis and neutrophilic cholangitis: an infrequently reported association with excellent response to tumour necrosis factor inhibitors [J]. Australas J Dermato, 2017, 58 (1): 70-71.

［9］ ROUSSET L, DE MASSON A, BEGON E, et al. Tumor necrosis factor-α inhibitors for the treatment of pyoderma gangrenosum not associated with inflammatory bowel diseases: a multicenter retrospective study [J]. J Am Acad Dermatol, 2019, 80 (4): 1141-1143.

［10］ ADACHI A, KOMINE M, HIRANO T, et al. Case of generalized pustular psoriasis exacerbated during pregnancy, successfully treated with infliximab [J]. J Dermatol, 2016, 43 (12): 1439-1440.

［11］ SUGIURA K, ENDO K, AKASAKA T, et al. Successful treatment with infliximab of sibling cases with generalized pustular psoriasis caused by deficiency of interleukin-36 receptor antagonist [J]. J Eur Acad Dermatol Venereol, 2015, 29 (10): 2054-2056.

［12］ TSANG V, DVORAKOVA V, ENRIGHT F, et al. Successful use of infliximab as first line treatment for severe childhood generalized pustular psoriasis [J]. J Eur Acad Dermatol Venereol, 2016, 30 (11): e117-e119.

［13］ KIMBALL A B, KERDEL F, ADAMS D, et al. Adalimumab for the treatment of moderate to severe hidradenitis suppurativa: a parallel randomized trial [J]. Ann Intern Med, 2012, 157 (12): 846-855.

［14］ KIMBALL A B, OKUN M M, WILLIAMS D A, et al. Two phase 3 trials of adalimumab for hidradenitis suppurativa [J]. N Engl J Med, 2016, 375 (5): 422-434.

［15］ MATSUMOTO A, KOMINE M, KARAKAWA M, et al. Adalimumab administration after infliximab therapy is a successful treatment strategy for generalized pustular psoriasis [J]. J Dermatol, 2017, 44 (2): 202-204.

［16］MORITA A, YAMAZAKI F, MATSUYAMA T, et al. Adalimumab treatment in Japanese patients with generalized pustular psoriasis: results of an open-label phase 3 study [J]. J Dermatol, 2018, 45 (12): 1371-1380.

［17］CLOWSE M E B, SCHEUERLE A E, CHAMBERS C, et al. Pregnancy outcomes after exposure to certolizumab pegol: updated results from a pharmacovigilance safety Database [J]. arthritis rheumatol, 2018, 70 (9): 1399-1407.

［18］SAND F L, THOMSEN S F. Off-label use of TNF-alpha inhibitors in a dermatological university department: retrospective evaluation of 118 patients [J]. Dermatol Ther, 2015, 28 (3): 158-165.

［19］TURSI A. Concomitant hidradenitis suppurativa and pyostomatitis vegetans in silent ulcerative colitis successfully treated with golimumab [J]. Dig Liver Dis, 2016, 48 (12): 1511-1512.

［20］YANG H Z, WANG K, JIN H Z, et al. Infliximab monotherapy for Chinese patients with moderate to severe plaque psoriasis: a randomized, double-blind, placebo-controlled multicenter trial [J]. Chin Med J (Engl), 2012, 125 (11): 1845-1851.

［21］LEBWOHL M, BLAUVELT A, PAUL C, et al. Certolizumab pegol for the treatment of chronic plaque psoriasis: results through 48 weeks of a phase 3, multicenter, randomized, double-blind, etanercept-and placebo-controlled study (CIMPACT)[J]. J Am Acad Dermatol, 2018, 79 (2): 266-276. e265.

［22］KAVANAUGH A, HUSNI M E, HARRISON D D, et al. Safety and efficacy of intravenous golimumab in patients with active psoriatic arthritis: results through week twenty-four of the GO-VIBRANT study [J]. Arthritis Rheumatol, 2017, 69 (11): 2151-2161.

［23］PATEL S V, KHAN D A. Adverse reactions to biologic therapy [J]. Immunol Allergy Clin North Am, 2017, 37 (2): 397-412.

［24］KIMBALL A B, ROTHMAN K J, KRICORIAN G, et al. OBSERVE-5: observational postmarketing safety surveillance registry of etanercept for the treatment of psoriasis final 5-year results [J]. J Am Acad Dermatol, 2015, 72 (1): 115-122.

［25］NGUYEN R, BRAUE A, BAKER C, et al. Five-year experience with infliximab: follow up of the product familiarisation program [J]. Australas J Dermatol, 2016, 57 (4): 300-306.

［26］WANG J, ZHAN Q X, ZHANG L T. A systematic review on the efficacy and safety of Infliximab in patients with psoriasis [J]. Hum Vaccin Immunother, 2016, 12 (2): 431-437.

第十九章

白介素-17 抑制剂

第一节 概　　述

IL-17细胞因子家族由6名成员组成（IL-17A~IL-17F），其中IL-17A是Th17细胞的主要效应细胞因子。除T细胞外，IL-17A也来源于肥大细胞和中性粒细胞等其他免疫细胞，具有较强的致炎作用。

IL-17通过结合各自的跨膜IL-17受体（IL-17R）发挥生物学功能。IL-17R是由5个不同亚基（IL-17RA~IL-17RE）组成的异二聚体。IL-17A和IL-17F通过相同的受体亚基（IL-17RA和IL-17RC）共享最大的同源性，但由于不同的配体-受体亲和力，IL-17A在激活基因表达方面的效力比IL-17F强10~30倍。

IL-17RA在角质形成细胞表面表达。当与IL-17A结合后，角质形成细胞分泌的趋化因子（CCL20、CXCL1和CXCL8等）增多，这些因子能够将炎症细胞募集到病变皮肤和刺激固有免疫系统。这种复杂的相互作用最终导致表皮过度增殖和皮肤屏障功能障碍，这是银屑病发病的重要因素。

有研究表明，在银屑病患者外周血及皮损中IL-17A水平均明显增高。关节病性银屑病患者的皮损和发炎的滑膜均表达IL-17A和IL-17F。此外，临床前研究数据也证实，IL-17A和IL-17F能够与TNF协同作用以刺激产生关键促炎性细胞因子和放大组织炎症。与单独的IL-17A抑制剂相比，IL-17A和IL-17F的双重中和作用能够导致炎症相关基因和细胞因子的表达水平降低，以及对疾病相关免疫细胞迁移产生更大的抑制作用。

目前获批的IL-17抑制剂包括司库奇尤单抗（secukinumab）、依奇珠单抗（ixekizumab）和布罗利尤单抗（brodalumab）。其中司库奇尤单抗和依奇珠单抗是靶向IL-17A的抑制剂，布罗利尤单抗是靶向IL-17RA的抑制剂。司库奇尤单抗和依奇珠单抗获批用于中重度斑块状银屑病和关节病性银屑病的治疗，布罗利尤单抗获批用于中重度斑块状银屑病的治疗。此外，还有一种新型单抗比吉利珠单抗（bimekizumab），可对IL-17A和IL-17F特异性靶向抑制，目前正处于Ⅲ期临床试验阶段。

第二节　作　用　机　制

一、司库奇尤单抗

司库奇尤单抗是重组人单克隆免疫球蛋白 G1/κ 抗体,是由中国仓鼠卵巢细胞产生的,可选择性地靶向中和 IL-17A。IL-17A 是由 Th17 细胞释放的促炎性细胞因子,除 T 细胞外,肥大细胞和中性粒细胞也分泌 IL-17A,其与 IL-17R 结合,并启动 NF-κB 转导途径,导致与银屑病相关的炎症反应。司库奇尤单抗通过结合循环和组织中的 IL-17A 抑制其与 IL-17R 相互作用,从而抑制银屑病发病途径的下游促炎性细胞因子和趋化因子释放,进而改善银屑病患者的症状和体征。

司库奇尤单抗的安全性、耐受性、药代动力学和药效学已在健康受试者中进行评估。单次皮下注射 150mg 或 300mg 后,血药浓度在注射后 5~6 天达到峰值。每个月给药后,峰值浓度增加 2 倍,约 20 周后血药浓度趋于稳定。司库奇尤单抗单次给药后的表观分布容积低,平均生物利用度为 73%,平均消除半衰期约为 27 天。药物清除率与给药剂量和时间有关,不受性别、种族、体重和疾病严重程度的影响。其在体内的代谢和排泄也不会受到年龄(>65 岁)、肝肾损害等各种因素的影响。

二、依奇珠单抗

依奇珠单抗是一种针对 IL-17A 的人源化免疫球蛋白 G4(IgG4)单克隆抗体,是通过重组 DNA 技术在哺乳动物细胞系中产生的,其主要作用机制是通过结合表面受体而特异性地阻断 IL-17A。IL-17A 是银屑病发病机制中的主要细胞因子之一,而依奇珠单抗对具有促炎性细胞因子 IL-17A 具有较高的亲和力和特异性,可抑制 IL-17A 与 IL-17RA 的结合,从而抑制银屑病发病途径的下游促炎性细胞因子和趋化因子释放,还可通过抑制黏附分子和促炎细胞因子的表达,使角质形成细胞增殖和表皮增生减弱,进而改善银屑病患者的症状和体征。

依奇珠单抗单次皮下注射 160mg 后,约 4 天达到峰值血浆浓度。使用推荐的给药方案(诱导剂量 160mg,然后每 2 周 80mg),在第 8 周可达到稳定的血药浓度,并在第 10 周可以切换至维持剂量(每 4 周 80mg)。药代动力学显示依奇珠单抗的平均表观分布容积为 7.11L,平均生物利用度为 81%,根据人群药代动力学分析,在斑块状银屑病患者中,依奇珠单抗的平均消除半衰期为 13 天,平均血浆清除率为 0.39L/d。依奇珠单抗的血浆清除率具有剂量和时间依赖性,群体药代动力学分析预测,随着体重增加,依奇珠单抗的血浆清除率和表观分布容积增加,年龄、性别和种族对清除率无显著影响。

三、布罗利尤单抗

布罗利尤单抗是一种人免疫球蛋白 G2(IgG2)单克隆抗体,是中国仓鼠卵巢细胞产生的,其作为一种 IL-17A 抑制剂,主要作用机制是通过特异性抑制 IL-17RA,从而抑制银屑病发病途径的下游促炎性细胞因子和趋化因子释放,它以高亲和力结合 IL-17RA 并阻断 IL-17A、IL-17F 和 IL-25(IL-17E)的生物活性,使角质形成细胞增殖和表皮增生减弱,进而改善银屑病患者的症状和体征。

布罗利尤单抗的安全性、耐受性、药代动力学和药效学已在健康受试者和银屑病患者中进行评估。单次皮下注射 210mg 后,布罗利尤单抗在 2~4 天达到血浆浓度峰值;10~12 周后达到稳定浓度。药代动力学显示皮下注射布罗利尤单抗的表观分布容积为 4.62L,平均生物利用度约为 57.6%,血浆清除率约为 0.223L/d,半衰期为 10.9 天。年龄、性别和种族对布罗利尤单抗的药代动力学没有影响。肝肾损害对布罗利尤单抗药理作用的影响尚未研究。

四、比吉利珠单抗

比吉利珠单抗是一种新型人源化 IgG1 单克隆抗体,可对 IL-17A 和 IL-17F 特异性靶向抑制。与单独的 IL-17A 或 IL-17F 的抑制剂相比,比吉利珠单抗中和 IL-17A 和 IL-17F 能够更有效地抑制体外细胞因子应答和中性粒细胞趋化性,阻断银屑病发病途径的下游促炎性细胞因子和趋化因子释放,进而改善银屑病患者的症状和体征。该药目前正处于Ⅲ期临床试验阶段。

比吉利珠单抗的安全性、耐受性、药代动力学和药效学已在银屑病患者中进行评估。在 26 例中重度银屑病患者中分组给予 8mg、40mg、160mg、480mg、640mg 比吉利珠单抗后未观察到不良反应。药代动力学显示各治疗组的半衰期为 17 天(40mg 组)至 22 天(160mg 组),表观分布容积为 4.25L(480mg 组)至 5.82L(8mg 组),血浆清除率为 0.15L/d(480mg 组)至 0.19L/d(8mg 组)。

第三节 临 床 应 用

一、司库奇尤单抗

(一)获批的适应证

司库奇尤单抗于 2014 年 12 月 26 日在日本首次获得全球批准,用于治疗对全身治疗无效的中重度斑块状银屑病和关节病性银屑病,2015 年 1 月,美国 FDA 批准司库奇尤单抗治疗中重度斑块状银屑病,是第一种被美国 FDA 批准的 IL-17A 抑制剂。2016 年 1 月,美国 FDA 批准司库奇尤单抗用于治疗成人强直性脊柱炎和关节病性银屑病。

司库奇尤单抗主要适用于对阿维 A、甲氨蝶呤、环孢素或光化学疗法等其他系统治疗无效、禁忌或耐受的中重度斑块状银屑病,以及抗风湿药、非甾体抗炎药治疗无效的活动性关节病性银屑病患者。一般来说,患者的 PASI ≥ 10 分,且 BSA ≥ 10%。活动性关节病性银屑病患者指患者存在至少 3 个肿胀关节和 3 个触痛关节,血清类风湿因子阴性,且有直径>2cm的银屑病皮损。此外,司库奇尤单抗还可用于治疗脓疱型银屑病、强直性脊柱炎、类风湿关节炎、系统性红斑狼疮、家族性地中海热、肿瘤坏死因子受体相关周期综合征。

(二) 禁忌证

司库奇尤单抗的绝对禁忌证是存在活动性感染者,如有活动性结核病或近期与活动性结核病患者密切接触者,乙型肝炎、丙型肝炎和HIV感染的患者,以及对司库奇尤单抗或乳胶的过敏者。有以下情况者也不宜使用:脱髓鞘疾病、视神经炎、多发性硬化、充血性心力衰竭、发热、念珠菌病、恶性肿瘤或淋巴细胞增生性疾病、精神性疾病(如抑郁症)、黄疸或明显的转氨酶升高。在18岁以下儿童中的安全性和有效性尚未确定,不建议使用,有肝肾损害、近期有接种活疫苗者也不应使用,为炎性肠病(包括克罗恩病和溃疡性结肠炎)的患者开处方时,应谨慎行事,需密切监测患者。

目前有一些研究表明妊娠期女性使用司库奇尤单抗,没有增加胎儿先天异常或流产的风险,动物研究也未发现司库奇尤单抗对妊娠、胎儿分娩或产后发育的直接或间接有害影响,然而,有研究提到司库奇尤单抗可以穿过胎盘,大部分是在妊娠晚期,服用可能产生有害影响,因此最好避免在妊娠期间使用司库奇尤单抗。

目前尚不清楚司库奇尤单抗是否在摄入后全身吸收,在人乳中排泄,但许多药物和免疫球蛋白可由人乳汁分泌,因此哺乳期女性需考虑是否在治疗期间和治疗后20周内停止母乳喂养或停止使用司库奇尤单抗治疗。

目前尚未评估司库奇尤单抗对人类生育能力的影响,且动物研究并未发现对生育的直接或间接有害影响,但有生育能力的女性应在治疗期间和治疗后至少20周内采用有效的避孕方法。

慢性感染的患者使用司库奇尤单抗时应谨慎。如果出现提示感染的体征或症状,应指导患者寻求医疗建议,如果患者出现感染加重,应密切监测,并且在感染消退前不应给予司库奇尤单抗。有临床研究报道显示,司库奇尤单抗成功用于治疗潜伏性肺结核患者,并且没有临床相关的安全性发现,但是,司库奇尤单抗不应用于活动性肺结核的患者,且在结核潜伏感染患者开始使用司库奇尤单抗之前,应考虑采用抗结核治疗。虽有病例报道乙型肝炎、丙型肝炎的患者接受司库奇尤单抗治疗,成功地控制了银屑病,而且没有发生肝炎病毒再激活,但目前缺乏大量随机临床试验进行验证,故需慎重。在临床研究中,在接受司库奇尤单抗治疗的患者中观察到罕见的过敏反应病例,如果发生过敏或其他严重的过敏反应,应立即停用,并开始适当的治疗。需注意,接受司库奇尤单抗治疗的患者应避免接种活疫苗,如已接种,应超过4周后再予以司库奇尤单抗治疗。此外,由于不太可能产生所需的免疫应答,不鼓励接种非活疫苗。

(三) 治疗银屑病的用法及用量

司库奇尤单抗治疗中重度斑块状银屑病的推荐剂量为150mg或者300mg,使用300mg剂量的患者1次分2针150mg,在第0、1、2、3和4周初始给药,然后每个月维持给药,通过皮下注射给药。司库奇尤单抗治疗强直性脊柱炎推荐剂量为150mg,在第0、1、2、3和4周开始初始给药,然后每个月维持给药。

(四)治疗银屑病的临床疗效

ERASURE 和 FIXTURE 的两项 Ⅲ 期临床试验结果显示,司库奇尤单抗治疗中重度斑块状银屑病具有良好的疗效。在 ERASURE 研究中,患者随机分为三组:300mg 司库奇尤单抗组、150mg 司库奇尤单抗组和安慰剂组。在 FIXTURE 研究中,患者随机分为四组:300mg 司库奇尤单抗组、150mg 司库奇尤单抗组、50mg 依那西普组、安慰剂组。在两项研究中,300mg 司库奇尤单抗组患者接受 2 次 150mg 皮下注射司库奇尤单抗,而 150mg 司库奇尤单抗组患者接受 150mg 司库奇尤单抗注射加 1 次安慰剂注射,无论是哪一组,均在第 0、1、2、3 和 4 周初始给药,然后每 4 周 1 次。使用依那西普 50mg 的患者,每周 2 次给药。

12 周后,在 ERASURE 研究中,300mg 司库奇尤单抗组 81.6%,150mg 司库奇尤单抗组 71.6% 和安慰剂组 4.5% 达到 PASI75;同样在 FIXTURE 研究中,300mg 司库奇尤单抗组 77.1%,150mg 司库奇尤单抗组 67.0% 达到 PASI75,疗效均显著优于安慰剂组(4.9%)和依那西普组(44.0%)。研究结果发现,两个剂量司库奇尤单抗组总的不良事件发生率高于安慰剂组,但严重不良事件和因不良事件退出的发生率与安慰剂组相当,差异无统计学意义,且在安全性指标中,司库奇尤单抗组与依那西普组的发生率相当。

(五)其他皮肤科临床应用

司库奇尤单抗治疗 GPP 有较好的疗效。有报道 1 例环孢素治疗失败的女性哺乳期 GPP 患者,在使用司库奇尤单抗皮下注射 300mg(第 0、1、2、3、4 周),之后每个月 150mg,治疗 2 个月后,脓疱消失,在停药近 2 年后,患者病情仍处于缓解状态,患者 2 岁的孩子也未见异常。另外,一项日本 GPP 的研究也显示,使用司库奇尤单抗治疗后,12 例 GPP 患者中有 9 例表现出非常明显的改善,所有患者在 3 周时表现出显著的疗效。有病例报道 1 例 *IL-36RN* 基因纯合突变的 6 岁男性 GPP 患儿,在甲氨蝶呤、阿维 A、环孢素、依那西普和阿达木单抗治疗失败后,使用 150mg 司库奇尤单抗单药治疗。第 1 次给药后,患者疼痛明显减轻,皮疹减少。第 2 次给药后,患者全身皮疹完全清除。1 例 *IL-36RN* 基因内具有纯合突变的青春期男性 GPP 患者,使用英夫利西单抗、阿达木单抗、乌司奴单抗、阿普米司特和阿那白滞素治疗无效。在接受司库奇尤单抗治疗后,患者获得了快速的临床疗效。整体而言,司库奇尤单抗在治疗 GPP 尤其是儿童 GPP 中,表现出良好的效果,未见明显的不良反应,但需要较大样本的临床数据和对照组进行验证。

一项针对 159 例掌跖脓疱病患者的研究发现,在第 16 周,接受 300mg 司库奇尤单抗治疗的 79 例患者中有 21 例(26.6%)达到掌跖脓疱病皮损面积和严重程度指数 75% 改善(palmoplantar pustulosis area and severity index,PPPASI75),接受 150mg 司库奇尤单抗治疗的 80 例患者有 14 例(17.5%)达到 PPPASI75,接受安慰剂组的 78 例患者有 11 例(14.1%)达到 PPPASI75。也有一项系列报道显示,使用司库奇尤单抗治疗后,连续性肢端皮炎患者显示出显著临床改善。

有报道显示在其他生物制剂治疗失败的化脓性汗腺炎患者中,每周皮下注射 300mg 司库奇尤单抗,持续 1 个月,之后每周 4 次维持给药,患者病情得到显著改善。一项司库奇尤单抗治疗中重度化脓性汗腺炎的为期 24 周的开放标签临床试验中,在第 0、1、2、3、4 周给予患者 300mg 司库奇尤单抗,之后每 4 周给予维持剂量 300mg。24 周后,67% 的患者达到了反应终点(PGA 评分级别至少改善 2 级)。该研究表明,司库奇尤单抗治疗化脓性汗腺炎的给药剂量及频率仍需进一步探索。

有研究报道了 1 例阿维 A 治疗无效的毛发红糠疹患者,在第 0、1、2、3、4 周接受 150mg 司库奇尤单抗治疗,之后每 4 周给予维持剂量 150mg。治疗 3 周后,患者全身结痂及瘙痒症状明显好转。治疗 8 周后,患者全身皮疹全部清除。随访 6 个月,未发现不良反应。

司库奇尤单抗还可用于治疗坏疽性脓皮病。有报道在第 0、1、2、3、4 周给予患者 300mg 司库奇尤单抗,之后每 4 周给予维持剂量 300mg,在诱导期患者皮疹即开始好转。从第 16 周起,患者增加用药频率,每 2 周接受 1 次 300mg。治疗 20 个月后,患者表现出了部分应答。

二、依奇珠单抗

(一) 获批的适应证

依奇珠单抗于 2016 年 3 月 22 日获美国 FDA 批准用于治疗中重度斑块状银屑病,是第 2 个批准上市的针对 IL-17A 的药物;2017 年 12 月,美国 FDA 批准其用于治疗活动性关节病性银屑病。有研究认为依奇珠单抗可以改善头皮和甲银屑病,并且对生活质量提高也有很大的帮助。

依奇珠单抗主要适用于需系统治疗且对阿维 A、甲氨蝶呤、环孢素或光化学疗法等其他系统治疗无效、禁忌或耐受的中重度斑块状银屑病患者,以及对传统免疫抑制剂治疗无效、禁忌或耐受的关节病性银屑病患者。一般来说,患者的 PASI ≥ 10 分,且 BSA ≥ 10%。

(二) 禁忌证

依奇珠单抗或其中成分过敏者;包括慢性或局部感染在内的严重活动性感染的患者;有活动性结核病史或近期与活动性结核病患者密切接触者;严重的未控制的心血管、肝脏、肺和肾疾病,其他自身免疫性疾病,恶性肿瘤(除外皮肤基底细胞癌、已经治疗且至少有 10 年缓解期的肿瘤)的患者;HIV 感染的患者不宜使用依奇珠单抗治疗。

目前尚未开展妊娠期女性使用依奇珠单抗的研究,因此妊娠期女性使用依奇珠单抗的安全性尚不明确。动物研究未发现对妊娠、胎儿分娩或产后发育的直接或间接有害影响,作为预防措施,最好避免在妊娠期间使用依奇珠单抗。没有关于依奇珠单抗的围生期和产后毒性,以及依奇珠单抗对生育力和生殖能力的影响的临床前数据,且动物的生殖研究并不能很好预示在人体中的结果。因此,不推荐妊娠期女性使用依奇珠单抗,建议育龄期女性在依奇珠单抗治疗期间不要妊娠。

目前尚不清楚依奇珠单抗是否在人乳中排泄或在摄入后全身吸收。然而,依奇珠单抗在食蟹猴的乳汁中以低水平排出。应考虑为儿童提供母乳喂养的益处以及为女性提供治疗的益处,决定是否停止母乳喂养或停止使用依奇珠单抗。

依奇珠单抗治疗与感染率增高有关,如上呼吸道感染、口腔念珠菌病、结膜炎和皮肤真菌感染。临床上重症的慢性感染患者,应谨慎使用依奇珠单抗,如果患者对标准治疗无反应或感染加重,请仔细监测并停止使用依奇珠单抗。在感染消退之前,不应恢复依奇珠单抗治疗。活动性肺结核的患者不得给予依奇珠单抗治疗,结核潜伏感染患者开始使用依奇珠单抗之前,请考虑使用抗结核治疗。如果发生严重的过敏反应,包括血管神经性水肿、荨麻疹和晚期(注射后10~14天)的严重超敏反应,包括广泛性荨麻疹、呼吸困难和高抗体效价,应立即停用依奇珠单抗并开始适当的治疗。有报道使用依奇珠单抗治疗后,出现克罗恩病和溃疡性结肠炎的病例或恶化病例,因此在给炎性肠病(包括克罗恩病和溃疡性结肠炎)的患者使用依奇珠单抗治疗时应谨慎,并应密切监测患者。另外,值得注意的是,依奇珠单抗不应与活疫苗一起使用。

(三)治疗银屑病的用法及用量

依奇珠单抗通过皮下注射给药。皮下注射时生物利用度为60%~81%,臀部肌内注射较其他部位(包括手臂和腹部)注射生物利用度高。治疗中重度斑块状银屑病推荐剂量为初始160mg,在第2、4、6、8、10和12周注射80mg,12周后每4周注射80mg。治疗关节病性银屑病推荐剂量为初始160mg,然后每4周注射80mg。伴有中重度斑块状银屑病的关节病性银屑病患者,推荐的给药方案与斑块状银屑病相同。老人(≥65岁)无须调整剂量。依奇珠单抗在治疗6~18岁儿童和青少年中的中重度斑块状银屑病的安全性和有效性尚未确定,在治疗6岁以下儿童中重度斑块状银屑病中没有相关数据。依奇珠单抗治疗2~18岁儿童和青少年关节病性银屑病的安全性和有效性尚未确定,治疗2岁以下儿童关节病性银屑病没有相关数据。

(四)治疗银屑病的临床疗效

依奇珠单抗在中重度斑块状银屑病群体中开展的是迄今为止最大规模的Ⅲ期临床试验,该项目包括3个双盲、多中心Ⅲ期研究(UNCOVER-1、UNCOVER-2和UNCOVER-3),涉及21个国家超过3 800例中重度斑块状银屑病成年患者,研究结果证明了依奇珠单抗的疗效和安全性。其中,UNCOVER-2研究和UNCOVER-3研究还纳入了一组额外的对照组,该对照组中患者接受依那西普(50mg,每周2次)治疗12周。3项研究的安全性和疗效将进一步评估直至60周。其中87%~90%患者经12周治疗后PASI得到明显改善,68%~71%患者达到皮损几乎清除(PASI90),35%~42%患者痊愈;安慰剂组患者仅有7%患者达到PASI75,3%几乎清除,1%治愈。UNCOVER-1和UNCOVER-2治疗12周病情有改善的患者中有75%疗效一直持续到第60周。研究结果显示,3项关键性研究均达到研究的所有主要终点和关键次要终点。依奇珠单抗在各项皮损消退指标上均显著优于依那西普和安慰剂。

(五)其他皮肤科临床应用

依奇珠单抗治疗GPP具有快速、较强持久的疗效。一项针对7例GPP患者(6例接受司库奇尤单抗治疗,1例接受依奇珠单抗治疗)的研究显示,所有患者均取得了良好的临床疗效。在接受IL-36RN突变状态检测的6例患者中,只有1例有杂合性 *IL-36RN* 突变,表明IL-17A抑制剂可以有效治疗无 *IL-36RN* 突变的GPP患者。一项为期52周的多中心开放标签Ⅲ期临床试验证明了依奇珠单抗治疗GPP具有长期的疗效和安全性。在第52周,所有GPP患者的评分均得到明显改善,在所有的不良反应中,感染的发生率最高。持续观察244周,患者耐受性良好,未发现新的安全问题。有研究报道使用依奇珠单抗治疗GPP患者可以控制GPP病情活动超过3年。但目前仍缺乏依奇珠单抗治疗GPP的大样本随机、双盲临床试验。

有报道依奇珠单抗治疗连续性肢端皮炎也有较好疗效。依奇珠单抗还可用于治疗毛发红糠疹。

三、布罗利尤单抗

(一) 获批的适应证

布罗利尤单抗于 2016 年 7 月在日本首次获得全球批准,用于治疗对全身治疗无效的成人银屑病,2017 年 2 月,美国 FDA 批准布罗利尤单抗治疗中重度斑块状银屑病,EMA 于 2017 年 7 月批准布罗利尤单抗用于治疗成人中重度斑块状银屑病。

布罗利尤单抗主要适用于需系统治疗且对阿维 A、甲氨蝶呤、环孢素或光化学疗法等其他系统治疗无效、禁忌或耐受的中重度斑块状银屑病患者。一般来说,患者的 PASI 评分 ≥ 10 分,且 BSA ≥ 10%。

(二) 禁忌证

布罗利尤单抗或其中成分过敏者;包括慢性或局部感染在内的严重活动性感染的患者;有活动性结核病史或近期与活动性结核病患者密切接触者;严重的未控制的心血管、肝脏、肺和肾疾病,其他自身免疫性疾病,恶性肿瘤(除外皮肤基底细胞癌、已经治疗且至少有 10 年缓解期的肿瘤)的患者;HIV 感染的患者不宜使用布罗利尤单抗治疗。

目前尚未开展妊娠期女性使用布罗利尤单抗的研究,因此妊娠期女性使用布罗利尤单抗的安全性尚不明确。动物研究也未发现使用布罗利尤单抗对妊娠、胎儿分娩或产后发育的直接或间接有害影响,然而,有研究提到布罗利尤单抗可以穿过胎盘,服用可能产生有害影响,因此作为预防措施,最好避免在妊娠期间使用布罗利尤单抗。动物的生殖研究并不能很好预示在人体中的结果,因此,不推荐妊娠期女性使用布罗利尤单抗,且有生育能力的女性应在治疗期间和治疗后至少 12 周内采用有效的避孕方法。

目前尚不清楚布罗利尤单抗是否在人乳中排泄或在摄入后全身吸收,不能排除其使用对新生儿/婴儿是否存在风险,应考虑为新生儿/婴儿提供母乳喂养的益处,以及为女性提供治疗的益处,决定是否停止母乳喂养或停止布罗利尤单抗。

有研究报道用布罗利尤单抗治疗的患者有自杀意念和行为,大多数有自杀行为的患者具有抑郁和/或自杀意念的病史,然尚未确定布罗利尤单抗治疗与自杀意念和行为风险增高之间的因果关系。因此,抑郁症和/或有自杀意念或行为史的患者,应仔细权衡使用布罗利尤单抗治疗的风险和益处,应告知患者,护理人员和家属需要警惕抑郁症、自杀意念、焦虑或其他情绪变化的出现或恶化,如果发生此类事件,应联系其相关医务工作者,如果患者被确定有新的或恶化的抑郁症状和/或自杀意念或行为,应停止使用布罗利尤单抗治疗。需注意,经过权衡利弊,美国 FDA 最终在药品说明书添加了黑框的警告性信息,并对用药患者进行严密监控,增加用药安全性。

有克罗恩病史的患者应密切监测活动性克罗恩病的体征和症状,如果患者出现活动性克罗恩病,应立即停止使用布罗利尤单抗治疗。布罗利尤单抗治疗可能会增加感染的风险,在银屑病患者的 12 周安慰剂对照临床试验期间,0.5% 接受布罗利尤单抗治疗的患者出现严重感染。因此,考虑在慢性感染的患者中使用布罗利尤单抗时应谨慎。如果出现提示感染的体征或症状,应指导患者寻求医疗建议。如果患者出现感染加重,应密切监测患者,并且在感染消退之前不应给予布罗利尤单抗治疗。临床试验未报道活动性肺结核病例,但是,不应将布罗利尤单抗给予活动性肺结核患者,在结核潜伏感染患者中开始使用布罗利尤单抗治疗之前应考虑使用抗结核治疗。建议在开始使用布罗利尤单抗治疗之前,根据当地免疫指南对患者进行免疫接种,但是活疫苗不应与布罗利尤单抗同时使用。

(三) 治疗银屑病的用法及用量

布罗利尤单抗通过皮下注射给药。治疗中重度斑块状银屑病推荐剂量为 210mg 或 140mg,在第 0、1 和 2 周皮下注射,然后每 2 周给予维持剂量。老人(>65 岁)无须调整剂量。布罗利尤单抗在 18 岁以下儿童和青少年中的安全性和有效性尚未确定。

(四) 治疗银屑病的临床疗效

布罗利尤单抗治疗中重度斑块状银屑病具有良好的疗效。国外 AMAGINE-1、AMAGINE-2、AMAGINE-3 的 3 项Ⅲ期临床试验结果表明,使用布罗利尤单抗 210mg 和布罗利尤单抗 140mg 于第 0、1、2 周皮下注射,之后每 2 周注射 1 次,在 12 周时,与安慰剂组相比,具有统计学显著优势。在这些研究中,布罗利尤单抗 210mg 和 140mg 达到 PASI 75 的患者的总体比例分别为 85.3% 和 64.1%,而安慰剂组为 5.9%。布罗利尤单抗 210mg 和 140mg 达到医生整体评估(physician global assessment,PGA)0/1 分的患者总体百分比分别为 78.6% 和 58.2%,而安慰剂组为 3.3%。布罗利尤单抗组的 PASI90 和 PASI100 同样优于安慰剂组。在 AMAGINE-2、AMAGINE-3 研究中,与乌司奴单抗(体重 ≤100kg 的患者皮下注射 45mg,体重>100kg 的患者注射 90mg,第 1 天、第 4 周及之后每 12 周给药)相比,布罗利尤单抗组同样具有显著统计学优势。

(五) 其他皮肤科临床应用

在日本进行的一项为期 52 周的Ⅲ期多中心开放标签研究中,12 例 GPP 患者在第 1 天、第 1 周和第 2 周各接受了 140mg 布罗利尤单抗治疗,此后每 2 周 1 次 140mg,直到第 52 周。研究发现,在第 52 周,11 例 GPP 患者病情得到缓解或改善,最常见的不良反应为鼻咽炎。该研究表明,布罗利尤单抗在 52 周中显著改善了 GPP 患者的症状,并显示出良好的安全性。

一项纳入 4 例掌跖脓疱病患者的病例系列研究表明,掌跖脓疱病对布罗利尤单抗的反应不佳。相反,另 1 例病例报道表明,210mg 布罗利尤单抗有效控制了掌跖脓疱病。

有报道显示在应用药物、外科手术及其他生物制剂治疗失败的化脓性汗腺炎患者中,在第 0、1、2 周皮下注射 210mg 布罗利尤单抗,之后每 2 周给药 210mg,持续给药,3 个月后患者病情得到显著改善。该报道表明布罗利尤单抗对治疗化脓性汗腺炎可能有显著疗效,但是给药剂量及频率需进一步探索。

四、比吉利珠单抗

目前已有的临床数据显示,用比吉利珠单抗治疗中重度斑块状银屑病及关节病性银屑病患者,患者的临床症状能够迅速改善,一些患者仅在 2 周后便开始出现改善。到目前为止,已有的数据可以证实比吉利珠单抗治疗中重度斑块状银屑病是安全且耐受良好,且没有发现相关的不良事件。

一项旨在研究比吉利珠单抗治疗中重度化脓性汗腺炎的疗效,安全性和药代动力学的Ⅱ期临床试验(NCT03248531)已经完成,结果已发表。12周时,比吉利珠单抗46%的参与者达到了化脓性汗腺炎临床应答75%的改善(Hidradenitis Suppurativa Clinical Response, HiSCR75),32%达到了HiSCR90,而安慰剂组10%的参与者达到了HiSCR75,没有参与者达到了HiSCR90。

第四节　不良反应

一、司库奇尤单抗

使用司库奇尤单抗后发生率>10%的不良反应为注射部位局部反应和感染,注射部位反应通常发生在开始治疗的第1个月内,在随后的治疗中发生频率降低,包括局部轻中度红斑、瘙痒、疼痛、肿胀和注射部位出血等,持续3~5天,感染如鼻咽炎、头痛、肺炎、咽炎、支气管炎、膀胱炎、皮肤感染等,多为轻中度,使用抗生素治疗有效。严重感染发生率<1%。其他的不良反应包括瘙痒、腹泻、高血压、关节痛、背痛、咳嗽等。发生率<0.1%的不良反应包括炎性肠病、非黑素细胞皮肤癌、淋巴瘤、黑色素瘤、结核、机会性感染、贫血、中性粒细胞减少、严重过敏反应、神经系统脱髓鞘病变、弥漫性实质性肺疾病、自身免疫性肝炎、皮肤血管炎、狼疮样综合征、充血性心力衰竭和眼部异常等。

二、依奇珠单抗

综合分析UNCOVER-1、UNCOVER-2和UNCOVER-3三项试验发现,依奇珠单抗组不良反应发生率为58%,安慰剂组为47%。在严重不良反应方面,两组发生率都为2%。依奇珠单抗组在12周的治疗诱导期内发生率≥1%或较安慰剂组高的不良反应主要包括注射部位反应(依奇珠单抗组、依那西普组和安慰剂组发生率分别为17%、11%和3%)、上呼吸道感染(14%、8%和13%)、恶心(2%、<1%和1%)及皮肤真菌感染(2%、0和<1%)。发生率<1%且较安慰剂高的不良反应包括鼻炎、口腔念珠菌感染、结膜炎、炎性肠病、荨麻疹、流感及水肿。在维持治疗期(治疗13~60周),依奇珠单抗组患者中80%出现不良反应,安慰剂组为58%。依奇珠单抗组4%出现严重不良反应,安慰剂组无严重不良反应出现,在全程治疗期(0~60周),依奇珠单抗组和安慰剂组分别有38%和23%的患者出现感染,严重感染分别为0.9%和0,在全程治疗期内依奇珠单抗组和安慰剂组分别有11%和3%的患者发生中性粒细胞减少,在全程治疗期内依奇珠单抗组出现抗体的发生率约为10%。应用依奇珠单抗的患者发生严重感染及过敏时应停止用药。另外,也应密切观察炎性肠病的发病及进展情况,依奇珠单抗不应用于活动性结核的患者。

三、布罗利尤单抗

常见为注射部位局部反应和感染,注射部位反应同注射司库奇尤单抗后的反应类似。大多数感染包括鼻咽炎、咽炎、尿路感染、支气管炎和流感,多为轻中度,使用抗生素治疗有效,这些都不需要停止治疗,严重感染发生率<1%,与安慰剂组相比,在布罗利尤单抗治疗的患者中观察到较高的真菌感染率,主要是非严重皮肤和黏膜念珠菌感染。在临床试验中观察到 1 例严重的隐球菌性脑膜炎病例和 1 例严重的球虫病病例。因此,使用布罗利尤单抗时,中性粒细胞是必须检测的一个重要指标。其他的不良反应同注射司库奇尤单抗后的反应类似。值得注意的是,用布罗利尤单抗疗的患者可能会有自杀意念和行为。

四、不良反应监测

应用 IL-17 抑制剂之前及使用期间需定期询问病史及进行体格检查,评估患者治疗效果。实验室检查包括血常规(包括白细胞、红细胞、血红蛋白、中性粒细胞计数、淋巴细胞计数、血小板);红细胞沉降率或 C 反应蛋白;凝血功能(包括凝血酶原时间、活化部分凝血活酶时间、凝血酶时间、纤维蛋白原);血生化(包括谷丙转氨酶、谷草转氨酶、总胆红素、碱性磷酸酶、谷氨酰转肽酶、总蛋白、白蛋白、肌酐、尿素氮、空腹血糖、钠、钾、氯、钙、磷、镁);尿常规(包括尿比重、pH、尿蛋白、尿糖、尿红细胞、尿白细胞、尿胆原、尿胆红素、尿酮体);血清病毒学检查(包括人类免疫缺陷病毒抗体、乙型肝炎表面抗原、表面抗体、E 抗原、E 抗体和核心抗体、丙肝病毒抗体、乙肝病毒 DNA 载量);结核相关检查(结核菌素试验或 γ 干扰素释放试验);梅毒血清学试验(甲苯胺红不加热血清反应素试验、梅毒螺旋体抗体);抗核抗体;抗双链 DNA 抗体;血/尿妊娠试验;肾功能检查;胸部 X 线检查;心电图检查;其他感染相关指标(内毒素、呼吸道病毒感染等)及肿瘤标志物检测等。

(胡艺凡　周　静　陆家睛　史玉玲)

参 考 文 献

[1] LIN A M, RUBIN C J, KHANDPUR R, et al. Mast cells and neutrophils release IL-17 through extracellular trap formation in psoriasis [J]. J Immunol, 2011, 187 (1): 490-500.

[2] SYED Y Y. Ixekizumab: a review in moderate to severe plaque psoriasis [J]. Am J Clin Dermatol, 2017, 18 (1): 147-158.

[3] BLAIR H A. Brodalumab: a review in moderate to severe plaque psoriasis [J]. Drugs, 2018, 78 (4): 495-504.

[4] GLATT S, HELMER E, HAIER B, et al. First-in-human randomized study of bimekizumab, a humanized monoclonal antibody and selective dual inhibitor of IL-17A and IL-17F, in mild psoriasis [J]. Br J Clin Pharmacol, 2017, 83 (5): 991-1001.

[5] MADANAGOBALANE S. Secukinumab in generalized pustular psoriasis [J]. Indian Dermatol Online J, 2018, 9 (6): 464-466.

［6］ HO P H, TSAI T F. Successful treatment of refractory juvenile generalized pustular psoriasis with secukinumab monotherapy: aA case report and review of published work [J]. J Dermatol, 2018, 45 (11): 1353-1356.

［7］ CORDORO K M, UCMAK D, HITRAYA-LOW M, et al. Response to interleukin (IL)-17 inhibition in an adolescent with severe manifestations of IL-36 receptor antagonist deficiency (DITRA)[J]. JAMA Dermatol, 2017, 153 (1): 106-108.

［8］ MROWIETZ U, BACHELEZ H, BURDEN A D, et al. Secukinumab for moderate-to-severe palmoplantar pustular psoriasis: results of the 2PRECISE study [J]. J Am Acad Dermatol, 2019, 80 (5): 1344-1352.

［9］ GALLUZZO M, D'ADAMIO S, TEOLI M, et al. Biologic therapy for acrodermatitis continua of Hallopeau: Successful treatment with secukinumab and review of the literature [J]. Dermatol Ther, 2019, 32 (3): e12899.

［10］ THORLACIUS L, THEUT RIIS P, JEMEC G B E. Severe hidradenitis suppurativa responding to treatment with secukinumab: a case report [J]. Br J Dermatol, 2018, 179 (1): 182-185.

［11］ PRUSSICK L, ROTHSTEIN B, JOSHIPURA D, et al. Open-label, investigator-initiated, single-site exploratory trial evaluating secukinumab, an anti-interleukin-17A monoclonal antibody, for patients with moderate-to-severe hidradenitis suppurativa [J]. Br J Dermatol, 2019, 181 (3): 609-611.

［12］ MORENO GARCÍA M, MADRID GONZÁLEZ M, PRADA LOBATO J M. Secukinumab for pyoderma gangrenosum: a case report [J]. Med Clin (Barc), 2019, 152 (6): 246.

［13］ LANGLEY R G, RICH P, MENTER A, et al. Improvement of scalp and nail lesions with ixekizumab in a phase 2 trial in patients with chronic plaque psoriasis [J]. J Eur Acad Dermatol Venereol, 2015, 29 (9): 1763-1770.

［14］ EGEBERG A. Phase 3 trials of ixekizumab in moderate-to-severe plaque psoriasis [J]. N Engl J Med, 2016, 375 (21): 2101-2102.

［15］ SAEKI H, NAKAGAWA H, NAKAJO K, et al. Efficacy and safety of ixekizumab treatment for Japanese patients with moderate to severe plaque psoriasis, erythrodermic psoriasis and generalized pustular psoriasis: Results from a 52-week, open-label, phase 3 study (UNCOVER-J)[J]. J Dermatol, 2017, 44 (4): 355-362.

［16］ OKUBO Y, MABUCHI T, IWATSUKI K, et al. Long-term efficacy and safety of ixekizumab in Japanese patients with erythrodermic or generalized pustular psoriasis: subgroup analyses of an open-label, phase 3 study (UNCOVER-J)[J]. J Eur Acad Dermatol Venereol, 2019, 33 (2): 325-332.

［17］ MILLER A C, HOLLAND T E, COHEN D J. Treatment of acrodermatitis continua of hallopeau with ixekizumab [J]. J Dermatolog Treat, 2021, 32 (1): 117-119.

［18］ KOHN D, WETZIG T. Pityriasis rubra pilaris: successful treatment with ixekizumab][J]. Hautarzt, 2020, 71 (8): 624-626.

［19］ LEBWOHL M G, PAPP K A, MARANGELL L B, et al. Psychiatric adverse events during treatment with brodalumab: analysis of psoriasis clinical trials [J]. J Am Acad Dermatol, 2018, 78 (1): 81-89.

［20］ YAMASAKI K, NAKAGAWA H, KUBO Y, et al. Efficacy and safety of brodalumab in patients with generalized pustular psoriasis and psoriatic erythroderma: results from a 52-week, open-label study [J]. Br J Dermatol, 2017, 176 (3): 741-751.

［21］ PINTER A, WILSMANN-THEIS D, PEITSCH W K, et al. Interleukin-17 receptor A blockade with brodalumab in palmoplantar pustular psoriasis: report on four cases [J]. J Dermatol, 2019, 46 (5): 426-430.

［22］ MILANI-NEJAD N, KAFFENBERGER J. Treatment of recalcitrant acrodermatitis continua of hallopeau with brodalumab [J]. J Drugs Dermatol, 2019, 18 (10): 1047.

［23］ARENBERGEROVA M, ARENBERGER P, MARQUES E, et al. Successful treatment of recalcitrant gluteal hidradenitis suppurativa with brodalumab after anti-TNF failure [J]. Int J Dermatol, 2020, 59 (6): 733-735.

［24］LANGLEY R G, ELEWSKI B E, LEBWOHL M, et al. Secukinumab in plaque psoriasis--results of two phase 3 trials [J]. N Engl J Med, 2014, 371 (4): 326-338.

［25］GRIFFITHS C E, REICH K, LEBWOHL M, et al. Comparison of ixekizumab with etanercept or placebo in moderate-to-severe psoriasis (UNCOVER-2 and UNCOVER-3): results from two phase 3 randomised trials [J]. Lancet, 2015, 386 (9993): 541-551.

［26］FARAHNIK B, BEROUKHIM K, ZHU T H, et al. Ixekizumab for the treatment of psoriasis: a review of phase Ⅲ trials [J]. Dermatol Ther (Heidelb), 2016, 6 (1): 25-37.

［27］LEBWOHL M, STROBER B, MENTER A, et al. Phase 3 studies comparing brodalumab with ustekinumab in psoriasis [J]. N Engl J Med, 2015, 373 (14): 1318-1328.

［28］VAN DE KERKHOF P C, GRIFFITHS C E, REICH K, et al. Secukinumab long-term safety experience: a pooled analysis of 10 phase Ⅱ and Ⅲ clinical studies in patients with moderate to severe plaque psoriasis [J]. J Am Acad Dermatol, 2016, 75 (1): 83-98.

［29］STROBER B, LEONARDI C, PAPP K A, et al. Short-and long-term safety outcomes with ixekizumab from 7 clinical trials in psoriasis: etanercept comparisons and integrated data [J]. J Am Acad Dermatol, 2017, 76 (3): 432-440.

第二十章

白介素-23抑制剂

第一节 概　　述

IL-23是银屑病免疫反应机制的上游炎症因子,是IL-23/Th17轴的重要组成部分。IL-23主要由树突状细胞分泌产生,可诱导Th17细胞分化产生IL-17A、TNF-α、IL-22等细胞因子,进一步促进角质形成细胞增殖及炎症级联反应。

IL-23蛋白由其特有的p19亚基以及和IL-22共有的p40亚基2个亚基构成。IL-23在控制周围组织炎症中起主要作用。研究表明,编码IL-23受体和IL-23的p19亚基(IL-23A)的基因变异与斑块状银屑病的发生有关。IL-23通过触发Th17和Th22细胞的分化,进而触发产生银屑病皮损的炎症级联反应。因此,靶向IL-23的生物制剂能够抑制产生IL-17的炎症级联反应。

目前获批的IL-23抑制剂包括乌司奴单抗(ustekinumab)、古塞奇尤单抗(guselkumab)、替拉珠单抗(tildrakizumab)和瑞莎珠单抗(risankizumab)。其中乌司奴单抗是针对IL-23p40亚基的抑制剂,古塞奇尤单抗、替拉珠单抗(tildrakizumab)和瑞莎珠单抗(risankizumab)均是针对IL-23 p19亚基的抑制剂。

第二节 作 用 机 制

一、乌司奴单抗

乌司奴单抗(ustekinumab)是一个全人源化IgG1κ单克隆抗体,可特异性高亲和力地与IL-12和IL-23共有的p40亚基结合,从而阻断IL-12、IL-23和相应受体结合来降低其活性达到减轻炎症反应的目的,进而起到改善银屑病患者的症状和体征的作用。

二、古塞奇尤单抗

古塞奇尤单抗(guselkumab)是一种人源性 IgG1λ 单克隆抗体,其靶向 IL-23 特有的 p19 亚基,通过阻断 IL-23 与细胞表面 IL-23 受体结合,破坏 IL-23 介导的信号转导、激活和细胞因子的级联反应,抑制 IL-23 生物活性,从而对银屑病发挥疗效。

IL-23 在斑块状银屑病患者皮损中高表达。在体外模型中,古塞奇尤单抗可通过阻断 IL-23 与细胞表面 IL-23 受体的相互作用,进而阻断 IL-23 介导的信号通路转导和激活,以及细胞因子级联反应,进而抑制 IL-23 的生物活性。综上所述,古塞奇尤单抗通过阻断 IL-23 介导的信号通路在斑块状银屑病中发挥临床作用。有研究表明,接受古塞奇尤单抗治疗后的银屑病患者血清 IL-17A、IL-17F 及 IL-22 水平降低,皮损处的树突状细胞和 T 细胞数量显著减少,表皮厚度明显变薄。

三、替拉珠单抗

替拉珠单抗(tildrakizumab)是一种人源化 IgGκ 单克隆抗体,其对 IL-23 的 p19 亚基具有高度选择性。IL-23 是天然存在的细胞因子,参与炎症和免疫应答。替拉珠单抗能够特异性结合 IL-23 的 p19 蛋白亚基而不与 IL-12 结合,并抑制其与 IL-23 受体的相互作用,从而抑制促炎性细胞因子和趋化因子的释放,进而减轻炎症反应,改善银屑病患者的症状和体征。

四、瑞莎珠单抗

瑞莎珠单抗(risankizumab)是一种人源化 IgG1 单克隆抗体,通过以高亲和力结合 IL-23p19 亚基,从而抑制促炎性细胞因子和趋化因子的释放,进而减轻炎症反应,改善银屑病患者的症状和体征。

第三节　皮肤科临床应用

一、乌司奴单抗

(一) 获批的适应证

乌司奴单抗于 2009 年获美国 FDA 批准治疗中重度斑块状银屑病。目前该药物已获 74 个国家批准用于银屑病的治疗。2011 年,美国皮肤科学会发布的《银屑病和关节病性银屑病治疗指南》推荐乌司奴单抗为治疗成人斑块状银屑病的一线药物。2017 年 12 月中国国家市场监督管理总局批准乌司奴单抗用于中重度斑块状银屑病的治疗,并于 2019 年 6 月开始应用于临床。

乌司奴单抗主要适用于对环孢素、甲氨蝶呤或光化学疗法等其他系统治疗疗效差、有禁忌或无法耐受的成年中重度斑块状银屑病患者,以及对传统免疫抑制剂治疗无效、禁忌或耐受的关节病性银屑病患者,也适用于 12 岁及以上青少年中重度斑块状银屑病患者。

(二) 禁忌证

乌司奴单抗或其中成分过敏者,脓毒血症患者或存在脓毒血症风险的患者,包括慢性或局部感染在内的严重活动性感染的患者,有活动性结核病史或近期与活动性结核病患者密切接触者不宜使用乌司奴单抗治疗。

目前尚未开展妊娠期女性使用乌司奴单抗的研究,因此妊娠期女性使用乌司奴单抗的安全性尚未明确。动物研究并未发现其对妊娠、胚胎发育、分娩或产后发育的直接或间接有害影响。动物体内实验结果不能代表人类体内试验结果,因此不推荐妊娠期女性使用乌司奴单抗,建议育龄期女性在乌司奴单抗治疗期间避免妊娠。育龄期女性应在治疗后至少 15 周采取有效避孕措施。

尚不清楚乌司奴单抗是否通过人母乳分泌。动物实验显示,母乳中可检测出少量乌司奴单抗。因此,哺乳期女性需考虑是否停止哺乳或停用乌司奴单抗。

乌司奴单抗可能会增加感染风险并重新激活潜伏感染。在临床研究中,接受乌司奴单抗的患者严重的细菌、真菌和病毒感染虽然较少,但也有报道,应予以重视。因此,在考虑将乌司奴单抗用于慢性感染或复发感染史的患者时应多加谨慎。在开始用乌司奴单抗治疗之前,应对患者进行结核感染评估。乌司奴单抗不得用于活动性肺结核患者。在使用乌司奴单抗之前应治疗结核潜伏感染。有潜伏或活动性结核病史的患者,在开始乌司奴单抗治疗之前也应考虑使用抗结核治疗,其中无法确定足够的治疗过程。接受乌司奴单抗治疗的患者应在治疗期间和治疗后密切监测活动性结核的体征和症状。

如果出现提示感染的体征或症状,应指导患者寻求医疗建议。如果患者出现严重感染,应密切监测患者,并且在感染消退前不应给予乌司奴单抗。

目前接受活病毒或活细菌疫苗的患者尚未进行特定研究。虽然没有关于接受乌司奴单抗治疗的患者接种活疫苗后感染的数据,但建议乌司奴单抗治疗的同时勿使用活病毒或活细菌疫苗,乌司奴单抗治疗在最后一次给药后至少停用 15 周后方可进行活病毒或活细菌疫苗接种。医师应查阅特定疫苗的产品特性,并获得有关在疫苗接种后同时使用免疫抑制剂的指南以及其他信息。接受乌司奴单抗治疗的患者可以同时接种灭活疫苗。

(三) 治疗银屑病的用法及用量

乌司奴单抗治疗斑块状银屑病成人推荐剂量为首次 45mg 皮下注射,4 周后及之后每 12 周给予一次相同剂量。体重>100kg 的患者,推荐剂量为首次 90mg 皮下注射,4 周后及之后每 12 周给予一次相同剂量。在此类患者中,45mg 剂量也显示有效,但 90mg 剂量疗效更好,治疗 28 周仍未应答的患者应考虑停止用药。>12 岁的青少年银屑病患者,体重<60kg 的患者推荐剂量为 0.75mg/kg,体重为 60kg 或以上的患者与成年患者用药剂量相同。乌司奴单抗用法为皮下注射给药,注射点应尽量避免选择出现银屑病皮损的区域。

(四) 治疗银屑病的临床疗效

乌司奴单抗治疗中重度斑块状银屑病具有良好的疗效。一项荟萃分析统计了 9 项临床随机对照试验,共包括 11 381 例中重度斑块状银屑病患者。结果显示使用乌司奴单抗治疗

12周后,治疗组患者的PASI50、PASI75、PASI90应答比例较安慰剂组有明显提高,PGA和DLQI也有显著提高,并发现乌司奴单抗45mg和90mg治疗银屑病12周后疗效无显著差异;且药物能有效改善患者的焦虑、抑郁和性功能障碍,并提高患者工作效率及减少因病的误工天数。

一项Ⅲ期多中心、随机、双盲、安慰剂对照试验(CADMUS试验)(LoE 1b)研究了乌司奴单抗在110例年龄为12~17岁的中重度斑块状银屑病儿童及青少年患者的疗效以及安全性。第12周,接受标准剂量乌司奴单抗的患者PASI75应答率为80.6%,而安慰剂组患者的PASI75仅为10.8%($P<0.001$)。

(五)其他皮肤科临床应用

有文献报道1例90岁的GPP患者在接受乌司奴单抗治疗后皮疹快速清除。另1例报道45岁的GPP男性在接受乌司奴单抗治疗后皮疹几乎全部清除。此外,有一系列病例报道显示,4例GPP患者(其中1例有纯合*IL-36RN*突变)在接受乌司奴单抗治疗后均实现了临床缓解。一项旨在检测治疗银屑病的生物制剂药物存活率的研究纳入了2例接受乌司奴单抗治疗的GPP患者。研究表明,乌司奴单抗的药物存活率高于阿达木单抗、英夫利西单抗、司库奇尤单抗、布罗利尤单抗和依奇珠单抗。综上所述,乌司奴单抗可以作为GPP患者治疗的选择,但是需要更多的临床试验来阐明其治疗GPP的有效性和安全性。

Morales等研究了乌司奴单抗在掌跖脓疱病患者中的疗效和安全性,他们在第0、4周给予5例患者45mg乌司奴单抗,之后每12周给予一次维持剂量45mg。治疗20周后掌跖脓疱病患者皮疹全部清除,治疗过程中未见严重不良反应。在另一项研究中,20例掌跖脓疱病患者中有7例达到了临床清除,90mg剂量比45mg剂量更有效。

另有几例病例报道显示,乌司奴单抗可用于治疗对TNF-α抑制剂无效的连续性肢端皮炎患者。但是也有研究发现掌跖脓疱病或连续性肢端皮炎患者对乌司奴单抗和TNF-α抑制剂的临床反应无显著差异。

有一项研究评估了10例接受乌司奴单抗治疗的化脓性汗腺炎患者的治疗结果,并对已发表的针对乌司奴单抗治疗的化脓性汗腺炎患者的流行病学研究进行了系统回顾。在观察的10例患者中,70%的患者达到了PGA的改善,80%的患者数字分级评分法评分有所改善。在系统回顾中,有76%(34/45)的患者临床疾病严重程度有所改善。未发现与乌司奴单抗相关的严重不良事件。这表明,对一线治疗无效的化脓性汗腺炎患者,乌司奴单抗可能是一种有效且安全的选择。

研究发现在第0、4和16周分别给予3例泛发性斑秃患者90mg乌司奴单抗治疗,20周后,全部患者均表现出不同程度的头发再生长,在治疗过程中或治疗后均未报道不良事件。因此,认为乌司奴单抗具有改善泛发性斑秃患者头发生长的能力。

二、古塞奇尤单抗

(一)获批的适应证

古塞奇尤单抗于2017年7月获美国FDA批准用于治疗中重度斑块状银屑病,主要适用于需系统治疗且对阿维A、甲氨蝶呤、环孢素或光化学疗法等其他系统治疗无效、禁忌或耐受的中重度斑块状银屑病患者,以及对传统免疫抑制剂治疗无效、禁忌或耐受的关节病性银屑病患者。

(二) 禁忌证

古塞奇尤单抗或其中成分过敏者;脓毒血症患者或存在脓毒血症风险的患者;包括慢性或局部感染在内的严重活动性感染的患者;有活动性结核病史或近期与活动性结核病患者密切接触者;严重的未控制的心血管、肝脏、肺和肾疾病,其他自身免疫性疾病,恶性肿瘤(除外皮肤基底细胞癌、已经治疗且至少有 10 年缓解期的肿瘤)的患者;HIV 感染的患者不宜使用古塞奇尤单抗治疗。

目前尚未开展妊娠期女性使用古塞奇尤单抗的研究,因此妊娠期女性使用古塞奇尤单抗的安全性尚不明确。动物研究并未发现该药物对胎儿发育、分娩或产后发育的直接或间接有害影响。此外,在食蟹猴分娩后第 28 天的母乳中检测不到古塞奇尤单抗,但目前尚不清楚古塞奇尤单抗是否在人乳中排泄。免疫球蛋白能够在人乳中排泄,因此不能排除母乳喂养儿童的风险。综上所述,最好应避免在妊娠期及哺乳期间使用该药物。

(三) 治疗银屑病的用法及用量

古塞奇尤单抗治疗成人中重度斑块状银屑病的推荐剂量为在第 0、4 周给予初始剂量 100mg,之后每 8 周给予维持剂量 100mg,通过皮下注射给药,给药时应避免注射于银屑病皮损部位。若患者在治疗 16 周后未见疗效则应及时停药。>65 岁的老年患者药物剂量无须进行调整,肝肾功能不全者、儿童及青少年的安全性和有效性尚未有文献报道。在治疗的过程当中应积极进行随访,保证患者安全。

(四) 治疗银屑病的临床疗效

古塞奇尤单抗治疗中重度斑块状银屑病具有良好的疗效。Blauvelt 等在一项随机、双盲、安慰剂和活性药物对照组的 Ⅲ 期临床 VOY-AGE1 试验中比较了中重度斑块状银屑病患者给予古塞奇尤单抗和阿达木单抗的疗效。共有 837 例患者被随机分为三组:第一组在第 0、4 周给予古塞奇尤单抗 100mg,每 8 周 1 次(n=329);第二组在第 0、4、12 周给予安慰剂,随后在第 16 和 20 周给予古塞奇尤单抗 100mg,每 8 周 1 次(n=174);第三组在第 0 周给予阿达木单抗 80mg,在第 1 周给予阿达木单抗 40mg,然后每 2 周给予阿达木单抗 40mg,直至第 47 周(n=334)。结果表明,在治疗第 16 周时,接受古塞奇尤单抗治疗的患者达到研究者总体评分(investigator global assessment,IGA)为 0/1 分(清除 / 几乎清除)的比例为 85.1%,而安慰剂组为 6.9%;达到 PASI90 的患者比例分别为 73.3% 与 2.9%;古塞奇尤单抗组的 IGA 与 PASI 均优于安慰剂组。而古塞奇尤单抗与阿达木单抗相比 IGA 为 0/1 分患者比例在第 16 周分别为 85.1% 与 65.9%,在第 24 周分别为 84.2% 与 64.7%,在 48 周时分别为 80.5% 与 55.4%;PASI90 患者比例在第 16 周时分别为 73.3% 与 49.7%,在第 24 周时分别为 80.2% 与 53.0%,在第 48 周分别为 76.3% 与 47.9%;古塞奇尤单抗组的 IGA 与 PASI 均优于阿达木单抗组。此外,不良事件发生率在不同的治疗方法之间具有可比性。古塞奇尤单抗与阿达木单抗相比表现出优异的疗效,并且在 1 年内银屑病患者耐受性良好。

另一项多中心、随机、双盲、安慰剂和阿达木单抗活性药物对照试验的 Ⅲ 期临床 VOY-

AGE2 试验中,也比较了中重度斑块状银屑病患者给予古塞奇尤单抗和阿达木单抗的疗效。他们将 992 例患者随机分为三组:第一组在第 0、4 周给予古塞奇尤单抗 100mg,每 8 周 1 次(*n*=496);第二组在第 0、4、12 周给予安慰剂,随后在 16、20 周给予古塞奇尤单抗 100mg,每 8 周 1 次(*n*=248);第三组在第 0 周给予阿达木单抗 80mg,在第 1 周给予阿达木单抗 40mg,然后每隔 2 周给药至第 23 周(*n*=248)。第 16 周,接受古塞奇尤单抗治疗的患者达到 IGA 0/1 分的比例为 84.1%,而安慰剂组为 8.5%,阿达木单抗组为 67.7%;与阿达木单抗组相比,古塞奇尤单抗治疗组达到了 PASI75、PASI90 和 PASI100 的患者比例更高,并维持到第 24 周。第 28 周,在对古塞奇尤单抗有响应的 375 例患者中,有 182 例被随机分配到安慰剂组,平均 15.2 周后疗效低于 PASI90。第 48 周,仍然可以观察到被重新分配到安慰剂组的患者中 36.8% 和继续接受古塞奇尤单抗治疗的患者中 88.6% 疗效达 PASI90。

为了评价古塞奇尤单抗治疗银屑病对乌司奴单抗反应不佳的中重度斑块状银屑病患者的疗效和安全性,Langley 等进行了一项随机、双盲的Ⅲ期临床试验。在这项研究中,871 例患者在第 0、4 周接受了具有开放标签的乌司奴单抗(45mg 或 90mg)。第 16 周,对乌司奴单抗反应不佳的 286 例患者(IGA ≥ 2 分)被随机双盲给予古塞奇尤单抗 100mg 治疗或继续使用乌司奴单抗;871 例患者中有 585 例(67%)在第 16 周时仍使用开放标签的乌司奴单抗。结果表明,使用乌司奴单抗治疗的患者在第 16 周时未达到 0/1 分的 IGA,但是由于改用古塞奇尤单抗而得到了显著的改善。在 52 周时使用古塞奇尤单抗治疗的患者中,有更大比例的患者达到 PASI90 和 PASI100。

除此之外,在一项对古塞奇尤单抗治疗中重度斑块状银屑病患者的安全性、耐受性和临床反应的随机、双盲、安慰剂对照试验中,将 24 例患者皮肤活检标本中的组织学分析和基因表达进行了对比。结果表明,古塞奇尤单抗治疗 12 周后,患者的银屑病相关基因表达减少和血清 IL-17A 水平的显著降低。

(五)其他皮肤科临床应用

一项为期 52 周的Ⅲ期多中心开放标签试验纳入了 10 例 GPP 患者,评估古塞奇尤单抗治疗 GPP 的有效性和安全性。他们在第 0、4 周给予患者 50mg 古塞奇尤单抗,之后每 8 周给予 50mg 维持剂量。根据临床总体印象评分,在完成 16 周随访的 9 例患者中,2 例达到"很大改善"、2 例达到"较大改善"和 3 例达到"很少改善"。10 例患者中有 1 例之前接受过光疗的患者有皮肤鳞状细胞癌,在第 29 天退出研究。也有研究表明,古塞奇尤单抗可用于治疗掌跖脓疱病。一项随机临床试验的 49 例患者随机接受古塞奇尤单抗或安慰剂治疗,治疗组在第 0、4 周接受 200mg 古塞奇尤单抗治疗。结果显示,与安慰剂组相比,古塞奇尤单抗组的平均严重程度评分在第 16 周时显著降低。

三、替拉珠单抗

(一)获批的适应证

替拉珠单抗于 2018 年 3 月获美国 FDA 批准用于治疗中重度斑块状银屑病。2018 年 9 月,EMA 批准用于治疗中重度斑块状银屑病。

替拉珠单抗主要适用于需系统治疗且对阿维 A、甲氨蝶呤、环孢素或光化学疗法等其他系统治疗无效、禁忌或耐受的中重度斑块状银屑病患者,以及对传统免疫抑制剂治疗无效、禁忌或耐受的关节病性银屑病患者。一般来说,患者 PASI ≥ 10 分,且 BSA ≥ 10%。

(二) 禁忌证

替拉珠单抗或其中成分过敏者;脓毒血症患者或存在脓毒血症风险的患者;包括慢性或局部感染在内的严重活动性感染的患者;有活动性结核病史或近期与活动性结核病患者密切接触者;严重的未控制的心血管、肝脏、肺和肾疾病,其他自身免疫性疾病,恶性肿瘤(除外皮肤基底细胞癌、已经治疗且至少有 10 年缓解期的肿瘤)的患者;HIV 感染的患者不宜使用替拉珠单抗治疗。

目前尚未开展妊娠期女性使用替拉珠单抗的研究,因此妊娠期女性使用的安全性尚不明确。已知 IgG 可跨越胎盘屏障,替拉珠单抗有可能从母体转运至胎儿。因此,不推荐妊娠期女性使用替拉珠单抗,建议育龄女性在治疗期间不要妊娠。仅在当明确需要时,妊娠期女性才可使用替拉珠单抗治疗。

目前尚不明确替拉珠单抗是否通过人的乳汁分泌。许多药物和免疫球蛋白可由人乳汁分泌,因此哺乳期女性需考虑是否停止哺乳或停用替拉珠单抗。

替拉珠单抗治疗过程中严禁使用活疫苗。尚无接受替拉珠单抗治疗的患者由于接受活疫苗而发生二次传播感染的资料。

(三) 治疗银屑病的用法及用量

替拉珠单抗治疗成人中重度斑块状银屑病的推荐剂量为在第 0、4 周给予初始剂量 100mg,之后,每 12 周给予维持剂量 100mg,通过皮下注射给药,给药时应避免注射于银屑病皮损部位。体重 ≥ 90kg 的患者,给予 200mg 的单次给药剂量可能疗效更佳。治疗 28 周后仍无反应的患者应考虑停药。治疗起初有部分好转的患者可继续治疗超过 28 周而得到进一步改善。

(四) 治疗银屑病的临床疗效

两项Ⅲ期临床试验 reSURFACE 1 和 reSURFACE 2 均表明替拉珠单抗对中重度银屑病疗效显著。reSURFACE 1 纳入了 772 例中重度斑块状银屑病患者,分为三组,在第 0、4 周及之后每 12 周分别给予替拉珠单抗 100mg(n=309),替拉珠单抗 200mg(n=308)或安慰剂(n=155)治疗。主要终点是 12 周时达到 PASI75 和 PGA 为 0(清除)或 1 分(几乎清除)且比基线时降低 ≥ 2 分的患者百分比。安慰剂组中的患者在第 12 周交叉接受替拉珠单抗 100 或 200mg,之后每 12 周接受 1 次。第 12 周,200mg 组中有 62% 的患者达到 PASI75,100mg 组中 64% 的患者达到 PASI75,均显著高于安慰剂组。第 28 周,200mg 组中 79% 的患者达到了 PASI75,略高于 100mg 组。第 28 周后,200mg 组中达到 PASI75 的患者继续保持原治疗方案,94% 的患者能在 64 周时维持 PASI75,表明该药物的长期疗效显著。reSURFACE 2 是一项安慰剂对照的替拉珠单抗和依那西普的头对头试验。1 090 例中重度斑块状银屑病的患者被随机分为四组,分别在第 0、4 周及之后每 12 周接受 100mg 替拉珠单抗(n=307)或 200mg 替拉珠单抗(n=314)或安慰剂(n=156)或依那西普 50mg,每周 2 次,直至第 12 周,之后每周 1 次,直至第 28 周(n=313)。主要终点是 12 周时达到 PASI75 和 PGA 为 0(清除)或 1 分(几乎清除)且比基线时降低 ≥ 2 分的患者百分比。安慰剂组中的患者在第 12 周交又接受替拉珠单抗 100mg 或 200mg,之后每 12 周接受 1 次。第 12 周,200mg 组中 66% 和 100mg 组中 61% 的患者达到 PASI75,两组结果均显著高于安慰剂组和依那西普组。200mg 组 59% 的患者和 100mg 组 55% 的患者达到 PGA0/1,两组显著高于安慰剂组;200mg 组结果显著高于依那西普组,而 100mg 组与依那西普相比差异无统计学意义。reSURFACE 2 表明替拉珠单抗的疗效显著优于依那西普。

(五) 其他皮肤科临床应用

有研究观察了 5 例接受替拉珠单抗治疗的中重度化脓性汗腺炎患者。患者在第 0、4 周接受了 100mg 替拉珠单抗的治疗,此后每 4 周接受 200mg 的维持剂量。与基线相比,所有患者在第 8 周的化脓性汗腺结节脓肿和结节计数均得到改善,平均减少 16.8 个。2 例患者在第 20 周就诊时持续改善,其中 1 例患者的脓肿和结节数较第 16 周略有增加,但基线数相比仍减少很多。所有患者均未见严重不良反应及实验室检查异常。因此,替拉珠单抗及其他 IL-23 抑制剂可能是化脓性汗腺炎的治疗新选择。需要更长时间及更大规模的研究来验证该研究的结果,并且进一步研究药物存活率和替拉珠单抗达到最大疗效所需的时间。

有研究报道了替拉珠单抗治疗 1 例难治性扁平苔藓和额叶纤维性脱发。患者在第 0、4 周接受替拉珠单抗 100mg 治疗,之后每 12 周给予 1 次 100mg 维持剂量。治疗后患者的头皮红斑明显减轻,且在持续改善。

有病例报道 1 例进展期白癜风的患者在第 0、4 周和 12 周接受替拉珠单抗 100mg 治疗后,其皮肤有明显复色。之后每 3 个月给予 1 次维持剂量,在第 12 个月时患处的复色率已达到 90%。

四、瑞莎珠单抗

(一) 获批的适应证

2019 年 4 月,美国 FDA 批准瑞莎珠单抗可以用于治疗中重度斑块状银屑病。瑞莎珠单抗主要适用于需系统治疗且对阿维 A、甲氨蝶呤、环孢素或光化学疗法等系统治疗无效、禁忌或耐受的中重度斑块状银屑病患者,以及对传统免疫抑制剂治疗无效、禁忌或耐受的关节病性银屑病患者。一般来说,患者的 PASI ≥ 10 分,且 BSA ≥ 10%。

(二) 禁忌证

瑞莎珠单抗或其中成分过敏者,脓毒血症患者或存在脓毒血症风险的患者,包括慢性或局部感染在内的严重活动性感染的患者,有活动性结核病史或近期与活动性结核病患者密切接触者不宜使用瑞莎珠单抗治疗。

目前尚未开展妊娠期女性使用瑞莎珠单抗的研究,因此妊娠期女性使用的安全性尚不明确。动物研究并未表明瑞莎珠单抗对生殖毒性有直接或间接的有害影响,但已知 IgG 可跨越胎盘屏障,因此瑞莎珠单抗有可能从母体转运至胎儿。作为预防措施,最好避免在妊娠期间使用瑞莎珠单抗,建议育龄期女性在治疗期间和治疗后至少 21 周内使用有效的避孕方法。

瑞莎珠单抗是否在人乳中排泄目前尚未明确。已知人 IgG 在出生后的最初几天内在母乳中排出,随后很快降低至低浓度。因此,哺乳期女性仅在当明确需要时,才可使用瑞莎珠单抗治疗。目前尚未开展关于瑞莎珠单抗对人类生育能力的影响的研究,动物研究并未表明瑞莎珠单抗对生育有直接或间接的有害影响。

在开始使用瑞莎珠单抗治疗之前,应根据目前的免疫指南考虑完成所有适当的免疫接种。如果患者接受了活疫苗接种,建议在开始使用瑞莎珠单抗治疗前至少等待 4 周。接受瑞莎珠单抗治疗的患者在治疗期间和治疗后至少 21 周内不应接种活疫苗。尚无接受瑞莎珠单抗治疗的患者由于接受活疫苗而发生二次传播感染的资料。

(三)治疗银屑病的用法及用量

瑞莎珠单抗治疗成人中重度斑块状银屑病的推荐剂量为在第 0、4 周给予初始剂量 150mg,之后每 12 周给予维持剂量 150mg,通过皮下注射给药,给药时应避免注射于银屑病皮损部位。治疗 16 周后仍无反应的患者应考虑停药。治疗起初有部分好转的患者可继续治疗超过 16 周而得到进一步改善。

(四)治疗银屑病的临床疗效

UltIMMa-1 和 UltIMMa-2 Ⅲ 期随机、双盲、安慰剂对照试验,纳入的受试者均为年龄>18 岁并有中重度慢性斑块状银屑病的患者。在每项研究中,患者随机接受 150mg 瑞莎珠单抗、乌司奴单抗(体重 ≤ 100kg 的患者用 45mg 乌司奴单抗,体重>100kg 的患者用 90mg 的乌司奴单抗)或安慰剂治疗。此临床研究分为 A、B 两部分:① A 部分为前 16 周的双盲治疗期;② B 部分为第 16~52 周的双盲治疗期,给最初分配为安慰剂组的患者在第 16 周及以后换用 150mg 瑞莎珠单抗,其他患者继续维持原来的治疗方案。此两项临床研究给药时间为第 0、4、16、28 和 40 周,共同主要终点是达到 PASI90 和第 16 周时静态医师整体水平(static physician global assessment,sPGA)为 0/1 分的患者比例。上述临床试验已注册并完成,编号分别为 NCT02684370(UltIMMa-1)和 NCT02684357(UltIMMa-2)。

2016 年 2 月 24 日至 2016 年 8 月 31 日展开的 UltIMMa-1 试验,纳入 506 例患者,随机接受 150mg 瑞莎珠单抗(n=304)、45mg 或 90mg 乌司奴单抗(n=100)或安慰剂(n=102)治疗;2016 年 3 月 1 日至 2016 年 8 月 30 日展开的 UltIMMa-2 试验,纳入 491 例患者随机接受 150mg 瑞莎珠单抗(n=294)、45mg 或 90mg 乌司奴单抗(n=99)或安慰剂(n=98)的治疗。在 UltIMMa-1 试验中的第 16 周,接受瑞莎珠单抗治疗的患者中有 229 例(75.3%)达到了 PASI90;接受乌司奴单抗治疗的患者中有 42 例(42.0%)达到了 PASI90;接受安慰剂的患者中有 5 例(4.9%)达到了 PASI90;在 UltIMMa-2 试验的第 16 周,达到 PASI90 的患者分别为瑞莎珠单抗治疗组 220 例(74.8%)、乌司奴单抗组 47 例(47.5%)及安慰剂组 2 例(2.0%)。

在 UltIMMa-1 试验中,267 例接受瑞莎珠单抗治疗的患者在第 16 周时获得 sPGA 0/1 分,接受乌司奴单抗治疗的患者 63 例,而接受安慰剂治疗的患者中仅有 8 例。在 UltIMMa-2 试验中,246 例接受瑞莎珠单抗治疗患者、5 例接受安慰剂治疗患者、61 例接受乌司奴单抗治疗患者在第 16 周达到 sPGA 0/1 分。

在整个临床试验期间,UltIMMa-1 和 UltIMMa-2 试验中各组不良事件发生率相似。在 UltIMMa-1、UltIMMa-2 试验的 A 部分中,瑞莎珠单抗治疗组的不良事件发生率分别为 49.7% 与 45.6%;在 UltIMMa-1、UltIMMa-2 的 B 部分中,瑞莎珠单抗治疗组的不良事件发生率分别为 61.3% 与 55.7%;乌司奴单抗组在 UltIMMa-1、UltIMMa-2 试验的 A 部分中的不良事件发生率分别为 50.0% 与 53.5%,在 B 部分中的不良事件发生率分别为 66.7% 与 74.5%;安慰剂组在 UltIMMa-1、UltIMMa-2 试验的 A 部分中的不良事件发生率分别为 51.0% 与 45.9%,在 B 部分中的不良事件发生率分别为 67.0% 与 64.9%。因此,治疗中重度斑块状银屑病,瑞莎珠单抗治疗组不仅疗效优于乌司奴单抗治疗组与安慰剂组,且其治疗后不良事件发生率并未提高。

除 UltIMMa-1 和 UltIMMa-2 两项临床试验外,IMMhance 和 IMMvent 两项 III 期临床试验中也评估了瑞莎珠单抗治疗中重度斑块状银屑病的安全性和有效性。研究结果显示,与安慰剂、阿达木单抗相比,瑞莎珠单抗显示出优异的疗效,患者 PASI75,PASI90 和 PASI100 的应答率更高,优于司库奇尤单抗、依奇珠单抗和布罗利尤单抗,并且可降低念珠菌感染和中性粒细胞减少发生的风险,有望用于治疗克罗恩病与强直性脊柱炎。总体而言,患者对瑞莎珠单抗的耐受良好,在四项临床试验期间,瑞莎珠单抗的不良反应发生率与安慰剂和乌司奴单抗相似,其中最常见的不良反应为鼻咽炎、上呼吸道感染和头痛。

第四节 不 良 反 应

一、乌司奴单抗

目前患者对乌司奴单抗有很好的耐受性。有文献报道乌司奴单抗治疗银屑病 12 周后的不良反应发生率,发现大多数不良反应为轻度不良反应,无须终止治疗研究,其中最常见的不良反应(>5%)为鼻咽炎和头痛。最严重的不良反应为严重超敏反应,包括 I 型超敏反应。银屑病、关节病性银屑病与克罗恩病患者的总体安全性特征相似。研究表明,用药组与安慰剂组在 5 年内的不良事件发生率无明显差异,5 年内不良事件发生率在每次注射乌司奴单抗 45mg 和 90mg 这两种剂量之间也无明显差异。严重不良反应与感染率在乌司奴单抗组与安慰剂组间相似,注射部位反应在乌司奴单抗治疗组较安慰组更常见(45mg 剂量组为 3.4%;90mg 剂量组为 4.0%),安慰组为 1.1%,并且报道显示多发生在注射后的 1 天内。其他常见不良反应还包括上呼吸道感染、关节疼痛等;严重感染主要包括肺炎、憩室炎和蜂窝织炎。

儿童及青少年使用乌司奴单抗治疗中重度斑块状银屑病,最常见的不良反应为上呼吸道感染(25%),但并不严重;头痛发生率为 8.3%;在 110 例患者中仅报道了 1 例注射部位反应。治疗 60 周期间未发现恶性肿瘤、机会性感染或过敏反应的发生。

二、古塞奇尤单抗

古塞奇尤单抗最常见的不良反应为上呼吸道感染。严重的不良反应主要包括心肌梗死和严重感染。其他不良反应包括局部注射反应、鼻咽炎、头痛、关节痛、胃肠炎、单纯疱疹病毒感染等。注射部位反应通常发生在开始治疗的第 1 个月内,在随后的治疗中发生频率降低,包括局部轻中度红斑、瘙痒、疼痛、肿胀和注射部位出血等,持续 3~5 天。

三、替拉珠单抗

替拉珠单抗最常见的不良反应包括呼吸道感染、头痛、胃肠炎、恶心、腹泻、注射部位反应和背痛。注射部位反应同古塞奇尤单抗。其他不良反应还包括再次给药后的Ⅳ型超敏反应 / 迟发性反应,如肌肉痛和 / 或关节痛伴有发热和 / 或皮疹;中枢神经系统脱髓鞘疾病;ANA/dsDNA 抗体转阳;乙型肝炎病毒再激活;加重充血性心力衰竭;白细胞减少,如中性粒细胞减少和粒细胞缺乏症;贫血;血脂升高;头痛;肝酶升高等。

四、瑞莎珠单抗

瑞莎珠单抗常见的不良反应为上呼吸道感染(最常见),约 13% 的患者可能发生;注射部位反应;感染,如上下呼吸道感染、肺炎、鼻窦炎、咽炎、鼻咽炎支气管炎、膀胱炎、皮肤感染等。其他不良反应还包括:再次给药后的Ⅳ型超敏反应 / 迟发性反应,如肌肉痛和 / 或关节痛伴有发热和 / 或皮疹;中枢神经系统脱髓鞘疾病;抗核抗体 / 抗双链 DNA 抗体转阳;乙型肝炎病毒再激活;加重充血性心力衰竭;白细胞减少,如中性粒细胞减少和粒细胞缺乏症;贫血;血脂升高;头痛;转氨酶升高等。

五、不良反应监测

应用 IL-23 抑制剂之前及使用期间需定期询问病史及进行体格检查,评估患者治疗效果。实验室检查包括血常规(包括白细胞、红细胞、血红蛋白、中性粒细胞计数、淋巴细胞计数、血小板);C 反应蛋白;血生化(包括谷丙转氨酶、谷草转氨酶、总胆红素、碱性磷酸酶、谷氨酰转肽酶、总蛋白、白蛋白、肌酐、尿素氮、空腹血糖、钠、钾、氯、钙、磷、镁);尿常规(包括尿比重、pH、尿蛋白、尿糖、尿红细胞、尿白细胞、尿胆原、尿胆红素、尿酮体);凝血功能(包括凝血酶原时间、活化部分凝血活酶时间、凝血酶时间、纤维蛋白原);血清病毒学检查(包括人类免疫缺陷病毒抗体,乙型肝炎表面抗原、表面抗体、E 抗原、E 抗体和核心抗体,丙肝病毒抗体,乙肝病毒 DNA 载量)结核相关检查(结核菌素试验或 γ 干扰素释放试验);梅毒血清学试验(甲苯胺红不加热血清反应素试验、TPAb);抗核抗体、抗双链 DNA 抗体;血 / 尿妊娠试验;红细胞沉降率;胸部 X 线检查;心电图检查;其他感染相关指标(内毒素、呼吸道病毒感染等)及肿瘤标志物检测等。

(胡艺凡　周　静　陆家晴　史玉玲)

参 考 文 献

［1］CARGILL M, SCHRODI S J, CHANG M, et al. A large-scale genetic association study confirms IL12B and leads to the identification of IL23R as psoriasis-risk genes [J]. Am J Hum Genet, 2007, 80 (2): 273-290.

［2］ NESTLE F O, KAPLAN D H, BARKER J. Psoriasis [J]. N Engl J Med, 2009, 361 (5): 496-509.

［3］ THIBODAUX R J, TRICHE M W, ESPINOZA L R. Ustekinumab for the treatment of psoriasis and psoriatic arthritis: a drug evaluation and literature review [J]. Expert Opin Biol Ther, 2018, 18 (7): 821-827.

［4］ PUIG L. The role of IL 23 in the treatment of psoriasis [J]. Expert Rev Clin Immunol, 2017, 13 (6): 525-534.

［5］ DONG J, GOLDENBERG G. New biologics in psoriasis: an update on IL-23 and IL-17 inhibitors [J]. Cutis, 2017, 99 (2): 123-127.

［6］ GALLUZZO M, D'ADAMIO S, BIANCHI L, et al. Tildrakizumab for treating psoriasis [J]. Expert Opin Biol Ther, 2017, 17 (5): 645-657.

［7］ STORAN E R, O'GORMAN S M, MARKHAM T. Generalized pustular psoriasis treated with ustekinumab [J]. Clin Exp Dermatol, 2016, 41 (6): 689-690.

［8］ ARAKAWA A, RUZICKA T, PRINZ J C. Therapeutic efficacy of interleukin 12/interleukin 23 blockade in generalized pustular psoriasis regardless of IL36RN mutation status [J]. JAMA Dermatol, 2016, 152 (7): 825-828.

［9］ KISHIMOTO M, KOMINE M, KAMIYA K, et al. Drug survival of biologic agents for psoriatic patients in a real-world setting in Japan [J]. J Dermatol, 2020, 47 (1): 33-40.

［10］ MORALES MÚNERA C, VILARRASA E, PUIG L. Efficacy of ustekinumab in refractory palmoplantar pustular psoriasis [J]. Br J Dermatol, 2013, 168 (4): 820-824.

［11］ PALACIOS-ÁLVAREZ I, SIMAL-GÓMEZ G, MAS-VIDAL A, et al. Treatment of acrodermatitis continua of Hallopeau with ustekinumab as monotherapy after failure of anti-TNF agents [J]. J Dtsch Dermatol Ges, 2018, 16 (5): 611-613.

［12］ ADIŞEN E, ÖZER İ, TEMEL B, et al. Ustekinumab for the treatment of acrodermatitis continua of Hallopeau refractory to anti-TNF agents [J]. Dermatol Ther, 2017, 30 (2): 12460.

［13］ SAUNIER J, DEBARBIEUX S, JULLIEN D, et al. Acrodermatitis continua of hallopeau treated successfully with ustekinumab and acitretin after failure of tumour necrosis factor blockade and anakinra [J]. Dermatology, 2015, 230 (2): 97-100.

［14］ GUTTMAN-YASSKY E, UNGAR B, NODA S, et al. Extensive alopecia areata is reversed by IL-12/IL-23p40 cytokine antagonism [J]. J Allergy Clin Immunol, 2016, 137 (1): 301-304.

［15］ SANO S, KUBO H, MORISHIMA H, et al. Guselkumab, a human interleukin-23 monoclonal antibody in Japanese patients with generalized pustular psoriasis and erythrodermic psoriasis: efficacy and safety analyses of a 52-week, phase 3, multicenter, open-label study [J]. J Dermatol, 2018, 45 (5): 529-539.

［16］ TERUI T, KOBAYASHI S, OKUBO Y, et al. Efficacy and safety of guselkumab, an anti-interleukin 23 monoclonal antibody, for palmoplantar pustulosis: a randomized clinical tTrial [J]. JAMA Dermatol, 2018, 154 (3): 309-316.

［17］ MENG Y, DONGMEI L, YANBIN P, et al. Systematic review and meta-analysis of ustekinumab for moderate to severe psoriasis [J]. Clin Exp Dermatol, 2014, 39 (6): 696-707.

［18］ LANGLEY R G, FELDMAN S R, HAN C, et al. Ustekinumab significantly improves symptoms of anxiety, depression, and skin-related quality of life in patients with moderate-to-severe psoriasis: results from a randomized, double-blind, placebo-controlled phase Ⅲ trial [J]. J Am Acad Dermatol, 2010, 63 (3): 457-465.

［19］ GUENTHER L, HAN C, SZAPARY P, et al. Impact of ustekinumab on health-related quality of life and sexual difficulties associated with psoriasis: results from two phase Ⅲ clinical trials [J]. J Eur Acad Dermatol Venereol, 2011, 25 (7): 851-857.

［20］ REICH K, SCHENKEL B, ZHAO N, et al. Ustekinumab decreases work limitations, improves work productivity, and reduces work days missed in patients with moderate-to-severe psoriasis: results from PHOENIX 2 [J]. J Dermatolog Treat, 2011, 22 (6): 337-347.

[21] LANDELLS I, MARANO C, HSU M C, et al. Ustekinumab in adolescent patients age 12 to 17 years with moderate-to-severe plaque psoriasis: results of the randomized phase 3 CADMUS study [J]. J Am Acad Dermatol, 2015, 73 (4): 594-603.

[22] BLAUVELT A, PAPP K A, GRIFFITHS C E, et al. Efficacy and safety of guselkumab, an anti-interleukin-23 monoclonal antibody, compared with adalimumab for the continuous treatment of patients with moderate to severe psoriasis: results from the phase Ⅲ, double-blinded, placebo-and active comparator-controlled VOYAGE 1 trial [J]. J Am Acad Dermatol, 2017, 76 (3): 405-417.

[23] REICH K, ARMSTRONG A W, FOLEY P, et al. Efficacy and safety of guselkumab, an anti-interleukin-23 monoclonal antibody, compared with adalimumab for the treatment of patients with moderate to severe psoriasis with randomized withdrawal and retreatment: results from the phase Ⅲ, double-blind, placebo-and active comparator-controlled VOYAGE 2 trial [J]. J Am Acad Dermatol, 2017, 76 (3): 418-431.

[24] LANGLEY R G, TSAI T F, FLAVIN S, et al. Efficacy and safety of guselkumab in patients with psoriasis who have an inadequate response to ustekinumab: results of the randomized, double-blind, phase Ⅲ NAVIGATE trial [J]. Br J Dermatol, 2018, 178 (1): 114-123.

[25] GORDON K B, STROBER B, LEBWOHL M, et al. Efficacy and safety of risankizumab in moderate-to-severe plaque psoriasis (UltIMMa-1 and UltIMMa-2): results from two double-blind, randomised, placebo-controlled and ustekinumab-controlled phase 3 trials [J]. Lancet, 2018, 392 (10148): 650-661.

第二十一章

白介素-1/36 抑制剂

第一节 概 述

白介素-1家族（interleukin-1 family, IL-1F）是一类在结构和功能上类似的细胞因子，共包含11种家族成员，是炎症性疾病的重要介质。按照它们被发现的时间排序名，分别为 IL-1α、IL-1β、IL-1 受体拮抗剂（IL-1Ra）、IL-18、IL-33，以及 IL-1F5~IL-1F11，其中 IL-1F6、IL-1F8、IL-1F9 在 2000 年被首次发现，2010 年分别被重新命名为 IL-36α、IL-36β、IL-36γ，统称为 IL-36。IL-36 亚家族由 IL-36α、IL-36β、IL-36γ 和 IL-36 受体拮抗剂（IL-36 receptor antagonist, IL-36Ra）组成，它们都能够与 IL-36 受体（IL-36 receptor, IL-36R）相互作用。

IL-1 是免疫调控中的重要因子之一。IL-1β 是一种促炎性细胞因子，可诱导大量炎症因子的产生，包括 TNF-α、诱导性一氧化氮合酶、环氧合酶、前列腺素 E_2、IL-6、IL-8 和单核细胞趋化蛋白-1 等，在感染和炎症过程中充当外周免疫反应的介质。IL-1 受体分别为 IL-1R Ⅰ和 IL-1R Ⅱ两种。IL-1β 通过受体 IL-1R Ⅰ对靶细胞发挥作用。IL-1β 可以由多种细胞释放，包括巨噬细胞、角质形成细胞、成纤维细胞、小胶质细胞、星形胶质细胞、肥大细胞、内皮细胞、神经元和施万细胞。IL-1β 的大量释放能够引起皮肤炎症。

IL-36 家族细胞因子在许多组织的免疫细胞和实质细胞中表达，如单核/巨噬细胞、树突状细胞、T 细胞、角质细胞、朗格汉斯细胞和上皮细胞。IL-36α、IL-36β、IL-36γ 通过 IL-36R 与 IL-1 受体辅助蛋白（IL-1 receptor accessory protein, IL-1RAcP）形成信号转导复合体，激活 c-Jun 氨基端激酶、胞外信号调节激酶（extracellular signal-regulated kinase, ERK）和 NF-κB 途径，产生大量炎症介质，进而介导炎症反应。

IL-36 家族与人类疾病之间最明确的关联是泛发性脓疱型银屑病。在人体内，编码 IL-36Ra 的基因失活突变会导致 IL-36Ra 表达失调和功能缺失。IL-36α 和 IL-36γ 在银屑病患者的皮损中高表达。另有研究表明 IL-36 与 Th17 细胞因子之间可互相调节。Th17 细胞主要分泌 IL-17、IL-22 等促炎细胞因子，在银屑病的发病中发挥重要作用。IL-36α 和 IL-36β 可诱导 IL-17、TNF-α 的产生，而 IL-22、TNF-α、IL-17 等又可促进 IL-36 的分泌，这表明

IL-36 在银屑病的皮肤炎症中有重要作用。

由于 IL-1 家族在自身免疫性疾病中发挥着重要作用,目前已开发了几种靶向 IL-1/36 的生物制剂,包括 IL-1β 抑制剂吉伏珠单抗(gevokizumab)和卡那单抗,IL-1R 抑制剂阿那白滞素(anakinra),IL-36R 抑制剂(spesolimab)。这些生物制剂的出现,使自身免疫性疾病的治疗有了更多选择。

第二节　作 用 机 制

根据化学结构及作用靶点的不同,目前 IL-1/36 抑制剂有诸多的产品,在本节中分别进行介绍。

一、吉伏珠单抗

吉伏珠单抗(gevokizumab)是一种人源化 IgG2κ 抗体,可通过降低 IL-1β 对 IL-1 受体 I 型(IL-1RI)信号受体的结合亲和力来调节 IL-1β 的生物活性,从而调节由 IL-1β 介导的细胞信号转导导致的炎症。

二、卡那单抗

卡那单抗(canakinumab)是一种人源化 IgG1κ 单克隆抗体,通过竞争与 IL-1R 的结合来中和 IL-1β,从而通过相应的受体阻断信号转导抗原抗体复合物。药代动力学显示该药物是典型 IgG 型抗体,其表观分布容积低(5.4L),清除率低(终末半衰期为 33 天)。所有样品中血清中的游离 IL-1β 均接近或低于检测极限(0.02pmol/L),提示几乎所有 IL-1β 分子均被 mAb 阻断。在成年冷吡啉相关周期性综合征(cryo-pyrin-associated periodic syndromes,CAPS)患者皮下注射单剂 150mg 约 7 天后,卡那单抗的峰值血药浓度为(16.0±3.5)μg/ml。平均终末半衰期为 26 天。皮下注射卡那单抗的绝对生物利用度估计为 70%。

三、阿那白滞素

阿那白滞素(anakinra)是通过基因重组技术所产生的人 IL-1 抑制剂,能够竞争性抑制 IL-1α 和 IL-1β 与其受体的结合,从而影响 IL-1RaP 的募集以及下游 NF-κB/MAPK 的信号转导。在健康受试者中皮下注射 70mg 阿那白滞素后,它的绝对生物利用度为 95%。在有类风湿关节炎的受试者中,以临床相关剂量(1~2mg/kg)皮下注射阿那白滞素后 3~7 小时达到血药浓度峰值,终末半衰期为 4~6 小时。在类风湿关节炎患者中,每日皮下给药 24 周后,没有观察到药物蓄积。人类和动物实验数据表明,肾脏是负责代谢阿那白滞素的主要器官。类风湿关节炎患者血中阿那白滞素的清除率随肌酐清除率的增高而增高。

皮下注射给药后,男性平均血浆清除率比女性高约 14%,小于 65 岁的受试者比 65 岁以上的受试者高约 10%。然而在调整肌酐清除率和体重后,性别和年龄并不是平均血浆清除率的重要因素。因此,无须根据年龄或性别调整阿那白滞素的剂量。

四、佩索利单抗

佩索利单抗(spesolimab)(BI655130)是靶向 IL-36R 的单克隆抗体,可阻断人 IL-36 配体(α、β 和 γ)介导的信号转导。抑制人 IL-36R 介导的信号转导和原代人角质形成细胞和真皮成纤维细胞中促炎性细胞因子的产生。

第三节 临床应用

一、吉伏珠单抗

2012 年 8 月,吉伏珠单抗获批用于治疗坏疽性脓皮病和贝赫切特综合征导致葡萄膜炎、非感染性中间葡萄膜炎、后葡萄膜炎、全葡萄膜炎、慢性非感染性前葡萄膜炎。

一项研究中,单次注射吉伏珠单抗(0.3mg/kg)治疗 7 例贝赫切特综合征导致葡萄膜炎患者,所有患者在 4~21 天(平均 14 天)内眼内炎症基本消退,未出现药物相关不良事件。

在一项评估吉伏珠单抗的研究(NCT01882504)中,纳入了 6 例有活动性溃疡的坏疽性脓皮病患者。患者每 4 周接受 1 次皮下注射给药,3 次给药后,4 例患者的溃疡完全愈合,1 例患者的溃疡有 90% 愈合,1 例患者未见明显疗效。在公司决定暂停吉伏珠单抗的临床开发后,该药物的 Ⅲ 期临床试验被提前终止。从 25 例接受吉伏珠单抗治疗的患者(NCT02326740 和 NCT02315417)的初步结果来看,该药物似乎并未显示有明显疗效。

一项双盲、随机、安慰剂对照的 Ⅱ 期临床试验(NCT01498874)评估了吉伏珠单抗用于治疗面部炎症性痤疮的疗效。与对照组相比,每个月接受 0.6mg/kg 吉伏珠单抗的患者,治疗 3 个月后面部炎症性痤疮皮疹显著减轻。

一项研究报道了 2 例吉伏珠单抗成功治疗 GPP 的病例。患者每 4 周接受 1 次 60mg 吉伏珠单抗皮下注射治疗,共给药 3 次。在第 4 周,其中 1 例患者的 GPP 皮损面积和严重指数降低了 79%。在第 12 周,另 1 例患者的严重指数降低了 65%。尽管这 2 个案例均显示出了吉伏珠单抗治疗 GPP 的良好的临床疗效,但是吉伏珠单抗治疗 GPP 的安全性和有效性仍需要大量的临床研究进一步评估。

二、卡那单抗

2009 年 6 月,卡那单抗获批用于治疗冷吡啉相关周期性综合征(cryo-pyrin-associated periodic syndromes,CAPS),包括 Muckle-Wells 综合征和家族性寒冷型自身炎症综合征。到目前为止,卡那单抗还获批治疗 TNF 受体相关周期性综合征、家族性地中海热、甲羟戊酸激酶缺乏症、全身型幼年特发性关节炎和痛风性关节炎。在皮肤科尚未有获批的适应证，卡那单抗治疗皮肤科疾病的疗效数据来自个案报道。

Skendros 报道了 1 例卡那单抗成功治疗 GPP 的案例。患者先接受每日 100mg 阿那白滞素治疗，治疗 8 周后出现药物超敏反应，故停药。之后每个月接受 1 次皮下注射卡那单抗 150mg。用药 1 次后皮损出现明显改善。接受连续的卡那单抗治疗 1 年后，患者全身皮疹完全消退，并且药物的耐受性良好。

Jaeger 报道了 1 例化脓性汗腺炎伴有坏疽性脓皮病的患者使用卡那单抗治疗。初次注射后溃疡愈合，治疗 4 个月后疾病完全缓解。

在一项开放标签试验中，5 例类固醇治疗无效的坏疽性脓皮病患者接受了 150mg 卡那单抗的治疗。如果反应不理想，则可以选择在第 2 周和第 8 周进行再次给药。在第 16 周，80% 的患者的溃疡缩小，60% 的患者完全缓解（NCT01302795）。病例报告描述了每个月接受卡那单抗 150mg 治疗 3 个月的坏疽性脓皮病患者的完全康复。

Vitale 报道了 3 例每 6~8 周接受 150mg 卡那单抗治疗的贝赫切特综合征患者，用药后所有临床表现均得到完全缓解，并且在长期随访中未观察到复发。

三、阿那白滞素

阿那白滞素是第 1 个专门针对 IL-1 的生物制剂，于 2001 年首次被批准用于类风湿关节炎的治疗。其他获批的适应证还有周期性发热综合征、家族性地中海热、斯蒂尔病，以及 CAPS。

阿那白滞素在化脓性汗腺炎患者中皮下注射的每日剂量为 100mg。一项涉及 20 例患者的双盲、随机、安慰剂对照的 II 期临床试验结果显示，与安慰剂组相比，阿那白滞素组在治疗 12 周后疾病活动评分降低的患者明显更多（78% vs. 20%，P=0.02），并在 12 周结束时达到化脓性汗腺炎患者临床反应（78% vs. 30%，P=0.04）。然而在 24 周时，达到化脓性汗腺炎临床反应的患者差异无统计学意义（10% vs. 33%，P=0.28）。也有病例报道阿那白滞素治疗化脓性汗腺炎患者失败的案例，甚至出现了与阿那白滞素使用相关的化脓性汗腺炎患者恶化的情况，这表明需要进行进一步临床试验。

目前尚未开展阿那白滞素治疗关节病性银屑病的大规模临床试验，因此给药剂量尚不明确。目前在大多数患者中，阿那白滞素显示出比 TNF-α 抑制剂更低的效力，因此临床使用较少。此外，目前阿那白滞素治疗关节病性银屑病的疗效与安全性的报道较少，仍需要大量的临床数据进行证明。有研究报道了 2 例阿那白滞素治疗 GPP 患者。2 例患者在接受 100mg/d 的阿那白滞素治疗后，GPP 皮损面积和严重程度指数均显著降低。由此可见，阿那白滞素可作为 GPP 治疗的选择，但治疗的风险与受益仍有待进一步研究。

Cantarini 报道了 9 例阿那白滞素治疗 TNF 抑制剂治疗无效的贝赫切特综合征患者，其中 8 例患者得到了良好疗效。一项回顾性研究表明，使用卡那单抗或阿那白滞素治疗贝赫切特综合征患者至少 12 个月，可以使该病彻底且持续缓解，并且对贝赫切特综合征导致葡萄膜炎也有良好疗效。有报道阿那白滞素 100mg/d 能够使 Sweet 综合征症状在 4 天内得到缓解。也有 1 例病例报道描述了阿那白滞素治疗后 1 个月内皮肤病变消失，但停药后复发。

四、佩索利单抗

spesolimab 研发进展最快的一个适应证是 GPP。spesolimab 治疗 GPP 的 I 期临床试验数据显示,7 例急性中重度发作的 GPP 患者在使用单剂量 10mg/kg spesolimab 后,症状得到了快速改善。在这项为期 20 周的临床试验中,5 例患者在使用单剂量 10mg/kg 治疗后的第 1 周内便达到皮损清除或接近彻底清除,其他患者在 4 周后也都达到了同样效果。在这 7 例患者中,3 例患者具有纯合子 *IL-36RN* 突变,1 例患者具有杂合的 *CARD14* 突变。到第 4 周,无论是否存在 *IL-36RN* 突变,所有患者的皮损均达到全部清除或几乎全部清除的状态。在第 4 周,GPP 面积和严重程度指数与基线相比的平均改善百分比是 79.8%。这种疗效一直维持到研究结束。在治疗及随访过程中所有患者均未出现严重不良反应。这项研究表明了 IL-36R 抑制剂治疗 GPP 的潜力。

目前 spesolimab 已进入 II 期临床试验阶段,并向国内患者进行招募,研究的目的在于评估 spesolimab 在中重度急性发作的 GPP 患者中的安全性、耐受性及有效性。

五、应用注意事项

1. 白介素 -1/36 抑制剂成分过敏者、感染患者禁用。

2. 在接受 IL-1/36 抑制剂的患者中,尚无活疫苗接种效果或活疫苗二次感染传播的影响数据。因此,除非益处明显大于风险,否则不应在接受白介素 -1/36 抑制剂治疗过程中接种疫苗。如果在开始治疗后需要接种活疫苗,建议在最后一次 IL-1/36 抑制剂注射后等待至少 3 个月。

3. IL-1/36 抑制剂与 TNF 抑制剂联合给药可能导致严重感染的发生率增高,因此不建议将与 TNF 抑制剂一起使用。

4. 目前妊娠期女性使用的数据有限。动物研究没有显示其对生殖系统的直接或间接有害影响。胎儿及母亲的风险未知。因此,作为预防,育龄期女性在用 IL-1/36 抑制剂治疗期间以及最后一剂后 3 个月内应避孕,只有在经过全面的受益与风险评估后,才能对妊娠或希望妊娠的女性进行治疗。目前尚不明确 IL-1/36 抑制剂的代谢产物是否从人乳中排出,因此母乳喂养期间应避免用 IL-1/36 抑制剂。

5. IL-1/36 抑制剂在潜伏性肺结核患者中的安全性尚不清楚。在开始治疗之前应对患者进行结核筛查。抗风湿疗法与乙型肝炎再激活有关。因此,在开始使用治疗之前,也应参照相关指南进行病毒性肝炎筛查。在已有恶性肿瘤的患者中尽量避免使用 IL-1/36 抑制剂。

第四节　不　良　反　应

一、吉伏珠单抗

在吉伏珠单抗治疗贝赫切特综合征导致葡萄膜炎的试验性研究中,应用吉伏珠单抗治疗可出现眼压升高、白内障、黄斑水肿、玻璃体积血、青光眼、视网膜萎缩、上呼吸道感染、甘油三酯升高、肌痛、腹泻、恶心、呕吐和腹痛等不良反应,未出现严重的药物不良反应。其安全性有待更多的临床研究及试验验证。

二、卡那单抗

最常见的不良反应为上呼吸道感染。其他常见不良反应包括注射部位反应、头晕、上腹痛、关节痛、耳部感染、蜂窝织炎、尿路感染和胃肠炎等。卡那单抗是否会增加结核病再激活的风险尚不明确。在开始治疗之前,必须对所有患者进行活动性结核和结核潜伏感染评估。在治疗期间和之后,必须严密监测患者的结核病体征和症状。如果治疗期间出现表明结核病的体征或症状(如持续咳嗽、体重减轻、低热),应指导患者寻求医疗建议。

三、阿那白滞素

阿那白滞素最常见的不良反应为注射部位反应,通常为轻中度,表现为发红、肿胀和疼痛。其他不良反应包括头痛、恶心、腹泻、鼻窦炎、流感样症状和腹痛。也有病例报道阿那白滞素可引起结节病。大肠埃希菌衍生蛋白、阿那白滞素成分过敏者、感染患者禁用该药。

四、佩索利单抗

目前的试验性研究显示应用 spesolimab 可出现注射部位反应、关节痛、尿路感染、呕吐和寒战等,大多数患者的实验指标正常,少数出现血红蛋白低、嗜酸性粒细胞增多、肌酸激酶升高、甘油三酯升高及低血糖等,未出现严重的药物不良反应。其安全性有待更多的临床研究及试验验证。

(胡艺凡 周 静 陆家睛 史玉玲)

参 考 文 献

[1] JOHNSTON A, XING X Y, GUZMAN A M, et al. IL-1F5,-F6,-F8, and-F9: a novel IL-1 family signaling system that is active in psoriasis and promotes keratinocyte antimicrobial peptide expression [J]. J Biol Chem, 2011, 186 (4): 2613-2622.

[2] DUNN E, SIMS J E, NICKLIN M J, et al. Annotating genes with potential roles in the immune system: six new members of the IL-1 family [J]. Trends Immunol, 2001, 22 (10): 533-536.

[3] DINARELLO C, AREND W, SIMS J, et al. IL-1 family nomenclature [J]. Nat Immunol 2010, 11 (11): 973.

[4] REN K, TORRES R. Role of interleukin-1beta during pain and inflammation [J]. Brain Res Rev, 2009, 60 (1): 57-64.

[5] GABAY C, TOWNE J E. Regulation and function of interleukin-36 cytokines in homeostasis and pathological conditions [J]. J Leukoc Biol, 2015, 97 (4): 645-652.

[6] LIANG Y, XING X Y, BEAMER M A, et al. Six-transmembrane epithelil antigens of the prostate comprise

a novel inflammatory nexus in patients with pustular skin disorders [J]. J Allergy Clin Immunol, 2017, 139 (4): 1217-1227.

[7] TAUBER M, BAL E, PEI X Y, et al. IL36RN mutations affect protein expression and function: a basis for genotype-phenotype correlation in pustular diseases [J]. J Invest Dermatol, 2016, 136 (9): 1811-1819.

[8] BOUTET M A, BART G, PENHOAT M, et al. Distinct expression of interleukin (IL)-36α, β and γ, their antagonist IL-36Ra and IL-38 in psoriasis, rheumatoid arthritis and Crohn's disease [J]. Clin Exp Immunol, 2016, 184 (2): 159-173.

[9] CARRIER Y, MA H L, RAMON H E, et al. Inter-regulation of Th17 cytokines and the IL-36 cytokines in vitro and in vivo: implications in psoriasis pathogenesis [J]. J Invest Dermatol, 2011, 131 (12): 2428-2437.

[10] BLECH M, PETER D, FISCHER P, et al. One target-two different binding modes: structural insights into gevokizumab and canakinumab interactions to interleukin-1β [J]. J Mol Biol, 2013, 425 (1): 94-111.

[11] MANSOURI B, RICHARDS L, MENTER A. Treatment of two patients with generalized pustular psoriasis with the interleukin-1β inhibitor gevokizumab [J]. Br J Dermatol 2015, 173 (1): 239-241.

[12] SKENDROS P, PAPAGORAS C, LEFAKI I, et al. Successful response in a case of severe pustular psoriasis after interleukin-1β inhibition [J]. Br J Dermatol, 2017, 176 (1): 212-215.

[13] JAEGER T, ANDRES C, GROSBER M, et al. Pyoderma gangrenosum and concomitant hidradenitis suppurativa--rapid response to canakinumab (anti-IL-1β) [J]. Eur J Dermatol, 2013, 23 (3): 408-410.

[14] KOLIOS A G, MAUL J T, MEIER B, et al. Canakinumab in adults with steroid-refractory pyoderma gangrenosum [J]. Br J Dermatol, 2015, 173 (5): 1216-1223.

[15] GALIMBERTI R L, VACAS A S, BOLLEA GARLATTI M L, et al. The role of interleukin-1β in pyoderma gangrenosum [J]. JAAD Case Rep, 2016, 2 (5): 366-368.

[16] VITALE A, RIGANTE D, CASO F, et al. Inhibition of interleukin-1 by canakinumab as a successful mono-drug strategy for the treatment of refractory Behçet's disease: a case series [J]. Dermatology, 2014, 228 (3): 211-214.

[17] RUSSO V, ALIKHAN A. Failure of anakinra in a case of severe hidradenitis suppurativa [J]. J Drugs Dermatol, 2016, 15 (6): 772-774.

[18] VIGUIER M, GUIGUE P, PAGÈS C, et al. Successful treatment of generalized pustular psoriasis with the interleukin-1-receptor antagonist anakinra: lack of correlation with IL1RN mutations [J]. Ann Intern Med, 2010, 153 (1): 66-67.

[19] CANTARINI L, VITALE A, SCALINI P, et al. Anakinra treatment in drug-resistant Behcet's disease: a case series [J]. Clin Rheumatol, 2015, 34 (7): 1293-1301.

[20] EMMI G, TALARICO R, LOPALCO G, et al. Efficacy and safety profile of anti-interleukin-1 treatment in Behçet's disease: a multicenter retrospective study [J]. Clin Rheumatol, 2016, 35 (5): 1281-1286.

[21] FABIANI C, VITALE A, EMMI G, et al. Interleukin (IL)-1 inhibition with anakinra and canakinumab in Behçet's disease-related uveitis: a multicenter retrospective observational study [J]. Clin Rheumatol, 2017, 36 (1): 191-197.

[22] DELLUC A, LIMAL N, PUÉCHAL X, et al. Efficacy of anakinra, an IL1 receptor antagonist, in refractory Sweet syndrome [J]. Ann Rheum Dis, 2008, 67 (2): 278-279.

[23] BACHELEZ H, CHOON S E, MARRAKCHI S, et al. Inhibition of the interleukin-36 pathway for the treatment of generalized pustular psoriasis [J]. N Engl J Med, 2019, 380 (10): 981-983.

[24] FRIEDMAN B E, ENGLISH J C. Drug-induced sarcoidosis in a patient treated with an interleukin-1 receptor antagonist for hidradenitis suppurativa [J]. JAAD Case Rep, 2018, 4 (6): 543-545.

第二十二章

白介素 -4/13 抑制剂

第一节 概　述

一、2 型炎症反应

2 型炎症反应包含 2 型固有淋巴样细胞谱系、辅助 T 细胞 2（helper T cell 2，Th2 cell）、细胞毒 T 细胞 2（cytotoxic T cell 2，Tc2 cell）等细胞的活化及 2 型细胞因子（包括 IL-4、IL-5、IL-13 等）的释放，特异性 IgE 抗体的产生，以及颗粒细胞（包括嗜酸性粒细胞、肥大细胞、嗜碱性粒细胞）功能的激活。一般认为，2 型炎症反应主要参与机体对各类寄生虫、毒素的防御，其目的在于清除这些物质。

二、特应性疾病中 2 型炎症因子的作用

特应性疾病均具有相同的 2 型免疫基础，针对其关键驱动因子而进行特异性干预的手段就成为了新型制剂研发的落脚点。特别是作为 2 型炎症因子代表的 IL-4、IL-5、IL-13，其成为治疗靶点的潜在价值受到了学界的关注。

在细胞免疫方面，IL-4 是启动 Th2 细胞相关反应的关键分化因子。在抗原提呈细胞（antigen presenting cell，APC）与初始 CD4$^+$T 细胞的相互作用过程中，微环境中存在 IL-4 则能启动向 Th2 亚群方向的分化；同时，IL-4 也能诱导后续多种 2 型炎症因子、趋化因子的产生，包括 IL-5、IL-9、IL-13、嗜酸性粒细胞趋化因子等。另外，IL-4 还能抑制与 IFN-γ 有关的 Th1 细胞相关免疫反应、巨噬细胞的活化，从而使炎症反应的表现维持在以 2 型炎症为主导的状态。

在体液免疫方面，IL-4 与 IL-13 都具备促进 B 细胞分泌 IgE 抗体的功能。在使用变应原致敏小鼠的实验模型中，仅敲除编码 IL-4 或 IL-13 其中任何一个基因都可导致特异性 IgE 的分泌障碍。通过直接结合并激活 B 细胞，IL-4、IL-13 能启动、促进免疫球蛋白的类别转换，尤其是向 IgE 抗体进行类别转换，同时也能促进 B 细胞的生长及其抗体分泌。过度合

成的 IgE 抗体则进一步促进 Th 细胞的活化,并协助颗粒细胞介导后续的炎症反应。

在特应性疾病中,常可见外周血嗜酸性粒细胞增多或其在特定组织中明显浸润的现象。IL-4 是嗜酸性粒细胞向靶组织浸润的必需因子。在小鼠的支气管哮喘模型中,敲除编码 IL-4 的基因后其肺组织中并未出现典型的嗜酸性粒细胞浸润,而敲除编码 IL-13 的基因则并不阻碍该病理现象的出现;在 IL-4 受体缺陷的小鼠疾病模型中,也可观察到嗜酸性粒细胞在靶组织中相对减少而在外周血中依然增多的现象。人类的嗜酸性粒细胞同样表达 IL-4Rα。因此,IL-4 是诱导嗜酸性粒细胞从外周血向炎症部位趋化、迁移的关键因子。

而在靶组织效应的发挥方面,IL-13 则扮演着有别于其他 2 型炎症因子功能的角色。其受体广泛表达于皮肤、呼吸道、消化道黏膜组织中,如角质形成细胞、成纤维细胞、杯状细胞、平滑肌细胞等。在特应性皮炎的皮损组织中,IL-13 作用于角质形成细胞、成纤维细胞后,可增加骨膜素的产生,从而促进角质形成细胞增生,导致角化过度;同时,IL-13 也能抑制外皮蛋白表达,并与 IL-4 协同抑制丝聚合蛋白的合成,造成皮肤屏障结构受损,使角质形成细胞进一步释放大量促炎因子,最终引发炎症反应的恶性循环而使特应性皮炎病情迁延不愈。

三、靶向 2 型炎症因子的度普利尤单抗

在遗传易感性、生活方式及环境等因素共同作用下,2 型炎症反应强度被过度放大或转为识别环境中的变应原,则可导致特应性疾病的发生。如 IgE 生成并致敏肥大细胞的环节被增强,则出现典型的 I 型超敏反应性疾病,如经典的食物过敏、急性荨麻疹等;如 Th2 细胞对多种炎症反应的介导作用发生异常,临床上则表现为慢性复发性的特应性疾病,包括特应性皮炎、变应性鼻炎、支气管哮喘等。而且,某种特应性疾病的患者常有并发其他特应性疾病的倾向,如特应性皮炎患者随年龄增长可逐渐出现变应性鼻炎、支气管哮喘等表现。由此可见,由异常 2 型免疫反应介导的特应性疾病可跨多个系统而进展。因此,针对 2 型炎症反应进行抑制性治疗,是特应性疾病的重要治疗策略。

常见的抗组胺药、白三烯受体拮抗剂(孟鲁司特)等,对 2 型炎症反应下游的炎症介质有特异性较好的抑制作用,已能满足不严重的特应性疾病(如变应性鼻炎)的治疗需求。但其他严重程度可更高的特应性疾病(如支气管哮喘、特应性皮炎),非特异性的免疫抑制药物仍然是常用的治疗选择。尤其是当疾病进展至中重度,为了尽快抑制剧烈的 2 型炎症反应并有效地改善多种症状,常需要口服或静脉内应用具有广泛免疫抑制效应的药物,包括糖皮质激素、环孢素、甲氨蝶呤、硫唑嘌呤、吗替麦考酚酯等。而这些制剂的抑制位点也同样位于 2 型炎症反应的下游,常作用于某些促炎性转录因子,从而抑制炎症反应的输出。然而,这些免疫抑制效应也带来了同样广泛的多系统不良反应,包括水钠潴留、糖耐量受损、骨质疏松、高血压、胃肠道疾病、下丘脑-垂体-肾上腺轴的抑制和感染风险。尽管吸入剂、外用制剂、鼻喷雾等局部用药方式能减少上述不良反应的发生,但病情严重者却无法获得满意的疗效。因此,在抑制 2 型炎症反应的治疗方面,存在对新型制剂的强烈需求,且这种新型制剂应同时满足两方面的要求:①能确切有效地改善严重的特应性疾病病情;②针对关键驱动因子的特异性强,可避免影响正常生理作用而导致严重不良反应。

度普利尤单抗注射液是全球首个也是目前唯一获批用于治疗中重度特应性皮炎的靶向

生物制剂。它是一种全人源的单克隆抗体,具有创新的"双靶点"作用机制,可同时选择性抑制 IL-4 及 IL-13 的信号传递,阻断 2 型免疫反应的信号通路,可降低异常的炎症反应,从而达到治疗 2 型炎症相关性疾病的目的。

目前,度普利尤单抗已在包括美国、日本,以及欧盟等多个国家和地区获得监管机构批准并上市,其适应证除中重度特应性皮炎外,还包括中重度支气管哮喘、慢性鼻窦炎伴鼻息肉。而在我国,基于度普利尤单抗在一项全球多中心、入组 2 677 例患者且近 3 年的临床试验中的优良数据,国家药品监督管理局将该制剂纳入临床急需境外新药名单,并提前于 2020 年 6 月批准其上市,用于治疗外用药控制不佳或不建议使用外用药的成人中重度特应性皮炎。

第二节　作用机制

一、白介素 -4/13 共同信号系统

除了细胞因子自身,关于它们受体系统的研究也因具有靶向治疗价值而深受瞩目,尤其是 IL-4 与 IL-13 共同受体系统。虽然 IL-4、IL-13 由相邻近的基因编码,并使用共同的受体系统及细胞内信号通路,但其具体的受体亚型在不同细胞上的表达分布相去甚远。因此,这两种细胞因子在生理功能方面,表现出了既有差异又有相似或相互协同的现象。

(一)IL-4Rα 的核心作用

IL-4 与 IL-13 受体系统包括 2 种类别的异源二聚体(表 22-2-1),而 IL-4 受体 α 链(IL-4Rα)是其中的关键组成部分:① 1 型受体由 IL-4 受体 α 链(IL-4Rα)和 γ 链(γC)组成,仅接收 IL-4 信号;② 2 型受体复合体由 IL-4Rα 与 IL-13 受体 α1 链(IL-13Rα1)组成,可接收 IL-4 或 IL-13 信号。当 IL-4、IL-13 与其相应的受体结合,该受体复合体胞质区域内偶联的蛋白激酶(如 JAK1、JAK3、TYK2 等)即可被激活,从而催化 STAT3- 或 STAT6 进行磷酸化;这些磷酸化产物进入细胞核后可促进转录因子 GATA3 的表达,进而启动其下游一系列基因的表达,最终实现 IL-4、IL-13 对有关细胞功能的调控机制。

但是,各型受体与其配体结合的特性及其信号传递仍存在着细节上的差别:① IL-4Rα 自身即具有与 IL-4 结合的高度亲和力,可与游离的 IL-4 快速结合,且完全无须依赖其配对的亚基(γc 或 IL-13Rα1);而 IL-13Rα1 自身与 IL-13 结合的亲和力则较低,需要通过与 IL-4Rα 的配对以提高其亲和力,因此在 2 型受体复合体中 IL-4 信号优先于 IL-13 被接收,且 IL-13 信号的接收需依赖 IL-4Rα 亚基的协助;② 2 种受体亚基在其胞内段所偶联的蛋白激酶不同(IL-4Rα 与 JAK1、IL-13Rα1 与 TYK2),IL-4 信号激活胞核内转录因子的速度可明显快于 IL-13 信号,且两者传导过程中所活化的信号通路分子谱也有出入,因此 IL-4、IL-13 可在相同的 2 型受体复合体上介导出不同的免疫效应。

而且,上述 2 种受体复合体在细胞表达分布方面存在着差异:① 1 型受体复合体主要表

达于造血系统来源的细胞表面,包括淋巴细胞、单核细胞、巨噬细胞、颗粒细胞等,而 IL-4 对多种免疫细胞功能的调节作用则由此实现;② 2 型受体复合体则广泛表达于非造血系统来源的细胞,尤其是皮肤、呼吸道、消化道黏膜等组织,包括角质形成细胞、毛囊、汗腺、成纤维细胞、黏膜上皮及平滑肌细胞等,故 IL-13 的功能主要以介导下游免疫效应为主。

(二) IL-13Rα2 的负向调节作用

除此以外,IL-13 受体还具有另一种形式,即 IL-13 受体 α2(IL-13Rα2),它仅以单体形式存在,与 IL-13 结合的亲和力高于 IL-13Rα1,但其胞质内区域较短且未偶联蛋白激酶,故无法传递促炎症信号。且有研究发现,高表达 IL-13Rα2 的细胞能快速、有效地清除细胞外游离的 IL-13。相反,如下调 IL-13Rα2 的表达,IL-13 介导的炎症反应则明显增强。因此,IL-13Rα2 被视为 IL-13 的清道夫受体或诱骗受体。而且,其细胞表达分布与 2 型受体复合体基本一致,故可与后者同时竞争与 IL-13 的结合,从而对 IL-13 的促炎症信号起拮抗作用。而 2 型受体复合体对 IL-13 的亲和力则主要取决于 IL-4Rα 亚基,故可认为 IL-4Rα 与 IL-13Rα2 之间的平衡是针对 IL-13 信号转导的调节机制之一。

综上所述,IL-4Rα 是 IL-4 与 IL-13 共同信号系统的核心组成成分。它不但直接传导 IL-4 信号的功能,同时对 IL-13 信号的传导也起关键的调节作用,因此也是靶向抑制 2 型免疫反应、治疗特应性疾病的适宜靶点之一(表 22-2-1)。

表 22-2-1　IL-4/13 共同信号系统

项目	1 型受体复合体	2 型受体复合体	IL-13 受体 α2
亚基构成	IL-4Rα+γC	IL-4Rα+IL-13Rα1	IL-13Rα2
配体	IL-4	IL-4/13	IL-13
主要表达分布	造血系统来源的多种免疫细胞	非造血系统来源的皮肤、黏膜上皮组织	非造血系统来源的皮肤、黏膜上皮组织
信号调节方向	正向	正向	负向

二、度普利尤单抗作用机制

度普利尤单抗是一种抗 IL-4Rα 的全人源单克隆抗体,属于 IgG4 亚类抗体;它通过与细胞表面的 IL-4Rα 特异性结合,可同时抑制 IL-4(1 型受体复合体 +2 型受体复合体)、IL-13 信号(2 型受体复合体),从而抑制 IL-4 与 IL-13 介导的 2 型炎症反应。

度普利尤单抗在临床试验中,度普利尤单抗治疗组的总 IgE 及抗原特异性 IgE、嗜酸性粒细胞趋化因子 3、胸腺激活调节趋化因子、骨膜素等血清生物标志物的浓度,较安慰剂组明显降低。上述指标中除 IgE 外,其他均在治疗后 2 周可接近其最低值,而且该抑制效应可持续于整个疗程之中。总 IgE 水平也可随治疗进展而缓慢降低,治疗满 24 周时总 IgE 较基线水平下降的中位百分比为 52%,治疗满 52 周时则为 70%。

此外,度普利尤单抗有直接抑制痒感产生的药理作用。目前已知感觉神经元的痒感信号途径主要分为组胺依赖途径与非组胺依赖途径(表 22-2-2)。其中,非组胺依赖途径可接收来自多种炎症因子的激活信号,其中则包括 IL-4、IL-13。感觉神经元可表达 IL-4Rα、IL-13Rα1,在其细胞表面形成 1 型受体复合体、2 型受体复合体,从而结合微环境中游离的 IL-4 与 IL-13;其下游同样是激活细胞内 JAK-STAT 通路,从而产生痒感传入信号,最终到达神经中枢并形成主观痒感。

因此,度普利尤单抗通过特异性结合 IL-4Rα,可同时抑制 IL-4 与 IL-13 对感觉神经元的激活作用,从而部分阻断非组胺途径的痒感信号通路。

表 22-2-2　感觉神经元的痒感信号途径

项目	组胺依赖途径	非组胺依赖途径
信号受体	H_1R、H_4R	IL-4Rα、IL-13Rα、IL-31Rα、TSLPR、TRPV1
相应配体	组胺	IL-4、IL-13、IL-31、TSLP、辣椒素

第三节　临床应用

一、靶向白介素 -4/13 制剂的探索

随着免疫学研究的发展,目前人们对特应性疾病中 2 型炎症反应机制的了解正日益加深。现已基本了解 IL-4、IL-13 的介导作用及其在 2 型炎症反应网络中处于核心地位。针对这两种细胞因子的靶向治疗研究也一直是该方面的研究热点。

早期出现的多种制剂虽均未能通过临床试验,但却为后来者提供了丰富的宝贵经验。其中包括:① IL-4 单靶向,altrakincept 气雾剂(重组的可溶性 IL-4Rα,可竞争性抑制游离的 IL-4);② IL-13 单靶向,anrukinzumab、IMA-026(2 种抗 IL-13 单克隆抗体);③ IL-4 与 IL-13 双靶向,pitrakinra(重组异型 IL-4,可竞争性抑制 IL-4Rα)、AMG317(人源 IL-4Rα 单克隆抗体)。

上述制剂在支气管哮喘、特应性皮炎等 Ⅱ 期临床试验中均无法通过临床疗效的验证。究其原因,主要与制剂自身的分子免疫学特性、用药途径及药代动力学因素有关。例如,anrukinzumab、IMA-026 同为 IL-13 靶向抑制剂,但在纳入人群、试验方法高度相似的初期试验中,anrukinzumab 可改善支气管哮喘迟发相的通气功能,而 IMA-026 则不能。这考虑与其作用的表位不同有关,anrukinzumab 与 IL-13 结合即阻断其与 IL-4Rα 的相互作用,而 IMA-026 的阻断环节则为 IL-13 与其受体(包括 IL-13Rα1、IL-13Rα2)的结合。另一项试验显示,经过 28 天的治疗后,pitrakinra 的皮下注射剂可有效降低患者的血清 IgE 水平,而其相同成分的气雾吸入剂则无此效果,反映了选择用药途径的重要性。AMG317 在初期试验中对患者血清 IgE 水平的降低作用并不显著,而制剂自身的代谢清除速度却明显快于其他人源性单克隆抗体,说明合适的药代动力学特性对于制剂研发尤为重要。

综上所述，新型制剂研发成功与否，需要综合统筹、考虑多个关键因素，无法一蹴而就。度普利尤单抗目前已顺利通过多种不同系统的特应性疾病（特应性皮炎、支气管哮喘、慢性鼻窦炎伴鼻息肉）Ⅲ期临床试验，并多个国家和地区获得批准上市，在特应性疾病及其他 2 型炎症介导的疾病治疗中展现了良好的应用前景。

二、皮肤科临床应用

（一）特应性皮炎

特应性皮炎是一种慢性复发性的炎症性皮肤病。与其他经典的特应性疾病相似，目前认为特应性皮炎的发病与遗传易感性、生活方式、环境暴露等因素有关，其核心机制则主要由 2 型炎症反应介导。

既往的基因组研究发现，在 31 个特应性皮炎易感基因当中，*FLG*、*OVOL1*、*IL-13* 是其中相关性最明显的 3 个基因。OVOL1 信号通路异常、*FLG* 基因突变等可导致 FLG 表达减少，从而导致皮肤屏障受损。这使外界环境的刺激物，如微生物、变应原等更易于侵入皮肤组织，从而启动 2 型炎症反应，包括由 IL-4Rα 介导的 IL-4 与 IL-13 信号激活、Th2 细胞的活化、IgE 抗体生成、嗜酸性粒细胞趋化等。另外，神经免疫因素，即非组胺依赖的痒感信号途径，也参与了病情恶性循环的构建。

目前病理学研究发现，特应性皮炎的皮肤炎症模式是以阶段性特征为基础的。急性期皮损以 Th2 细胞介导的炎症为主要表现；慢性期皮损则可表现为 Th1、Th17 和 Th22 细胞介导的混合性炎症，即 1 型炎症与 3 型炎症相混合的现象。但 2 型炎症反应仍然是特应性皮炎发病的关键启动者及基本的免疫学特征。

1. 适应证　目前我国仅批准度普利尤单抗用于治疗成人中重度特应性皮炎（外用药治疗控制不佳或无法使用外用药治疗）。而美国食品 FDA 现已批准其可用于 6 周岁及以上的该类患者。

2. 规格、用法及用量　度普利尤单抗注射液目前于我国上市规格为 300mg/2ml 预充式注射器；美国上市规格还包括 300mg/2ml 预充式注射笔、200mg/1.14ml 预充式注射器等。该制剂仅限用于皮下注射治疗。

（1）成人：初始剂量为 600mg（2 支 300mg 针剂分不同部位注射），后续每 2 周 1 次 300mg 维持。

（2）儿童：根据儿童的体重给予不同的剂量（表 22-3-1）。

表 22-3-1　度普利尤单抗根据儿童体重给予不同的剂量

体重	初始剂量	维持剂量
15～<30kg	600mg（2 剂 300mg）	300mg，每 4 周 1 次
30～<60kg	400mg（2 剂 200mg）	200mg，每 2 周 1 次
≥60kg	600mg（2 剂 300mg）	300mg，每 2 周 1 次

3. 禁忌证　已知对度普利尤单抗或其制剂中任一赋形剂过敏的患者禁用。

4. 疗效评估与随访 临床评估方面,特应性皮炎的长期管理中常会应用多种指标对患者病情严重度及治疗疗效进行评估,常用的包括特应性皮炎积分指数(scoring atopic dermatitis index,SCORAD)、EASI、IGA、瘙痒数字评定量表(numerical rating scale,NRS)等。这些也同样适用于度普利尤单抗治疗后的疗效评估。其中,SCORAD、EASI 针对皮损面积和严重程度进行综合评估,较能客观反映患者皮损改善情况。IGA 是由临床医师对患者总体疗效直接作出主观的简洁评分,主观性较强,适用于大流量研究。NRS 则只针对患者自觉瘙痒这单一症状进行评估,常作为前两项指标的补充。而在实际的评估与随访中,一般需灵活结合多种评估指标以获得全面评价。

在生物标志物方面,血清中胸腺和活化调节趋化因子(thymus and activation regulatory chemokine,TARC)的水平一般与特应性皮炎的严重度相平行。给予度普利尤单抗治疗后,如特应性皮炎病情得以有效控制,血清中 TARC 浓度会明显降低;反之,当特应性皮炎病情加重时,血清 TARC 浓度会明显上升。但该项指标常用于临床试验,而在实际临床检验上并不常用。另外,血清 IgE 水平升高是特应性皮炎的临床特征之一,经度普利尤单抗治疗也可出现明显降低,但血清 IgE 水平变化常滞后于病情,与后者并不平行,因此在实际应用中并无评估价值。

综上所述,度普利尤单抗治疗特异性皮炎的疗效评估仍依赖于临床评估方法,暂无可参考的检验学指标。

目前,针对度普利尤单抗长期治疗的随访,其重点除疗效评估外,则是不良反应的预防及处理。在全球多中心的临床试验中,即使连续用药时间长达 3 年,度普利尤单抗仍表现出良好的安全性。而且,在当前多个不同国家、地区组织对于特应性皮炎的诊疗指南或规范中,均未提及关于度普利尤单抗疗程的建议。因此,在实际治疗中,是否需持续用药或停药,需医师根据患者病情需要、经济负担、其他替代性治疗的可行性等因素综合考虑决定。

(二)其他皮肤科超适应证应用

1. 变态反应性接触性皮炎 在变态反应性接触性皮炎的发病机制中,因应不同性质的变应原可呈现不一样的炎症反应特征。其中某些类型变态反应性接触性皮炎的表现以 2 型炎症反应为主,因此存在使用度普利尤单抗治疗的机会。变态反应性接触性皮炎标准的治疗原则本应是尽量回避变应原、外用或系统用糖皮质激素以控制病情。但有些情况下,变应原也许是难以完全回避,或完全无法确定变应原性质,则可能需要度普利尤单抗的干预。

目前已有的一些病例报道是关于该类难治病例的治疗观察,其中患者均对外用糖皮质激素、系统用免疫抑制药物(包括泼尼松、甲氨蝶呤、吗替麦考酚酯、环孢素等)的治疗反应欠佳。当使用度普利尤单抗治疗后,这些患者的病情都在 3~12 周出现快速而显著的改善。其中有 1 例 44 周岁男性,因对其自身血管内金属支架中的镍成分过敏,且无法回避该变应原,从而诱发了慢性难治性的变态反应性接触性皮炎。给予度普利尤单抗治疗 8 周后,其症状明显改善,并可逐渐减量至停用已连续口服长达 6 年的泼尼松、吗替麦考酚酯。在合并变态反应性接触性皮炎的特应性皮炎患者治疗中,度普利尤单抗也表现出对变态反应性接触性皮炎的良好疗效。

2. 慢性手部湿疹 在慢性手部湿疹与特应性皮炎两者的炎症机制中存在着十分相似

的现象,包括 Th2 细胞因子 IL-4、IL-13 的合成增多及 IL-13 介导的角质形成细胞过度增生等,故也存在使用度普利尤单抗治疗的条件。在一项单中心的回顾性研究中,11 例手部慢性湿疹患者接受了度普利尤单抗治疗连续至少 3 个月。几乎全部患者手部皮肤的原有皮疹、不适症状都出现了明显好转,包括瘙痒、疼痛、裂隙等情况都近乎完全缓解。

3. 瘙痒症、结节性痒疹　瘙痒症、结节性痒疹的发病机制均与复杂的神经 - 免疫反应有关。结节性痒疹可被认为是一种严重的,伴有多发角化过度性结节的瘙痒症。其中痒感信号通路主要由非组胺依赖途径介导,故可考虑使用度普利尤单抗进行治疗。度普利尤单抗在治疗结节性痒疹上的超适应证应用,在现有的少量病例报道中均展现出良好的治疗效果,无论是结节的数目、大小,还是患者的 NRS 评分均可见显著的改善。

4. 斑秃　斑秃是一种常见的非瘢痕性脱发性疾病,而毛囊周淋巴细胞性炎症则是其病理特点。同样是以 2 型炎症反应为主导,导致特应性皮炎患者有明显的高风险而罹患斑秃。虽然目前使用度普利尤单抗治疗特应性皮炎合并斑秃的病例报道很少,但这些病例都是斑秃患病时间长、治疗效果差,甚至已发展至全秃、普秃的严重病例。在度普利尤单抗初始治疗启动后,6 周至 3 个月就可观察到头发生长,6~12 个月时头发毛发可完全或接近完全恢复,部分眼睫毛也恢复了生长。

度普利尤单抗治疗斑秃的研究现已被提上 II 期临床试验的日程。将来度普利尤单抗可能是难治性斑秃极具价值的治疗手段之一。

5. 慢性自发性荨麻疹　慢性自发性荨麻疹是常见的荨麻疹类型之一,其特发性的临床特点使患者生活质量严重受损,同时对治疗也提出了不少的难题。一般认为,其核心发病机制为 IgE 抗体介导的肥大细胞、嗜碱性粒细胞功能紊乱,导致其颗粒内包含的组胺、前列腺素等大量炎症介质过度释放。IgE 抗体从类别转换到大量合成均由 IL-4、IL-13 共同介导,因此度普利尤单抗也可借此介入。

据报道,在 1 例外源型特应性皮炎(有典型食物过敏史)合并难治性慢性自发性荨麻疹的 40 周岁女性的治疗中,从使用基本的抗组胺药到口服泼尼松,甚至到加倍剂量(600mg,每个月 1 次)奥马珠单抗的应用,该患者慢性自发性荨麻疹症状仍未获得明显改善;直到停用奥马珠单抗,改用度普利尤单抗并按治疗特应性皮炎的标准剂量进行治疗,患者症状在 3 个月内逐渐缓解。目前对奥马珠单抗抵抗的荨麻疹病例报道仍时有出现。这都提示在某些慢性自发性荨麻疹中,肥大细胞的功能紊乱可能无须经 IgE 抗体介导。能够直接阻断上游 IL-4、IL-13 信号通路的度普利尤单抗,则在此时提供了更有保障的疗效。

6. 大疱性类天疱疮　大疱性类天疱疮是一种典型自身免疫性大疱性皮肤病,其发病由 IgG 抗体及 C3 介导。患者体内可检出抗 BP180、抗 BP230 的自身抗体。度普利尤单抗被报道用于 1 例 80 周岁男性的大疱性类天疱疮病例。该例患者被确诊大疱性类天疱疮后,即被给予足量泼尼松治疗。但其症状的缓解却严重依赖于糖皮质激素的剂量,当泼尼松开始减量即可出现明显的病情加重。考虑其有结核病、乙型肝炎等病史,也无法选用其他广泛的免疫抑制剂。因此,该患者开始接受度普利尤单抗治疗。按标准剂量给药,1 周内瘙痒缓解;治疗满 3 个月后全部水疱均可消退,且血清中抗 BP180、抗 BP230 等自身抗体已无法检出;维持治疗满 10 个月时仍未见任何复发征象。度普利尤单抗治疗大疱性类天疱疮的具体机制则仍有待研究。

三、特殊人群用药

1. 疫苗接种群体 ①在使用度普利尤单抗治疗的患者中,应避免接种任何形式的活疫苗;②在既往临床试验中,接种灭活的百白破混合疫苗、脑膜炎球菌多糖疫苗后,度普利尤单抗治疗组与安慰剂组在保护性抗体产生的反应方面是相似的。

2. 妊娠期及哺乳期女性 已知人类 IgG 抗体可透过胎盘屏障,因此度普利尤单抗也可能经母体转移至发育中的胎儿。而目前已有妊娠期使用度普利尤单抗的临床报道,其中并未发现与用药有关的出生缺陷、流产或不良妊娠结局等风险增高。在妊娠猕猴的试验中,每周注射 1 次 10 倍于人体最大推荐剂量的度普利尤单抗,并未观察到用药相关的不良反应,包括胎儿毒性、致畸性或对免疫系统发育的不良作用等。

度普利尤单抗在乳汁中的分泌情况、对母乳质量的影响、对口服摄入该制剂的婴儿的影响等尚不明确,目前仍缺乏相关临床证据。

综上所述,妊娠期及哺乳期女性并非使用度普利尤单抗的禁忌证人群。但用药与否,应结合实际情况而慎重审度,尤其需要对疾病治疗需求、药物对胎儿或婴儿的潜在影响、药物不良反应风险等因素进行综合考虑。权衡利弊后再谨慎用药。

3. 合并支气管哮喘患者 ①特应性皮炎合并支气管哮喘的患者,在使用度普利尤单抗治疗的过程中,如未咨询内科医师,不应自行调整或停用原有哮喘用药;②度普利尤单抗不可用于治疗支气管哮喘的急性发作症状、急性支气管痉挛、哮喘持续状态。

4. 同时使用糖皮质激素患者 开始度普利尤单抗治疗时,不应突然停止各种形式的糖皮质激素治疗,包括系统用、外用、吸入等。应根据患者实际病情需求、不良反应风险等因素综合考虑,稳定、缓慢地对糖皮质激素进行减量,或逐渐过渡至其他药物治疗,以免出现医源性肾上腺皮质功能不全、病情反跳等现象。

第四节 不 良 反 应

1. 过敏反应 可表现为急性荨麻疹、结节性红斑、血清病或血清病样反应以及其他皮疹。在既往度普利尤单抗的临床试验中,其报道的发生率低于 1%。其中,有 2 例特应性皮炎患者在试验过程中出现了血清病或血清病样反应,证实与其体内高效价的抗度普利尤单抗抗体有关。

注射用药前应注意询问病史,尤其注意排查相关的药物过敏史。注射场所应配备抢救药物、器械。注射后注意观察患者情况,预防过敏性休克的发生。

2. 结膜炎及角膜炎 此类眼部黏膜疾病是度普利尤单抗治疗期间最常见的不良反应,主要发生在特应性皮炎患者。目前已有数据显示,该药物不良反应的发生率在支气管哮喘、慢性鼻窦炎伴鼻息肉患者中均明显低于特应性皮炎患者。

在长达 3 年的特应性皮炎治疗试验观察中，结膜炎的发生率可高达 19.5%。但绝大部分出现结膜炎的病例，其严重程度都仅为轻中度，且并未因此导致试验中断。85% 以上的病例在继续使用度普利尤单抗的同时，经规范的眼科治疗后可得以缓解。常用治疗包括眼内用糖皮质激素、抗炎症介质药及抗生素等。有研究发现，用药期间出现结膜炎的高危因素包括既往结膜炎病史、较严重特应性皮炎的病情，而对度普利尤单抗治疗反应较好的患者则表现出较低的结膜炎发生率。

既往试验报道，特应性皮炎患者在治疗过程角膜炎的发生率为 1%~4%，可与结膜炎合并发生。与结膜炎类似，绝大多数病例经适当治疗后可缓解。

3. 注射部位反应　注射部位反应也是常见的不良反应之一，其发生率 ≥1%。一般可表现为局部肿胀、紫癜、风团、红斑、疼痛、瘙痒等。与制剂对局部组织产生的即时性刺激有关。给予一般对症处理后可逐渐缓解。注射药物时，应避免在同一部位、区域注射过大体积的同种制剂，以减轻其刺激效应。

4. 寄生虫感染相关风险　度普利尤单抗可明显抑制 2 型炎症反应，可能导致机体对寄生虫、外源性毒素等的免疫能力降低。但由于寄生虫感染患者被排除于临床试验之外，目前尚缺乏临床数据或相关病例报道，度普利尤单抗对寄生虫感染免疫的影响尚不明确。如应用度普利尤单抗治疗前，患者已有明确的寄生虫感染表现，则应优先行抗寄生虫治疗，待病原体清除后再应用该制剂。如患者在使用度普利尤单抗的过程中出现新发的寄生虫感染，则应同时行积极的抗寄生虫治疗；如该抗寄生虫治疗无效，则应停止度普利尤单抗的治疗，直至病原体清除为止。如无可疑的流行病学接触史或临床表现，无须对计划使用度普利尤单抗治疗的患者进行寄生虫筛查。

（朱国兴　赖　维）

参 考 文 献

［1］ MOHAN G, LIO P. Comparison of dermatology and allergy guidelines for atopic dermatitis management [J]. JAMA Dermatol, 2015, 151 (9): 1009-1013.

［2］ EICHENFIELD L, AHLUWALIA J, WALDMAN A, et al. Current guidelines for the evaluation and management of atopic dermatitis: a comparison of the Joint Task Force Practice Parameter and American Academy of Dermatology guidelines [J]. J Allergy Clin Immunol, 2017, 139 (4): S49-S57.

［3］ DRUCKER A, EYERICH K, DE BRUIN-WELLER M, et al. Use of systemic corticosteroids for atopic dermatitis: International Eczema Council consensus statement [J]. Br J Dermatol, 2018, 178 (3): 768-775.

［4］ BECK L A, THAÇI D, DELEURAN M, et al. Dupilumab provides favorable safety and sustained efficacy for up to 3 years in an open-label study of adults with moderate-to-severe atopic dermatitis [J]. Am J Clin Dermatol, 2020, 21 (4): 567-577.

［5］ ACOSTA RODRIGUEZ E, RIVINO L, GEGINAT J, et al. Surface phenotype and antigenic specificity of human interleukin 17-producing T helper memory cells [J]. Nat Immunol, 2007, 8 (6): 639-646.

［6］ ANNUNZIATO F, COSMI L, SANTARLASCI V, et al. Phenotypic and functional features of human Th17 cells [J]. J Exp Med, 2007, 204 (8): 1849-1861.

［7］ KONDO T, TAKATA H, MATSUKI F, et al. Cutting edge: phenotypic characterization and differentiation of human CD8+T cells producing IL-17 [J]. J Immunol, 2009, 182 (4): 1794-1798.

［8］ EBERL G, MARMON S, SUNSHINE M, et al. An essential function for the nuclear receptor RORgamma (t) in the generation of fetal lymphoid tissue inducer cells [J]. Nat Immunol, 2004, 5 (1): 64-73.

［9］ SPITS H, ARTIS D, COLONNA M, et al. Innate lymphoid cells--a proposal for uniform nomenclature [J]. Nat Rev Immunol, 2013, 13 (2): 145-149.

［10］ KLOSE C, FLACH M, MÖHLE L, et al. Differentiation of type 1 ILCs from a common progenitor to all helper-like innate lymphoid cell lineages [J]. Cell, 2014, 157 (2): 340-356.

［11］ ANNUNZIATO F, ROMAGNANI C, ROMAGNANI S. The 3 major types of innate and adaptive cell-mediated effector immunity [J]. J Allergy Clin Immunol, 2015, 135 (3): 626-635.

［12］ GANDHI N, PIROZZI G, GRAHAM N. Commonality of the IL-4/IL-13 pathway in atopic diseases [J]. Expert Rev Clin Immunol, 2017, 13 (5): 425-437.

［13］ OYOSHI M, LARSON R, ZIEGLER S, et al. Mechanical injury polarizes skin dendritic cells to elicit a T (H) 2 response by inducing cutaneous thymic stromal lymphopoietin expression [J]. J Allergy Clin Immunol, 2010, 126 (5): 976-984.

［14］ VENTURELLI N, LEXMOND W, OHSAKI A, et al. Allergic skin sensitization promotes eosinophilic esophagitis through the IL-33-basophil axis in mice [J]. J Allergy Clin Immunol, 2016, 138 (5): 1367-1380.

［15］ OHNO T, MORITA H, ARAE K, et al. Interleukin-33 in allergy [J]. Allergy, 2012, 67 (10): 1203-1214.

［16］ SALTER B, OLIVERIA J, NUSCA G, et al. Thymic stromal lymphopoietin activation of basophils in patients with allergic asthma is IL-3 dependent [J]. J Allergy Clin Immuno, 2015, 136 (6): 1636-1644.

［17］ SALTER B, OLIVERIA J, NUSCA G, et al. IL-25 and IL-33 induce Type 2 inflammation in basophils from subjects with allergic asthma [J]. Respir Res, 2016, 17 (3): 5.

［18］ BROWN J M, WILSON T M, METCALFE D D. The mast cell and allergic diseases: role in pathogenesis and implications for therapy [J]. Clin Exp Allergy, 2008, 38 (1): 4-18.

［19］ MJÖSBERG J, TRIFARI S, CRELLIN N, et al. Human IL-25-and IL-33-responsive type 2 innate lymphoid cells are defined by expression of CRTH2 and CD161 [J]. Nat Immunol, 2011, 12 (11): 1055-1062.

［20］ WALKER J, MCKENZIE A. Development and function of group 2 innate lymphoid cells [J]. Curr Opin Immunol, 2013, 25 (2): 148-155.

［21］ ITO T, WANG Y, DURAMAD O, et al. TSLP-activated dendritic cells induce an inflammatory T helper type 2 cell response through OX40 ligand [J]. J Exp Med, 2005, 202 (9): 1213-1223.

［22］ MAGGI E, GIUDIZI M, BIAGIOTTI R, et al. Th2-like CD8+T cells showing B cell helper function and reduced cytolytic activity in human immunodeficiency virus type 1 infection [J]. J Exp Med, 1994, 180 (2): 489-495.

［23］ FINKELMAN F, URBAN J, BECKMANN M, et al. Regulation of murine in vivo IgG and IgE responses by a monoclonal anti-IL-4 receptor antibody [J]. Int Immuno, 1991, 3 (6): 599-607.

［24］ NOVAK N. An update on the role of human dendritic cells in patients with atopic dermatitis [J]. J Allergy Clin Immunol, 2012, 129 (4): 879-886.

［25］ FINKELMAN F, SHEA-DONOHUE T, MORRIS S, et al. Interleukin-4-and interleukin-13-mediated host protection against intestinal nematode parasites [J]. Immunol Rev, 2004, 201 (4): 139-155.

［26］ HASSOUN Y, JAMES C, BERNSTEIN D. The effects of air pollution on the development of atopic disease [J]. Clin Rev Allergy Immunol, 2019, 57 (3): 403-414.

［27］ ERIKSSON J, BJERG A, LÖTVALL J, et al. Rhinitis phenotypes correlate with different symptom presentation and risk factor patterns of asthma [J]. Respir Med, 2011, 105 (11): 1611-1621.

第二十三章

白介素-13抑制剂

第一节 概　述

特应性皮炎发病机制研究显示 IL-4 和 IL-13 是 T 淋巴细胞中主要的 2 型细胞因子，IL-4 与 IL-13 受体系统包括 2 种类别的异源二聚体，即 I 型受体和 II 型受体，这 2 个受体亚基通过 JAK1、JAK3、TYK2 等，激活 STAT3 或 STAT6，进而启动其下游一系列基因的表达调控 2 型炎症反应过程。

近期研究表明 IL-4 与 Th2 反应的中枢免疫方面更相关，相比之下，IL-13 在外周免疫中可能发挥重要作用。在组织水平上，通常会表达 II 型受体和 YKL-40。因此，在皮肤组织水平的 Th2 反应，IL-13 可能是比 IL-4 更重要的介质。

IL-13 是四螺旋束短链细胞因子家族的成员，由多种细胞类型产生，包括活化的 Th2 细胞、肥大细胞、嗜碱性粒细胞、嗜酸性粒细胞、自然杀伤细胞和巨噬细胞。IL-13 参与了特应性皮炎和其他变态反应性疾病发病机制相关的多种生物学过程。IL-13 在特应性皮炎患者皮损中过表达，促进嗜酸性粒细胞趋化因子和 IgE 的产生，其通过负性调控关键结构蛋白（兜甲蛋白、外膜蛋白）基因的表达，参与表皮皮肤屏障损伤的机制。IL-13 介导的组织炎症通过招募成纤维细胞和随后的胶原沉积促进纤维化性皮肤重构，IL-13 也可直接诱导小鼠模型和人类背根神经节感觉神经元的激活，引发慢性瘙痒。

ralokinumab 和 lebrikizumab 是目前用于治疗特应性皮炎最先进的 IL-13 靶向抑制剂，两者结合不同的 IL-13 表位。研究表明，lebrikizumab 和 tralokinumab 阻断 IL-13 生物信号通路可显著改善中重度特应性皮炎患者病情。然而，现报道的 II 期临床试验结果均显示，在受试者中因伴随局部糖皮质激素的治疗，影响了 IL-13 抑制剂疗效的观察。因此，需要进一步的临床试验数据来证实其对特应性皮炎的有益作用。

第二节　作用机制

一、曲罗芦单抗

tralokinumab 是一种来自人类噬菌体展示库的 IgG4γ 抗 IL-13 单克隆抗体,可阻止 IL-13 与 IL-13Rα1 和 IL-13Rα2 结合。后一种受体被认为具有诱骗及清道夫受体的功能,对 IL-13 的促炎症信号起拮抗作用。在皮肤炎症的小鼠模型中,IL-13 诱骗受体功能的丧失被证明是有害的。tralokinumab 结合于 IL-13 的一个独特表位,这个表位是 IL-13 与 IL-13Rα 包括 IL-13Rα1 和 IL-13Rα2 受体结合的重叠表位,可同时阻止 IL-13 与上述 2 个受体结合。IL-13 与 IL-13Rα2 受体的结合亲和力大于 tralokinumab,因此,未结合的 IL-13 可以在与 tralokinumab 结合前与 IL-13Ra2 受体结合,发挥清道夫作用,参与循环中 IL-13 的内化。这样,tralokinumab 既可阻止 IL-13 介导的 IL-4Rα/IL-13Rα1 异二聚体下游信号转导通路(Ⅱ型受体),又可保留 IL-13 通过 IL-13Rα2 介导的负向内源性调控。

二、来瑞组单抗

lebrikizumab 是一种针对 IL-13 的人源化 IgG4κ 单克隆抗体,与可溶性 IL-13 具有高亲和力,但与 tralokinumab 相比,其在不同的抗原决定基上与 IL-13 相结合。与 lebrikizumab 结合的 IL-13 仍可与其细胞表面受体与 IL-4Rα 受体结合,但起抑制 IL-4Rα/IL-13Rα1 异二聚化(Ⅱ型受体)和其下游 JAK-STAT 信号级联转导通路作用,导致 T 细胞功能成熟所需的基因转录障碍,免疫球蛋白转化为 IgE、抗原提呈给 B 细胞障碍,且它不阻止 IL-13 与 IL-13Rα2 诱骗受体的结合。人们长期以来一直认为 IL-13Rα2 是诱骗受体,缺乏任何细胞内信号转导机制。然而,近来研究表明,IL-13Rα2 可以与壳多糖酶 -3 样蛋白 1(chitinase3-like 1,CHI3L1)或由 *CH3L1* 基因编码的 YKL-40 结合,从而揭示了涉及丝裂原激活的蛋白激酶,蛋白激酶 B 和 β- 联蛋白的替代机制。YKL-40 的血清水平似乎与特应性皮炎的严重程度相关。同时,也有报道 IL-13Rα2 可通过阻断 STAT6 途径来减弱 IL-4 信号转导。

第三节　临床应用

一、曲罗芦单抗

tralokinumab 目前正在进行支气管哮喘和特应性皮炎的Ⅲ期临床试验(NCT03363854)。一项特应性皮炎的Ⅱb 期随机、双盲和安慰剂对照试验中,对 tralokinumab 治疗的 18~75

岁特应性皮炎患者的安全性及有效性进行评估,这些患者 BSA ≥ 10%、EASI ≥ 12 分、SCORAD ≥ 25 分、IGA ≥ 3 分。在 2 周的诱导和治疗期,要求入组患者每日至少外用 1 次糖皮质激素。入组患者按 1:1:1:1 随机分为四组,分别为安慰剂组、每 2 周皮下注射 tralokinumab 45mg 组、每 2 周皮下注射 tralokinumab 150mg 组、每 2 周皮下注射 tralokinumab 300mg 组,治疗持续 12 周。研究的主要终点是 EASI 与基线比较的变化,以及入组患者在第 12 周达到 IGA 评分(0 或 1 分)较基线降低 2 级或以上患者的百分比。与使用安慰剂的患者相比,每 2 周皮下注射 150 或 300mg tralokinumab 的患者在第 4 周就取得了显著的临床改善。第 12 周,使用 150mg 和 300mg tralokinumab 的患者 EASI 和基线校正后的均值差值与安慰剂组相比,有显著差异,分别为 −4.36 和 −4.94;在使用 300mg tralokinumab 的患者中,更多患者达到了 EASI50($P=0.03$)和 EASI75($P=0.003$),患者 IGA 也有 26.7% 的改善,与安慰剂组患者的 11.8% 比较,具有显著差异($P=0.06$);使用 300mg tralokinumab 的患者在 SCORAD、DLQI 和 NRS 方面,也明显优于安慰剂组。在支气管哮喘患者中,tralokinumab 疗效的预测生物标志物是血清二肽基肽酶 4(dipeptidyl peptidase-4,DDP-4)和骨膜素,它们与 IL-13 活性的增加相关。这项研究报道也将这两种生物标志物基线的水平作为探索性终点,根据 DPP-4 和骨膜素水平将患者分为高分组和低分组两个亚组。DPP-4 高分组和骨膜素高分组患者使用 300mg tralokinumab 治疗,较 DPP-4 低分组和骨膜素低分组的 EASI 改善显著。从而提出了它们可用来帮助确定那些有望从一种"定制"的靶向生物治疗中获益更多的患者,这些标志物对特应性皮炎患者抗 IL-13 治疗的疗效具有预测价值。在安全性方面,tralokinumab 在受试者中体现了良好的耐受性,治疗相关不良事件(treatment-emergent adverse event,TEAE)的严重程度为轻度至中度。Ⅲ期临床试验正在评估 tralokinumab 单用或联合治疗青少年和成人中重度特应性皮炎的疗效。总之,tralokinumab 治疗患者的主要及关键次要终点均显示出良好的疗效,安全性较高,与安慰剂相比,150mg 或 300mg tralokinumab 治疗 12 周后,患者的总 EASI 均显著降低。tralokinumab 300mg 组在第 12 周达到 EASI 50 的患者数量明显高于安慰剂组。此外,使用 tralokinumab 的治疗组在生活质量和瘙痒方面也有显著改善。有趣的是,在这项研究中,与支气管哮喘相似,在 IL-13 相关生物标志物浓度更高的患者中发现了 tralokinumab 治疗效果更为显著。

二、来瑞组单抗

一项 Ⅱ 期随机、双盲、安慰剂对照试验(TREBLE)评估了外用糖皮质激素或润肤霜无效、18~75 岁的中重度特应性皮炎患者皮下注射 lebrikizumab 的安全和有效性。试验要求患者每日使用 2 次局部应用糖皮质激素(topical corticosteroid,TCS),然后 1:1:1:1 随机分至 lebrikizumab 125mg、250mg、125mg 每 4 周 1 次,以及安慰剂每 4 周 1 次,共 12 周的 4 个治疗组。研究的主要终点是评估第 12 周 EASI 较基线降低 50%(EASI50)的患者百分比。重要的次要终点包括患者达到 EASI75 的百分比,IGA 为 0(清除)或 1 分(几乎清除),以及第 12 周时 SCORAD 评分改善 ≥ 50%(SCORAD50)。lebrikizumab 联合每日 2 次 TCS 治疗对中重度特应性皮炎患者有益。与安慰剂组比较,lebrikizumab 125mg 每 4 周 1 次治疗组的患者在第 12 周达到 EASI50 反应的比例更高（82.4% *vs.* 62.3%，*P*=0.02）。此外，54.9%（*P* = 0.036）和 24.6%（*P*=0.012）患者接受 125mg lebrikizumab 每 4 周 1 次，分别达到 EASI75 和 SCORAD50。值得注意的是，安慰剂的高反应率可能与日常使用 TCS 有关。接受单剂量 lebrikizumab 治疗的患者与安慰剂组患者的疗效差异无统计学意义。该研究同时讨论了方案规定的每日 2 次 TCS 限制了对 lebrikizumab 作为单一疗法疗效的评估。lebrikizumab 耐受性良好，不良事件为轻度至中度，在治疗组和安慰剂组之间没有区别。

　　另一项随机、双盲和安慰剂对照的Ⅱb 期研究评价 18 岁及以上的患者中 lebrikizumab 的有效性及安全性，这些患者为病程超过 1 年和对局部治疗效果不佳的慢性中重度特应性皮炎患者（EASI ≥ 16 分，IGA ≥ 3 分，BSA ≥ 10%）。将这些患者 2∶3∶3∶3 随机分配至安慰剂组或 lebrikizumab 皮下注射治疗组（125mg 每 4 周 1 次，250mg 每 4 周 1 次，250mg 每 2 周 1 次）。TCS 被允许用于控制患者的症状。研究的主要终点是从基线到第 16 周 EASI 百分比的变化。该研究表明，每 1 次 lebrikizumab 治疗后主要终点与安慰剂组比较差异均有统计学意义。125mg 每 4 周 1 次治疗组、250mg 每 4 周 1 次治疗组、250mg 每 2 周 1 次治疗组分别有 62.3%、69.3%、72.1% 的患者获得 EASI 改善，而安慰剂组患者只有 41.1% 获得 EASI 改善。与 lebrikizumab 治疗患者相比，安慰剂治疗患者使用 TCS 的数量约是前者的 3 倍，且安慰剂治疗患者接受 TCS 的时间早于 lebrikizumab 治疗患者，且持续时间更长。

　　lebrikizumab 对特应性皮炎患者疗效和安全性的Ⅱ期临床试验显示，lebrikizumab 通过阻断 IL-13 显著改善了中重度特应性皮炎患者的预后。125mg 每 4 周 1 次给药可显著提高患者达到主要和次要终点的百分比。值得注意的是，这些改善是在联合 TCS 的背景下看到的，这可能解释了安慰剂高反应率的原因。

　　Ⅱ期临床试验表明 tralokinumab 和 lebrikizumab 作为针对 IL-13 的人类单克隆抗体，较高剂量的药物治疗效果有所改善；但安慰剂组的 TCS 治疗，也可能影响了 IL-13 抑制剂的真实疗效。总之，单独阻断 IL-13 似乎有效，但在 tralokinumab 和 lebrikizumab 的试验结果中，TCS 的较高剂量使用可能掩盖了这些结果。单独阻断 IL-13 的效应大小是否与度普利尤单抗的 IL-4/IL-13 双重阻断疗效相似，有待进一步研究。

第四节　不　良　反　应

　　一项 tralokinumab 治疗特应性皮炎的Ⅱb 期临床试验安全分析中包括的受试者至少都接受了 1 剂研究药物的治疗。大多数不良事件为轻中度。17.6% 的受试者不良事件被认为与研究药物相关，最常出现的为上呼吸道感染和头痛。3.9% 的安慰剂组患者及 5.2% 的 tralokinumab 治疗组患者出现注射部位反应，45mg、150mg 治疗组以及安慰剂组患者出现结膜炎的比例分别为 2.0%、5.9%、3.9%，其他病毒感染发生率也很低；出现 3 例鼻咽炎（安慰剂组 1 例，45mg 治疗组 1 例，300mg 治疗组 1 例），1 例口腔单纯疱疹（45mg 治疗组），以上病毒感染均考虑与药物相关。严重不良事件的报道很少，且与药物无关。10 例患者因为不良事件退出试验,但在安慰剂组的发生率最高。

一项关于 lebrikizumab Ⅱb 期临床试验显示,lebrikizumab 125mg 每 4 周 1 次、250mg 每 4 周 1 次、250mg 每 2 周 1 次和安慰剂组不良事件的发生率分别为 57.5%、48.8%、61.3% 和 46.2%。不良事件的严重程度为轻中度,不导致试验中断。最常见的不良事件包括上呼吸道感染(lebrikizumab 治疗组为 7.5%,安慰剂组为 5.8%)、鼻咽炎(lebrikizumab 治疗组为 6.6%,安慰剂组为 3.8%)、头痛(lebrikizumab 治疗组为 3.1%,安慰剂组为 5.8%)和注射部位疼痛(治疗组为 3.1%,安慰剂组为 1.9%)。临床关注的严重不良事件报告率低,包括注射部位反应(lebrikizumab 治疗组 5.7%,安慰剂组 1.9%)、疱疹病毒感染(lebrikizumab 治疗组 3.5%,安慰剂组 3.8%)和结膜炎(lebrikizumab 治疗组 0,安慰剂组 2.6%)。

在生物制剂 IL-13 抑制剂治疗过程中,为预防不良事件的发生,治疗前应筛查血常规、肝肾功能等患者基本情况及感染相关指标如肝炎病毒、结核分枝杆菌等。若有免疫功能缺陷、现症感染等情况,避免使用 IL-13 抑制剂。治疗过程中出现上呼吸道感染、注射部位不良反应、鼻咽炎等轻中度不良事件可对症处理。

(余晓玲　袁立燕　杨　斌)

参 考 文 献

［1］ WERFEL T, ALLAM J P, BIEDERMANN T, et al. Cellular and molecular immunologic mechanisms in patients with atopic dermatitis [J]. J Allergy Clin Immunol, 2016, 138 (2): 336-349.

［2］ SILVERBERG J I, KANTOR R. The role of interleukins 4 and/or 13 in the pathophysiology and treatment of atopic dermatitis [J]. Dermatol Clin, 2017, 35 (3): 327-334.

［3］ TOMINAGA M, TAKAMORI K. Itch and nerve fibers with special reference to atopic dermatitis: therapeutic implications [J]. J Dermatol, 2014, 41 (3) 205-312.

［4］ ZHENG T, OH M H, OH S Y, et al. Transgenic expression of interleukin-13 in the skin induces a pruritic dermatitis and skin remodeling [J]. J Invest Dermatol, 2009, 129 (3): 742-751.

［5］ NOH J Y, SHIN J U, PARK C O, et al. Thymic stromal lymphopoietin regulates eosinophil migration via phosphorylation of l-plastin in atopic dermatitis [J]. Exp Dermatol, 2016, 25 (11): 880-886.

［6］ OH M H, OH S Y, YU J H, et al. IL-13 induces skin fibrosis in atopic dermatitis by thymic stromal lymphopoietin [J]. J Immunol, 2011, 186 (12): 7232-7242.

［7］ MCCORMICK S M, HELLER N M. Commentary: IL-4 and IL-13 receptors and signaling [J]. Cytokine, 2015, 75 (1): 38-50.

［8］ BAO K, REINHARDT R L. The differential expression of IL-4 and IL-13 and its impact on type-2 immunity [J]. Cytokine, 2015, 75 (1): 25-37.

［9］ KIM B E, LEUNG D Y, BOGUNIEWICZ M, et al. Loricrin and involucrin expression is down-regulated by Th2 cytokines through STAT-6 [J]. Clin Immunol, 2008, 126 (3): 332-337.

［10］ KARO-ATAR D, BITTON A, BENHAR I, et al. Therapeutic targeting of the interleukin-4/interleukin-13 signaling pathway: in allergy and beyond [J]. BioDrugs, 2018, 32 (3): 201-220.

［11］ CEVIKBAS F, WANG X D, AKIYAMA T, et al. A sensory neuron-expressed IL-31 receptor mediates T helper cell-dependent itch: Involvement of TRPV1 and TRPA1 [J]. J Allergy Clin Immunol, 2014, 133 (2): 448-460.

[12] HAJAR T, GONTIJO J R V, HANIFIN J M. New and developing therapies for atopic dermatitis [J]. An Bras Dermatol, 2018, 93 (1): 104-107.

[13] SNAST I, REITER O, HODAK E, et al. Are biologics efficacious in atopic dermatitis? a systematic review and meta-analysis [J]. Am J Clin Dermatol, 2018, 19 (2): 145-165.

[14] POPOVIC B, BREED J, REES D G, et al. Structural characterisation reveals mechanism of IL-13-neutralising monoclonal antibody tralokinumab as inhibition of binding to IL-13Rα1 and IL-13Rα2 [J]. J Mol Biol, 2017, 429 (2): 208-219.

[15] BRADDOCK M, HANANIA N A, SHARAFKHANEH A, et al. Potential risks related to modulating interleukin-13 and interleukin-4 signalling: a systematic review [J]. Drug Saf, 2018, 41 (5): 489-509.

[16] ULTSCH M, BEVERS J, NAKAMURA G, et al. Structural basis of signaling blockade by anti-IL-13 antibody lebrikizumab [J]. J Mol Biol, 2013, 425 (8): 1330-1339.

[17] ANDREWS A L, NORDGREN I K, CAMPBELL-HARDING G, et al. The association of the cytoplasmic domains of interleukin 4 receptor alpha and interleukin 13 receptor alpha 2 regulates interleukin 4 signaling [J]. Mol Biosyst, 2013, 9 (12): 3009-3014.

[18] WOLLENBERG A, HOWELL M D, GUTTMAN-YASSKY E, et al. Treatment of atopic dermatitis with tralokinumab, an anti-IL-13 mAb [J]. J Allergy Clin Immunol, 2019, 143 (1): 135-141.

[19] BRIGHTLING C E, CHANEZ P, LEIGH R, et al. Efficacy and safety of tralokinumab in patients with severe uncontrolled asthma: a randomised, double-blind, placebo-controlled, phase 2b trial [J]. Lancet Respir Med, 2015, 3 (9): 692-701.

[20] SIMPSON E L, FLOHR C, EICHENFIELD L F, et al. Efficacy and safety of lebrikizumab (an anti-IL-13 monoclonal antibody) in adults with moderate-to-severe atopic dermatitis inadequately controlled by topical corticosteroids: a randomized, placebo-controlled phase II trial (TREBLE) [J]. J Am Acad Dermatol, 2018, 78 (5): 863-871.

[21] GUTTMAN-YASSKY E, BLAUVELT A, EICHENFIELD L F, et al. Efficacy and safety of lebrikizumab, a high-affinity interleukin 13 inhibitor, in adults with moderate to severe atopic dermatitis: a phase 2b randomized clinical trial [J]. JAMA Dermatol, 2020, 156 (4): 411-420.

第二十四章

IgE 抑制剂

免疫球蛋白 E（immunoglobulin E,IgE）是一类只发现于哺乳动物内的抗体,由黏膜下淋巴组织中的效应 B 细胞合成,其单体由 2 个重链和 2 个轻链组成,在正常人血清中浓度仅为 50~100ng/ml,与 IgM、IgG 和 IgA 相比,IgE 是含量最少的免疫球蛋白。IgE 半衰期为 2~3 天,是 I 型超敏反应机制的主要抗体,IgE 诱导的炎症,几乎等同于变态反应性疾病,影响着全球 1/5 的人。随着 IgE 的发现及其在变态反应性疾病发病机制中的核心作用的确定,为治疗性抗 IgE 单克隆抗体的发展奠定了基础。在过去的几十年里,抗 IgE 生物制剂领域已经发展成为一个活跃并充满竞争的研究领域。尽管目前已上市应用的仅有奥马珠单抗（omalizumab）,不同的公司和研究机构也在进行专门针对抗 IgE 生物制剂的临床前研究或已经进入临床试验中。

一、IgE 结构和产生

IgE 是继 IgG、IgM、IgA 或 IgD 后发现的一类抗体,它具有与其他抗体相同的四链结构,与聚合的 IgM 亚单位共享 1 个结构域,该结构在 Fc 的每个重链中包含 3 个恒定的结构域。最初发现时,IgE 是哺乳动物为防御寄生虫等病原体进化而来,随着研究的深入,如今更为人所知的是它在过敏反应中的关键作用。IgE 和 IgG 可能是临床上最相关的免疫球蛋白,因为 IgE 和 IgG 分子之间有许多相似之处。一方面,两者都是由 2 条相同的重链和 2 条相同的轻链组成的单体免疫球蛋白,并通过 Fc 受体相互作用而发挥其功能。如上所述,IgE 由 2 条相同的重链和轻链组成,轻链与重链是由二硫键连接形成 1 个四肽链分子称为 Ig 分子的单体,是构成免疫球蛋白分子的基本结构。在结构上,它不同于 IgG,因为它在恒定区包含 4 个结构域（Cε1~4）,无铰链区,而 IgG 仅包含 3 个结构域。恒定区是受体结合的区域,进而产生 IgE 效应功能。IgE 重链有 4 个恒定区和 1 个可变区,轻链有 1 个恒定区和 1 个可变区。总的来说,IgE 抗体具有高度的灵活性。另一方面,IgE 和 IgG 都采用开放和封闭结构,这导致不同的 Fc 受体结合模式。当 IgE 与变应性效应细胞上的高亲和力受体 FcεR Ⅰ 结合时,诱导出开放的 Fc 构象,而与抗原提呈细胞、气道上皮细胞或 B 细胞的低亲和力受体 FcεR Ⅱ/CD23 结合时,则使 IgE 处于封闭的 Fc 构象,从而确保仅与一种受体结合,此现象表现出了 2 种受体的互斥作用。

除了游离形式的 IgE 外,B 细胞还表达膜 IgE,它是 B 细胞受体(B cell receptor,BCR)的一部分,并包含 1 个细胞外膜近端结构域(extracellular membrane proximal domain,EMPD)。与其他免疫球蛋白亚类相比,IgE 抗体在血清中的水平非常低。成熟的初始 B 细胞(naïve B cell)(这里的成熟指的是从骨髓中发育成熟)已经能够编码某种 IgM 的能力,当其 BCR 识别了抗原的表位之后就可以分泌 IgM,因此 IgM 是首次免疫中最先产生的。而其他类型(IgG、IgE、IgA)的抗体都必须经过抗体亲和力成熟(即通过了阳性选择的 B 细胞,其编码的 BCR 具有更强的亲和力的过程)后的亚类转化才能产生,在成功产生功能性 BCR 后,表达 IgD 和 IgM 并有分泌 IgM 的能力的成熟的初始 B 细胞,才能最终产生 IgE。已经证实当变应原或寄生虫入侵机体,可以促使辅助性 T 细胞由 Th0 向 Th2 细胞分化,Th2 细胞进而分泌细胞因子 IL-4 和 IL-13,从而促进 B 细胞优先分泌 IgE。在 IL-4 暴露的情况下,CD40、某些 Toll 样受体或 B 细胞活化因子的连接触发了向 IgE 的类开关重组。转录启动子位于基因开关区的上游,负责特定基因重组的"选择"和产生特异性抗体亚类。在 IgE 存在的情况下,IL-4 受体的连接触发 STAT-6 激活,STAT6 被磷酸化并转移至细胞核,结合 IgE 启动子。IgE 的产生具有正反馈效应,当肥大细胞激活后可以释放 IL-4,辅助 B 细胞诱导抗体进一步向 IgE 转换,其中包括 2 种可能的转换方式,从 IgM 到 IgE 或从 IgM 到 IgG 再到 IgE。IL-4 和脂多糖刺激 B 细胞最初产生 IgG1,几小时后产生 IgE。IgG 和 IgE 之间的优先等级转换由多种因素决定。活化诱导胞苷脱氨酶(activation-induced cytidine deaminase,AID)是重要因素之一,当 AID 结合到免疫球蛋白基因的可变区后会将单链 DNA 中的胞嘧啶脱氨化为尿嘧啶核苷,进而借助机体的损伤修复机制在可变区产生高频突变以筛选出具有高亲和力的抗体,但 AID 也会结合到转换区进而介导抗体类别的转换以产生高效价的中和抗体。IgG1 转换区包含的 AID 靶序列最多,IgE 最少。已知 AID 的靶位点富集 RGYW/WRCY 基序,这样的基序在人类基因组中平均每 36 个碱基对就会出现一次,但是如此大量的潜在靶位点中真正能被 AID 结合的还不到 1%。因此,AID 如何准确定位靶位点,以及如何特异性结合到抗体重链区而调控抗体类别转换还是未解之谜。总之,通过控制向 IgE 的类别转换可以严格控制抗体水平。此外,从 IgM 到 IgG 再到 IgE 的顺序转换可以产生高亲和力抗体,这可能也是由于时间较长和持续暴露于 AID 的原因。从 IgM 到 IgE 的直接类别转换产生较低亲和力的抗体。

二、IgE 功能

IgE 是介导 Ⅰ 型超敏反应的抗体,在肥大细胞脱颗粒和启动 Th2 细胞反应中起重要作用,在特应性皮炎、支气管哮喘、变应性鼻炎、食物过敏等特应性疾病的发病过程中发挥关键作用。因此,大部分的研究均集中在特应性疾病。虽然 IgE 介导的肥大细胞脱颗粒是引发保护性免疫反应的有效手段,但这一过程也可能导致疾病。长期以来,认为 IgE 是 Ⅰ 型超敏反应和变态反应性疾病(如变应性鼻炎、过敏反应和支气管哮喘)相关的免疫球蛋白。IgE的发现对变态反应性疾病的诊断和治疗具有重大意义,使临床医师能够区分 IgE 介导的变态反应性疾病和非 IgE 介导的变态反应性疾病(变态反应性疾病机制包括 IgE 介导和非 IgE介导,大部分为前者)。

三、IgE 受体

IgE 受体(FcεR)包括高亲和力 IgE 受体(FcεR Ⅰ)和低亲和力 IgE 受体(FcεR Ⅱ)。两者均可与 IgE 结合,但其表达细胞、分子结构等均不相同。

(一) 高亲和力 IgE 受体 FcεR Ⅰ

FcεR Ⅰ 主要位于肥大细胞、嗜碱性粒细胞表面,在树突状细胞、朗格汉斯细胞和嗜酸性粒细胞也有分布。然而,FcεR Ⅰ 在这些细胞类型中存在着结构上的差异,导致与 IgE 结合后产生的功能效应也不同。FcεR Ⅰ 是多亚单位结构,除了 1 个 IgE 结合 α 亚单位外,还包含 1 个 β 亚单位,以及 2 个由二硫键连接的 γ 亚单位的二聚体。肥大细胞和嗜碱性粒细胞上的 FcεR Ⅰ 以四聚体 αβγ2 形式存在,α 亚基负责 IgE 在 Cε3 结构域的结合,是触发过敏反应的关键,有研究显示,去除 α 亚基的小鼠不能完整表达 FcεR Ⅰ,因此不会发生 IgE 介导的变态反应;β 亚基是胞膜上的 1 个四次跨膜结构,在受体稳定、成熟和信号放大中起关键作用。在树突状细胞、朗格汉斯细胞中的 FcεR Ⅰ 以 αγ2 的三聚体形式存在,γ 亚单位通常以二硫键形成的二聚体形式存在于胞膜上,它是负责细胞内信号转导通路的主要结构。当变应原或抗 FcεR Ⅰ 抗体使这些细胞膜上相邻的 2 个 FcεR Ⅰ 桥联起来时则会引起一系列反应,继而释放出组胺等各种与变态反应及炎症有关的生物活性介质。研究显示,FcεR Ⅰ 还以三聚体形式或四聚体形式在一系列其他细胞类型上表达,包括各种抗原提呈细胞、树突状细胞、单核细胞、巨噬细胞、中性粒细胞和血小板,以及人气道平滑肌、支气管上皮细胞和肠上皮细胞。当变应原初次侵入机体时,抗原提呈细胞将抗原信息提呈给 Th 细胞,分泌一些细胞因子,在细胞因子作用下,B 淋巴细胞分化为浆细胞,并分泌大量特异性 IgE,IgE 可与肥大细胞和嗜碱性粒细胞表面的 FcεR Ⅰ 结合,当变应原再次侵入机体时,诱导 IgE-FcεR Ⅰ复合物发生交联,进而引起肥大细胞内一系列信号转导,造成肥大细胞脱颗粒释放一系列炎症介质,导致变态反应的发生。据报道,组织中受体结合 IgE 的半衰期为 2~3 周,这种相对缓慢的下降速度预示着 IgE 一旦与肥大细胞或嗜碱性粒细胞结合,可导致长期致敏。

(二) 低亲和力 IgE 受体 FcεR Ⅱ/CD23

1987 年 2 个研究组证实,FcεR Ⅱ 是人 B 细胞表面分化抗原 CD23,是 B 细胞早期的表面标志。FcεR Ⅱ 主要在淋巴细胞和单核细胞上表达,活化的 T 细胞上也有 FcεR Ⅱ,可溶性 sIgM+(soluble IgM+,sIgM+)和可溶性 sIgD+(soluble IgD+,sIgD+)的 B 细胞 90% 以上表达FcεR Ⅱ,而可溶性 sIgG+(soluble IgG+,sIgG+)和可溶性 sIgA+(soluble IgA+,sIgA+)的 B 细胞则不表达 FcεR Ⅱ。FcεR Ⅱ 还可以在各种抗原提呈细胞以及呼吸道和肠道上皮细胞、T 淋巴细胞、B 淋巴细胞、滤泡树突状细胞和上皮细胞表达。在 B 细胞上表达的 FcεR Ⅱ 结合 IgE,并且在与变应原结合时,使变应原与 MHC Ⅱ类分子一起提呈给 T 淋巴细胞,这种抗原提呈途径可以有效吸收低浓度变应原。FcεR Ⅱ 结合的 IgE 与特定变应原交联后可以对 IgE 的产生进行反馈调节。

FcεR Ⅱ 为低亲和力 IgE 受体,不属于免疫球蛋白超家族,是一种 Ⅱ 型整合膜蛋白。尽管单一 CD23 分子对 IgE 的亲和力很低,但 CD23 分子通常以同源三聚体形式存在,可达到与 FcεR Ⅰ 接近的亲和力。CD23 在细胞外有 1 个三聚 C 型凝集素样球状结构域,1 个跨膜区和 1 个胞内区。FcεR Ⅱ 的 IgE 结合结构域属于 C 型凝集素超家族,它通过 1 个三重螺旋线圈柄区与细胞膜相连;FcεR Ⅱ 分为膜结合 CD23(membrane CD23,mCD23)和可溶性 CD23(soluble CD23,sCD23)受体,分别以膜结合形式以及通过茎区中切割释放的可溶性片段存在。FcεR Ⅱ 不稳定,经蛋白水解酶作用可在体内裂解成大小不等的片段,其中位于羧基端能与 IgE 结合的 25kD 的片段较稳定,即 IgE 结合因子(immunoglobulin E binding factor,IgE-BF)或 sCD23。当 IgE 与 FcεR Ⅱ/CD23 结合后能防止 FcεR Ⅱ 降解成 sCD23,IFN-γ 和前列腺素 E$_2$ 能抑制 IL-4 所诱导的 CD23 表达和 sCD23 的释放。FcεR Ⅱ/CD23 和 IgE-BF/sCD23 对 IgE 合成具有正调节作用。膜结合的 FcεR Ⅱ 激活时可以抑制 B 细胞产生 IgE。因此,认为 FcεR Ⅱ 是维持 IgE 稳态的一个有效因素。临床研究显示,抗 CD23 单克隆抗体可将血液 IgE 水平降低约 50%。然而,尚不清楚 CD23 是否导致人类疾病发生。

第二节　作用机制

一、奥马珠单抗

人为除去决定抗原性的鼠抗 IgE 单抗恒定区,仅保留与 IgE 特异性结合的互补决定区,将后者插入人 IgG 结构框架,从而形成重组人源化抗 IgE 抗体。这种人源化过程确保鼠源残基在该抗 IgE 抗体单抗分子中所占比例不到 5%,含有 95% 的人 IgG1 抗体,从而将过敏反应的可能性降至最低。最终,通过杂交瘤技术(从人 IgE 免疫小鼠的脾脏内分离 B 淋巴细胞,并通过与骨髓瘤细胞融合获得杂交瘤细胞)获得了奥马珠单抗。该药为皮下给药,进入体循环的速度相当缓慢,7~8 天后达到血清浓度峰值。奥马珠单抗在批准的剂量方案中显示线性药代动力学,平均半衰期为 26 天。

奥马珠单抗主要通过结合游离 IgE、降低效应细胞表面 IgE 受体表达、诱导嗜酸性粒细胞凋亡、调节基因表达等发挥作用。奥马珠单抗不仅可直接阻断 IgE 诱导的过敏反应,还可通过多种途径,作用于多种细胞抑制级联过程,但是其作用机制目前仍未完全阐明。

(一)降低 IgE 水平

奥马珠单抗以高亲和力结合游离 IgE,从而防止变应原特异性 IgE 附着于 FcεR Ⅰ,奥马珠单抗不与细胞表面 IgE 结合,因此奥马珠单抗不直接激活肥大细胞或嗜碱性粒细胞。奥马珠单抗作用于游离 IgE 重链的 C3 结构域,与 IgE 形成三聚体或六聚体,降低血清游离 IgE 水平,抑制游离 IgE 与 FcεR Ⅰ$^+$ 或 FcεR Ⅱ$^+$(CD23$^+$)细胞结合,如肥大细胞、嗜碱性粒细胞或 FcεR Ⅱ$^+$(CD23$^+$)B 淋巴细胞、嗜酸性粒细胞等,从而发挥临床作用。在 IgE 与其受体解离时,奥马珠单抗可捕获 IgE,从而使 IgE 从肥大细胞和嗜碱性粒细胞上卸载,进而抑制 IgE 介导的脾酪氨酸激酶(spleen tyrosine kinase,Syk)-T 细胞活化衔接子(linker for activation of T cells,LAT)-磷脂酶 C(phospholipase C,PLC)γ 信号通路的激活,抑制下游的炎症反应过程。奥马珠单抗与游离 IgE 形成大量的奥马珠单抗-IgE 复合物,可竞争性地与自身抗原(如甲状腺过氧化物酶和双链 DNA 等)结合,阻断自身抗原作用于肥大细胞或嗜碱性粒细胞,进而阻断变态反应过程。奥马珠单抗可能作用于 B 淋巴母细胞和记忆 B 细胞表面的膜 IgE,使膜 IgE 表达下调,抑制 B 淋巴细胞 IL-4 受体的表达,减少分泌 IgE 的浆细胞形成,进而减少 IgE 合成。体外试验显示,将奥马珠单抗加入至慢性自发性荨麻疹(chronic spontaneous urticaria,CSU)患者的血清中并没有改变血清诱导肥大细胞脱颗粒的能力。此外,用奥马珠单抗成功治疗的患者,血清仍然能够激活肥大细胞和嗜碱性粒细胞。由此可见,奥马珠单抗似乎不会改变患者血清中诱导肥大细胞和嗜碱性粒细胞脱颗粒的因素。

(二) 下调 IgE 受体

由于与 IgE 重链的 C3 结构域结合,奥马珠单抗降低了循环 IgE 的水平,游离 IgE 水平的降低可诱导肥大细胞、嗜碱性粒细胞及树突状细胞等表面 FcεR Ⅰ 表达下调。研究还发现奥马珠单抗治疗可显著减少皮肤 FcεR Ⅰ⁺ 细胞及 IgE⁺ 细胞的数量。一项随机对照试验发现,CSU 患者的 FcεR Ⅰ⁺ 和 IgE⁺ 细胞的基线水平高于健康志愿者,但奥马珠单抗治疗 12 周后,CSU 皮损区和非皮损的 FcεR Ⅰ⁺ 和 IgE⁺ 细胞水平降低至健康志愿者的水平。在一项随机双盲对照试验中,对 CSU 患者进行了 4 次每个月 300mg 奥马珠单抗皮下注射的治疗,结果显示,在治疗有效的患者中,嗜碱性粒细胞上的 FcεR Ⅰ 密度降低了 66%,这种效应在治疗阶段持续,并在最后 1 次给药后持续长达 2 个月;然而,在嗜碱性粒细胞活化试验中没有观察到 FcεR Ⅰ 密度降低,表明患者血清继续激活供体嗜碱性粒细胞。有研究指出,嗜碱性粒细胞与肥大细胞对奥马珠单抗治疗反应的时间窗不同。在应用奥马珠单抗治疗的患者中,首剂注射 7 天后患者嗜碱性粒细胞表面 FcεR Ⅰ 水平可降低 88%,此时肥大细胞表面 FcεR Ⅰ 水平较治疗前尚无明显变化,但此时大部分患者的临床症状已有明显缓解。治疗 70 天后肥大细胞表面 FcεR Ⅰ 水平降低 88%,提示患者早期症状的缓解可能与嗜碱性粒细胞的稳定性增高的关系更大。一项回顾性研究显示,在奥马珠单抗治疗 24 小时后,有超过 50% 的患者达到了症状控制,即 7 天荨麻疹活动性评分(urticaria activity score 7,UAS7)减少 ≥90%,此研究表明,奥马珠单抗治疗后的症状控制更快,无法用 IgE 受体下调来解释。因此,可能还有其他的机制参与。

(三) 调节基因表达

一项研究纳入 CSU 患者,随机分为 300mg 奥马珠单抗治疗组和安慰剂组,治疗 12 周,取皮损及非皮损区相同部位皮肤组织进行检测。治疗前皮肤组织检测发现,皮损区和非皮损区有 63 个转录本存在差异,经奥马珠单抗治疗后,可使 CSU 皮损区域与肥大细胞/白细胞浸润(FECER1G、C3AR1、CD93、S100A8、S100A9)、氧化应激(SOD2)、皮肤屏障修复(KRT6、KRT16A)的相关基因表达接近非皮损区或健康志愿者水平,研究提示,奥马珠单抗可能具有调节基因表达的作用,此机制也有待进一步研究证实。

(四) 诱导嗜酸性粒细胞凋亡

奥马珠单抗治疗过敏性哮喘的研究中发现,奥马珠单抗可能具有诱导嗜酸性粒细胞凋亡的作用,进而抑制组织因子对凝血途径的活化。但过敏性哮喘和 CSU 的发病机制不尽相同,在 CSU 的发病机制中,嗜酸性粒细胞并非占主导作用,部分存在抗 FcεR Ⅱ/CD23 IgG 自身抗体 CSU 患者中,发现可以活化嗜酸性粒细胞,而嗜酸性粒细胞是表达组织因子的主要细胞,是凝血过程的启动者,激活凝血因子Ⅶ再激活凝血因子Ⅹ,然后活化凝血酶,进一步触发凝血级联反应。也有研究在 CSU 患者的皮损组织中,发现真皮上部可以观察到较多组织因子表达,研究推测嗜酸性粒细胞可能仅在抗 FcεR Ⅱ/CD23 IgG 自身抗体存在的 CSU 中参与了发病。尚不清楚这一作用是直接由奥马珠单抗介导,还是游离 IgE 减少导致的嗜酸性粒细胞减少。因为奥马珠单抗主要作用于嗜酸性粒细胞、嗜碱性粒细胞和肥大细胞,阻断过敏性级联反应,游离 IgE 减少,炎症细胞上 IgE 高亲和力受体的表达减少,从而导致外周嗜酸性粒细胞减少。总之,奥马珠单抗治疗荨麻疹的机制尚不明确,需要更多的研究去探究和证实。

二、利格利珠单抗

利格利珠单抗(ligelizumab)是一种人源化抗 IgE 单克隆 IgG1 抗体,可阻断 IgE/FcεR Ⅰ信号通路,具有高于奥马珠单抗的 IgE 亲和力。与奥马珠单抗不同,利格利珠单抗不会加速预先形成的 FcεR Ⅰα:IgE 复合物的解离,利格利珠单抗识别一个独特的 IgE 表位,仅与奥马珠单抗部分重叠,其与 IgE-Fc 二聚体上的 2 个 Cε3 结构域结合,并有利于以开放 Fc 构象识别 IgE。与奥马珠单抗相比,它与 IgE 上的 FcεR Ⅰ结合表位有明显更多的重叠,并且在抑制这种相互作用方面具有优势。基于这些发现,预计利格利珠单抗在 FcεR Ⅰ驱动的变态反应性疾病中具有优于奥马珠单抗的治疗优势。

三、奎利珠单抗

奎利珠单抗(quilizumab)是一种新的鼠抗人 IgE 单克隆抗体,其作用靶点虽然也是 IgE,但其作用方式与奥马珠单抗不同。奎利珠单抗抑制仅在 B 细胞及浆细胞表面的膜 IgE 从而发挥作用。奎利珠单抗是去岩藻糖修饰的抗体,从 IgG 抗体中除去岩藻糖,增加了与 FcγR Ⅲa 的结合亲和力。奎利珠单抗这种修饰也增强了自然杀伤细胞的抗体依赖性细胞介导的细胞毒作用(antibody dependent cell mediated cytotoxicity,ADCC)机制,提高了其杀死膜 IgE 阳性 B 细胞的效力。

四、MEDI4212

MEDI4212 可与 IgE 结合,但不与 FcεR Ⅰ结合的 IgE 相互作用。MEDI4212 与 IgE 上 FcεR Ⅰ结合位点大量重叠,从而通过直接竞争阻断 IgE 与 FcεR Ⅰ的结合。相反,MEDI4212 与 IgE 上的 CD23 位点无明显重叠,但仍抑制与 CD23 的结合,具体机制尚不清楚。

五、XmAb7195

抗 IgE 抗体 XmAb7195 是一种人源化、亲和力成熟型的小鼠亲代抗体(MaE11),其 Fc 部分增加了与抑制性受体 FcγR Ⅱb 的结合。它的开发目的是中和游离血清 IgE,并通过在

B 细胞上聚集 FcγR Ⅱb 和膜 IgE 来抑制 IgE 的产生。

第三节　临床应用

一、奥马珠单抗

(一) 慢性自发性荨麻疹

奥马珠单抗是唯一被批准用于治疗 CSU 的非抗组胺药。美国 FDA 已经批准其可以用于治疗 12 岁或 12 岁以上抗组胺药抵抗的 CSU 患者。2017 版欧洲变应性反应与临床免疫学会/全球哮喘与变态反应欧洲网络/欧洲皮肤病学论坛/世界变态反应组织指南推荐奥马珠单抗作为唯一的三线治疗方案用于加倍剂量抗组胺药仍不能控制病情的成年及青少年(≥12 岁)CSU 患者。奥马珠单抗治疗 CSU 是基于 IgE 及其高亲和力受体 FcεR Ⅰ 在荨麻疹发病中的重要作用。根据目前 CSU 的发病机制,主要分为 Ⅰ 型自身免疫反应性 CSU 和 Ⅱb 型自身免疫反应性 CSU。Ⅰ 型自身免疫反应性 CSU,即患者血清或皮肤组织中存在特异性 IgE 自身抗体,如抗甲状腺过氧化物酶的 IgE 自身抗体、抗双链 DNA 的 IgE 自身抗体及抗 IL-24 的 IgE 自身抗体等;Ⅱb 型自身免疫反应性 CSU,即患者血清中抗高亲和力 IgE 受体 FcεR Ⅰ-α 和抗 IgE 的 IgG 自身抗体引起肥大细胞和嗜碱性粒细胞活化,释放组胺和其他促炎介质。

1. 治疗荨麻疹的疗效预测　CSU 患者的临床表现可能相同,但对奥马珠单抗的反应可能不尽相同,有些患者反应很快,可能<1 周,有些较慢,可能 1 周至 3 个月,甚至非常慢,长达 12~24 周,目前可以用于预测反应的因子尚不完全清楚。已知的可能有疗效预测作用的生物学标志主要包括游离 IgE 水平、血清总 IgE 水平(基线及治疗 4 周后 IgE 水平)、嗜碱性粒细胞或肥大细胞的基线 FcεR Ⅰ 密度、嗜碱性粒细胞组胺释放试验(basophil histamine release test, BHRA)或自体血清皮肤试验(autologous serum skin test, ASST)、D-二聚体水平。

奥马珠单抗可以与血清游离 IgE 结合,研究报道在首剂注射后第 7 天,血清游离 IgE 可降低超过 99%,并直至治疗终止仍维持在低水平。尽管血清游离 IgE 是预测、监测疗效最直接的指标。但游离 IgE 的检测方法较为烦琐,临床应用受限。奥马珠单抗 IgE 复合物的形成降低了 IgE 的清除速率,因此血清总 IgE 将会升高,血清总 IgE 检测简单,可广泛应用于临床,可通过血清总 IgE 水平来进行奥马珠单抗疗效预测及监测。两项随机对照试验发现完全反应者的基线血清总 IgE 最高,在第 12 周,基线低 IgE(<43IU/ml)的患者有 33% 的概率无反应,而当 IgE 高于 43IU/ml 时,仅有 5% 的患者无反应。然而,预测奥马珠单抗反应的最佳指标是基线血清总 IgE/4 周总 IgE 比值,研究使用“2×4”规则,当血清总 IgE 水平在最初 4 周治疗后未能上升至基线值的 2 倍时,可能会出现无反应。血清总 IgE 水平与 IgE 的合成和清除速度有关,前者在个体间的差异性更大。具有高基线总 IgE 水平提示患者的 IgE 合成速度高,该部分患者在停用奥马珠单抗后,通常会更快恢复血清总 IgE 水平,这部分患

者可能停用后复发更快。因此,在治疗前检测血清总 IgE 水平将有助预测患者是否需要在症状缓解后进行长期的维持治疗,即基线总 IgE 水平越高,更需要进行维持治疗。尽管最近的研究发现低水平的总 IgE 预测 CSU 患者对奥马珠单抗治疗无反应,但仍缺乏大样本研究或者随机对照试验去证实。

研究发现,基线时嗜碱性粒细胞 FcεR Ⅰ受体密度是区分无应答者和应答者之间的可靠生物标志物,因为无应答者嗜碱性粒细胞 FcεR Ⅰ受体密度明显较低。该假说的理论依据为无应答患者的 FcεR Ⅰ受体水平太低,甚至不能下调炎症反应,因为奥马珠单抗治疗后显著临床改善的患者显示了嗜碱性粒细胞 FcεR Ⅰ受体水平急剧降低。研究认为该指标可以作为 CSU 奥马珠单抗治疗反应的另一个预测因子(100% 的灵敏度和 73.2% 的特异度)。与这些观察结果一致,在另一项随机对照试验中,发现皮损和非皮损细胞内的 FcεR Ⅰ降低与奥马珠单抗的临床疗效之间存在正相关。这种临床疗效与聚焦于其他细胞而非肥大细胞(外周嗜碱性粒细胞、皮肤 T 细胞和朗格汉斯细胞)的组织病理学发现相关。一项对 112 例接受奥马珠单抗治疗的慢性自发性荨麻疹患者的回顾性研究对奥马珠单抗治疗前后的血清 IgE、抗 FcεR Ⅰ抗体和全血细胞计数进行监测,并对可能的反应生物标志物进行了鉴别,发现血清总 IgE 较低的患者和抗 FcεR Ⅰ抗体阳性的患者反应较差。

研究发现,血管紧张素转换酶抑制剂可减少缓激肽的降解,并能以一种与组胺无关的方式加重荨麻疹病情。因此,它与奥马珠单抗的联合给药可能会干扰其效果。而且需要考虑慢性自发性荨麻疹和凝固级联之间的相关性,凝血 / 纤溶反应与炎症反应具有紧密联系,凝血 / 纤溶反应可能参与部分免疫亚型的 CSU 发病过程。研究发现,D- 二聚体的增加与荨麻疹发作密切相关;其增加可能表明炎症状态的严重,会出现荨麻疹症状加重。约 60% 的 CSU 患者 D- 二聚体水平显著升高,这些患者通常对抗组胺药反应较差,约 88% 的 D- 二聚体升高的 CSU 患者对抗组胺药物无反应,约有 79% 的基线 D- 二聚体水平升高的患者应用奥马珠单抗后获得完全缓解。由此可见,D- 二聚体水平升高的 CSU 患者,应用奥马珠单抗相对于第二代非镇静抗组胺药更能使患者获益。研究显示,获得完全缓解的患者在奥马珠单抗首剂注射后,其血清 D- 二聚体水平显著降低,而对奥马珠单抗无反应的患者,D- 二聚体水平仍维持在较高水平。

70% 的 CSU 患者对奥马珠单抗的疗效反应为治疗后 7 天、15 天,这种早期起效与 IgE 自身抗体相关,而 ASST 阳性或者 BHRA 阳性者,则起效较慢。BHRA 可用于检测抗 FcεR Ⅰα 的 IgG 自身抗体,即Ⅱb 型自身免疫反应。研究显示,超过 50% BHRA 阳性的患者在第 2 次注射(第 56 天)后才出现疗效,其平均起效时间为 29 天;BHRA 阴性患者的平均起效时间仅为 2 天。一项研究发现,39 例快反应型患者中仅 1 例 BHRA 阳性,17 例慢反应型患者中 8 例 BHRA 阳性。因此,BHRA 检测可用于筛选奥马珠单抗慢反应型 CSU 患者。这部分患者适当增加奥马珠单抗剂量和 / 或延长治疗疗程后可能可以获得良好的疗效。但是,由于 BHRA 检测相对复杂且耗时,应用于临床的可行性不大。与 BHRA 不同的是,抗 IgE 的 IgG 自身抗体和抗 FcεR Ⅰα 的 IgG 自身抗体均可使 ASST 呈阳性反应。而且也有研究显示,ASST 阳性的 CSU 患者对奥马珠单抗治疗起效较慢或不起效。而且,ASST 操作简单,可行性高。因此,在临床工作中,可应用 ASST 对患者的自身免疫反应类型进行判断,进而判断奥马珠单抗对 CSU 的疗效。

2. **治疗前检查及用药监测**　由于奥马珠单抗具有良好的安全性,且已有报道有些指标可能对其疗效进行预测,因此在临床使用过程中可以对以下指标进行监测:①游离 IgE;②血清总 IgE;③嗜碱性粒细胞 FcεR Ⅰ 的表达;④诱导嗜碱性粒细胞 CD203c 的表达;⑤ D- 二聚体;⑥ BHRA 与 ASST。虽然这些指标需要在使用奥马珠单抗前及治疗期间进行监测,但是由于有些检测临床上可能无法完成,只有在实验室才能进行,临床医师可根据实际情况进行检测,推荐对可行性强的血清总 IgE 水平、D- 二聚体水平及 ASST 进行监测。

3. **起始剂量**　奥马珠单抗治疗 CSU 的剂量并不是根据患者的 IgE 水平或体重确定的。CSU 的Ⅲ期临床试验表明,奥马珠单抗 150mg 和 300mg 对于控制 CSU 症状及疾病活动度具有明显的疗效,且 300mg 组的疗效较 150mg 组更为明显,而且均有较好的安全性。根据目前的国际指南,奥马珠单抗对 CSU 患者的推荐起始剂量为 300mg/4 周;最近,一项对来自 84 项研究的系统综述显示,62.7% CSU 患者接受 300mg 作为起始剂量。在美国,10 例 CSU 患者中有 8 例患者使用奥马珠单抗 300mg 作为起始剂量。据报道,CSU 患者开始注射 150mg 奥马珠单抗时的应答率为 15%~35%,与开始注射 300mg 奥马珠单抗时的应答率相比较低。根据这些报道和临床经验,奥马珠单抗对 CSU 患者的起始剂量应为 300mg/4 周。

4. **疗效观察时间及剂量调整**　奥马珠单抗治疗的 CSU 患者的起效时间不同,大多数接受奥马珠单抗治疗的 CSU 患者起效较快,在数天到数周内表现出快速反应。然而,有些患者则起效较慢。在Ⅲ期临床试验中,接受 300mg/4 周奥马珠单抗治疗的患者达到 UAS 7 ≤ 6 分的中位时间为 6 周。而且在第 12 周对 300mg/4 周奥马珠单抗治疗无反应(UAS7 > 6 分)的患者中,继续使用奥马珠单抗至第 24 周,58% 的患者可以到达 UAS7=6 分,48% 的患者可以达到 UAS7 < 6 分。因此,在奥马珠单抗治疗第 12 周仍没有达到很好效果的患者,继续使用奥马珠单抗仍然可以逐渐起效。根据临床试验数据及临床使用经验,有学者建议使用奥马珠单抗至少 6 个月,若仍无效再考虑更换为其他治疗方案。

在临床试验及真实世界研究中,奥马珠单抗 150mg/4 周控制 CSU 症状及疾病活动度具有明显的疗效,因此,有学者认为如果使用 300mg/4 周奥马珠单抗达到 CSU 完全缓解时,可以降低剂量(150mg/4 周)进行治疗。而有些学者则认为,如果使用 300mg/4 周奥马珠单抗的剂量达到 CSU 完全缓解时,可以延长使用奥马珠单抗治疗间隔时间。

研究发现常规剂量奥马珠单抗部分应答或无应答的 CSU 患者增加奥马珠单抗剂量显示了很好的疗效。常规剂量 300mg/4 周有部分反应或无反应的 CSU 患者可加大剂量至 450mg/4 周,甚至 600mg/4 周。在另一项研究中,78 例对奥马珠单抗 300mg/4 周有部分反应的 CSU 患者中,有 50 例在增加剂量至 450mg/4 周后出现了临床改善。尽管大多数患者在使用 300mg/4 周奥马珠单抗后取得了明显临床改善,但一些研究表明,可能有 1/12~1/4 的 CSU 患者使用 300mg/4 周奥马珠单抗治疗 4 个月仍未获得临床改善,这部分患者可以考虑增加剂量。但是这部分患者的具体比例不确定,而且增加剂量后是否均会出现明显临床改善也未知,因此,目前还不能推荐将其作为临床管理的常规步骤(常规剂量至 4 个月仍未获临床改善的患者增加剂量可获得明显改善),但可以作为一个备用选择方案。尽管通过增加奥马珠单抗剂量大部分患者可以得到很好控制,但是仍有 CSU 患者对奥马珠单抗无反应。

也有报道称,部分或无反应的患者可以通过缩短治疗间隔来获得较好的临床效果。有学者建议对于在治疗间期症状加重的患者,可以缩短治疗间隔。研究显示在整个治疗间隔期内临床症状未得到控制的患者,可先增加奥马珠单抗剂量,若仍不能达到很好的临床改善,可以再考虑缩短治疗间隔。

5. 停药时机　CSU 不能根治,奥马珠单抗也并不能完全治愈 CSU,只是非常有效地控制症状。而同时 CSU 也是一种自限性疾病,部分患者可以自发缓解,因此在使用奥马珠单抗治疗过程中,若 CSU 临床缓解,停药时要考虑到两方面的利弊,一方面,不要过早停止奥马珠单抗,以免使临床症状很快再次出现,给患者造成复发的痛苦;另一方面,也不要过晚停止奥马珠单抗,以免产生过度治疗和不必要的医疗费用,从而增加患者的经济负担。而且,奥马珠单抗治疗后 CSU 患者临床症状完全消失,有可能是因为奥马珠单抗的作用,但是也不能排除 CSU 患者的自发缓解。因此,临床症状消失的 CSU 何时选择停止奥马珠单抗治疗非常困难。截至目前,还没有关于奥马珠单抗治疗后临床症状完全消失者何时停止使用奥马珠单抗的研究。而且,奥马珠单抗治疗的患者,还没有任何生物标志物可以评估 CSU 症状是否已经完全控制。此外,在 CSU 患者中,也没有任何生物标志物可以预测 CSU 何时会自发缓解。研究报道显示,发病年龄较高、女性、非甾体抗炎药过敏、合并诱导性荨麻疹、伴随复发性血管性水肿、甲状腺疾病、ASST 阳性及发病时症状较重均与 CSU 持续时间较长有关。然而,这些标志物并不明确,甚至多种可能标志物联合,也不能对患者的疾病持续时间进行准确预测,因此这些标志物并不能帮助决定何时停止使用奥马珠单抗。目前,临床症状完全消失的 CSU 患者,何时停止使用奥马珠单抗治疗,仍需要更多的真实世界的研究。

目前,停止奥马珠单抗治疗的方法包括:① 若临床症状完全消失,立即停止使用奥马珠单抗,并对患者进行密切随访,如果症状再次出现,则进行再治疗;②若临床症状完全消失,将奥马珠单抗注射间隔时间增加 1 周,如果患者能耐受且没有出现 CSU 复发,则逐渐增加治疗间隔直到 8 周,然后可以停止治疗。根据已发表的文献证据和临床经验,这两种方法都是可行的。有学者认为延长间隔策略,其有助于确定个体患者的最佳注射间隔,并最大限度地缩短复发患者的再治疗时间。然而,延长治疗间隔需要频繁随访观察,对患者的依从性要求很高,对于医师来说,管理患者可能更难,需要投入大量的精力。

综上所述,临床试验证据和临床使用经验表明,部分患者奥马珠单抗治疗数年,可能需要多次尝试停止治疗。有学者认为接受奥马珠单抗治疗的 CSU 患者在达到完全缓解后,应维持 1 年再考虑停药。尽管没有生物标志物可以预测何时可以停止奥马珠单抗治疗,但是仍应该对获得临床缓解的 CSU 患者尝试停止治疗直到疾病消失,而不是让患者一直进行固定时间的治疗。因此,应该对奥马珠单抗治疗的 CSU 患者进行个体化管理。

6. 停药后复发及处理　在临床试验和真实世界研究中,停止奥马珠单抗后的复发率很高,17.6%~67%。一项Ⅲ期临床试验显示,在接受奥马珠单抗治疗 24 周的患者,停药 12 周的复发率为 43.4%;治疗 48 周的患者中,停药 12 周观察到的复发率为 45.1%。另外一项研究的初步结果还显示,治疗 6 个月后停药的复发率为 44.4%~50%。一些研究表明,约 20%的患者在奥马珠单抗治疗 12 个月后可以耐受停止奥马珠单抗。而另外一项包括 280 例患者的真实世界研究显示,即使经过 1~2 年的治疗,停药后也有可能复发。因此,奥马珠单抗停药后的复发问题普遍存在,在大多数患者中,该药物不能消除导致疾病的潜在免疫反应。试验研究发现,在停止奥马珠单抗后,肥大细胞和嗜碱性粒细胞膜中的高亲和力 IgE 受体 FcεRI 可能会重新聚集,甚至比使用该药物前更高,这可能是导致复发的原因。然而,这种情况尚未在临床上得到证实,需要更多的临床研究进行探索。

关于支气管哮喘的不同研究结果表明,使用 1 年后,可以尝试将每个月奥马珠单抗剂量减少 1/2 或停止使用。另一种选择是将奥马珠单抗的给药间隔定为 6~8 周,甚至 2~3 个月。一些研究表明,如果患者不能耐受停药,重新引入奥马珠单抗可以在 12 周内实现对这些患者的临床控制。尽管奥马珠单抗治疗 CSU 的疗效肯定,但仍没有研究评估一旦患者的临床症状得到控制,何时以及如何停用奥马珠单抗。医师和患者均应意识到停药后复发的可能性,根据临床经验,停止奥马利珠单抗后 CSU 复发不能用抗组胺药控制,一旦患者停药后出现复发,可以考虑立即重新使用奥马珠单抗,而且绝大多数以前对药物有反应的患者再次使用奥马珠单抗仍然有效。

总之,奥马珠单抗停药后复发的荨麻疹患者,再次使用奥马珠单抗治疗仍然有效,但是停药后复发的问题还有待进一步研究,而且奥马珠单抗治疗 CSU 还需要更多的研究来确定其长期安全性和有效性。

7. 与环孢素联合用药 环孢素有部分应答的 CSU 患者,建议在维持环孢素最低有效剂量的同时开始使用奥马珠单抗。当使用奥马珠单抗达到 CSU 完全控制后,应逐渐停止使用环孢素。一旦开始使用奥马珠单抗,疗程应不少于 6 个月。环孢素无反应者,建议停用环孢素,更换为奥马珠单抗进行治疗。

最近的欧洲荨麻疹指南和一些学者认为,从药物的安全性出发,奥马珠单抗治疗 CSU 优于环孢素。一项对 12 岁以上的 CSU 患者的研究,将患者随机分配使用常用的 5 种 H_1 受体拮抗剂中的任意一种,治疗 1 个月后,若 CSU 无法控制,则增加剂量再治疗 1 个月,结果显示,在纳入的 150 例患者中,35 例对大剂量 H_1 受体拮抗剂无反应,之后将患者随机分配给予奥马珠单抗 300mg/4 周和环孢素 3~5mg/(kg·d),再进行 4 个月治疗。结果显示,66.7% (12/18) 接受奥马珠单抗治疗的患者和 64.7% (11/17) 接受环孢素治疗的患者完全得到控制。接受环孢素治疗的患者出现的主要不良反应为短暂性高血压 (2 例患者)、腹痛 (6 例患者)。这项研究表明只有少数 CSU 患者需要三线治疗,奥马珠单抗和环孢素疗效相似。然而,由于许多患者不能完全或准确登记 UAS7,研究者使用 DLQI 评估 CSU 的临床治疗反应,尽管它与疾病活动性有一定的相关性,但是并不完全能反映疾病控制情况。目前,还没有大样本的头对头试验来比较这两种治疗的临床疗效或其安全性。

目前有些荨麻疹指南推荐环孢素作为四线治疗。如果奥马珠单抗在 6 个月或更短时间内无效,CSU 患者可选择使用环孢素。在选择使用环孢素的患者中,低剂量环孢素联合奥马珠单抗可能是一个值得考虑的选择。尽管目前的指南没有讨论和推荐这一策略,但有研究显示,在 3.2% (528 例患者中的 17 例) 的 CSU 患者中,传统免疫抑制剂 (包括环孢素) 与奥马珠单抗联合使用。另外一项报道显示,4 例成年 CSU 患者使用奥马珠单抗 300mg/4 周联合 1.5~3.7mg/(kg·d) 环孢素治疗后,完全缓解,并未观察到明显的不良反应。

研究还发现,环孢素对奥马珠单抗有部分反应的 CSU 患者有增加疗效作用。因此,奥马珠单抗有部分反应的患者,可以考虑环孢素与奥马珠单抗联合用药,推荐在奥马珠单抗治疗至少 6 个月,或使用增加剂量和 / 或短于标准间隔的奥马珠单抗后仍仅有部分反应的 CSU 患者,可以考虑联合环孢素进行治疗。

8. 与其他生物制剂联合用药　CSU 患者的自身免疫性疾病患病风险增高。一些 CSU 患者需要用生物制剂治疗这些疾病。因此,奥马珠单抗能否与另一种生物制剂一起给药是一个临床普遍问题。关于奥马珠单抗和其他生物制剂的联合使用,尚无公开的疗效或安全性数据。但是也没有研究证明奥马珠单抗与其他生物制剂联合使用的安全性或有效性降低。建议在进行风险 / 效益评估后,可以同时使用奥马珠单抗和其他生物制剂。

9. 特殊人群使用　最近美国 FDA 批准的奥马珠单抗的妊娠分级为 B 类。奥马珠单抗可以穿过胎盘,在乳汁中也有少量排泄,动物研究没有观察到致畸或胚胎毒性的证据。由于伦理原因,奥马珠单抗的临床试验不可能在妊娠期和哺乳期女性中进行,因此,妊娠期和哺乳期 CSU 患者使用奥马珠单抗的数据有限。一项上市后前瞻性观察性研究(关于支气管哮喘孕妇使用奥马珠单抗的研究)发现,191 例支气哮喘孕妇在妊娠前 8 周内或妊娠期间使用奥马珠单抗未出现不良事件。一项研究描述了 2 例妊娠期间 CSU 恶化的 37 岁的女性接受了 300mg 奥马珠单抗,在正常妊娠过程中未发现致畸作用,疗效也与普通人群相似。此外,另一项研究报道了另外 2 例接受了 150mg 或 300mg 奥马珠单抗的 CSU 女性患者,1 例患者在妊娠和分娩期间,以及儿童发育中均没有观察到不良反应及并发症。虽然尚未批准奥马珠单抗可以用于妊娠期女性,但目前认为它可能是对标准治疗无效的 CSU 患者的一种安全有效的治疗方法,医师和患者可以权衡利弊,告知患者可能的风险后可考虑使用奥马珠单抗。

老年 CSU 患者使用奥马珠单抗治疗,意大利研究者比较了两个年龄组使用奥马珠单抗的疗效和安全性,第一组(15~64 岁,$n=290$)和第二组(65 岁以上,$n=32$)患者均使用奥马珠单抗治疗 40 周。两组之间的疗效没有明显差异,第二组(65 岁以上)也未发现安全性问题。在最近的一项回顾性研究中,分析了 20 例患者(平均年龄为 54.5 岁),发现 85% 的患者对治疗有完全反应(UAS7 =0)。50% 的患者在第 1 次给药后出现早期反应,10% 的患者在第 2 次给药后出现中间反应,45% 的患者在第 4 次或第 5 次给药后出现晚期反应。因此,老年患者使用奥马珠单抗不需要调整剂量,其疗效和安全性与普通人群相当,当然,仍需要大样本研究进行证实。

美国 FDA 已经批准奥马珠单抗用于 12 岁或 12 岁以上的 CSU 患者。医师通常会面临是否对 12 岁以下的 CSU 患者使用奥马珠单抗的问题。几项随机对照试验揭示了奥马珠单抗对 12 岁或以上 CSU 患者的疗效和安全性,但 12 岁以下 CSU 患者使用奥马珠单抗的数据较少。迄今为止,仅有几份病例报道证明了奥马珠单抗对 12 岁以下 CSU 儿童的疗效和安全性。在一系列病例报道中,每个月皮下注射 300mg(2 岁、10 岁和 16 岁)和 150mg(2 岁、4 岁和 5 岁)的儿童可完全缓解。1 例 CSU 患儿最初在 300mg/4 周奥马珠单抗后出现部分缓解,在将方案改为每 2 周 1 次后达到完全缓解。在另 1 个病例报道中,首次注射 300mg 奥马珠单抗后 1 天,即观察到 CSU 临床缓解。迄今为止,在接受奥马珠单抗治疗的 CSU 患儿中,尚未发现不良事件。奥马珠单抗已获批用于治疗 6 岁或 6 岁以上的支气哮喘患儿,其剂量通常高于 CSU,因此,理论上奥马珠单抗可用于治疗 12 岁以下的 CSU 患者。但是毕竟是超说明书使用,如果必须对 12 岁以下 CSU 的患儿进行奥马珠单抗治疗,患者 / 家长和医师应该权衡利弊,且签署知情同意书。

有学者报告了 1 例接受高效抗反转录病毒治疗的 AIDS 患者,同时合并 CSU,该患者接受了奥马珠单抗治疗,反应良好,且未观察到病毒载量的升高及其他不良反应。但是 AIDS 合并 CSU 患者使用奥马珠单抗治疗的有效性及安全性仍需要进一步研究。

在 1 例复发缓解型多发性硬化合并难治性 CSU 的女性患者,使用奥马珠单抗治疗也获得了很好的疗效,并且该患者同时在使用硫唑嘌呤和 β1 干扰素治疗,也未观察到任何药物相互作用,安全性良好。当然这些都是病例报道,还需要更大样本的临床研究去证实。

(二) 其他类型荨麻疹

有报道称奥马珠单抗(300mg)可降低抗组胺药抵抗的 CSU 患者血管性水肿的频率和严重程度。一项Ⅲ期随机对照试验中,纳入年龄为 18~75 岁且在过去 6 个月中至少 4 次血管性水肿发作的 CSU 患者,使用奥马珠单抗 300mg 与安慰剂进行对照试验,结果显示在中重度 CSU 患者中,接受奥马珠单抗治疗的 CSU 患者的血管水肿症状和生活质量有显著的早期改善。研究发现血管性水肿更常见于对抗组胺药治疗无效的 CSU 患者,与安慰剂相比,发现给予奥马珠单抗 300mg 的患者,血管性水肿出现的次数显著减少,且生活质量得到了显著改善。

除了 CSU,奥马珠单抗治疗抵抗的慢性诱导性荨麻疹(chronic inducible urticaria, CIndU)也有很好的疗效,尤其人工荨麻疹、寒冷性荨麻疹和日光性荨麻疹。一篇对现有文献(43 项研究)的系统综述发现,奥马珠单抗治疗人工荨麻疹以及寒冷性和 / 或日光性荨麻疹的疗效证据级别最高,大多数患者起效迅速,许多患者症状到达完全或部分缓解,且成人和儿童具有良好的安全性和耐受性。然而,奥马珠单抗还没有被批准用于 CIndU,因此除了 CSU,奥马珠单抗治疗其他类型荨麻疹还属于超说明书用药,需要更多临床研究进行验证,但现有资料表明奥马珠治疗 CIndU 也非常有应用前景。

(三) 特应性皮炎

奥马珠单抗治疗特应性皮炎属于超说明书用药,其治疗效果存在争议。尽管大多数来自小规模随机试验、病例系列和病例报道的数据显示了很好的临床疗效,少数研究显示奥马珠单抗治疗特应性皮炎并未获得临床改善。一项随机双盲安慰剂对照试验显示,用奥马珠单抗治疗的患者与安慰剂组的临床结果改善(SCORAD)相当。一项对使用奥马珠单抗治疗的特应性皮炎患者进行研究,发现 8 例应答者均为 *FLG* 突变携带者,*FLG* 突变的患者对奥马珠单抗治疗无反应,这表明原发性皮肤屏障缺陷患者可能对抗 IgE 免疫调节治疗效果不佳,无 *FLG* 突变可能预示着奥马珠单抗治疗会有良好疗效。然而,奥马珠单抗对特应性皮炎治疗反应为何存在较大差异仍不清楚,而且缺乏关于给药的标准化方案,目前仍是一项亟待解决的问题。

(四) 大疱性类天疱疮

奥马珠单抗治疗大疱性类天疱疮属于超说明书用药。大疱性类天疱疮是一种获得性、自身免疫性大疱性皮肤病,表现为表皮下水疱、嗜酸性粒细胞增多和严重瘙痒,其特征是基底角质细胞中存在抗 BP 230 靶抗原和位于表皮和真皮之间的基底膜带中存在抗 BP180 靶抗原。在大多数大疱性类天疱疮患者的血清和皮损中检测到针对 BP180 自身抗原的特异性

IgE 抗体。这些发现可能是奥马珠单抗可以治疗大疱性类天疱疮的基础。2009 年,一项研究报道了第 1 个用奥马珠单抗成功治疗的大疱性类天疱疮病例。有研究报道使用奥马珠单抗治疗 6 例的大疱性类天疱疮患者并随访长达 42 个月,其中 5 例患者表现出了良好的治疗效果,减少其他免疫抑制剂的使用、抑制新发水疱、减轻瘙痒、减少嗜酸性粒细胞等方面显示出不同的治疗效果。同年又有学者发表了另一个病例,该例大疱性类天疱疮患者血清总 IgE 水平非常高,对标准的积极免疫抑制疗法(全身性糖皮质激素、环磷酰胺)无效,但对奥马珠单抗反应迅速。奥马珠单抗也显示了对婴儿大疱性类天疱疮的有效性,有学者报道了 1 例 5 月龄的大疱性类天疱疮患儿,血清总 IgE 水平高,而直接免疫荧光未观察到 IgE 沉积,未检测到抗 BP180 或抗 BP230 IgE 抗体,对 3mg/(kg·d) 的泼尼松、120mg 甲泼尼龙冲击治疗、氨苯砜、阿奇霉素反应较差,但是,对 100mg 的奥马珠单抗反应好,随访至 7 个月无复发。因此,他们假设奥马珠单抗可能干扰了参与大疱性类天疱疮特异性免疫反应的细胞,如 T 淋巴细胞或嗜酸性粒细胞。事实上,体外试验表明奥马珠单抗能够诱导嗜酸性粒细胞凋亡并下调促炎性细胞因子,该学者报道了奥马珠单抗在严重婴儿大疱性类天疱疮病例中的疗效,并提示该药物即使在缺乏循环或体内结合的抗基底膜带 IgE 抗体的情况下也是有效的。但是奥马珠单抗治疗大疱性类天疱疮还需要大样本的随机对照试验证实,而且奥马珠单抗治疗大疱性类天疱疮的机制也需要进一步研究。

(五) 其他疾病的应用

木村病(Kimura disease)是一种慢性疾病,其特征是头颈部软组织皮下肉芽肿、嗜酸性粒细胞计数增多和血清 IgE 水平升高。3 例木村病患者接受了 8 个周期的奥马珠单抗(300mg,每隔 2 周,皮下注射),在所有患者中,治疗后肉芽肿的大小和外周血嗜酸性粒细胞计数均减少。也有报道奥马珠单抗对高 IgE 综合征、低补体性荨麻疹性血管炎综合征及接触性皮炎(接触小麦)有效。

二、其他 IgE 单抗

(一) 利格利珠单抗

目前,利格利珠单抗已处于Ⅲ期临床试验(在全球 48 个国家招募了 2 000 多例患者),用于接受 H₁ 受体拮抗剂物治疗无法充分治愈的 CSU 患者。最近的一项临床试验显示,单剂量注射利格利珠单抗后,特应性患者的游离血清 IgE 水平获得了长期抑制,该研究证明利格利珠单抗最有可能通过与人 B 细胞上 CD23 结合的 IgE 相互作用模式来抑制 IgE 的产生,然而,利格利珠单抗的这种次要作用模式仍需要进一步研究。

在 382 例 H₁ 受体拮抗剂无法充分控制症状的难治性 CSU 患者中开展的Ⅱb 期的多中心、随机、双盲、安慰剂和阳性药物对照、剂量发现试验,主要目的是确定荨麻疹完全缓解的剂量 - 反应关系(荨麻疹完全缓解定义为每周荨麻疹严重程度评分为 0),评估利格利珠单抗每个月 1 次皮下注射治疗 CSU 的疗效和安全性。最终研究结果显示第 12 周时,与奥马珠单抗或安慰剂组相比,72mg 利格利珠单抗治疗组实现 CSU 症状完全缓解的比例最高,而且不良事件发生情况相似,没有发生与利格利珠单抗或奥马珠单抗治疗相关的安全性问题。相对于奥马珠单抗和安慰剂,利格利珠单抗起效时间、剂量依赖性疗效均优于奥马珠单抗和安慰剂,最后 1 次注射后的复发时间是 10 周,而奥马珠单抗是 4 周,显示利格利珠单抗可能会延长复发时间。该药的Ⅲ期临床试验(NCT03580356)正在进行中,利格利珠单抗治疗 CSU 的应用前景值得期待。

(二) 奎利珠单抗

在变应性鼻炎的Ⅰ期临床试验(NCT01160861)和变应原诱导的支气管哮喘的Ⅱ期临床试验(NCT01196039)中,奎利珠单抗治疗后降低了总 IgE 水平和变应原特异性 IgE 水平,单剂量的奎利珠单抗可在 4 周内降低受试者的气道狭窄程度,但不能改善肺功能和症状,也不能降低急性发作的风险。然而,针对过敏性哮喘患者(NCT01582503)或 CSU 患者(NCT01987947)的Ⅱ期临床试验,奎利珠单抗治疗仅部分降低了血清 IgE 水平,并未显著改善临床症状,但是这种疗效不满意的机制尚不完全清楚。

(三) MEDI4212

MEDI4212 的一项Ⅰ期临床试验(NCT01544348)结果显示,对特应性皮炎治疗效果很好,MEDI4212 降低游离 IgE 水平比奥马珠单抗更加显著,在接受 MEDI4212 治疗的受试者中,IgE 水平恢复至基线水平的速度快于奥马珠单抗。到目前为止,还没有进一步的临床研究。

(四) 奥马珠单抗生物类似药

注射用奥马珠单抗活性成分的专利已分别于 2016 年和 2018 年在中国和美国到期。因此,许多公司已经开始开发生物类似药。尽管奥马珠单抗生物类似药(omalizumab biosimilar)的生产可能比从头开始生产新的抗 IgE 抗体更快、成本更低,但为了获得官方机构的批准,生物类似药应该具有与原研药生物相似的安全性和有效性。我国研制的奥马珠单抗生物类似药,抗 IgE 单克隆抗体 CMAB007,除了高甘露糖形比例略低,它与奥马珠单抗具有相同的氨基酸序列。CMAB007 已经在中国完成了一项Ⅰ期临床试验,其结果与奥马珠单抗相似,并且目前正在中国进行一项针对过敏性哮喘患者的多中心、随机、双盲、安慰剂对照的Ⅲ期临床试验(NCT03468790)。另外,还几个奥马珠单抗生物类似药,目前正在进行不同阶段的临床试验。

(五) XmAb7195

在植入人外周血单核细胞的严重联合免疫缺陷(severe combined immunodeficiency, SCID)小鼠模型中已经证明,XmAb7195 可降低游离 IgE 水平并抑制分泌 IgE 的浆细胞的形成。已经完成了Ⅰa 期临床试验(NCT02148744)和Ⅰb 临床试验(NCT02881853)。然而,这些研究的结果尚未公布。

第四节　不 良 反 应

一、奥马珠单抗

一些临床研究表明奥马珠单抗具有较好的安全性,只有严重过敏反应是其禁忌证。目前认为奥马珠单抗是一种不良反应发生率低的安全治疗方法,并且在一些国家已经允许患者进行自行注射,从而对 CSU 进行自我管理。

奥马珠单抗的可能的主要不良反应分为全身反应、对恶性肿瘤的潜在影响、寄生虫病风险和免疫影响,包括血清病和变应性肉芽肿性血管炎。

临床试验显示,受试者通常对该药物耐受性良好,大多数不良事件为轻中度,报告频率与对照组或安慰剂组相似。在几项研究中,使用奥马珠单抗治疗的 CSU 患者的不良事件发生率与安慰剂相当,甚至更低。临床试验中最常报道的奥马珠单抗不良事件为注射部位反应(45%)、病毒感染(23%)、上呼吸道感染(20%)、鼻窦炎(16%)、头痛(15%)和咽炎(11%)。有临床试验显示仅 4% 的患者因不良事件而停止治疗,导致奥马珠单抗治疗终止的严重不良事件包括血小板减少症、高血压、腹膜后感染、盆腔脓肿和过敏反应。

(一) 过敏反应

有报道称奥马珠单抗出现的过敏反应,通常在首次或后续给药后 2 小时内发生,尽管发生率较低(0.1%~0.2%),但仍需要重视。关于过敏反应,在美国由 2 个专门研究支气管哮喘、过敏和免疫学的学术机构组成的奥马珠单抗联合工作组审查了奥马珠单抗临床试验和上市后监测数据得出结论,在 2003 年 6 月至 2005 年 12 月接受奥马珠单抗治疗的 39 510 例患者中,有 35 例患者发生了 41 次过敏反应,相应的过敏反应报道率为 0.09%。根据这些数据,给出了一些建议,包括在最初 3 次注射后进行 2 小时的观察,以及向患者提供肾上腺素笔。然而,这些报道的数据大部分来自奥马珠治疗的支气管哮喘患者,奥马珠单抗 2017 年才被美国 FDA 批准用于 CSU,CSU 使用奥马珠单抗的过敏反应发生情况还需要更多的研究去证实。

(二) 感染与肿瘤

IgE 通常是抗寄生虫病的主要抗体,有学者担心奥马珠单抗治疗会增加蠕虫感染的风险,一些数据表明,在蠕虫感染风险高的地区,奥马珠单抗治疗确实比安慰剂略微增加了患者蠕虫感染的风险。也有文献报道,在奥马珠单抗治疗中出现变应性肉芽肿性血管炎。然而,奥马珠单抗治疗和变应性肉芽肿性血管炎之间是否存在因果关系仍不确定,也不清楚这是否是奥马珠单抗治疗导致的一种不良反应,或者可能是一种先前已经存在而未被发现的情况。

文献中也提到了 IgE 相关的恶性肿瘤风险,2012 年 Ⅰ~Ⅳ 期临床试验的汇总分析表明,在随机、双盲、安慰剂对照试验中,奥马珠单抗治疗与恶性肿瘤风险之间没有明显关联。没有研究表明奥马珠单抗对伴恶性肿瘤的 CSU 患者的安全性或有效性较低。目前,奥马珠单抗的唯一禁忌证是对奥马珠单抗的过敏反应史。在支气管哮喘患者中,用奥马珠单抗进行长期治疗不会增加支气管哮喘患者患恶性肿瘤的风险。到目前为止,还没有关于奥马珠单抗在有恶性疾病的 CSU 患者中的公开数据。有学者认为奥马珠单抗可用于有恶性肿瘤的 CSU 患者的治疗。但是奥马珠单抗治疗荨麻疹是否会与肿瘤发生有关,还没有相关研究。

(三) 其他不良反应

此外,有学者报道了其他类型的不良反应,如血小板减少症、寄生虫病(如贾第鞭毛虫病)和呼吸困难,但是这些不良反应均来自奥马珠单抗治疗支气管哮喘的经验。也有报道显示,奥马珠单抗治疗 CSU 可能会出现疲劳、乏力、头痛和荨麻疹加重等不良反应。这种情况通常仅在第 1 次或第 2 次治疗后才会出现,而且通常是轻微的,持续数小时到数天,可自发缓解,可给予对症处理或观察。建议这种情况出现时,可告知患者这些是已知的可能出现的不良反应,可继续奥马珠单抗治疗。一些研究跟踪评估了 CSU 使用奥马珠单抗超过 1 年,显示了良好的安全性。虽然还没有关于奥马珠治疗荨麻疹的超长研究,但奥马珠治疗支气管哮喘的研究发现,即使使用 9 年,其不良反应的发生率仍然较低,支气管哮喘患者使用的剂量比荨麻疹患者更大,因此,推测奥马珠治疗 CSU 仍然会有较好的长期安全性。

最近一项中重度支气管哮喘患者的研究表明,在具有心血管危险因素的支气管哮喘患者中,开始使用奥马珠单抗前可能需要评估心血管风险。然而对荨麻疹患者没有这方面的研究数据。有学者报道了 4 例用奥马珠单抗治疗的 CSU 患者出现了暂时性脱发。虽然这可能是一个罕见的不良反应,而脱发和奥马珠单抗之间的关系目前还不确定。在一项针对 13 例葡萄牙患者的前瞻性观察试验中,1 例患者出现轻度头痛,1 例患者给药后 6 小时荨麻疹加重且出现严重血管性水肿。一项长期试验出现了 1 例Ⅳ型超敏反应,1 例 46 岁的女性在第 1 次注射奥马珠单抗后 9 小时出现头痛、不适、荨麻疹恶化、喉部发痒、胃部不适、痉挛、喘息和咳嗽加剧,注射肾上腺素几小时后缓解,没有遗留后遗症。

虽然奥马珠单抗治疗 CSU 还需要更长时间的真实世界研究,但其不良反应总体来说较少,安全性比较好,唯一的禁忌证是对奥马珠单抗出现过敏反应。由于过敏反应的风险,患者需要在注射奥马珠单抗后的适当时间内进行密切观察。注射奥马珠单抗的护士或医师应做好准备并接受培训,以及时、正确地应对奥马珠单抗诱发的过敏反应,注射奥马珠单抗的医院或诊所应该有相应的急救设备。

二、利格利珠单抗

一项利格利珠单抗治疗 CSU 的临床试验表明,利格利珠单抗可能的不良事件主要包括注射部位反应(72mg 为 4%,240mg 为 7%),注射部位红斑(72mg 为 2%,240mg 为 6%),上呼吸道感染及头痛。利格利珠单抗的不良事件发生率与安慰剂组和奥马珠单抗组无显著差异。有研究对 900 例受试者进行暴露大于 17 个月的观察,未发现与利格利珠单抗相关的死亡或严重不良事件。

三、奎利珠单抗

一项在成年过敏性哮喘患者中开展的研究显示,所有奎利珠单抗剂量组中最常见的不良反应是哮喘恶化(27%)、鼻咽炎(15%)、支气管炎(5%)、鼻窦炎(5%),以及注射部位疼痛(5%)。奎利珠单抗的临床安全性需要更多研究进行评估。

四、MEDI4212

MEDI4212 的Ⅰ期临床试验发现,受试者可出现注射部位疼痛、注射部位感觉异常、肌痛、背部疼痛、头晕、支气管痉挛、呼吸困难、瘙痒性皮疹、荨麻疹和潮红等不良反应。在实验室参数、生命体征、心电图或肺活量测量方面没有临床相关的变化。

五、XmAb7195

XmAb7195 的 I 期临床试验结果尚未公布，不良反应尚不确定。

（李萌萌　黎静宜　李　薇）

参 考 文 献

［1］ GUNERN P, EGGEL A. Past, present, and future of anti-IgE biologics [J]. Allergy, 2020, 75 (10): 1-12.

［2］ INCORVAIA C, MAURO M, MAKRI E, et al. Two decades with omalizumab: what we still have to learn [J]. Biologic, 2018, 1 2 (1): 135-142.

［3］ EL-QUTOB D. Off-label uses of omalizumab [J]. Clin Rev Allergy Immunol, 2016, 50 (1): 84-96.

［4］ METZ M, VADASZ Z, KOCATÜRK E, et al. Omalizumab updosing in chronic spontaneous urticaria: an overview of real-world evidence [J]. Clin Rev Allergy Immunol, 2020, 59 (1): 38-45.

［5］ HOLM J G, AGNER T, SAND C, et al. Omalizumab for atopic dermatitis: case series and a systematic review of the literature [J]. Int J Dermatol, 2017, 56 (1): 18-26.

［6］ DUFOUR C, SOUILLET A L, CHANELIERE C, et al. Successful management of severe infant bullous pemphigoid with omalizumab [J]. Br J Dermatol, 2012, 166 (5): 1140-1142.

［7］ 陈玉迪, 耿鹏, 赵嘉惠, 等. 慢性自发性荨麻疹: 奥马珠单抗治疗作用机制与疗效评估 [J]. 中华皮肤科杂志, 2019, 52 (9): 652-655.

［8］ TÜRK M, CARNEIRO-LEÃO L, KOLKHIR P, et al. How to treat patients with chronic spontaneous urticaria with omalizumab: questions and answers [J]. J Allergy Clin Immunol Pract, 2020, 8 (1): 113-124.

［9］ KUDRYAVTSEVA A V, NESKORODOVA K A, STAUBACH P. Urticaria in children and adolescents: an updated review of the pathogenesis and management [J]. Pediatr Allergy Immunol, 2019, 30 (1): 17-24.

［10］ BHATIA J, SARIN A, WOLLINA U, et al. Review of biologics in allergic contact dermatitis [J]. Contact Dermatitis, 2020, 83 (3): 179-181.

［11］ SUTTON B J, DAVIES A M. Structure and dynamics of IgE-receptor interactions: FcεRI and CD23/FcεRII [J]. Immunol Rev, 2015, 268 (1): 222-235.

［12］ KOLKHIR P, ALTRICHTER S, MUNOZ M, et al. New treatments for chronic urticaria [J]. Ann Allergy Asthma Immunol, 2020, 124 (1): 2-12.

［13］ ANTIA C, BAQUERIZO K, KORMAN A, et al. Urticaria: a comprehensive review: treatment of chronic urticaria, special populations, and disease outcomes [J]. J Am Acad Dermatol, 2018, 79 (4): 617-633.

［14］ YU K K, CREW A B, MESSINGHAM K A, et al. Omalizumab therapy for bullous pemphigoid [J]. J Am Acad Dermatol, 2014, 71 (3): 468-474.

［15］ KAPLAN A P, GIMÉNEZ-ARNAU A M, SAINI S S. Mechanisms of action that contribute to efficacy of omalizumab in chronic spontaneous urticaria [J]. Allergy, 2017, 72 (4): 519-533.

［16］ WANG H H, LI Y C, HUANG Y C. Efficacy of omalizumab in patients with atopic dermatitis: a systematic review and meta-analysis [J]. J Allergy Clin Immunol, 2016, 138 (6): 1719-1722.

［17］ DELEANU D, NEDELEA I. Biological therapies for atopic dermatitis: an update [J]. Exp Ther Med, 2019, 17 (2): 1061-1067.

［18］　JOHANSSON S G O. The discovery of IgE [J]. J Allergy Clin Immunol, 2016, 137 (6): 1671-1673.

［19］　KAWAKAMI T, BLANK U. From IgE to omalizumab [J]. J Immunol, 2016, 197 (11): 4187-4192.

［20］　ISHIZAKA K, ISHIZAKA T. Identification of IgE [J]. J Allergy Clin Immunol, 2016, 137 (6): 1646-1650.

［21］　GOULD H J, WU Y B. IgE repertoire and immunological memory: compartmental regulation and antibody function [J]. Int Immunol, 2018, 30 (9): 403-412.

［22］　LARENAS-LINNEMANN D E S, PARISI C A S, RITCHIE C, et al. Update on omalizumab for urticaria: what's new in the literature from mechanisms to clinic [J]. Curr Allergy Asthma Rep, 2018, 18 (5): 33.

［23］　JOHNSTON A, SMITH C, ZHENG C, et al. Influence of prolonged treatment with omalizumab on the development of solid epithelial cancer in patients with atopic asthma and chronic idiopathic urticaria: a systematic review and meta-analysis [J]. Clin Exp Allergy, 2019, 49 (10): 1291-1305.

［24］　METZ M, TORENE R, KAISER S, et al. Omalizumab normalizes the gene expression signature of lesional skin in patients with chronic spontaneous urticaria: a randomized, double-blind, placebo-controlled study [J]. Allergy, 2019, 74 (1): 141-151.

第二十五章

CD20 抑制剂

第一节 概 述

在过去 20 年中,单克隆抗体已成为许多疾病治疗方案的重要组成部分。B 细胞标记 CD20 仍是迄今为止研究最为深入的抗体靶标之一。利妥昔单抗(rituximab,RTX)是一种靶向结合 CD20 的人 / 鼠嵌合单克隆抗体,静脉注射用的 RTX 分别于 1997 和 1998 年率先获得美国 FDA 和 EMA 批准用于复发 / 难治性惰性非霍奇金淋巴瘤。接着,分别在 2009 年和 2010 年获准用于慢性淋巴细胞白血病(chronic lymphocytic leukemia,CLL)的治疗。除了在淋巴瘤领域获得青睐,自 2006 年起,RTX 陆续进入与 B 细胞相关的一些自身免疫性疾病的治疗领域,如类风湿关节炎、抗中性粒细胞胞质抗体相关性血管炎、系统性红斑狼疮和大疱性皮肤病等。从 2009 年起,第二代及第三代 CD20 抑制剂陆续出现并进入临床使用,如奥法妥木单抗(ofatumumab)等,本章以利妥昔单抗为 CD20 抑制剂的代表药物,主要通过作用机制、药代动力学、临床应用、不良反应等进行介绍。

第二节 作用机制

一、CD20 的来源与作用

CD20 最初命名为 B1,于 1980 年被发现为第一个特定的 B 细胞标志物,它是一种分子量为 33~37kD 的非糖基化蛋白,属于四跨膜域 A 蛋白家族(membrane spanning 4 domain family A,MS4A)。CD20 蛋白由 4 个疏水跨膜结构域,1 个胞内结构域和 2 个胞外结构域组成,N 和 C 末端均位于胞质溶胶中,由于磷酸化作用产生 3 种 CD20 亚型(分别为 33、35 和 37kD)。据报道,增殖性恶性 B 细胞肿瘤中 CD20 的磷酸化水平比静止的 B 细胞中更高。

通常 CD20 不形成杂合寡聚体,但以与之相关的同二聚体和同四聚体寡聚体形式存在于细胞表面。CD20 在 B 细胞中的生物学功能及其生理配体目前尚不明确,CD20 可能直接或通过与钙通道结合激活钙通道,参与 B 细胞活化。在小鼠和人类中,CD20 缺失会导致对某些抗原产生抗体反应的能力缺陷。有研究报道 1 例因可变免疫缺陷和 MS4A1 外显子 5 剪接位点纯合突变引起 CD20 丢失的患者,该患者完全缺乏细胞表面 CD20,但似乎并未干扰骨髓中前体 B 细胞的分化,因为该患者血清 IgM 水平正常且 B 细胞数量正常。但 CD20 缺乏导致循环记忆 B 细胞数量减少,免疫球蛋白同种型转换减少以及 IgG 抗体水平降低,使用 T 细胞非依赖性抗原和 T 细胞依赖性抗原在体外刺激患者的原代 B 细胞发现 IgM 正常增殖和分泌,但 IgG 生成减少。CD20 从 B 细胞发育阶段开始便存在于所有 B 细胞中,直到分化为分泌抗体的浆细胞。因此,CD20 被认为是泛 B 细胞抗原标记(不包括干细胞、前体 B 细胞和浆细胞)。除了在正常 B 细胞上表达外,CD20 在恶性 B 细胞表面也有表达。在正常 B 细胞的表面,CD20 表达约 100 000 个分子(在大多数恶性细胞中表达水平也很高),有助于高效锚定靶细胞。这种表达模式接近选择靶抗原的理想状态,一方面,抗体脱靶毒性的可能性低,且能够保留对既往病原已发生的体液免疫(浆细胞不受累);另一方面,允许在停止 CD20 抑制剂治疗后 B 细胞系统重建(造血干细胞和前体 B 细胞不受累)。

二、药理作用及药代动力学

(一) 药品基本信息

RTX 分子量 144kD。RTX 注射制剂(溶液 pH 6.5,RTX 浓度 10mg/ml)含氯化钠(9.0mg/ml),聚山梨酯 80(0.7mg/ml),柠檬酸钠二水合物(7.35mg/ml),建议在 2~8℃保存,配制好的注射液可保存 24 小时,未打开的注射制剂保质期为 30 个月。

(二) 分子结构及作用机制

RTX 是一种人／鼠嵌合体,其嵌合结构既保留了结合 CD20 的鼠源性抗原结合片段,又使用了人源性可结晶片段。在蛋白含量上,约含 70% 人源蛋白和 30% 鼠源蛋白。RTX 对人 CD20 的表观亲和力常数约为 5.2nmol/L。由于抗体与 CD20 结合后导致细胞杀伤的过程是多因素性的,这些因素无疑会影响 RTX 的细胞毒性和耐药机制。当 CD20 阳性 B 细胞与 RTX 结合后,会引发细胞内信号级联反应,介导细胞杀伤效应。目前至少有 4 种机制途径被认为与 RTX 相关的 B 细胞杀伤效应有关。①抗体依赖性细胞介导的细胞毒作用(antibody dependent cell mediated cytotoxicity,ADCC):RTX 通过 Fc 受体(FcR)Ⅲ 与自然杀伤细胞相互作用,从而导致细胞毒作用;②抗体依赖性细胞介导的吞噬作用(antibody dependent cell mediated phagocytosis,ADCP):RTX 的 Fc 部分和沉积的补体片段与巨噬细胞上的 FcR 和补体受体识别,从而导致吞噬作用;③补体依赖的细胞毒性(complement dependent cytotoxicity,CDC):RTX 与 B 细胞表面 CD20 的结合导致补体级联反应的激活,从而产生膜攻击复合物,可直接产生细胞毒作用;④通过细胞凋亡或其他细胞死亡途径产生的直接作用。

(三) 药代动力学

与标准化学治疗剂不同,RTX 作为靶向性单克隆抗体,其药代动力学不仅受抗体分子特性的影响,而且受靶标的影响。RTX 在人体的半衰期部分由免疫球蛋白分子的 Fc 部分决定。然而,实际水平取决于可结合的 CD20 总量,这个值反映了循环中的 CD20、CD20 阳性细胞数量和每个细胞 CD20 含量。据报道,RTX 治疗有反应者的血清 RTX 水平高于无反应者。与机体其他器官相比,RTX 更容易清除血液和骨髓中的 B 细胞。单剂量 RTX 注射后,复发性 B 细胞淋巴瘤患者外周血中循环 CD20 阳性 B 细胞迅速耗竭。在大多数患者中,这种作用呈剂量依赖性,并且持续 2~3 个月,多剂量 RTX 治疗后,B 细胞消耗持续至治疗后近 6 个月。RTX 给药 2 周后淋巴结活检样本中 B 细胞数量也明显减少。通常在完成治疗后 3~6 个月,RTX 可在血清中被检测到。在Ⅲ期临床试验中,患者首次注射(方案为 375mg/m²,每周 1 次,连续 4 周)后,RTX 的平均血清半衰期为 76.3 小时(31.5~152.6 小时)。第 4 次注射后,平均血清半衰期为 205.8 小时(83.9~407.0 小时)。在两项复发性低级别淋巴瘤患者临床研究中,同样的治疗方案,在第 4 次 RTX 注射后,血清的平均最大血浆浓度为 486μg/ml(77.5~996.6μg/ml),给药后长达 6 个月血清中仍可检测到。

第三节　临床应用

一、皮肤科临床应用

(一) B 细胞淋巴瘤

B 细胞恶性肿瘤包括一大类异质性淋巴细胞增生性疾病,包括缓慢进展的惰性的非霍奇金淋巴瘤(non-Hodgkin lymphoma,NHL),如滤泡性淋巴瘤和慢性淋巴细胞白血病,以及更具侵袭性的 NHL,如弥漫大 B 细胞淋巴瘤。B 细胞 NHL 占所有 NHL 病例的 85% 以上。NHL 发病率在老年人中高于年轻人,NHL 的诊断在 65~74 岁的患者中最常见。2012 年,全世界估计有 385 700 例新发 NHL 病例,估计有 199 700 例患者死于该病。自 20 年前首次批准使用以来,RTX 彻底改变了 B 细胞恶性肿瘤的治疗方法,在各种 CD20 表达阳性的淋巴细胞恶性肿瘤(包括惰性和侵袭性 B 细胞 NHL)的患者中具有良好疗效且明确的安全性。RTX 目前已成为治疗滤泡性淋巴瘤、弥漫大 B 细胞淋巴瘤、慢性淋巴细胞白血病和套细胞淋巴瘤的标准方案成员之一。原发性皮肤 B 细胞淋巴瘤,起源于皮肤的 B 细胞淋巴瘤,包括原发性皮肤滤泡中心性淋巴瘤,原发性皮肤边缘区淋巴瘤和腿型原发性皮肤弥漫大 B 细胞淋巴瘤。前两种病程相当缓慢,而腿型原发性皮肤弥漫大 B 细胞淋巴瘤的预后较差。

低级别皮肤淋巴瘤,外科手术、局部注射皮质类固醇或 α 干扰素和放射疗法是很好的治疗选择。前文亦提到局部注射 RTX 具有良好的安全性和疗效。尽管局部注射治疗初始反应较好,但常有复发。在全身性、复发性和晚期病例中,需全身化疗或免疫治疗。临床试验表明,RTX 单药治疗复发 / 难治性低级别 NHL 4 周后,总的肿瘤有效率为 38%~48%,治疗 8 周后约为 57%。在几项关于初治Ⅲ/Ⅳ期滤泡性淋巴瘤的大规模试验中,RTX 联合化学疗法诱导治疗(每次 375mg/m²,每周 1 次,连续 4 周)优于单纯化学疗法。其中化学疗法包括

CHOP（环磷酰胺＋多柔比星＋长春新碱＋泼尼松），CVP（环磷酰胺＋长春新碱＋泼尼松），以及MCP（米托蒽醌、苯丁酸氮芥和泼尼松）。目前，RTX联合化疗已被广泛作为滤泡性淋巴瘤一线治疗。在初治和复发/难治性滤泡性淋巴瘤病例中，与标准化疗相比，RTX联合化学疗法诱导治疗，以及RTX维持治疗可进一步提高临床疗效。

实际上，惰性原发性皮肤B细胞淋巴瘤很少需要系统治疗，然而弥漫大B细胞淋巴瘤则首选系统治疗。RTX目前已获得欧洲EMA和美国FDA批准用于初治CD20阳性弥漫大B细胞淋巴瘤，结合CHOP或其他基于蒽环类的化学疗法，同时也可与挽救性化学疗法结合用于复发或难治性疾病，CHOP化疗联合RTX（R-CHOP）作为一线治疗对侵袭性NHL（67%为弥漫大B细胞淋巴瘤）患者进行的Ⅱ期临床试验结果表明，患者客观缓解率为94%，完全缓解率为61%。在一项Ⅲ期研究（ECOG 4494/US组间研究）中，60岁及以上的弥漫大B细胞淋巴瘤患者随机接受R-CHOP或CHOP治疗，结果显示R-CHOP组3年无失败生存率比例明显高于CHOP组。RTX国际临床试验证实在18~60岁的初治且预后良好的患者中，CHOP化疗联合RTX比单独使用CHOP化疗（共6个周期）疗效更佳。

（二）大疱性皮肤病

1. 天疱疮　天疱疮是一组以慢性皮肤水疱、糜烂为主要表现的疾病，患者产生针对桥粒黏蛋白（desmoglein，Dsg），包括Dsg 1和Dsg 3的IgG自身抗体，导致棘层松解，角质形成细胞之间的细胞黏附受损。天疱疮可分为寻常型天疱疮、落叶型天疱疮和副肿瘤性天疱疮3种主要形式。寻常型天疱疮是欧洲国家，以及美国和日本最常见的天疱疮亚型，女性发病率高于男性，大多数患者发病年龄为50~60岁。落叶型天疱疮是南美和北非最常见的类型，各地区的性别易感性有所不同，青壮年发病率高。疾病发作的这些差异可能与遗传，激素和环境因素有关。

在过去10年中，有1 000多例严重顽固性或复发性天疱疮患者接受RTX治疗。早期一些前瞻性，开放性临床试验和荟萃分析证实RTX（375mg/m²，每周1次，共4周）在天疱疮中具有显著疗效，59%~100%的患者在治疗后获得完全临床缓解，中位缓解时间为15~19个月。病程早期使用RTX治疗可能与更好的临床反应相关。RTX治疗后复发率为40%~81%，且通常随时间延长而增高。长期随访时，RTX治疗的35%~45%的天疱疮患者在停用全身治疗后仍可达到完全缓解。其中一项小型研究中，RTX和静脉注射免疫球蛋白作为辅助治疗天疱疮患者的完全缓解率高达100%。近期一项大型随机临床试验证实RTX作为一线药物治疗中、重度天疱疮的有效性和安全性，该试验纳入90例中重度寻常型天疱疮患者，RTX治疗组2年完全缓解率为89%，而标准皮质类固醇组为34%。经过24个月的随访，RTX治疗组（47例）有11例（23%）复发，而标准皮质类固醇治疗组（43例）有20例（47%）复发。RTX治疗作为突破性疗法于2019年被美国FDA批准用于寻常型天疱疮的治疗。

天疱疮的治疗剂量目前存有争议，研究者参考类风湿关节炎的治疗经验，尝试使用更小的剂量来达到同样的疗效，同时降低感染等不良反应的发生率。目前治疗剂量包括淋巴瘤方案（375mg/m²，每周1次，共4周），以及一些低剂量方案如（375mg/m²，每周1次，共2周；1 000mg，2周1次，共2周；500mg，2周1次，共2周）。使用较多的方案是淋巴瘤方案和低剂量方案（1 000mg，2周1次，共2周），这两种方案中，高剂量组比低剂量组完全缓解持续时间更长(分别为 17 个月和 9 个月),完全缓解率略高于低剂量组。对接受 RTX 治疗的天疱疮患者进行纵向分析表明,复发与疾病活跃期间观察到相同的抗桥粒黏蛋白 B 细胞有关,这表明复发的原因可能是自身反应性 B 细胞克隆的不完全消耗,治疗后长期缓解的患者中未检测到抗桥粒黏蛋白 B 细胞。RTX 无法靶向杀伤 CD20 阴性 B 细胞,可能是导致复发的一种因素,建议定期使用小剂量输注作为维持治疗以预防疾病复发。总体数据表明,完全消除 B 细胞的 RTX 方案更有利于长期临床疾病缓解。一项研究对 RTX 治疗天疱疮的Ⅲ期试验数据进行分析确定了与早期复发相关的 2 个因素:①与重度天疱疮相对应,高于 45 分的天疱疮疾病面积指数(pemphigus disease area index,PDAI);② RTX 治疗 3 个月后 Dsg 1 持续大于 20IU/ml 和 / 或抗 Dsg 3 持续大于 130IU/ml。皮损早期复发,这些因素的阳性预测值为50%,阴性预测值为 94%。

2. **大疱性类天疱疮**　大疱性类天疱疮是一种由 IgG 抗体介导的自身免疫性疾病,最常见的靶标是 Plakin 家族的胞质蛋白 BPAG1(BP230)或 BPAG2 的 NC16A 结构域(BP180)。BP230 和 BP180 都是基底膜区不可或缺的组成部分,因此抗体介导的这些蛋白破坏会导致表皮下水疱,临床表现为皮肤紧张性水疱和大疱。RTX 已显示出对难治性和复发性大疱性类天疱疮的治疗前景,但目前缺乏随机对照试验,一些回顾性研究和病例系列支持 RTX 治疗大疱性类天疱疮的安全性和有效性。一项对 32 例患者进行的回顾性病例对照研究比较了 RTX(500mg,每周 1 次,持续 4 周)联合泼尼松［0.5mg/(kg·d)］与单用泼尼松的疗效,结果显示联合治疗组的完全缓解高于单药组(92% vs. 53%)。联合治疗组泼尼松 6 个月内逐渐减量至停药。联合治疗组完全缓解的 12 例患者中,有 8 例的患者在随访 2 年后仍能保持缓解状态,RTX 的患者的感染率和 1 年死亡率与对照组的差异无统计学意义。

3. **其他自身免疫性疱病**　黏膜天疱疮通常由针对 BP180,BP230,层粘连蛋白 5 或 α6β4 整联蛋白的 β4 亚基的自身抗体引起。黏膜天疱疮可能导致受累黏膜永久性纤维化,产生严重后果(发生于眼部可引起失明)。一项纳入 49 例患者的回顾性病例对照研究显示,RTX 联合传统免疫抑制剂比单独使用传统免疫抑制剂在疾病控制、不良反应和减少激素累积量方面均具有优越性。从目前有限的研究数据看来,支持 RTX 用于传统免疫抑制剂治疗失败的黏膜天疱疮患者。

获得性大疱性表皮松解症是由针对胶原蛋白Ⅶ的自身抗体引起的罕见大疱性皮肤病,治疗具有挑战性。有研究报道 3 例 RTX(淋巴瘤方案)治疗的难治性获得性大疱性表皮松解症病例,其临床表现出现显著改善。一些类似的个案报道支持将 RTX 作为获得性大疱性表皮松解症的二线治疗。

此外,一项研究报道 2 例难以耐受氨苯砜、糖皮质激素和免疫抑制剂治疗的线状 IgA 大疱性皮肤病患者,在接受 RTX 2 个疗程治疗后均达到完全缓解。总之,RTX 在各类大疱性皮肤病的治疗中具有广泛的应用前景。

(三) 系统性红斑狼疮

系统性红斑狼疮(systemic lupus erythematosus,SLE)是一种多系统自身免疫性疾病,主要影响育龄期女性。SLE 的发病机制尚不清楚,可能与遗传、环境和激素有关。其特征是免疫系统中的各种异常造成凋亡物质的清除缺陷,包括含有核自身抗原、核小体、巨噬细胞和补体系统的免疫复合物,增加了髓样树突状细胞的成熟度,推动 T 细胞发展成促炎的 Th17 表型,以及调节性 T 细胞和 B 细胞的抑制功能。这种免疫失调最终造成辅助 T 细胞的过度活跃和 B 细胞的活化,导致自身抗体的过量产生,这些自身抗体通过免疫复合物的形成和补体级联反应或直接抗体的活化介导组织损伤。

SLE 主要治疗药物为非甾体抗炎药、羟氯喹和免疫抑制剂(如糖皮质激素、硫唑嘌呤、环磷酰胺和吗替麦考酚酯)。B 细胞在 SLE 的病理生理中起重要作用,因此消除记忆和 / 或自身反应性 B 细胞克隆,恢复对自身抗原的免疫耐受,增强对 B 细胞的调节活性以及重建正常 B 细胞库是 SLE 的治疗思路。B 细胞重建通常发生于给药后 6~9 个月,主要由前体 B 细胞和 CD20 阴性 B 细胞完成。

大部分研究选择 RTX 联合糖皮质激素或其他免疫抑制剂,但 RTX 的最佳剂量(目前主要选择淋巴瘤或类风湿关节炎的标准方案)、再治疗频率及联合环磷酰胺、吗替麦考酚酯等免疫抑制剂尚无统一结论。一些开放性研究证实 RTX 对初治、复发和难治性狼疮(包括肾脏受累和神经系统受累)的疗效,有利于补体水平的恢复和降低抗双链 DNA 抗体效价。其中一项研究中,2/3 接受 RTX 治疗的患者在 11 个月后复发,伴或不伴循环系统 B 细胞恢复。其他多中心研究数据也表明,RTX 治疗后 SLE 复发较为普遍,但可用该药物重新治疗。然而,两项大型多中心随机对照试验(EXPLOR 和 LUNAR 试验)对比 RTX(1 000mg,2 周 1 次,共 2 周)联合糖皮质激素等免疫抑制剂及安慰剂对照组,治疗伴或不伴肾损害的 SLE 患者。结果显示,在第 52 周,临床反应、随时间变化的疾病活动性曲线下面积,以及不列颠群岛狼疮评估组指数(British Isles lupus assessment group index,BILAG)两组之间差异无统计学意义。但 LUNAR 试验的终点指标显示 RTX 治疗患者具有蛋白尿减少、肾功能改善、每日口服糖皮质激素剂量降低和环磷酰胺抢救治疗需求减少的优势。美国风湿病学会(American College of Rheumatology,ACR)和欧洲抗风湿病联盟(European League Against Rheumatism,EULAR)指南指出,当糖皮质激素、环磷酰胺和 / 或吗替麦考酚酯的常规治疗失败时,RTX 可用于狼疮肾炎。英国风湿病学会(British Society for Rheumatology,BSR)指南也指出,在非肾性中重度 SLE 中,RTX 可用于难治性病例。

(四) 抗中性粒细胞胞质抗体相关性血管炎

抗中性粒细胞胞质抗体相关性血管炎(ANCA-associated vasculitis,AAV)是原因不明的相对罕见的自身免疫性疾病的集合,其特征是炎症细胞浸润导致血管坏死。AAV 包括显微镜下多血管炎(microscopic polyangitis,MPA)、坏死性肉芽肿性血管炎(granulomatosis with polyangiitis,GPA),又称韦格纳肉芽肿病和变应性肉芽肿性血管炎[许尔许斯特劳斯综合征(Churg-Strauss syndrome)]。AAV 的自然病史呈急性进展特点,平均存活率为 5 个月,患者常因肾衰竭或呼吸衰竭而死亡。多年来,环磷酰胺是 AAV 诱导缓解的传统"金标准",通常口服剂量 2mg/(kg·d)直至病情缓解,然后酌情减量,同时可予以糖皮质激素、甲氨蝶呤、硫唑嘌呤等联合治疗。

2010 年关于 RTX 治疗 AAV 的多中心、双盲随机对照试验(RAVE 试验),对比单用 RTX 375mg/m²,每周 1 次,共 4 周与传统标准环磷酰胺治疗初治与复发性 AAV 结果显示,在整个随访期内,第 6、12 和 18 个月时,RTX 组分别达到 64%、48% 和 39% 的完全缓解率,对照组为 53%、39% 和 33%。RTX 组 77% 的患者和对照组 71% 的患者在 18 个月前复发。两组在复发、缓解或不良反应发生率方面无显著差异。对轻度复发患者的初始特征进行分析,发现坏死性肉芽肿性血管炎类型的 AAV、ANCA-PR3 阳性、复发性疾病是复发的危险因素,如果这三种情况都存在,复发风险更高。然而,同年另一项多中心随机对照试验(RITUXVAS 试验)结果显示,RTX 联合环磷酰胺治疗并不优于单用环磷酰胺治疗,RTX+ 环磷酰胺组(33 例受试者)持续缓解率为 76%,而对照组(11 例患者)为 82%。两组间的缓解时间和 12 个月内的复发率均无差异。两组的死亡率或感染率均未见差异。长期随访 2 年后,两组的复发率和死亡率无差异。RTX 于 2011 年被美国 FDA 批准用于治疗坏死性肉芽肿性血管炎和显微镜下多血管炎。

(五) 其他

RTX 在临床应用范围逐渐广泛,已被证实对于多种自身免疫相关疾病具有特定的治疗价值。例如,英国风湿病学会指出 RTX 可用于难治性系统性硬化症的治疗。根据既往的临床试验结果,可以考虑在早期弥漫性皮肤系统性硬化症中使用 RTX,以减少皮肤纤维化,稳定肺部进展。由于 B 细胞在皮肌炎的发病机制中起至关重要的作用,已有临床回顾性试验显示 RTX 联合传统免疫抑制剂治疗皮肌炎在皮肤症状、肌无力症状及减少激素剂量方面均显示出明显临床改善,但该研究样本量较小(25 例)。

二、给药方式

(一) 静脉滴注

RTX 主要通过静脉滴注给药,所有患者在输注前 30~60 分钟均应进行药物预处理,包括使用抗组胺药和对乙酰氨基酚,以尽量减少细胞因子介导不良反应(面色潮红、低血压等)的发生,用药前 12 小时内不使用抗高血压药。输注前不久给予静脉注射糖皮质激素(一般为泼尼松 / 甲泼尼龙),也有研究表明类风湿关节炎患者输注前口服泼尼松 40mg 也可有效降低急性输液反应或细胞因子释放综合征的发生率和严重程度。若发生轻中度输液反应,应先降低输液速度,然后在症状缓解后再增加输液速度。CLL 患者建议在输注前 48 小时开始充分补液并给予利尿药,以降低肿瘤溶解综合征的风险。

(二) 局部注射给药

早在 2006 年便有研究者开始尝试皮下注射 RTX 治疗皮肤黏膜淋巴瘤。一项研究纳入 8 例原发性皮肤 B 细胞淋巴瘤患者,接受病灶内注射未稀释的 RTX 治疗。6 例患者每个病灶内注射 10~30mg,每周 3 次,每 4 周间隔 1 次或 2 次;2 例患者行静脉注射方案:375mg/m²,每周 1 次,连续 4 周。所有患者均获得完全临床缓解,皮损内局部注射 RTX 患者耐受性良好,但与静脉注射治疗相比复发率更高。2014 年 EMA 批准 RTX 皮下制剂,用于治疗滤泡性淋巴瘤及弥漫大 B 细胞淋巴瘤,该批准基于一项在 30 个国家 113 个中心进行的两阶段、随机的 III 期临床试验(SABRINA 试验)。该研究选择皮下注射 1 400mg RTX 这一固定剂量,对比静脉注射(RTX 375mg/m²),在一线化疗诱导期每 3 周给药 1 次,在维持期每 8 周给药 1 次。结果显示,皮下注射与静脉注射具有类似疗效和安全性,且不影响化疗时 RTX 的抗淋巴瘤活性。除淋巴瘤外,也有研究者对自身免疫性疾病如寻常型天疱疮患者进行皮损内注射治疗。近期发表的一项随机临床试验纳入 21 例寻常型天疱疮患者,于每位患者头皮和口腔中随机选择 2 个类似的病灶分别局部注射 10mg/ml 浓度的 RTX 和曲安西龙,患者同时口服泼尼松及硫唑嘌呤。随访 6 个月后结果显示,两者均能有效治疗难治性寻常型天疱疮病变,但两种药物之间的疗效无显著差异。此外,两组均未观察到明显不良反应,但该试验未设立空白对照组,尚不能排除患者系统治疗的干扰。总的来说,RTX 局部病灶给药提供了一种新的治疗方式,不良反应少,具有应用前景。

(三) 鞘内给药

RTX 可透过血脑屏障,药代动力学研究显示,静脉注射和静脉滴注后 RTX 在脑脊液中水平是血清水平的 0.1%~1.0%,而组织内或肿瘤内的血药浓度与临床治疗效果相关,因此,一些中枢神经系统受累的患者,可尝试通过鞘内途径给药治疗。给药后常见轻中度的眩晕和恶心,其他不良反应耐受性良好,但有可能出现注射相关感染。同样,也可通过 Ommaya 贮器进行脑室内给药,该方式直接有效。

(四) 腹腔内给药

2002 年报道 1 例进展期低级别小淋巴细胞淋巴瘤患者,强化治疗后有顽固腹水,在确认腹水无其他病原菌感染的情况下,通过腹膜内输注 RTX 后成功控制了腹水($375mg/m^2$,每 3 天 1 次,共 4 次),但目前关于腹腔内给药的资料较少,其安全性有待进一步考证。

三、特殊人群用药

(一) 儿童患者

RTX 用于儿科患者的临床经验有限,剂量通常为 $375mg/m^2$。一项研究对比他克莫司 + 泼尼松口服和 RTX 静脉给药 + 泼尼松口服治疗肾病综合征患儿的随机试验结果显示,他克莫司组更常观察到 2 级不良反应,其中 2/3 级感染事件发生率是 RTX 组的 2 倍。RTX 组输注相关反应(infusion related reaction,IRR)发生率为 18.7%,大多数为轻度和短暂事件(1 级事件),未发生死亡或严重不良反应。最近一项关于儿童高危险性成熟 B 细胞性 NHL 的开放性Ⅲ期临床试验中,RTX+ 化疗组死亡率 4.9%(与本病有关 2.4%,与治疗有关 1.8%),化疗组死亡率 12.2%(与疾病有关 10.3%,与治疗相关 1.8%)。前期治疗后,RTX 组出现 4 级及以上急性不良反应发生率高于化疗组(33% vs. 24%),主要为中性粒细胞减少和感染。随访 1 年后,RTX+ 化疗组中低 IgG 水平的患者约为化疗组 2 倍。从目前的临床试验结果看来,RTX 用于儿童患者耐受性较好,但给药时仍需严密监护,治疗后需警惕继发感染。

(二) 妊娠期患者

RTX 对动物未显示致畸作用。在人类中,当妊娠中期使用 RTX 时,母体血清中 RTX 水平和脐带血相似。由于 RTX 是一种基于 IgG 的抗体,它能通过胎盘屏障,可能通过损害胎儿和新生儿 B 细胞的发育而增加感染的发生率。根据英国风湿病学会和英国风湿病卫生专业指南,类风湿关节炎患者在妊娠前至少 6 个月应避免接触 RTX。根据 EULAR 建议,RTX 可能不会增加先天性畸形的发生率,在特殊情况下,妊娠早期允许使用 RTX。由于 RTX 在 B 细胞消耗的患者体内停留时间较长,育龄期女性在 RTX 治疗期间和治疗后 12 个月内应采取有效避孕措施。由于缺乏关于母乳中 RTX 的证据,患者必须避免在母乳喂养过程中接触 RTX。

(三) 男性患者

上面已提到 RTX 在动物中并无致畸作用,但目前缺乏男性接受 RTX 后期配偶妊娠结局的临床试验,因此不能判断使用 RTX 对男性生殖的确切影响。而 RTX 是否会分泌到精液中,目前尚缺乏对人或动物的研究。人类体液(包括精液)中通常可发现各种抗体,因此,RTX 在精液中出现是有可能的。虽然性交后女性出现不良反应或 B 细胞消耗的可能性较低,在性行为时最好使用避孕工具。

四、CD20 抑制剂的耐药性

虽 RTX 治疗 B 细胞淋巴肿瘤及部分自身免疫性疾病的疗效已得到证实,但仍有部分患者对该治疗无反应,部分患者在治疗初期反应后出现复发。RTX 抗耐药性机制尚不清楚。考虑 RTX 的抗肿瘤功效依赖于免疫效应机制,肿瘤细胞内在改变和宿主免疫环境变化都可能影响药效。前文提及,RTX 杀伤 CD20 阳性 B 细胞的过程存在多种机制,这些复杂的信号通路导致的细胞周期阻滞或凋亡,似乎是细胞系特异性的。可以肯定的是,多种因素包括但不限于细胞的生长状态、共刺激表面分子及其配体的存在和同步信号将决定细胞对 CD20 结合的反应,是否引起生长阻滞、生长刺激或凋亡。目前正在研究各种策略来克服 RTX 的耐药性。可使用佐剂抑制调节下游抗凋亡基因产物的超活化存活/抗凋亡途径,药物方面包括组蛋白脱乙酰酶抑制剂、靶向化学抑制剂、蛋白酶抑制剂、抗凋亡基因产物的选择性抑制剂等。另一个重要途径是开发具有不同作用机制的新型 CD20 抑制剂。近年来开发的新型 CD20 抑制剂包括奥妥珠单抗(obinutuzumab)、奥法妥木单抗(ofatumumab)、维妥珠单抗(veltuzumab)、奥美珠单抗(ocrelizumab)等。

另外,患者可能产生 RTX 鼠类片段的人抗嵌合抗体,这种抗体可阻止药物与 B 细胞结合。在天疱疮中,人抗嵌合抗体与输注相关反应(infusion related reactions,IRR)相关。在使用淋巴瘤给药方案治疗的癌症患者中,人类抗嵌合抗体很少发生,但在 11% 接受相应给药方案的类风湿关节炎患者中观察到此现象。此外,基因多态性也可能导致抗药性产生。IgG 受体Ⅲa 基因(FCGR3A)Fc 片段的 158FF 变体是一种相对常见的低亲和力变体,在 44% 的 SLE 患者和 26% 的健康对照患者可观察到,该变体可致抗体依赖性细胞介导的细胞毒作用降低,从而导致 RTX 介导的 B 细胞杀伤无效。低亲和力 F 等位基因纯合的 SLE 患者需要接受比高亲和力 158VV 基因型患者血清 RTX 高 10 倍才能达到 B 细胞耗竭水平。淋巴瘤患者也有类似情况。但 FCGR3A 存在基因多态性,可能并不总影响 RTX 的疗效。

第四节　不良反应

RTX 上市后 20 年,有超过 400 万的患者接受 RTX 治疗,无论是作为单一治疗(诱导和/或维持用药)还是与化疗联合使用,其安全性都非常明确,本文关于安全性的数据主要来源于淋巴瘤患者。NHL 和 CLL 相关临床试验和上市后监测数据显示,IRR 为 RTX 单药或联合治疗中最常见的药物不良反应。根据通用不良事件术语标准(common terminology criteria for adverse event,CTCAE)4.0 的描述不同等级 IRR 定义如下。1 级 IRR(轻微):出现短暂的潮红或皮疹,发热<38℃且无须干预;2级IRR(中度):需要干预或中断输注的症状,对症治疗后迅速改善(如予以抗组胺药、非甾体抗炎药处理);3级IRR(重度):支气管痉挛,伴或不伴荨麻疹、变态反应相关水肿/血管性水肿或低血压;4级IRR(危重):危及生命的过敏反应,迫切需要干预;5级IRR(极重度):患者死亡。在77%的患者中观察到不同级别和类型的IRR,包括细胞因子释放综合征。数据显示,RTX静脉给药后有12%的患者出现严重IRR(3/4级),包括支气管痉挛和低血压。输注药物后24小时内可能发生罕见的致命反应,因此建议对患者进行密切监测,如果出现严重反应立即停止治疗。大多数IRR发生在第1次注射时1~2小时,而反应频率通常会随着随后的输液而降低,输注8次RTX后不良反应频率降低至1%以下。通过输注前预处理(抗组胺药、非甾体抗炎药及糖皮质激素)和放慢输液速度,IRR发生率可明显降低。

除了IRR,RTX的其他常见不良反应包括感染、血液系统事件和心血管事件。临床试验中30%~55% NHL患者和30%~50% CLL患者出现继发感染,如念珠菌感染、带状疱疹、巨细胞病毒感染等,乙型肝炎再激活主要发生于RTX联合化疗患者。约4%的患者发生3/4级感染,该现象在RTX维持治疗期比观察期更常见。RTX治疗4周期间,主要血液系统不良反应为轻度和可逆性的血细胞减少,包括中性粒细胞减少、红细胞减少和血小板减少,3/4级事件相对罕见,其中中性白细胞减少症(4.2%)、贫血(1.1%)和血小板减少(1.7%)。与治疗观察期相比,RTX维持治疗长达2年发生3/4级白细胞减少症(5% *vs.* 2%)和中性粒细胞减少症(10% *vs.* 4%)的发生率更高,但血小板减少症的发生率相似。RTX单药治疗的患者约25%发生心血管事件,最常见的是低血压和高血压,3/4级心律失常和心绞痛也有报道。RTX维持治疗期间,3%的患者出现严重心血管事件。

RTX的其他常见不良反应包括呼吸系统障碍(如呼吸困难、咳嗽和胸痛),胃肠疾病(如恶心、呕吐和腹泻),皮肤病(如瘙痒、皮疹和荨麻疹),代谢性疾病(如高血糖)和神经系统疾病(如感觉异常、感觉减退和激惹)。此外,患者IgG水平经常降低,接受RTX维持治疗的滤泡性淋巴瘤患者中约60%出现IgG水平低于正常值长达2年。老年患者中,不良反应的发生率(各等级)通常与年轻患者(<65岁)情况相似。然而,在初治或复发/难治性CLL患者中,RTX联合化疗治疗70岁或以上患者发生3/4级血液系统不良反应和细菌感染的发生率和严重程度要高于年轻患者。

另外,据报道,在接种流感疫苗前6个月暴露于RTX,约50%患者未产生特异性IgG。流感的体液免疫反应受损在最后一次输注后6~10个月有所恢复。RTX与乙肝疫苗接种反应不良有关。

(李 桐 徐小茜 李 薇)

参 考 文 献

[1] SMIITH M R. Rituximab (monoclonal anti-CD20 antibody): mechanisms of action and resistance [J]. Onco-

gene, 2003, 22 (47): 7359-7368.

［2］ SCHIOPPO T, INGEGNOLI F. Current perspective on rituximab in rheumatic diseases [J]. Drug Des Devel Ther, 2017, 11: 2891-2904.

［3］ ABULAYHA A, BREDAN A, EL ENSHASY H, et al. Rituximab: modes of action, remaining dispute and future perspective [J]. Future Oncol, 2014, 10 (15): 2481-2492.

［4］ BOROSS P, LEUSEN J H. Mechanisms of action of CD20 antibodies [J]. Am J Cancer Res, 2012, 2 (6): 676-690.

［5］ KERL K, PRINS C, SAURAT J H, et al. Intralesional and intravenous treatment of cutaneous B-cell lymphomas with the monoclonal anti-CD20 antibody rituximab: report and follow-up of eight cases [J]. Br J Dermatol, 2006, 155 (6): 1197-1200.

［6］ DAVIES A, MERLI F, MIHALJEVIC B, et al. Efficacy and safety of subcutaneous rituximab versus intravenous rituximab for first-line treatment of follicular lymphoma (SABRINA): a randomised, open-label, phase 3 trial [J]. Lancet Haematol, 2017, 4 (6): e272-e282.

［7］ IRAJI F, DANESH F, FAGHIHI G, et al. Comparison between the efficacy of intralesional rituximab versus intralesional triamcinolone in the treatment refractory pemphigus vulgaris lesions: a randomized clinical trial [J]. Int Immunopharmacol, 2019, 73: 94-97.

［8］ BERGMAN J, BURMAN J, GILTHORPE J D, et al. Intrathecal treatment trial of rituximab in progressive MS: an open-label phase 1b study [J]. Neurology, 2018, 91 (20): e1893-e1901.

［9］ NG T, PAGLIUCA A, MUFTI G J. Intraperitoneal rituximab: an effective measure to control recurrent abdominal ascites due to non-Hodgkin's lymphoma [J]. Ann Hematol, 2002, 81 (7): 405-406.

［10］ WIERDA W G, ZELENETZ A D, GORDON L I, et al. NCCN guidelines insights: chronic lymphocytic leukemia/small lymphocytic lymphoma, version 1. 2017 [J]. J Natl Compr Canc Netw, 2017, 15 (3): 293-311.

［11］ LANG C C V, RAMELYTE E, DUMMER R. Innovative therapeutic approaches in primary cutaneous B cell lymphoma [J]. Front Oncol, 2020, 10: 1163.

［12］ DAVIS T A, WHITE C A, GRILLO-LOPEZ A J, et al. Single-agent monoclonal antibody efficacy in bulky non-Hodgkin's lymphoma: results of a phase Ⅱ trial of rituximab [J]. J Clin Oncol, 1999, 17 (6): 1851-1857.

［13］ FEURING-BUSKE M, KNEBA M, UNTERHALT M, et al. IDEC-C2B8 (Rituximab) anti-CD20 antibody treatment in relapsed advanced-stage follicular lymphomas: results of a phase-Ⅱ study of the German Low-Grade Lymphoma Study Group [J]. Ann Hematol, 2000, 79 (9): 493-500.

［14］ COLLIOU N, PICARD D, CAILLOT F, et al. Long-term remissions of severe pemphigus after rituximab therapy are associated with prolonged failure of desmoglein B cell response [J]. Sci Transl Med, 2013, 5 (175/178): 60-68.

［15］ LUNARDON L, TSAI K J, PROPERT K J, et al. Adjuvant rituximab therapy of pemphigus: a single-center experience with 31 patients [J]. Arch Dermatol, 2012, 148 (9): 1031-1036.

［16］ JOLY P, MAHO-VAILLANT M, PROST-SQUARCIONI C, et al. First-line rituximab combined with short-term prednisone versus prednisone alone for the treatment of pemphigus (Ritux 3): a prospective, multicentre, parallel-group, open-label randomised trial [J]. Lancet, 2017, 389 (10083): 2031-2040.

［17］ HAMMERS C M, CHEN J, LIN C, et al. Persistence of anti-desmoglein 3 IgG (+) B-cell clones in pemphigus patients over years [J]. J Invest Dermatol, 2015, 135 (3): 742-749.

［18］ HAHN B H, MCMAHON M A, WILKINSON A, et al. American College of Rheumatology guidelines for screening, treatment, and management of lupus nephritis [J]. Arthritis Care Res (Hoboken), 2012, 64 (6):

797-808.

［19］ JENNETTE J C, FALK R J, BACON P A, et al. 2012 revised International Chapel Hill Consensus Conference nomenclature of vasculitides [J]. Arthritis Rheum, 2013, 65 (1): 1-11.

［20］ STONE J H, MERKEL P A, SPIERA R, et al. Rituximab versus cyclophosphamide for ANCA-associated vasculitis [J]. N Engl J Med, 2010, 363 (3): 221-232.

［21］ JONES R B, TERVAERT J W, HAUSER T, et al. Rituximab versus cyclophosphamide in ANCA-associated renal vasculitis [J]. N Engl J Med, 2010, 363 (3): 211-220.

［22］ BERGHEN N, VULSTEKE J B, WESTHOVENS R, et al. Rituximab in systemic autoimmune rheumatic diseases: indications and practical use [J]. Acta Clin Belg, 2019, 74 (4): 272-279.

［23］ LUNARDON L, PAYNE A S. Inhibitory human antichimeric antibodies to rituximab in a patient with pemphigus [J]. J Allergy Clin Immunol, 2012, 130 (3): 800-803.

［24］ MINARD-COLIN V, AUPERIN A, PILLON M, et al. Rituximab for high-risk, mature B-cell non-Hodgkin's lymphoma in children [J]. N Engl J Med, 2020, 382 (23): 2207-2219.

［25］ DECKER M, ROTHERMUNDT C, HOLLANDER G, et al. Rituximab plus CHOP for treatment of diffuse large B-cell lymphoma during second trimester of pregnancy [J]. Lancet Oncol, 2006, 7 (8): 693-694.

［26］ GÖTESTAM SKORPEN C, HOELTZENBEIN M, TINCANI A, et al. The EULAR points to consider for use of antirheumatic drugs before pregnancy, and during pregnancy and lactation [J]. Ann Rheum Dis, 2016, 75 (5): 795-810.

第二十六章

其他生物制剂

　　靶向肿瘤治疗指通过干扰参与肿瘤生长与进展的特定分子阻断肿瘤生长及扩散的治疗方法。皮肤肿瘤的靶向治疗始于 1997 年美国 FDA 批准利妥昔单抗（rituximab，RTX）用于治疗难治性 B 细胞非霍奇金淋巴瘤。近年来靶向 B 淋巴细胞的生物制剂在皮肤科领域取得一定进展，但同时也面临许多挑战。免疫检查点抑制剂在调节 T 细胞活化增殖、肿瘤免疫、免疫耐受及免疫介导引起的组织损伤中起重要作用。免疫检查点抑制剂不仅在肿瘤逃逸中起到关键作用，也参与红斑狼疮、类风湿关节炎和干燥综合征等多种自身免疫病的发生发展，是重要的免疫调节信号。尽管人们对细胞毒性 T 淋巴细胞相关抗原 -4（cytotoxic T lymphocyte-associated antigen-4，CTLA-4）、程序性死亡蛋白 -1（programmed death-1，PD-1）等免疫检查点有进一步的了解，但其确切机制尚不清楚。因此，免疫检查点仍然是肿瘤免疫及自身免疫的研究焦点。重要的是，更好地了解免疫检查点抑制剂抗肿瘤免疫的机制，能使更多的黑色素瘤或其他恶性肿瘤患者从中获益。近年来，免疫检查点抑制剂在晚期恶性肿瘤治疗过程中，出现诸多免疫治疗相关的不良反应，可累及多系统，极大地限制了免疫检查点抑制剂的应用。临床医师应早期识别、评估并分级，从而制定个体化治疗方案，为广大患者在免疫治疗过程中的安全保驾护航。

第一节　贝利尤单抗

一、概述

　　贝利尤单抗（belimumab），是一种全人源 λ 型 IgG 的抗 B 淋巴细胞刺激因子单抗，与 B 淋巴细胞具有高度亲和力，与 B 淋巴细胞表面的刺激因子受体结合，能有效抑制可溶性 B 细胞活化因子（B cell-activating factor，BAF），诱导过多产生的自身反应性 B 细胞凋亡。贝利尤单抗于 2011 年获美国 FDA 批准，是首个用于治疗 SLE 的生物制剂，为 SLE 患者提供新的治疗手段。

SLE 是一种累及多个器官系统的慢性自身免疫性疾病,临床表现为发热、关节痛、乏力、皮疹和口腔溃疡等。SLE 的发病机制复杂,不仅有环境及遗传因素参与,还与机体免疫异常有关。T 细胞及 B 细胞在 SLE 发病机制中有重要作用,特别是 B 细胞存在多克隆活化,外周血活化的 B 细胞增多,且自身反应性 B 细胞清除能力的缺陷,大量研究证实动物模型及红斑狼疮患者中自身反应性 B 细胞增加与疾病活动有关。B 淋巴细胞多克隆活化的活性增高、产生大量自身抗体,包括抗核抗体、抗双链 DNA 抗体及针对不同细胞成分的各种抗体如抗白细胞、抗血小板、抗淋巴细胞及针对非特异性细胞膜结构的抗磷脂抗体等,这些自身抗体与相应抗原结合后形成抗原抗体免疫复合物并沉积,激活补体及中性粒细胞,损伤细胞功能,诱导细胞凋亡及产生细胞因子,从而导致器官损伤。目前 SLE 的标准治疗包括糖皮质激素、非甾体抗炎药、抗疟药及免疫抑制剂。治疗的目标是减少炎症和抑制免疫。即使经过标准治疗,仍有 SLE 患者对治疗抵抗或复发。

二、作用机制

BAF 又称 B 淋巴细胞刺激因子(B lymphocyte stimulation,BLys)属于 TNF 超家族中的重要成员,由单核细胞、巨噬细胞、树突状细胞及中性粒细胞表达和分泌,已有研究证明 BAF 是 B 淋巴细胞选择与存活的关键因素。BAF 是一种由 285 个氨基酸碱基组成的 Ⅱ 型膜蛋白,弗林蛋白酶(furin)膜裂解酶分解后从细胞膜上分离形成具有生物学作用的可溶形式进入血液循环。BAF 可与 3 种受体结合,分别为 B 细胞活化因子受体 3(B cell-activating factor receptor 3,BAF-R3)、跨膜激活物、钙调节物、亲环蛋白配体相互作用物(transmembrane activator and calcium modulator and cyclophilin ligand-interactor,TACI)及 B 细胞成熟抗原(B cell maturation antigen,BCMA)。BAF 是 BAF-R3 的唯一配体,而 TACI 和 BCMA 均可结合 BAF 或另一种 TNF 家族配体称为增殖诱导配体(aproliferation inducing ligand,APRIL)。BAF 及其受体主要调节 B 细胞的发育、增殖和分化,在免疫球蛋白类别转换中起重要作用。BAF 与 BAF-R3 结合后激活下游 NF-κB 信号通路,拮抗 B 细胞凋亡从而促进 B 细胞生存。过度表达 BAF 的小鼠可以引起 B 细胞活化增殖,出现自身免疫紊乱的表现,而敲除 BAF 的小鼠则缺乏成熟的 B 细胞。此发现首先在 BAF-R3 缺陷及 BAF-R3 突变小鼠中被证实,这些缺陷可以通过抗凋亡的 Bcl-2 家族蛋白 Bcl-XL 过表达来逆转凋亡,提示 BAF 与 BAF-R3 相互作用可以通过阻止或克服细胞凋亡来促使 B 细胞存活。许多研究发现,SLE 患者外周血中 BAF 水平升高,表明 BAF 水平与疾病活动度和抗双链 DNA 抗体水平呈正相关。因此,以 BAF 为靶点,调节自身反应性 B 细胞产生的异常自身抗体,可能有效控制 SLE 的疾病活动度。

贝利尤单抗是一种人 IgGλ 型单克隆抗体,能结合和抑制可溶性 BAF 与 B 细胞上的受体结合,从而抑制 B 细胞(包含自身反应性 B 细胞)过度活化,减少 B 细胞向浆细胞过度增殖分化,使自身反应性 B 细胞发生凋亡。体外试验显示贝利尤单抗高亲和力半抑制浓度(half maximal inhibitory concentration,IC_{50} 为 8.5nmol/L),与可溶性 BAF 结合,抑制 BAF 与其 3 种抗体结合(BAF-R3、TACI 及 BCMA),其为等效效价为 IC_{50} 0.1~0.11nmol/L。贝利尤单抗可以通过静脉滴注或皮下注射来治疗 SLE,适应证为自身抗体阳性的 SLE 患者,经过标准治疗的 SLE 患者效果差且疾病仍处于高度活跃(如持续高抗体水平和低补体)应考虑加用贝利尤单抗。

三、临床应用

(一)适应证:系统性红斑狼疮

SLE 是一种严重的自身免疫病,可致患者出现各种严重的临床症状、器官损伤,甚至死亡。长期以来,临床上只能使用传统免疫抑制剂治疗。而临床上可供选择的传统免疫抑制剂屈指可数,只有糖皮质激素、环磷酰胺、硫唑嘌呤、吗替麦考酚酯、环孢素等。长期服用此类药物还会造成患者发生骨髓抑制、肝肾功能受损、感染及肿瘤等风险。贝利尤单抗以 B 细胞刺激因子为药物靶点,是国际上首个针对 SLE 治疗的生物制剂,美国 FDA 已经批准用于 SLE 的治疗。

1. **静脉注射型贝利尤单抗**　目前有 4 项关于贝利尤单抗联合标准治疗 SLE 随机、安慰剂对照的临床试验。分别是贝利尤单抗 Ⅱ 期临床试验,Ⅲ 期临床试验 BLISS-52(在东欧、亚太和南美进行的 52 周临床试验),Ⅲ 期临床试验 BLISS-76(在北美和欧洲进行的为期 76 周的试验)和 BLISS-Northeast Asia(在东北亚地区进行的 52 周临床试验),这些临床试验均证实贝利尤单抗联合标准治疗 SLE 的有效性和安全性。

(1)贝利尤单抗 Ⅱ 期临床试验:本临床试验是为期 52 周的 Ⅱ 期随机、双盲、安慰剂对照试验。449 例 SLE 患者纳入研究,贝利尤单抗联合标准治疗组以随机 1mg/kg、4mg/kg、10mg/kg 静脉滴注(在第 0、14 和 28 天给予,之后每 28 天给予 1 次,直至 52 周达到观察终点),与安慰剂联合标准治疗组比较疗效和安全性。主要观察终点为第 24 周及 52 周的 SLEDAI 百分比的变化和免疫球蛋白水平。该项研究在 52 周观察终点结束后进入开放期,开放期所有患者接受贝利尤单抗治疗,4 年内共 1 165 例 SLE 患者接受贝利尤单抗治疗。研究证实,贝利尤单抗联合标准治疗安全且耐受良好,不良反应在接受贝利尤单抗联合标准治疗组和安慰剂治疗组之间没有显著差异。这项研究不仅为贝利尤单抗治疗的目标人群(即自身抗体阳性的 SLE)提供选择依据,而且研究结果显示大部分 SLE 患者对贝利尤单抗联合标准治疗可以耐受,为后续临床试验提供可靠的依据。

(2)贝利尤单抗 Ⅲ 期临床试验(BLISS-52 及 BLISS-76):BLISS-52 及 BLISS-76 为随机双盲安慰剂对照的贝利尤单抗 Ⅲ 期临床试验。BLISS-52 是 52 周贝利尤单抗联合标准治疗(n=865),目标 SLE 人群为东欧、亚太和南美洲患者;BLISS-76 是 76 周贝利尤单抗联合标准治疗(n=819),目标人群在北美及欧洲。研究对象为年龄 ≥18 岁,血清抗核抗体或抗双链 DNA 抗体阳性的 SLE 患者(合并狼疮肾炎的重度狼疮及中枢性神经系统受累的狼疮;既往使用抗 B 细胞靶点治疗的患者均不纳入)。基线时标准治疗为糖皮质激素的患者比例(BLISS-52 为 96%,BLISS-76 为 76%);使用硫唑嘌呤、甲氨蝶呤和吗替麦考酚酯等免疫抑制剂的患者比例(BLISS-52 为 42%,BLISS-76 为 56%);使用抗疟药的患者比例(BLISS-76 为 67%,BLISS-52 为 63%)等。大多数 SLE 患者(>70%)接受 2 种或 2 种以上的标准药物治疗。上述两个临床试验均以 1∶1∶1 随机分配(分别为 1mg/kg 剂量贝利尤单抗组、10mg/kg 剂量贝利尤单抗组和安慰剂组),并于 0、14、28 天接受静脉滴注,随后每 28 天持续用药至 52

周(BLISS-52)及76周(BLISS-76)。

BLISS-52及BLISS-76接受治疗后52周,1mg/kg及10mg/kg贝利尤单抗组的系统性红斑狼疮反应者指数(systemic lupus erythematosus responder index,SRI)应答率均高于安慰剂组;然而BLISS-76长期随访至76周时10mg/kg贝利尤单抗治疗组SRI应答率(38.5%)与安慰剂组(32.4%)相比,差异无统计学意义,可能与第2年试验中7%的失访率有关。另外,1mg/kg贝利尤单抗治疗组与安慰剂组相比,对改善SRI4(定义为SLEDAI较基线降低≥4分)没有明显影响,因此不推荐1mg/kg。

BLISS-52及BLISS-76临床研究结果显示,与安慰剂联合标准治疗组相比,贝利尤单抗联合标准治疗组不仅能够使SLEDAI有效改善至少4分,而且能快速、选择性和持续控制SLE的疾病活动性(包括降低血清抗核抗体水平,升高补体C3和C4水平),同时治疗8周后能有效减少系统用糖皮质激素用量,从而减少激素相关不良反应的发生及其带来的远期危害,降低感染发生风险,改善SLE患者的生活质量及健康状况。两组间不良事件发生率无明显差异。

(3)BLISS-Northeast Asia:BLISS-Northeast Asia是一项多中心随机安慰剂对照的Ⅲ期关键性研究,纳入中国、日本、韩国等东北亚国家或地区共49个中心677例血清学阳性SLE患者,基线SLEDAI≥8分,并且入组前均接受系统用糖皮质激素、抗疟药、非甾体抗炎药或其他免疫抑制剂等治疗。将入组患者以2:1比例随机分组,分别接受贝利尤单抗组(n=451)或安慰剂组(n=226),在0、14、28天分别静脉滴注贝利尤单抗10mg/kg,然后每28天接受1次,持续用药至48周。结果显示经过贝利尤单抗治疗组在第12周开始SRI4高于安慰剂组,第52周贝利尤单抗治疗SRI4为高于安慰剂组(53.8% vs. 40.1%,P=0.001)。相比安慰剂组,贝利尤单抗组SLEDAI降低≥4分并且SRI7显著升高。在系统用糖皮质激素剂量>7.5mg/d的患者中,贝利尤单抗组糖皮质激素用量明显减少(P<0.05)。两组间不良事件发生率结果相似,大多数不良事件严重程度轻中度,最常见的不良事件为上呼吸道感染。此项研究结果证实贝利尤单抗在治疗SLE患者过程中能够有效减少糖皮质激素用量,改善SLE患者的生活质量,并且加以补充原先缺乏在东北亚地区临床实践数据,进一步佐证贝利尤单抗作为标准治疗的补充在亚洲人群中SLE患者的疗效和安全。

2. 皮下注射型贝利尤单抗 一项随机、安慰剂对照、52周BLISS-SC临床试验评估皮下注射型贝利尤单抗联合标准治疗对SLE的有效性。BLISS-SC纳入836例年龄≥18岁中重度的SLE患者,且已完成52周标准治疗,以2:1随机分为治疗组及安慰剂组,接受每周200mg贝利尤单抗皮下注射或安慰剂直至52周。52周观察终点时,贝利尤单抗治疗组SRI4高于安慰剂组(61.4% vs. 48.4%;OR=1.68,95%CI 1.25~2.25,P=0.000 6)。大部分患者接受贝利尤单抗治疗后糖皮质激素减量≥25%,与安慰剂组相比,贝利尤单抗治疗组在40~52周糖皮质激素剂量≤7.5mg/d的患者为18.2%,而安慰剂组为11.9%,两者之间差异无统计学意义(OR=1.65,95%CI 0.95~2.84,P=0.073 2)。此外,治疗组患者疾病复发风险及复发中位时间(171天 vs. 118天)均有改善。两组间安全性及不良反应无显著差异,其中最常见的不良反应为感染。此项Ⅲ期临床试验推进皮下注射型贝利尤单抗上市,为SLE患者在临床应用中提供给药方式的新选择。

（二）贝利尤单抗皮肤科超适应证应用

1. **干燥综合征**　干燥综合征是一种以外分泌腺（主要是泪腺和唾液腺）淋巴细胞浸润为特征的自身免疫性疾病，主要表现为口眼干燥、外阴分泌物减少等。疲劳及关节疼痛是干燥综合征发病的前驱表现。大多数患者为女性（大于90%），30~50岁为发病高峰，患病率0.01%~0.72%。干燥综合征可以是原发性干燥综合征，也可以继发于类风湿关节炎或系统性红斑狼疮等其他风湿免疫疾病。干燥综合征诊断的"金标准"是唾液腺病理提示局灶性淋巴细胞性涎腺炎。其他实验室检查包括自身抗核抗体、抗SSA抗体（抗Ro抗体）、抗SSB抗体（抗La抗体）或类风湿因子。BAF受体主要在B细胞上表达，BAF-R信号通路在B细胞的成熟、激活中起作用，干燥综合征发病主要由于B细胞过度激活，产生自身抗体并沉积在外分泌腺。研究发现干燥综合征患者外周血BAF水平与疾病活动度和血清自身抗体水平呈正相关。

2015年在一项BLISS II期研究的开放阶段中，纳入30例干燥综合征患者，在0、14、28天接受贝利尤单抗10mg/kg静脉滴注，而后每28天1个疗程至24~30周，其中18例（60%）患者达到治疗观察终点（28周）。干燥综合征的平均疾病活动指数从8.8分下降至6.3分（$P=0.0015$），视觉模拟评分（visual analogue scale，VAS）包括干燥（从7.8分下降至6.2分，$P=0.0021$）、乏力（从6.9分下降至6.0分，$P=0.0606$）及疼痛指数（4.6分上升至4.7分，$P=0.89$）。最终所有抗SAA抗体阳性患者中，大多数B淋巴细胞生物标志物（血清免疫球蛋白水平，κ、λ轻链，类风湿因子及冷球蛋白等）的指标均获得显著改善，其中除了1例患者在18周时因重症肺炎球菌性脑膜炎终止贝利尤单抗治疗外，总体安全性良好。

2. **类风湿关节炎**　类风湿关节炎是一种慢性自身免疫性疾病，临床表现为滑膜炎症及关节损伤，病理特点包含滑膜增生、血管翳形成，侵袭邻近软骨及骨组织导致损伤。B淋巴细胞在类风湿关节炎发病机制中的致病作用已被明确，B细胞作为T细胞活化的抗原提呈细胞，释放炎症细胞因子和趋化因子，产生自身抗体如类风湿因子和抗环瓜氨酸肽抗体，促使关节发生炎症。现有类风湿关节炎治疗药物包括DMARD及新型生物制剂如TNF-α抑制剂等，大部分类风湿关节炎患者经上述治疗后临床症状可缓解，但仍有部分患者疗效不佳，因此有必要根据新发现的与发病相关的信号通路来研发新型生物制剂。

2013年一项随机双盲安慰剂对照的II期临床试验，研究剂量范围并评估贝利尤单抗治疗类风湿关节炎的疗效和安全性。纳入283例符合美国风湿病学会（American College of Rheumatology，ACR）类风湿关节炎的诊断标准，确诊类风湿关节炎≥1年，疾病活动度为中度以上且接受类风湿关节炎的其他药物治疗的患者，以1:1:1:1随机分到安慰剂组或3个不同剂量的贝利尤单抗组（贝利尤单抗组分别接受1mg/kg、4mg/kg、10mg/kg静脉滴注1天、14天和28天，然后每28天静脉滴注至24周）。主要疗效观察终点为24周的ACR20应答率（ACR标准）。第24周ACR20应答率与安慰剂组（15.9%）相比，1mg/kg、4mg/kg和10mg/kg的贝利尤单抗组应答率分别为34.7%（$P=0.010$）、25.4%（$P=0.168$）和28.2%（$P=0.080$）。不同剂量贝利尤单抗治疗组在开放期继续接受贝利尤单抗的患者，第48周ACR20应答率为41%。安慰剂组在开放期后改用10mg/kg贝利尤单抗的患者第48周时也出现了类似ACR20应答率（42%）。与安慰剂组相比，RF阳性，抗CCP抗体阳性或C反应蛋白水平升高(≥1.5mg/dl)的贝利尤单抗组患者第24周及第48周有更显著的应答率。安慰剂组与各种剂量贝利尤单抗治疗组之间不良事件发生率无显著差异。这项Ⅱ期临床试验证明贝利尤单抗在类风湿关节炎中的疗效,并且在前期治疗失败的类风湿关节炎患者中具有良好的耐受性。

3. **系统性硬化症** 系统性硬化症是一种异质性慢性自身免疫病,以血管病变、自身抗体形成、炎症发生及皮肤和内脏器官纤维化为特征,临床表现为肢端雷诺现象,肺动脉高压,肾损害,皮肤和内脏器官纤维化(特别是消化道、心脏和肺)和肌肉骨骼病变(关节、肌肉和筋膜)。系统性硬化症的发病机制包括自身抗体形成,T细胞、B细胞等免疫细胞的活化并分泌细胞因子和其他免疫系统成分的活化相关。系统性硬化症的常规治疗包括系统用糖皮质激素及甲氨蝶呤、吗替麦考酚酯、环磷酰胺等免疫抑制剂和自体干细胞移植。目前激素联合免疫抑制剂仍然是系统性硬化症的主要治疗方法,尽管这些药物有效,但为了寻求更安全、更有效、更有针对性的治疗方法,特别是针对其血管、纤维化或免疫抑制成分,仍需更多的临床研究支持。

2015年一项单中心临床研究评估早期系统性硬化症接受吗替麦考酚酯治疗无效患者静脉贝利尤单抗治疗的有效性及安全性。结果显示,贝利尤单抗组和安慰剂组相比,改良Rodan皮肤评分(median modified Rodan skin score, mRSS)中位数无显著差异,但贝利尤单抗安全性好。此外,研究还发现贝利尤单抗组mRSS改善的系统性硬化症患者皮损中B细胞信号通路及促纤维化基因和通路表达均显著下调,而安慰剂组中则无上述改变。

4. **抗磷脂抗体综合征** 抗磷脂抗体综合征是一种系统性自身免疫性疾病,其特征是反复发生血栓形成和/或流产,外周血存在抗磷脂抗体。抗磷脂抗体是一类异质性抗体,包括狼疮抗凝物、IgG型和IgM型抗心磷脂抗体和抗β2糖蛋白1抗体。抗磷脂综合征可原发性起病,也可伴有其他自身免疫性疾病,最常见为SLE。抗磷脂综合征尚未有应用贝利尤单抗的研究报道。但在SLE患者中贝利尤单抗治疗后抗磷脂抗体水平降低。一项贝利尤单抗治疗SLE的随机对照试验指出,与安慰剂相比,贝利尤单抗联合标准治疗组患者IgG型抗心磷脂抗体水平明显降低(32.1% *vs.* 22.7%, $P<0.05$),但未对其他抗磷脂抗体进行评估。综上所述,值得进一步研究贝利尤单抗在抗磷脂抗体综合征中的有效性及安全性。

(三)禁忌证

已知对贝利尤单抗中的活性物质、配伍剂或成分过敏者应禁用。

(四)特殊人群用药

1. **妊娠期患者** 妊娠期间应避免使用贝利尤单抗,除非评估本品对胎儿的影响获益大于风险。

2. **哺乳期患者** 目前研究尚未明确本品摄入后是否分泌至人乳汁,药物对哺乳的影响及药物通过乳汁对婴儿的影响尚未清楚。由于母体抗体(IgG)存在于乳汁中,若贝利尤单抗分泌至乳汁,通过哺乳对婴儿胃肠道及其他器官系统的作用仍未知。因此,应综合评估患者母乳喂养对婴儿益处,评估是否暂停患者母乳喂养或停用本品。

3. **育龄期女性** 贝利尤单抗治疗期间,育龄期女性患者应进行安全有效避孕措施,若患者有生育要求应至少停用4个月。

4. **儿童患者**　贝利尤单抗在儿童患者中的有效性及安全性缺乏临床试验数据。

5. **老年患者**　贝利尤单抗在老年患者(年龄>65 岁)中的安全性和有效性数据有限,老年患者应用本品应谨慎。

6. **肾功能不全患者**　SLE 患者合并轻度(60ml/min ≤ 肌酐清除率<90ml/min),中度肾功能不全(30ml/min ≤ 肌酐清除率<60ml/min)或严重肾功能不全(15ml/min ≤ 肌酐清除率<30ml/min),在这一人群中无须调整本品剂量。

7. **肝功能不全患者**　贝利尤单抗对肝损伤的药代谢力学的研究缺乏临床数据。不建议肝功能不全患者调整本品剂量。

四、不良反应

1. **最常见不良反应**　头晕、腹泻、发热、上呼吸道感染、失眠、抑郁、偏头痛及输液反应是最常见的不良反应。

2. **死亡**　在临床试验中使用贝利尤单抗及安慰剂有死亡个例报道。严重感染是导致患者死亡最常见的原因。

3. **严重感染**　已有报道免疫抑制剂(包含贝利尤单抗)引起严重感染个例,本品的作用机制可能增加感染及机会性感染的风险。严重或慢性感染患者应谨慎用药。若患者在使用贝利尤单抗治疗期间出现新的感染,应严密观察患者感染情况,若进一步加重考虑中断贝利尤单抗治疗。活动性结核或结核潜伏感染患者应用本品的风险尚不明确。

4. **进行性多灶性白质脑病**　患者若诊断为进行性多灶性白质脑病或神经系统症状和体征进一步恶化,经评估,考虑终止贝利尤单抗治疗。

5. **输液反应或过敏反应**　严重致命的输液反应或过敏反应,医疗单位给予贝利尤单抗治疗时应具备相关紧急处理措施。并监测患者静脉滴注贝利尤单抗期间有无过敏或输液现象。由于存在迟发反应可能,患者应至少在前 2 次静脉滴注或皮下注射期间接受临床观察时间(数小时),指导患者若出现任何过敏症状应立即就医。可在贝利尤单抗治疗前预防性应用抗组胺药,或联合解热镇痛药。

6. **抑郁或自杀倾向**　在贝利尤单抗治疗前,医师应综合评估患者当前精神状态及病史仔细评估有无抑郁情况和自杀风险,治疗期间应监测患者,若出现新的精神障碍或原有精神疾病加重,应与心理科或精神科会诊协同治疗,同时评估继续接受贝利尤单抗治疗的获益及风险。

7. **恶性肿瘤及淋巴细胞增生性疾病**　免疫调节剂(包含贝利尤单抗)或免疫抑制剂存在诱导恶性肿瘤发生风险。既往有肿瘤病史患者或新发恶性肿瘤患者应谨慎考虑应用本品,目前尚未对 5 年内的恶性肿瘤患者开展该临床研究。

8. **免疫接种**　贝利尤单抗治疗期间应避免给药前30 天内或给药期间接种疫苗,因为尚未明确其对临床安全性的影响。贝利尤单抗可能影响免疫接种的免疫应答。

大量临床数据表明贝利尤单抗联合标准治疗在治疗 SLE 患者中具有良好的耐受性及安全性,不仅能够持续控制 SLE 的疾病活动,而且能显著减少糖皮质激素的使用剂量。迄今为止,贝利尤单抗是唯一获批的治疗 SLE 的生物制剂,为 SLE 患者的药物治疗开辟了新道路。随着 BAF 在自身免疫疾病中发病机制的深入研究,贝利尤单抗在自身免疫病领域中将有更多临床应用的可能性。

第二节 维布妥昔单抗

一、概述

维布妥昔单抗(brentuximab vedotin,BV)是一种新型抗体药物偶联物,由抗 CD30 单克隆抗体与微管相关抑制剂(monomethyl auristain,MMAE)通过二肽键偶联组成,是一种靶向 CD30 的新型抗肿瘤药。Ⅱ期临床试验应用该药物治疗复发难治的间变性大细胞淋巴瘤的总缓解率(overall response rate,ORR)为 86%,完全缓解率(complete remission rate,CRR)为 57%,疗效显著。2011 年美国 FDA 批准其用于治疗至少 1 个方案联合化疗失败的间变性大细胞淋巴瘤,而对于疗效欠佳者,联合化疗及序贯干细胞移植正在探索中。BV 联合化疗用于一线治疗的临床试验已经开展。

二、作用机制

BV 实现了单克隆抗体和小分子抗肿瘤药物的强强联合,与传统的化疗药物相比具有更高的抗肿瘤效力和更低的系统毒性。药物的分子结构由:抗 CD30 单克隆抗体、MMAE 和连接前两者的二肽类可裂连接子三部分组成。药物经静脉注射进入人体内后,经抗体的靶向作用将偶联物富集于 CD30 高表达的肿瘤组织并经抗体介导的内吞作用进入肿瘤细胞,连接子的二肽部分被蛋白酶降解最终释放弹头药物 MMAE 而彻底杀死肿瘤细胞。抗体偶联药物的优势在于结合了单抗的靶向选择性和 MMAE 的细胞杀伤力,实现选择性地在肿瘤细胞特殊环境裂解的连接子完成药物定向释放,既能提高药物的抗肿瘤活性,也能降低药物带来的毒副作用。

体外试验数据表明,MMAE 是 CYP3A4/5 的底物,同时也是 P 糖蛋白的外排转运体的底物。当 BV 与一种强效 CYP3A4 抑制剂酮康唑同时使用时,MMAE 暴露量约增加 34%,同时使用该药和强效 CYP3A4 抑制剂的患者需要加强监测不良反应。当本药物与一种强效 CYP3A4 诱导剂利福平同时使用时,MMAE 暴露量约减少 46%。当患者接受本品与 P 糖蛋白抑制剂或诱导剂联合给药时,由于 MMAE 暴露量的变化,同样也需要更严密地监测患者的不良反应。另外,BV 与一种 CYP3A4 底物咪达唑仑联合使用时并不影响其正常的药物暴露情况。

三、临床应用

BV 于 2011 年 8 月被美国 FDA 批准上市,作为二线药物用于治疗霍奇金淋巴瘤和间变性大细胞淋巴瘤。目前该药用于治疗皮肤性 T 细胞淋巴瘤的临床试验正处于Ⅲ期阶段,用于治疗非霍奇金淋巴瘤、系统性红斑狼疮、移植物抗宿主病、淋巴瘤样丘疹病及蕈样肉芽肿和其他恶性血液病的临床试验均处于Ⅱ期阶段。

（一）皮肤 T 细胞淋巴瘤

不同类型皮肤 T 细胞淋巴瘤(cutaneous T cell lymphoma,CTCL)中 CD30 阳性率不尽相同,淋巴瘤样丘疹病中除 B 型外几乎均表达 CD30,间变性大细胞淋巴瘤中 CD30 阳性率大于 75%,蕈样肉芽肿/塞扎里综合征(Sezary syndrome)中 CD30 阳性率为 12%~23%,而在蕈样肉芽肿大细胞转化中 CD30 阳性率为 48%~55%。因此,2017 年 BV 获批用于既往治疗过的原发性皮肤间变性大细胞淋巴瘤和 CTCL。2015 年一项研究开展了 BV 治疗既往治疗过的 CD30 阳性的淋巴瘤样丘疹病和/或间变性大细胞淋巴瘤(20 例)单中心Ⅱ期临床试验,BV 按 1.8mg/kg 每 3 周给药 1 次,共 16 个疗程。ORR 为 73%,CRR 为 35%。淋巴瘤样丘疹病和/或间变性大细胞淋巴瘤患者中 ORR 可达 100%,而在蕈样肉芽肿中 ORR为 54%,可能与患者 CD30 表达阳性强度有轻(<10%)、中(10%~50%)和重(≥50%)有关。2015 年一项多中心Ⅱ期临床试验,32 例Ⅰb~Ⅳb 期至少 1 次系统治疗失败的蕈样肉芽肿或干燥综合征患者(CD30 表达 0~100%),BV 按 1.8mg/kg 每 3 周给药 1 次,共 16 个疗程。ORR 为 70%,尽管有 1 例患者达到完全缓解,30 例患者中 7 例评估疾病严重度加权较基线相比,显著改善达到 90% 以上。2017 年一项全球Ⅲ期随机对照临床试验(ALCANZA 试验),既往治疗过的 CD30 阳性的蕈样肉芽肿(97 例)或间变性大细胞淋巴瘤(31 例),比较了BV(按 1.8mg/kg,每 3 周给药 1 次,共 16 个疗程)和常规治疗组口服贝扎罗汀(共 48 周)或口服甲氨蝶呤(共 48 周)的疗效。研究结果显示 CD30 阳性率<5% 的缓解率低于 CD30 阳性率>5% 的患者。治疗后 4 个月,与常规治疗组(有效率为 12.5%)相比 BV 治疗组患者有效率为 56.3%。BV 组平均无进展生存期(16.7 个月)高于常规治疗组(3.5 个月)。

（二）系统性红斑狼疮

2015 年开展了一项Ⅱ期多中心随机对照临床试验评估 SLE 中使用 BV 剂量范围、安全性和第 85 天的 SRI。20 例 SLE 患者均为女性,其中 4 例安慰剂组,8 例给予 BV 0.3mg/kg 每 3 周给药 1 次,共 4 个疗程。8 例给予 BV 0.6mg/kg 每 3 周给药 1 次,共 4 个疗程。最后 1 次治疗后随访 9 周后,主要终点不良反应发生率。1 级不良反应发生率安慰剂组为 50%,0.3mg/kg BV 组为 75%,0.6mg/kg BV 组为 25%。2 级不良反应发生率安慰剂组为50%,0.3mg/kg BV 组为 50%,0.6mg/kg BV 组为 87.5%。3 级不良反应发生率安慰剂组为 0,0.3mg/kg BV 组为 12.5%,0.6mg/kg BV 组为 25%。次要终点观察第 85 天的 SRI,0.3mg/kgBV 组为 14.3%,0.6mg/kg BV 组为 28.6%。

四、不良反应

常见不良反应为末梢神经炎、白细胞减少、贫血、血小板减少、感染等,多为轻度。BV 自2011 年 8 月上市后,2012 年 1 月美国 FDA 发布了该药的安全信息。研究发现,其使用可能会加大诱发多灶性白质脑病的风险。患者如果出现多灶性白质脑病迹象,应立即告知医师控制用药剂量或停药。2015 年开展的Ⅱ期多中心随机对照临床试验评估 SLE 中使用 BV剂量范围,小剂量 BV 使用(0.3mg/kg 和 0.6mg/kg)不良反应比较轻微,主要是恶心、呕吐、上腹部疼痛、注射部位疼痛或瘙痒,发生率为 12.5%~25%。

目前因 BV 价格昂贵,很多患者无法完成 16 个周期化疗,将 BV 作为一个桥梁,达到最佳疗效后行造血干细胞移植的方案正在探索中。BV 作为新型靶向化疗药物,国内应用较少,特别是对皮肤淋巴瘤和免疫性疾病的治疗尚需进一步研究。

第三节　伊匹木单抗

一、概述

人体的免疫系统能够抵御各种病原体和早期恶性肿瘤,同时维持免疫耐受,避免自身免疫病的发生。在正常情况下,机体免疫处于平衡状态,既能防止自身抗体对组织器官的损害,同时消除病原体及"非我"细胞。当机体受到病原体侵害时,免疫系统动员、免疫细胞被激活并释放细胞因子发挥免疫应答效应。与此同时,为避免持续的免疫应答对机体自身组织的损害,存在这样一类细胞分子,能够产生抑制信号,使活化的免疫细胞衰减,称为免疫检查点(immune checkpoint,ICP)。在精密的免疫系统中,免疫检查点是抑制性调节分子,维持机体对"自我"的免疫耐受,犹如"刹车"(brake)发挥重要的调控作用。靶向药物能阻断免疫检查点的抑制性信号,即"释放刹车",促进免疫细胞持续激活从而增强免疫应答效应。

免疫检查点包括 CTLA-4 及其配体 B7-2(又称 CD80)、B7-1(又称 CD86),PD-1 及其配体程序性死亡受体配体 1(programmed death ligand-1,PD-L1)等,它们是免疫细胞表面的蛋白受体或配体。针对这些免疫检查点来关闭"刹车"的药物称为免疫检查点抑制剂,能阻断肿瘤逃逸机制,靶向增强机体抗肿瘤免疫,使肿瘤患者在免疫治疗中获得显著疗效,现已逐渐作为实体肿瘤的治疗方案。伊匹木单抗(ipilimumab)是一种用于肿瘤免疫治疗的抗 CTLA-4 全人源 IgG1κ 型单克隆抗体。2011 年 3 月伊匹木单抗成为首个获美国 FDA 批准上市的免疫检查点抑制剂,用于治疗不可手术切除或转移性黑色素瘤。同年 7 月 EMA 批准用于晚期未经治疗的黑色素瘤患者。

二、作用机制

CTLA-4 最早发现于 20 世纪 80 年代,属于免疫球蛋白基因超家族,与 T 细胞共刺激分子 CD28 有 30% 的同源性,是一种参与调节 T 细胞活化的共抑制分子。CTLA-4 不仅表达于活化的 $CD4^+T$ 细胞、$CD8^+T$ 细胞和调节性 T 细胞表面,肿瘤细胞表面也表达 CTLA-4。

被抗原提呈细胞摄取的抗原经内源性或外源性抗原提呈途径与 MHC Ⅰ 类分子或 MHC Ⅱ 类分子结合后,表达于抗原提呈细胞表面,与 T 细胞受体形成三分子复合物,产生 T 细胞活化的第一信号。此外,抗原提呈细胞表面的分子 B7-1(又称 CD80)或 B7-2(又称 CD86)与 T 细胞表面的共刺激分子 CD28 结合,产生 T 细胞活化的第二信号。同时具备第一信号和第二信号的 T 细胞才被激活。CTLA-4 在 T 细胞活化后短期内表达显著升高,与

CD28 竞争性结合 B7 分子。CTLA-4 具有更高的亲和力,结合后产生抑制信号使共刺激信号衰减,抑制 T 细胞的激活和增殖。细胞毒性 T 细胞表面受体 CTLA-4 上调,可产生抑制信号,使 T 细胞初始活化后阻断细胞周期,介导 T 细胞抑制作用,并抑制 IL-2 的产生。T 细胞共信号受体(共刺激因子 / 共抑制因子)在 T 细胞生物学中起关键作用,可以调控 T 细胞的活化增殖,进而影响 T 细胞的命运,因此这些共信号受体及其配体的表达在 T 细胞和组织微环境中受到严格的调控。

伊匹木单抗作为免疫检查点抑制剂,靶向抑制 T 细胞表面 CTLA-4,通过中和 CTLA-4激活免疫系统,减少肿瘤浸润的调节性 T 细胞,以达到清除肿瘤细胞的目的。临床研究表明,某些难治性黑色素瘤患者对伊匹木单抗产生持久且完全的应答。然而,使用免疫检查点抑制剂治疗可增加严重免疫相关不良事件的风险,最常见的免疫相关不良事件为皮疹、胃肠道症状、肝炎等。伊匹木单抗常见的免疫相关不良事件为眼部症状、神经症状或累及血液和内分泌等系统的症状。

三、临床应用

黑色素瘤是黑色素细胞来源的恶性肿瘤,复发率和转移率非常高,预后差,死亡率高。2016 年底在美国有 76 380 人确诊黑色素瘤。虽然大多数为早期黑色素瘤,通过外科手术切除可以治愈,然而一部分患者确诊时已出现转移或晚期发生远处转移。随着靶向药物和免疫治疗的问世,不能被手术切除或转移性黑色素瘤的治疗方式在过去几年中发生巨大改变。目前用于转移性黑色素瘤的治疗方式包括手术治疗、免疫治疗、靶向治疗和化学治疗。

多项临床研究证实,伊匹木单抗可以使晚期黑色素瘤患者的免疫治疗持久应答,提高患者的总生存率。两项Ⅲ期研究证实了 2 种不同剂量(3mg/kg 或 10mg/kg)的伊匹木单抗对转移性黑色素瘤有一定疗效。一项Ⅲ期临床试验评估不能手术切除的Ⅲ期或Ⅳ期黑色素瘤患者分别接受伊匹木单抗单一药物、伊匹木单抗联合黑色素瘤特异性肽疫苗或单独使用黑色素瘤特异性肽疫苗治疗的疗效。这项研究表明,伊匹木单抗治疗的患者总生存率有所提高,单独使用伊匹木单抗的患者生存时间为 10.1 个月,伊匹木单抗联合黑色素瘤特异性肽疫苗的患者生存时间为 10.0 个月,而单独使用黑色素瘤特异性肽疫苗的患者生存时间为 6.4 个月。单独使用伊匹木单抗的总有效率(包括完全有效率和部分有效率)为 10.9%,伊匹木单抗联合黑色素瘤特异性肽疫苗治疗的总有效率为 5.7%,而黑色素瘤特异性肽疫苗单独治疗的有效率则为 1.5%。与单独使用伊匹木单抗相比,伊匹木单抗联合 gp100 并不能改善总生存率。在另一项Ⅲ期随机临床试验中评估伊匹木单抗对比安慰剂和达卡巴嗪的疗效及安全性,伊匹木单抗联合达卡巴嗪对先前未治疗的转移性黑色素瘤患者的中位总生存期有益(11.2 个月 *vs.* 9.1 个月);伊匹木单抗联合达卡巴嗪的有效率为 15.2%,而单独使用达卡巴嗪的有效率为 10.3%,研究结果表明免疫治疗联合化疗药物对晚期黑色素瘤患者有效。在这两项Ⅲ期研究的基础上,2011 年美国 FDA 批准 3mg/kg 伊匹木单抗用于治疗不可切除或转移性黑色素瘤。

10mg/kg 伊匹木单抗近期被证明在完全切除后Ⅲ期黑色素瘤患者中作为辅助治疗有效。在平均 5.3 年的随访中,伊匹木单抗组患者 5 年无复发,生存率为 40.8%,而安慰剂组生存率为 30.3%。伊匹木单抗组 5 年的总生存率（overall survival，OS）为 65.4%，安慰剂组为 54.4%（死亡时 HR 为 0.72，95%CI 0.58~0.88，P= 0.001）。根据该项研究结果，美国 FDA 将伊匹木单抗的适应证范围扩大到 Ⅲ 期黑色素瘤患者术后的辅助治疗。

近年来，伊匹木单抗与纳武利尤单抗（nivolumab）的联合治疗在疗效及生存率方面均优于单药使用伊匹木单抗。CheckMate 069 试验比较了伊匹木单抗联合纳武利尤单抗和伊匹木单抗单独治疗晚期黑色素瘤患者。未接受过治疗的晚期黑色素瘤患者，纳武利尤单抗联合伊匹木单抗或单独使用纳武利尤单抗治疗的客观有效率和无进展生存时间（progression-free survival，PFS）明显高于伊匹木单抗单药治疗。在 CheckMate 067 Ⅲ 期临床试验中，945 例转移性黑色素瘤患者被随机分配接受纳武利尤单抗单独治疗、纳武利尤单抗联合伊匹木单抗或伊匹木单抗单独治疗。单独使用纳武利尤单抗（6.9 个月）或联合伊匹木单抗（11.5 个月）比单独使用伊匹木单抗（2.9 个月）的 PFS 更长。三组 ORR 分别为 43.8%、57.6% 和 19%。基于这些研究成果，美国 FDA 批准纳武利尤单抗联合伊匹木单抗治疗 BRAF 野生型不可切除的黑色素瘤。

四、不良反应

随着免疫检查点抑制剂在多种恶性肿瘤中的广泛应用，CTLA-4 抑制剂已成功用于治疗非小细胞肺癌、黑色素瘤、肾细胞癌、血液肿瘤等恶性肿瘤。免疫检查点抑制剂治疗过程中引起一系列的免疫相关不良事件，可以累及皮肤、胃肠道、心脏、内分泌、骨关节等多个系统。一项 Ⅱ 期临床试验证明免疫治疗不良事件存在剂量相关性，不良事件发生率与剂量增加有关，即 10mg/kg 导致 3 级（严重）或 4 级（致命）不良事件发生率（18%）显著高于 3mg/kg 所致 3 级或 4 级不良事件发生率（5%）。随后的 Ⅲ 期临床试验评估 3mg/kg 和 10mg/kg 等不同剂量的伊匹木单抗的疗效和安全性，最后美国 FDA 批准用于治疗黑色素瘤的伊匹木单抗治疗剂量为每 3 周 1 次（3mg/kg），共 4 次。

1. **免疫相关皮肤毒性** 伊匹木单抗最常发生皮肤不良反应，发生率为 43%~45%。最常见皮肤不良反应表现为斑丘疹、瘙痒及白癜风，通常发生在治疗初期（疗程开始后几周内），也可出现迟发反应（疗程结束后发生）。相比其他免疫检查点抑制剂治疗恶性肿瘤出现的免疫相关皮肤毒性，伊匹木单抗治疗晚期黑色素瘤患者中的发生率更高。在一项对接受伊匹木单抗治疗患者的荟萃分析中，24.3% 出现斑丘疹，其中 2.4% 出现严重或不良事件评分较高的皮肤毒性。瘙痒更常见（高达 35%），PD-1 抑制剂治疗后 6%~20% 的患者出现瘙痒，其中黑色素瘤使用免疫检查点抑制剂瘙痒的发生率高达 15%~19%。严重（3 级和 4 级）的免疫相关皮肤不良反应较为罕见，如重症多形红斑、中毒性表皮坏死松解症和药物超敏反应综合征的药物皮疹已有文献报道。伊匹木单抗联合 PD-1 抑制剂治疗黑色素瘤引起严重皮肤不良反应的发生率为 2.9%。当发生免疫相关皮肤不良反应时应接受皮肤专科医师的评估分级，密切关注病情变化，评估病情是否进展，大多数患者在接受外用或系统用糖皮质激素治疗多能缓解症状，若皮疹进一步加重应暂停使用免疫检查点抑制剂，甚至永久停用免疫检查点抑制剂。如皮疹恢复至低级别皮肤不良反应时，则可根据病情需要选择是否继续免疫治疗。

2. **免疫相关消化道毒性** 伊匹木单抗可出现免疫相关性胃炎、结肠炎，主要表现为腹泻、血便、腹痛。当患者出现轻度腹泻时,给予一般对症支持治疗。当出现严重腹泻时,则停用免疫检查点抑制剂,酌情给予系统用糖皮质激素治疗。免疫相关不良反应且激素难治性患者可以考虑给予英夫利西单抗改善消化道不良反应。CTLA-4 抑制剂治疗除了常见的腹泻症状外,还可表现为腹痛、便血和呕吐等症状。既往临床试验中 10mg/kg 伊匹木单抗有出现严重消化道不良反应而死亡的个案报道。需要重点关注的是,若患者合并肠穿孔,应立即行外科手术。

3. **免疫相关肝脏毒性**　CTLA-4 抑制剂可引起免疫相关性肝炎,表现为转氨酶和总胆红素升高,通常发生在开始治疗后 8~12 周。患者接受免疫检查点抑制剂前应监测肝功能,2 级肝脏毒性:AST 或 ALT 为正常上限的 3~5 倍,或总胆红素为正常上限的 1.5~3.0 倍,暂停免疫治疗,可以给予口服糖皮质激素 1~2mg/kg。3 级或 4 级肝脏毒性:AST 或 ALT ≥ 正常上限的 5 倍,或总胆红素 ≥ 正常上限的 3 倍,或危及生命的肝炎患者需要永久停用免疫治疗。

4. **免疫相关内分泌代谢毒性**　免疫检查点抑制剂治疗最常见的内分泌系统不良反应是垂体炎和甲状腺功能减退。建议在使用免疫检查点抑制剂治疗前检查甲状腺功能。在接受伊匹木单抗治疗的患者中,约 2% 的患者出现甲状腺功能减退。甲状腺功能减退患者采取激素替代疗法。不论是甲状腺功能亢进或减退,免疫检查点抑制剂治疗均可维持原剂量继续治疗。

5. **免疫相关性肺炎**　CTLA-4 抑制剂治疗过程中有发生免疫相关性肺炎和肺间质纤维化的病例。接受免疫治疗的患者若出现新发咳嗽或呼吸困难,可通过肺功能检查和影像学检查来进行评估。出现 2 级不良事件时,可以给予口服糖皮质激素 1~2mg/kg。出现 3 级或 4 级不良事件时,危及生命的肺炎患者永久停用免疫治疗。

6. **免疫相关肾脏毒性**　CTLA-4 抑制剂与肾功能不全有关。免疫治疗前和治疗期间应定期监测患者肾功能。

7. **免疫相关眼部毒性**　在接受伊匹木单抗治疗的患者中,巩膜炎、结膜炎和葡萄膜炎等眼科疾病的发生率<1%,并可局部使用糖皮质激素眼药水治疗,严重患者需要行眼科检查和系统用糖皮质激素治疗。

8. **其他免疫介导的相关毒性**　如免疫介导的自身免疫病(皮肌炎、关节炎),免疫介导脑炎,吉兰 - 巴雷综合征等免疫介导多系统毒性。当怀疑免疫治疗介导免疫相关不良反应时,应排除其他原因,并分级评估病情程度,暂停或永久终止免疫治疗,同时给予糖皮质激素治疗,根据病情恢复情况(不良反应分级降至低级别),可重新评估考虑继续免疫治疗。

第四节　PD-1/PD-L1 抑制剂

一、概述

免疫系统,尤其是细胞免疫,在对肿瘤的免疫监视和免疫清除中发挥重要的角色。然而,肿瘤也存在多种免疫逃逸机制避免被免疫系统识别和杀伤。PD-1 是 T 细胞表面的抑制性受体,在 T 细胞激活后启动,抑制 T 细胞活化。当其与配体 PD-L1 或 PD-L2 结合后,

PD-1 受体胞内段招募含 Src 同源 2 结构域的蛋白酪氨酸磷酸酶（Src homology 2 domain containing protein tyrosine phosphatase，SHP2），使得 T 细胞受体（T ymphocyte receptor，TCR）胞内段去磷酸化，阻断第一信号的进一步转导。而 PD-L1 在多数肿瘤细胞表面呈高表达。因此，运用单克隆抗体切断 PD-1 与 PD-L1 或 PD-L2 的结合，可以使 T 细胞保持持续活化，增强抗肿瘤免疫应答效应。本节将对国内外已经获批临床应用的 PD-1/PD-L1 抑制剂在皮肤科的应用展开介绍。

二、作用机制

PD-1 是由 288 氨基酸组成的蛋白质，主要表达于 T 细胞和其他免疫细胞表面，如 B 细胞、NK 细胞和单个核细胞等。PD-1 有 PD-L1 和 PD-L2 两个配体。PD-L1 蛋白是同源二聚体，PD-L2 分子结构与 PD-L1 相似，由 2 个免疫球蛋白功能域以连接段组成。

目前研发的 PD-1 抑制剂，都是以 IgG4 为框架开发的。因 IgG4 具有独特的生物学特性，与 FcγR 亲和力较低，不易引起抗体依赖性细胞介导的细胞毒作用和补体依赖的细胞毒性，成为免疫治疗的首选抗体类型。但是 IgG4 抗体可在体内动态地进行重链交换，即 Fab 臂交换，导致形成半抗体分子或者 2 个半抗体分子进一步形成双特异性抗体，呈现出不稳定性。因此，帕博利珠单抗（pembrolizumab）和纳武利尤单抗（nivolumab）在设计上均对 IgG4 铰链区 228 位点丝氨酸（S228P）进行了修饰，有效地阻止 Fab 臂交换，从而增加了抗体的稳定性。

单克隆抗体决定其识别特异性的是可变区的抗原结合片段（antigen-binding fragment，Fab），而其中高变区（hypervariable region，HVR）具有关键作用，不同的单克隆抗体 CDR 也各不相同。研究发现，帕博利珠单抗的结合区域 C′D 环与 PD-L1 结合位点的重叠相比纳武利尤单抗的 N 环更大，但是 2 种单抗在与 PD-1 分子结合的位点上并没有重叠。特瑞普利单抗（toripalimab）与 PD-1 的结合方向与纳武利尤单抗相似，与帕博利珠单抗不同；而信迪利单抗（sintilimab）与 PD-1 结合的表位与帕博利珠单抗或纳武利尤单抗均不相同。

不同的单克隆抗体，HVR 的来源还与其人源化水平相关。人源化抗体中鼠源成分占 5%~10%，通过截取可变区的 Fab 中与抗原直接接触的序列与人抗体可变区的 Fab 框架嫁接而成，如帕博利珠单抗、特瑞普利单抗、卡瑞利珠单抗（camrelizumab）和替雷利珠单抗（tislelizumab）等。全人源化抗体不含鼠源成分，通过转基因技术在体外加工形成完全的全人抗体或利用基因工程改造的抗体基因缺失动物表达人类抗体，如纳武利尤单抗和信迪利单抗。不同的抗体构建技术导致了其产物的免疫原性不同。除此以外，抗体中人类序列在蛋白分子中的水平、给药途径（皮下注射引起免疫原性可能更大）、给药剂量（低剂量给药相比高剂量给药可能引起更严重的免疫反应）、给药时间（延长时间会增强免疫反应）等多种因素都会影响单克隆抗体的免疫原性。因此，不同抗体的 ADA 阳性率也各不相同，有报道帕博利珠单抗 ADA 阳性率为 1.7%，纳武利尤单抗为 12.9%，特瑞普利单抗为 15.4%，卡瑞利珠单抗为 15.7%。但是，抗体人源化水平和免疫原性的差别并不是横向对比抗体安全性和临床疗效的标准，而应该单独评估每个抗体的安全性和有效性的临床影响。

三、临床应用

美国 FDA 批准的 2 个 PD-1 抑制剂,分别为帕博利珠单抗和纳武利尤单抗。国内目前已有多个 PD-1 抑制剂获批上市,如特瑞普利单抗、卡瑞利珠单抗、信迪利单抗和替雷利珠单抗。这些单抗都是针对 PD-1/PD-L1 具有高度特异性和亲和力的单克隆抗体,可以阻断 PD-1/PD-L1 的结合发挥作用,但是在临床应用中有着不同的适应证、疗效和不良反应。

(一) 黑色素瘤

黑色素瘤是最常见的皮肤肿瘤,仅美国全年新发病例超过 7.6 万。发病高危因素包括过度暴晒、紫外线照射、遗传性基因突变、皮肤类型、不典型痣或发育不良痣等。皮肤局部黑色素瘤的治疗以手术切除为主,术后辅助放疗尤其对结缔组织增生性黑色素瘤局部高复发风险的患者有重要的治疗价值。全身治疗尤其是免疫检查点抑制剂治疗几乎贯穿了黑色素瘤治疗的多个阶段。

辅助治疗是针对手术根治后的全身治疗。数年来,应用大剂量 IFN-α 和 IL-2 是皮肤黑色素瘤术后辅助治疗的标准方案。帕博利珠单抗的 KEYNOTE-054 和纳武利尤单抗的 CheckMate 238 两项大规模随机对照临床试验显示,Ⅲ 期黑色素瘤术后辅助治疗,PD-1抑制剂较安慰剂显著延长无疾病复发时间和总生存时间,且有着比 IFN-α 或 IL-2 更低的毒副作用发生率,因此被多个指南推荐为辅助治疗方案。但遗憾的是这些研究并没有对IFN-α 或 IL-2 进行头对头试验,因此美国 FDA 尚未批准 PD-1 抑制剂应用于黑色素瘤的辅助治疗。

局部不可切除的 Ⅲ 期或存在远处转移的 Ⅳ 期黑色素瘤患者,达卡巴嗪或铂类联合紫杉类的方案作为一线标准方案被广泛应用。帕博利珠单抗应用于晚期黑色素瘤一线治疗的KEYNOTE-002 试验无论客观缓解率(28% *vs.* 4%),还是 2 年无进展生存率(22% *vs.* 1%),均显著优于化疗。而 KEYNOTE-006 试验更显示帕博利珠单抗在客观缓解率、无进展生存时间和总生存上显著优于 CTLA-4 抑制剂。纳武利尤单抗在晚期黑色素瘤一线治疗的表现同样出色。Checkmate-066 试验显示纳武利尤单抗对比达卡巴嗪化疗,ORR(43% *vs.* 14%)、无进展生存时间(5.1 个月 *vs.* 2.2 个月)、总生存时间(37.5 个月 *vs.* 11.2 个月),均显著优于化疗。纳武利尤单抗与伊匹木单抗的双免疫联合应用同样显示出客观缓解率、无进展生存时间和总生存时间的显著优势。国产的特瑞普利单抗,在晚期不可切除的黑色素瘤单臂 Ⅱ 期临床试验中,ORR 为 17.3%、疾病控制率为 57.5%、1 年生存率为 69.3%,并以此获批适应证。其他国产 PD-1 抑制剂尚未涉足黑色素瘤的临床研究,未获批相应适应证。

约 50% 的皮肤黑色素瘤患者伴随 *BRAF* 基因突变,其中最常见的是 *BRAF V600* 突变。针对这类患者的治疗主要是应用 BRAF V600 抑制剂阻断 BRAF、MEK 及其下游信号转导。帕博利珠单抗联合 BRAF V600 抑制剂达拉非尼(dabrafenib)和 MEK 抑制剂曲美替尼(trametinib)治疗伴有 *BRAF V600* 突变的黑色素瘤,患者无进展生存时间达到 16.0 个月,中位疾病缓解时间 18.7 个月。PD-1 抑制剂阿替利珠单抗(atezolizumab)在 IMspire150 研究中联合 BRAF V600E 抑制剂维莫非尼(vemurafenib)和 MEK 抑制剂考比替尼(cobimetinib)

治疗 *BRAF V600* 突变的黑色素瘤,使患者无进展生存时间延长到 15.1 个月,肿瘤客观缓解率 66.3%,2 年患者生存率达到 60%。

(二) 皮肤鳞癌

皮肤鳞癌是仅次于黑色素瘤的第二常见皮肤肿瘤。皮肤鳞癌与长时间暴露于日光下关系密切,其次与皮肤瘢痕、慢性溃疡、器官移植、免疫抑制剂应用、淋巴瘤等都有关。皮肤鳞癌以局部病变为主,远处转移发生概率低,治疗以手术切除为主。放疗作为手术治疗的补充,用于较大肿瘤的术前新辅助治疗或无法手术肿瘤的局部姑息治疗。化疗主要应用于有远处转移或局部治疗后复发无法再次手术的患者,以铂类为主的化疗联合抗 EGFR 靶向治疗,ORR 为 47%,疾病控制率(完全缓解 + 部分缓解 + 疾病稳定)为 78%。

帕博利珠单抗和纳武利尤单抗在头颈部鳞癌的临床研究显示较好效果而获批适应证。但目前尚无针对皮肤鳞癌的循证证据,临床研究目前进行中,建议临床患者谨慎应用或开展临床研究。

(三) 梅克尔细胞癌

梅克尔细胞癌(Merkel cell carcinoma,MCC)是一类罕见的皮肤神经内分泌恶性肿瘤,发病率(0.79~1.6)/10 万,肿瘤发生与梅克尔细胞多瘤病毒克隆整合和 / 或紫外线暴露后诱变相关,老年人、器官移植、应用免疫抑制剂或 HIV 感染者均是 MCC 的高危人群。MCC 具有高度侵袭性,淋巴结和远处转移发生率高,疾病相关的病死率高达 33%。手术是原发局部 MCC 的主要治疗手段。放疗主要应用于术前新辅助缩瘤或不可手术患者的局部姑息治疗。化疗作为全身治疗手段更多应用于有远处转移的IV期患者。MCC 被认为是化疗敏感肿瘤,以铂类为主的化疗方案 ORR 为 55%~59%。

PD-1 抑制剂在 MCC 的临床应用尚处于 I / II 期临床试验中。帕博利珠单抗治疗远处转移或局部复发不适用手术或放疗的 MCC II 期临床试验中,26 例患者 ORR 达到 56%。在一项针对病毒相关性肿瘤的临床研究(Checkmate-358)中,转移性 MCC 队列一线接受纳武利尤单抗 ORR 为 68%。JAVELIN Merkel 200 的 II 期临床试验中探索了阿维鲁单抗(avelumab)对比化疗治疗转移性IV期 MCC,显示阿维鲁单抗 ORR 为 33.0%,患者总生存时间达到 12.9 个月。

四、不良反应

免疫检查点是一群细胞表面的分子,参与维持免疫稳态和维持对"自我"免疫耐受。免疫耐受对于防止自身免疫极为关键。针对肿瘤细胞的免疫逃逸机制,设计运用单克隆抗体阻断免疫检查点共抑制分子,可以增强 T 细胞针对肿瘤的特异性免疫应答,同时也会破坏免疫耐受的平衡。临床上表现为自身免疫样或炎症样不良反应,可累及全身各个器官组织,导致继发性损伤,如皮肤、肝脏、肺脏、肾脏、胃肠道、内分泌系统等,称为免疫相关不良事件。从机制上不难理解,PD-1/PD-L1 抑制剂在临床应用的不良反应相似,整体发生率约 70%,通常在首次给药后 3~6 个月出现。

1. **乏力**　是应用 PD-1/PD-L1 抑制剂后较常见的不良反应。报道的发生率为 14%~32%,机制不明,可能与免疫细胞激活后细胞因子释放有关,也可能因继发免疫性甲状腺功能减退导致,后者可以检测甲状腺功能证实并予以甲状腺素片治疗。

2. **寒战、发热** 出现此类不良反应的机制是免疫细胞激活后释放的细胞因子,激活非特异性免疫应答效应,通常应用非甾体抗炎药对症处理,如果出现 3 级以上不良事件需要应用抗组胺药和激素治疗。

3. **皮疹** 是最常见的免疫相关不良事件,通常于患者接受 2 个周期的 PD-1 抑制剂治疗后出现。皮疹可以表现为分布于四肢和躯干的斑丘疹、丘疹、Sweet 综合征、毛囊炎或荨麻疹等。帕博利珠单抗或纳武利尤单抗的皮疹发生率约为 34% 和 39%。罕见皮疹如苔藓样皮炎、大疱性皮肤病、重症多形红斑、中毒性表皮坏死松解症等也有报道。反应性毛细血管增生症是一类较为特殊的不良反应,仅见于接受卡瑞利珠单抗治疗的患者,其发生率约为74.1%,多见于皮肤、口鼻腔黏膜、眼睑等,发生的中位时间为 0.9 个月,持续中位时间为 4.6个月,停药后可消失。可以通过局部激素、手术切除、冷冻或激光治疗缓解。另有报道,联合应用抗血管生成的小分子酪氨酸激酶抑制剂阿帕替尼,可有效降低反应性毛细血管增生症的发生率至 18.2%。

4. **免疫性肝炎** 主要表现为谷草转氨酶和谷丙转氨酶升高,偶见胆红素升高,发生时间不定,通常多见于初始给药后 8~12 周。药物治疗以糖皮质激素为主,建议基于 CTCAE4.0 标准对肝损伤分级,针对不同严重程度进行相应治疗。

5. **免疫性肺炎** 发生率较低,低于 10%,但也有危及生命的重症病例报道。其发生时间不定,接受治疗期间的患者出现呼吸系统不良反应,包括上呼吸道感染、咳嗽、气短或低氧血症(血氧饱和度低于 90%)都建议及时进行胸部 CT)。根据严重程度不同,可表现为两肺实变或散在毛玻璃不透明变等。药物治疗以糖皮质激素为主,建议基于 CTCAE 4.0 标准对肺炎程度分级,针对不同严重程度进行相应治疗。

6. **免疫性肾炎** 发生率较低,约 1%,表现为肌酐升高、肾小球滤过率降低。病理以间质性肾炎为主,包括肾皮质炎性增大、肉芽肿性肾炎、肾小球狼疮样肾病。药物治疗与其他不良反应处理相似,以糖皮质激素治疗为主。

7. **消化道症状** 胃肠道最常见的免疫相关不良事件是结肠炎,表现为腹泻,发生率为1.8%~2.2%。临床上出现腹泻症状还是建议首先排除细菌或病毒感染。治疗药物选择,如盐酸洛哌丁胺、盐酸地芬诺酯、硫酸阿托品可以用于轻症患者,中重症患者还是以糖皮质激素治疗为主。

8. **血液学毒性** 发生率不高,常见为白细胞减少(0.6%)和贫血(5.2%)。

9. **神经系统毒性** 发生率小于 5%,主要表现为感觉神经病变,如感觉异常、无菌性脑膜炎、巨细胞性动脉炎、重症肌无力样综合征和吉兰 - 巴雷综合征等。早期发现并诊断神经系统异常难度很高也非常重要,药物治疗主要以糖皮质激素为主,但疗效欠佳。

10. **内分泌系统毒性** 垂体炎和甲状腺功能减退是最多见的内分泌系统不良反应。内分泌系统的损伤很难完全从治疗中恢复,而导致患者需终身激素替代治疗。因此建议在PD-1 抑制剂治疗前,充分评估患者甲状腺、垂体和肾上腺功能。

(施雁庭 黎皓 曹华)

参 考 文 献

［1］ BAKER K P, EDWARDS B M, MAIN S H, et al. Generation and characterization of lymphostat-B, a human monoclonal antibody that antagonizes the bioactivities of B lymphocyte stimulator [J]. Arthritis Rheum, 2003, 48 (11): 3253-3265.

［2］ WISE L M, STOHL W. The safety of belimumab for the treatment of systemic lupus erythematosus [J]. Expert Opin Drug Saf, 2019, 18 (12): 1133-1144.

［3］ MIYAKIS S, LOCKSHIN M D, ATSUMI T, et al. International consensus statement on an update of the classification criteria for definite antiphospholipid syndrome (APS)[J]. J Thromb Haemost, 2006, 4 (2): 295-306.

［4］ EMMI G, BETTIOL A, PALTERER B, et al. Belimumab reduces antiphospholipid antibodies in SLE patients independently of hydroxychloroquine treatment [J]. Autoimmun Rev, 2019, 18 (3): 312-314.

［5］ STOJL W, HIEPE F, LATINIS K M, et al. Belimumab reduces autoantibodies, normalizes low complement levels, and reduces select B cell populations in patients with systemic lupus erythematosus [J]. Arthritis Rheum, 2012, 64 (7): 2328-2337.

［6］ DENG C, PAN B, O'CONNOR O A. Brentuximab vedotin [J]. Clin Cancer Res, 2013, 19 (1): 22-27.

［7］ ALOEROVICH A, YOUNES A. Targeting CD30 using bretuximab vedotin for the treatment of Hodgkin Lymphoma [J]. Cancer J, 2016, 22 (1): 23-26.

［8］ HAANEN J, CARBONNEL F, ROBERT C, et al. Management of toxicities from immunotherapy: ESMO Clinical Practice Guidelines for diagnosis, treatment and follow-up [J]. Ann Oncol, 2017, 28 (suppl4): 119-142.

［9］ WEBER J S, KAHLER K C, HAUSCHILD A. Management of immune-related adverse events and kinetics of response withipilimumab [J]. J Clin Oncol, 2012, 30 (21): 2691-2697.

［10］ ROBERT C, SCHACHTER J, LONG G V, et al. Pembrolizumab versus ipilimumab in advanced melanoma [J]. N Engl J Med, 2015, 372 (26): 2521-2532.

［11］ HODI F S, O'DAY S J, MCDERMOTT D F, et al. Improved survival with ipilimumab in patients with metastatic melanoma [J]. N Engl J Med, 2010, 363 (8): 711-723.

［12］ MALLBRIS L, DAVIES J, GLASEBROOK A, et al. Molecular insights into fully human and humanized monoclonal antibodies: what ifferences and should dermatologists care ? [J]. J Clin Aesthet Dermatol, 2016, 9 (7): 13-15.

［13］ WEBER J, MANDALA M, DEL VECCHIO M, et al. Adjuvant nivolumab versus ipilimumab in resected stage Ⅲ or Ⅳ melanoma [J]. N Engl J Med, 2017, 377 (19): 1824-1835.

［14］ GRIFFITHS R W, FEELEY K, SUVARNA S K. Audit of clinical and histological prognostic factors in primary invasive squamous cell carcinoma of the skin: assessment in a minimum 5 year follow-up study after conventional excisional surgery [J]. Br J Plast Surg, 2002, 55 (4): 287-292.

［15］ FENG H, SHUDA M, CHANG Y, et al. Clonal integration of a polyomavirus in human Merkel cell carcinoma [J]. Science, 2008, 319 (5866): 1096-1100.

［16］ WONG S Q, WALDECK K, VERGARA I A, et al. UV-associated mutations underlie the etiology of MCV-negative merkel cell carcinomas [J]. Cancer Res, 2015, 75 (24): 5228-5234.

［17］ IYER J G, BLOM A, DOUMANI R, et al. Response rates and durability of chemotherapy among 62 patients with metastatic Merkel cell carcinoma [J]. Cancer Med, 2016, 5 (9): 2294-2301.

［18］ NGHIEM P T, BHATIA S, LIPSON E J, et al. PD-1 blockade with pembrolizumab in advanced Merkelcell carcinoma [J]. N Engl J Med, 2016, 374 (26): 2542-2552.

［19］ BANG Y J, KANG Y K, CATENACCI D V, et al. Pembrolizumab alone or in combination with chemotherapy as first-line therapy for patients with advanced gastric or gastroesophageal junction adenocarcinoma: results from the phase Ⅱ nonrandomized KEYNOTE-059 study [J]. Gastric Cancer, 2019, 22 (4): 828-837.

［20］ MCARTHUR G A, CHAPMAN P B, ROBERT C, et al. Safety and efficacy of vemurafenib in BRAF (V600E) and BRAF (V600K) mutation-positive melanoma (BRIM-3): extended follow-up of a phase 3, randomised, open-label study [J]. Lancet Oncol, 2014, 15 (3): 323-332.

［21］ CARLOS G, ANFORTH R, CHOU S, et al. A case of bullous pemphigoid in a patient with metastatic melanoma treated with pembrolizumab [J]. Melanoma Res, 2015, 25 (3): 265-268.

［22］ POLLACK M H, BETOF A, DEARDEN H, et al. Safety of resuming anti-PD-1 in patients with immune-related adverse events (irAEs) during combined anti-CTLA-4 and anti-PD1 in metastatic melanoma [J]. Ann Oncol, 2018, 29 (1): 250-255.

［23］ RYDER M, CALLAHAN M, POSTOW M A, et al. Endocrine-related adverse events following ipilimumab in patients with advanced melanoma: a comprehensive retrospective review from a single institution [J]. Endocr Relat Cancer, 2014, 21 (2): 371-381.

第二十七章

生物类似药

第一节 概　述

生物类似药（biosimilar）是与已批准的生物原研药相似的一种生物药,包括疫苗、血液及血液成分、体细胞、基因治疗、组织和重组治疗性蛋白等。近年来,生物类似药快速发展并在治疗一些疾病方面显示出明显的临床优势。随着原研药专利到期及生物技术的不断发展,以原研药质量、安全性和有效性为基础的生物类似药的研发,有助于提高生物药的可及性和降低价格,满足群众用药需求。为规范生物类似药的研发与评价,推动生物医药行业的健康发展,2015年中国国家食品药品监督管理总局制定《生物类似药研发与评价技术指导原则（试行）》。

各国并无统一的、标准的生物类似药的定义和看法。在中国,biosimilar至今仍有多种译法,除了生物类似药外,还有生物仿制药、生物类似物等。根据《生物类似药研发与评价技术指导原则（试行）》,生物类似药是指在质量、安全性和有效性方面与已获准注册的参照药具有相似性的治疗用生物制品。生物类似药是对原研药的仿制,在原研药专利保护到期之后,生物类似药方可获得审批。美国FDA称为biosimilar,与美国FDA批准的参照药相比,质量方面具有高度相似性（如纯度、生物活性等）,临床方面没有显著性差异（如安全性、有效性、免疫原性等）。EMA称为similar biological medical product,简称SBP,应与原研药是本质上相同的生物物质,要求提供具有可比性的质量、非临床和临床研究数据证明该类产品的安全性和有效性。世界卫生组织（World Health Organization,WHO）认为"可以称为similar biotherapeutic product,简称SBP"应与已经上市的参照生物药在质量、安全性、有效性三方面具有相似性。从疾病领域来看,生物类似药开发主要集中在肿瘤、免疫和血液疾病,这三大领域合计研发数量占总体生物类似药数量的56%,其中肿瘤占26.9%,免疫占17.3%,血液疾病占11.8%。

生物类似药具有更大的分子量和复杂的结构,因此生物类似药的表征面临很大挑战。但由于上述特点,即使将目前全世界最先进的仪器设备全用上,也不可能将生物类似药的结构等特性完全表征清楚。这些特点也注定生物类似药不可能完全和原研药一模一样,即使是同一家公司生产的同一种生物类似药,不同批次也会有差异。即使是同一批次,在储存、流通的过程中,生物类似药(尤其是蛋白类药物)的结构和活性也不可避免地会有所变化。

由于知识产权保护等多种原因,原研药公司所采用的生产工艺甚至是所采用的细胞系都会不清楚,这也导致生物类似药与原研药不会一样。另外,生物类似药的生产及流通过程更加复杂,要求也更高,有许多步骤,细胞培养的条件(温度和营养)、产品的加工、纯化、储存和包装等各个环节都会影响产品的生产,整个过程中的微小差别都可能会对最终产品的质量、纯度、生物特性以及临床效果产生较大影响。由于上述各种原因,虽然化学仿制药的英文是 generic drug,但是生物类似药并非 biogeneric,而是 biosimilar,因为生物类似药只可能与原研药"相似"(similar),绝不可能一样。

第二节　作用特点

一、生物类似药的作用特点

1. **与参照药高度相似**　生物类似药的物理、化学和生物特性与参照药高度相似,可能存在不影响临床安全性和有效性的细微差别。

2. **与参照药没有临床意义上的不同**　不允许临床使用上的任何差异,在生物类似药的临床试验中证实与原研药无安全性和有效性的差异。

3. **差异性被严格限制**　只允许各批次间不影响安全性和有效性的细微差异。生物类似药允许的差异性范围与不同批次的原研药相同。通过严格的生产过程确保所有批次药品具有可靠的质量。

4. **质量、安全性和有效性有严格标准**　在质量、安全性和有效性方面,生物类似药和其他药品一样有严格的标准。

二、生物类似药与化学仿制药的区别

生物类似药和化学仿制药虽然都属于仿制药类别,但两者显著不同。化学仿制药通常是化学合成的小分子,而生物类似药则通常是生物合成的大分子。两者源头上的不同,直接导致它们在结构、成分、生产方法和设备、研究侧重等方面均有不同(表 27-2-1)。

表 27-2-1　生物类似药和化学仿制药的区别

项目	生物类似药	化学仿制药
生产来源	生物来源,工艺更复杂	化学合成
分子结构	与参照药高度相似	与参照药完全相同
	通常是更大更复杂的分子,需要多种技术鉴定	与参照药完全相同

续表

项目	生物类似药	化学仿制药
研究侧重	基于生物相似性研究(通过全面的头对头比较试验确定化学结果、生物学功能、有效性、安全性和免疫原性的相似性)	基于生物等效性研究(仿制药与参照药在体内相同速度释放等量活性成分)
药学研究	全面的药物质量数据 + 质量比对研究	全面的药物质量数据
临床研究	药代动力学、安全性和有效性比对研究	药代动力学生物等效性
	可获得已证实与参照药有效性和安全性具有相似性的适应证,在一定条件下,可外推至参照药其他的适应证	可获得参照药批准的所有适应证

第三节　生物类似药的研发现状

一、全球的研发现状

现行生物药的通用名称原则基本按照 WHO 的国际非专利名称(international nonproprietary name,INN)制定。迄今为止,WHO 的 INN 已发展和建立了近 40 种生物药的 INN 药学分类,包括单抗(-mab)、抗体受体融合蛋白(-cept)、多肽药物(-tide)、重组蛋白酶(-ase)等,累计涵盖超过 1 300 个生物类似药,其中重组单抗、多肽和酶类生物类似药 3 项之和占生物类似药 INN 总数的 50% 以上,单抗类生物药近 600 个,占比>1/3。从疾病领域来看,生物类似药的开发主要集中在肿瘤、免疫及血液疾病,这三大领域研发数量占整体生物类似药数量的 56%。从全球生物类似药的研发状态来看,全球处于活跃状态的生物类似药共 718 个,其中上市 121 个,欧洲上市生物类似药物最多,美国、印度紧随其后。

自从 2006 年第 1 个重组人生长激素生物类似药(omnitrope)在欧盟上市,至今生物类似药在全球药品市场已有 14 年的历史。在世界范围内,生物制药领域日新月异,在过去的 10 年中,全球共 80 余种生物类似药入市,生物类似药在卫生系统发展的良性循环中起了很大的作用,许多具有竞争力的生物类似药的研发节约了医疗资源,同时进一步激励以改善患者预后为目标的药品创新和研发。

二、中国的研发现状

1. **研发情况**　目前有 270 个生物类似药在中国处于研发状态,约 50% 处于临床前研究阶段,其中 65 个提交临床申请,有 10 个已获得临床批件,有望近期开展临床试验。国内生物类似药研发品种主要集中在利妥昔单抗、阿达木单抗、曲妥珠单抗、英夫利西单抗、依那西普、贝伐珠单抗等 6 个单克隆抗体 / 融合蛋白的药物。

2. **上市情况**　截至 2020 年 1 月,共有 4 个生物类似药获批。2019 年 2 月 22 日,中国首个生物类似药利妥昔单抗注射液获得批准。2019 年 11 月 7 日,生物类似药阿达木单抗注射液(国药准字 S20190038)获批上市。2019 年 12 月 6 日,生物类似药阿达木单抗注射液(国药准字 S20190043)获批上市。2019 年 12 月 9 日,生物类似药贝伐珠单抗注射液获批上市。

第四节　临床应用

一、目前中国批准在皮肤科应用的生物类似药

(一) CD20 抑制剂生物类似药

CD20 为第一个抗肿瘤单抗药物——利妥昔单抗的靶点。抗 CD20 会特异性结合 B 细胞,并通过多种机制杀死癌细胞。由于 CD20 在免疫通路上的作用,该类单抗也可用于一些自身免疫疾病的治疗。CD20 抑制剂可以通过几种方式诱导杀伤肿瘤:① CD20 抑制剂直接引发多个 CD20 分子的交联结合,通过诱导非经典细胞凋亡导致细胞死亡;②补体的激活导致补体依赖的细胞毒性产生;③通过免疫效应细胞上表达 IgG Fc 受体(FcγR)识别调理的肿瘤细胞引发抗体依赖性细胞介导的细胞毒作用;④ FcγR 可作为交联平台,从而增强肿瘤细胞中的抗原信号转导;⑤抗体启动的补体激活产生补体切割片段的沉积,其可以通过补体增强抗体依赖性细胞介导的细胞毒作用过程中的补体受体识别来增强肿瘤杀伤能力。

利妥昔单抗已被美国 FDA 获批用于非霍奇金淋巴瘤、慢性淋巴细胞白血病、类风湿关节炎、肉芽肿性多血管炎和寻常型天疱疮。其在中国国家药品监督管理局获批的适应证则包括滤泡性中央型淋巴瘤、滤泡性非霍奇金淋巴瘤以及弥漫大 B 细胞性非霍奇金淋巴瘤。目前已有 1 个利妥昔单抗生物类似药在 2019 年上半年开始进入市场,并有 7 个候选药物已进入Ⅲ期临床试验或提交上市申请。

(二) 肿瘤坏死因子 -α 抑制剂生物类似药

TNF-α 是由活化的巨噬细胞和单核细胞产生的一种促炎性细胞因子,处于炎症级联反应的上游启动阶段,介导了多种炎症疾病,发挥直接致病作用和诱导产生其他炎症因子及组织破坏的作用。TNF-α 受体可以向细胞内转导生存和死亡的信号,对免疫反应的调控发挥重要作用。TNF-α 为炎症反应的强效诱导剂和固有免疫的关键调节器。TNF-α 是治疗包括类风湿关节炎、强直性脊柱炎、银屑病等多种自身免疫性疾病的重要靶点。TNF-α 抑制剂是一类用于治疗自身免疫性疾病的生物制剂,通过其特异性和高亲和力与 TNF-α 结合,阻止其与细胞表面的 TNF-α 受体结合,从而抑制 TNF-α 的生物活性,达到治疗自身免疫性疾病的效果。

依那西普是全世界第一个获批上市的靶向 TNF-α 的全人源化抗体融合蛋白,由 2 个Ⅱ型 TNF-α 受体 p75 的胞外段和人 IgG1 的 Fc 段结合而成,与内源性可溶性受体结构相似。它于 1998 年获美国 FDA 批准上市,先后获准用于类风湿关节炎、强直性脊柱炎、银屑病等。

重组人Ⅱ型肿瘤坏死因子受体 - 抗体融合蛋白是中国第一个获批上市的靶向 TNF-α 的全人源化抗体融合蛋白,也是中国风湿病领域第一个上市的生物制剂。2005 年获中国国家药品监督管理局批准上市,并进入 2019 年国家乙类医保目录。

阿达木单抗是 TNF-α 全人源抗体,2002 年在美国获批上市,十余年来陆续获批包括类风湿关节炎、强直性脊柱炎、斑块状银屑病、克罗恩病、幼年特发性关节炎和葡萄膜炎等 10 项适应证。阿达木单抗是全球首个获批上市的全人源抗 TNF-α 单克隆抗体,特异性地与可溶性人 TNF-α 结合并阻断其与细胞表面 TNF 受体 p55 和 p75 的相互作用,从而有效地阻断 TNF-α 的致炎作用。除此之外,阿达木单抗还可能通过结合跨膜 TNF-α,产生抗体依赖性细胞介导的细胞毒作用、补体依赖的细胞毒性、诱导细胞凋亡等效应,清除一部分致病的靶细胞。阿达木单抗 2010 年在中国上市,其在中国获批的适应证包括类风湿关节炎、强直性脊柱炎及斑块状银屑病,并且正在申请其他在全球获批、但在中国未获批的适应证。原研药治疗费用昂贵,因此阿达木单抗在中国市场的渗透率较低,自 2010 年在中国上市以来已销售近 10 年,而 2018 年使用该药物的中国患者不足 5 000 人,主要原因是高昂的价格限制了大量的患者用药。阿达木单抗抗体序列专利分别于 2016 年、2017 年及 2018 年在美国、中国及欧盟到期。截至 2019 年 6 月底,中国已经有 15 家药企开展阿达木单抗生物类似药的临床试验。

二、生物类似药在银屑病中的应用

生物制剂的引入彻底改变了银屑病的治疗方式,使许多患者能够以可接受的安全性达到疾病控制的目的。然而,生物制剂的高成本限制了全球大多数患者使用这些药物的机会。近年来,生物类似药用于炎症性疾病已经成为一个快速发展的领域。未来使用生物类似药为银屑病患者提供了降低成本和增加获得生物制剂的可能性。为了批准生物类似药,不同的监管机构使用高度可变的方法进行定义、生产、批准、上市和上市后监测。生物制剂和生物类似药之间具有潜在的互换性,因此需要可追溯性和药物安全性来收集有关银屑病患者不良事件的准确数据;自发报告、登记和使用大数据应在全球范围内加快这一进程。

目前阿达木单抗生物类似药已经被中国国家药品监督管理局和 / 或 EMA 批准上市,依那西普和英夫利西单抗的生物类似药也用于治疗银屑病。管理机构正在审查更多的生物类似药在银屑病中的应用。

(一) 阿达木单抗生物类似药

1. ABP 501(amjevita/amgevita/solymbic)　阿达木单抗生物类似药 ABP501 首先在 2016 年获得美国 FDA 和在 2017 年获得 EMA 的批准。一项随机双盲临床试验比较了 ABP501 与阿达木单抗治疗银屑病的疗效,16 周时阿达木单抗组患者的 PASI 改善百分比分别为 83.1% 和 80.9%。组间不良事件或抗药物抗体(anti-drug antibody,ADA)的发生率没有差异。这项研究扩展调查了阿达木单抗、ABP501 或 16 周后从阿达木单抗过渡至 ABP501 治疗的患者中 ADA 的发生率。ADA 的发生率在 52 周时三组之间是可比较的(ABP 501 为 68.4%,阿达木单抗为 74.7%,阿达木单抗 -ABP 501 为 72.7%)。

2. BI 695501(cyltezo)　BI695501 在 2017 年获得美国 FDA 和 EMA 批准。一项针对

中重度斑块状银屑病患者的大型随机双盲临床试验的初步结果表明,在 BI695501(68.2%)和阿达木单抗(70.4%)治疗组之间,获得 PASI75 的患者比例相当。VOLTAIRE-X 试验是一项正在进行的Ⅲ期临床试验,旨在探讨阿达木单抗和 BI695501 在斑块状银屑病患者中的转换效果。

3. GP2017(hyrimoz/he ya/halimatoz) GP2017 在 2018 年获得美国 FDA 和 EMA 批准。一项为期 51 周的Ⅲ期临床试验指定银屑病患者接受 GP2017 或阿达木单抗治疗。该研究包括 3 个治疗期,在首个 17 周治疗期,患者随机接受 GP2017 或阿达木单抗治疗;在第二个治疗期,患者再次随机分成 4 组,其中 2 组继续接受最初指定的治疗药物,另 2 组转换至交替治疗(每 6 周转换一次)直至第 35 周;在第三个治疗期,患者接受最初指定的治疗药物,直至第 51 周。16 周时,GP2017 组和阿达木单抗组患者达到 PASI75 的百分比相似。51 周的结果显示,GP2017 组和阿达木单抗组的免疫原性或不良事件没有显著差异。同样 ADMYRA 试验将对甲氨蝶呤耐药的类风湿关节炎患者随机分配到 GP2017 或阿达木单抗治疗 24 周,此时阿达木单抗治疗患者再转用生物类似药治疗 24 周。研究人员发现,GP2017 或阿达木单抗之间的疗效、安全性或免疫原性指标没有显著差异。

4. MSB11022(idacio) MSB11022 于 2019 年 4 月被 EMA 批准进行多中心、双盲Ⅲ期临床试验,其中,中重度斑块状银屑病患者随机接受阿达木单抗或 MSB11022 治疗 52 周。治疗 16 周后 MSB11022 和阿达木单抗治疗的患者 PASI75 阳性率分别为 89.6% 和 91.5%。组间免疫原性和安全性相似。同样,AURIEL-RA 试验将中重度类风湿关节炎患者随机分配接受 MSB11022 或阿达木单抗治疗,发现两组之间疗效、生活质量、不良事件发生率或免疫原性等方面均无显著差异。

(二) 依那西普生物类似药

1. SB4(benepali/eticovo) 评估银屑病患者从依那西普过渡到 SB4 的安全性的研究仅限于回顾性分析。一项研究发现,从依那西普转为 SB4 后,47.6% 的患者 PASI 恶化,不良事件发生率从 0 增加到 16.7%。相反,来自 Psobiosimilars 登记处的数据分析,平均 PASI 在转换后 6 个月保持不变。根据对丹麦 DERMBIO 登记数据的分析,从依那西普过渡到 SB4 的患者与接受依那西普维持治疗 6 个月的患者相比,没有显著的停药风险。另一项观察性研究发现,SB4 治疗 24 周后,斑块状银屑病患者 PASI 由 9.61 分下降到 3.44 分($P<0.001$),关节病性银屑病患者 PASI 由 4.69 分下降到 3.27 分($P<0.001$)。在依那西普初治患者和从依那西普过渡到 SB4 的患者中,PASI 变化没有显著差异。

2. GP2015(erelzi) GP2015 于 2016 年获得美国 FDA 批准,2017 年获得 EMA 批准。在等效性试验中,中重度银屑病患者随机接受 GP2015 或依那西普治疗 12 周,此时达到 PASI50 的患者被重新随机化为继续维持治疗或每 6 周交替治疗,直到第 30 周。12 周时,两组患者达到 PASI75 的百分比相似。交替治疗具有相似的免疫原性和安全性特征。

(三) 英夫利西单抗生物类似药

目前,国内英夫利西单抗生物类似药 CT-P13(infectra/remsima)于 2013 年获得 EMA 批准,2016 年获得美国 FDA 批准。三项随机双盲平行多中心Ⅲ期临床试验证实了 CT-P13 的生物等效性。研究表明,英夫利西单抗和 CT-P13 在安全性、免疫原性和药代动力学方面没有差异,从英夫利西单抗过渡到 CT-P13 不会导致疾病恶化。这项研究显示英夫利西单抗生物类似药和原研药之间的初级和高级结构是相同的。它还表明,生物类似药和原研药之间的单体和聚集体含量以及聚糖类型和分布是相似的。

在 NOR-SWITCH 双盲非劣效性试验中,使用英夫利西单抗稳定的银屑病、关节病性银屑病、类风湿关节炎、炎性肠病和其他脊柱关节病患者被随机分为继续英夫利西单抗治疗或过渡到 CT-P13 治疗两组。52 周后英夫利西单抗维持治疗组和过渡治疗组病情恶化的比例相似,分别为 26.2% 和 29.6%。然而,尽管这项研究并不能证明每个个体指征的非劣效性,但银屑病患者(n=35)和关节病性银屑病患者(n=30)的风险差异略高于 CT-P13。NOR-SWITCH 试验延长了 26 周,此时英夫利西单抗维持组患者转为 CT-P13。疾病恶化的发生率在 CT-P13 维持组为 16.8%,而过渡组为 11.6%。

对银屑病患者进行的研究表明,使用英夫利西单抗的患者可以转用 CT-P13 治疗,而不会引起其他不良反应。CT-P13 在初治患者中是有效的,PASI 的改善与英夫利西单抗的改善一致。根据丹麦 DERMBIO 登记处的数据,从英夫利西单抗过渡到 CT-P13 的中重度银屑病患者与英夫利西单抗维持治疗的患者在 2 年内停药的风险没有显著差异。对这些注册数据的另一项检查发现,74.4% 的患者在从英夫利西单抗过渡到 CPT-P13 后,PASI 保持不变或达到更好的水平,但不良事件发生率从 6.7% 增加到 22.2%。在 Psobiosimilars 登记处登记的从英夫利西单抗转为 CT-P13 的患者在 6 个月后仍维持 PASI。在接受 CT-P13 治疗的英夫利西单抗初治患者中,80% 的患者在治疗 6 个月后获得 PASI75 反应。另一项研究获得了类似的临床结果,在 CT-P13 治疗 24 周后,88.5% 的患者达到 PASI75。

生物类似药与参照药疗效等同,安全性相似,临床上可以替代使用。新型生物制品研发的关键是获得人体试验的安全性和有效性数据,而生物类似药研发则是要获得与参照药相似性的全面完整的证据。生物类似药的研发基于逐步递进的原则,依赖全面的比对研究。

第五节 不 良 反 应

免疫原性研究常作为生物类似药研究的一部分,因为生物类似药易引起免疫反应,在某些罕见病例中可能导致严重不良反应(如过敏反应或IV型超敏反应)和药效降低。免疫原性本身不是安全问题,生物类似药的严重免疫反应是罕见的,且与治疗结果无关;生物类似药免疫反应常在上市后跟踪大规模人群才能被发现;生物类似药工艺改变或转换使用其他生物类似药,不太可能导致不良免疫反应的发生。

一、免疫原性

根据灵活科学的方法确定随访时间,免疫原性测定的随访时间应根据发生免疫应答的类型(如中和抗体、细胞介导的免疫应答),预期出现临床反应的时间,停止治疗后免疫应答和临床反应持续的时间及给药持续时间确定。免疫原性产生机制如下。

1. **产品特性**　不恰当地存储或运输过程导致蛋白结构改变或形成多聚体就有可能导致免疫反应。

2. **治疗相关**　皮下注射或静脉给药方式的不同、连续或间断给药时间的不同、合并治疗的影响。

3. **患者或疾病相关**　年龄、基因、免疫状态等。

二、安全性

生物类似药的上市后风险管理和药物警戒计划与原研药完全一致，都需要严格按照国家规定开展上市后评价、四期临床试验、安全性追踪与数据收集。所有生物药包括生物类似药的安全监控包括：①强大的监管系统；②完善的风险管理计划；③上市后的跟踪安全研究；④收集自发的药物不良反应并定期提交安全更新报告；⑤监视长期或长期潜伏不良事件；⑥增加可追溯性，通过商品名和批号识别对应的生物药。

三、有效性

1. **等效性界值**　生物类似药临床疗效比较研究中，需要合理选择比值或差值作为主要终点指标的效应量。等效性界值一般基于原研产品疗效的置信区间进行估算，并结合临床意义进行确定。

2. **临床有效性比对研究**　通常采用等效性设计，应慎重选择非劣效性设计，并设定合理的界值。采用非劣效设计的，需考虑对比试验研究中参照药的临床疗效变异程度以评价候选药和参照药的相似性。

四、临床转换

1. **药物转换**　药物转换是指由处方医师决定将一种药物转换为另一种治疗用途相同的药物。生物类似药与参照药没有临床结果的差异，而治疗费用更低，可及性更好，因此也是临床转换的选择之一。

2. **药物转换各国观点**　欧盟由各成员自行决定，芬兰、荷兰、德国和挪威的国家监管机构已经声明，批准上市的生物类似药在临床可以与参照药互换使用。美国、加拿大、欧盟和澳大利亚的专业协会也指出，开具任何药物应由处方者决定，但是要与患者进行知情协商。中国药物转换由临床医师根据患者情况决定将一种药物转换为另一种治疗用途相同的药物。生物类似药为医师和患者提供了更多的处方选择，在健康服务费用迅速增长的时代，将有效缓解医保系统的经济压力。IQVIA 数据显示，未来 5 年内，生物类似药有望为五大主要欧盟市场和美国市场的医疗卫生体系节约超过 500 亿欧元的费用。纵观全球生物类似药的研发，生物类似药已经进入收获期。可以预见，未来几年会有越来越多的产品陆续在各个国家和地区上市。生物类似药的发展有助于为患者和社会带来真正的价值，但是鉴于中国生物类似药研发时间较短，上市药物较少，它们的发展仍需大量高质量的研究。

（薛　珂　赵　茜　吴　丹　曹　华）

参 考 文 献

［1］李光慧, 林涛, 王海辉, 等. 各国生物类似药立法发展现状和批准产品的研究进展 [J]. 现代药物与临床, 2019, 34 (4): 883-888.

［2］REYNOLDS K A, PITHADIA D J, LEE E B et al. Safety and effectiveness of anti-tumor necrosis factor-alpha biosimilar agents in the treatment of psoriasis [J]. Am J Clin Dermatol, 2020, 21 (4): 483-491.

［3］COHEN A D, WU J J, PUIG L et al. Biosimilars for psoriasis: worldwide overview of regulatory guidelines, uptake and implications for dermatology clinical practice [J]. Br J Dermatol, 2017, 177 (6): 1495-1502.

［4］SUBEDI S, GONG Y, CHEN Y et al. Infliximab and biosimilar infliximab in psoriasis: efficacy, loss of efficacy, and adverse events [J]. Drug Des Devel Ther, 2019, 13 (3): 2491-2502.

［5］EGEBERG A, OTTOSEN M B, GNIADECKI R et al. Safety, efficacy and drug survival of biologics and biosimilars for moderate-to-severe plaque psoriasis [J]. Br J Dermatol, 2018, 178 (2): 509-519.

［6］CARRASCOSA J M, JACOBS I, PETERSEL D et al. Biosimilar drugs for psoriasis: principles, present, and near future [J]. Dermatol Ther (Heidelb), 2018, 8 (2): 173-194.

［7］CONSTANTIN M M, CRISTEA C M, TARANU T et al. Biosimilars in dermatology: the wind of change [J]. Exp Ther Med, 2019, 18 (2): 911-915.

第二十八章

小分子靶向药物概述

自 20 世纪 90 年代,随着免疫学、分子生物学和药物研发的深入研究,针对不同治疗靶点的小分子药物在肿瘤、血液系统疾病等领域中得到迅猛发展,给疾病治疗带来许多新的治疗靶点。皮肤病学领域的生物治疗取得较大的进展,一系列针对特异性靶点的生物制剂及小分子药物相继研发出来,显示出良好的疗效和安全性。其主要通过阻断细胞内信号转导通路,间接靶向下调或抑制一系列细胞因子来发挥作用。小分子靶向药物是指分子量小于 1 000kD 的有机化学结构,其既保留了生物制剂精准靶向治疗的特点,又避免了单抗大分子抗体的抗原作用,临床应用方便。因此,小分子靶向药物继生物制剂之后逐渐广泛应用于皮肤病的治疗。

本部分内容将对小分子靶向药物近年来在皮肤科中的应用研究方面进行详细介绍。目前在皮肤科领域中,磷酸二酯酶 4(phosphodiesterases 4,PDE4)抑制剂和 JAK 激酶(Janus kinase,JAK)抑制剂应用最为热门,且研究较为深入。JAK 抑制剂,抑制细胞内 JAK1、JAK2、JAK3 和酪氨酸激酶 2(tyrosine kinase 2,TYK2);PDE4 抑制剂,可抑制环磷酸腺苷(cyclic adenosine monophosphate,cAMP)的降解,调节炎症介质的释放。因此,后续章节主要对 PDE4 抑制剂和 JAK 抑制剂进行详细介绍。而针对 T 淋巴细胞和 T、B 细胞协同刺激作用的治疗药物,靶向鼠类肉瘤病毒癌基因同源物 B1(v-raf murine sar-coma viral oncogene homolog B1,BRAF)基因和丝裂原激活的蛋白激酶激酶(mitogen-activated proteinkinase kinase,MAPKK)的药物,靶向鞘氨醇 -1- 磷酸受体的药物,针对细胞因子和补体、免疫复合物、I 型干扰素信号通路、可诱导共刺激分子及其配体、肿瘤坏死因子样凋亡微弱诱导剂、整合素等靶点的其他正在研究中的药物在皮肤科的应用相对较少,则将在后续章节统一归纳介绍。

第一节　作　用　特　点

小分子靶向药物是近年来皮肤科治疗药物研究发展的新成果,随着对免疫系统的不断了解,针对免疫靶点的小分子靶向药物正在成为一线治疗选择。该类药物具有以下作用特点。

1. 与大分子量的生物制剂相比,有类似于生物制剂类的精准靶向治疗特点,尽管其靶点特异性不是绝对的,部分小分子药物如 JAK 抑制剂,能同时阻断多个细胞因子轴的信号转导;但小分子靶向药物不像生物制剂容易成为抗原,从而刺激机体的免疫系统产生抗药物抗体从而降低疗效。

2. 小分子靶向药物分子量小,能进行跨膜扩散而进入细胞内发挥作用,有较短的半衰期和较快的药物清除速度。

3. 小分子靶向药物在给药途径上大多为口服、外用,具有给药途径的便利性,充分发挥了临床应用方便、患者依从性更高、容易被各个年龄患者接受的优势。局部给药也可以最大限度地减少不良反应的发生。

4. 传统免疫抑制剂的免疫抑制作用为多靶点的,作用机制不甚明确,广泛的免疫抑制作用具有较多不良反应,而小分子靶向药物作用靶点精确,选择性高,产生的系统性不良反应相对传统免疫抑制剂更少。

第二节 不 良 反 应

一、磷酸二酯酶 4 抑制剂

腹泻和恶心是最常见的不良反应,最常见于治疗的第 1 个月。在大多数情况下,严重程度多为轻度或中度。随着时间的推移,在不加干预的情况下,通常会逐渐好转。口服 PDE4 抑制剂具有很低的免疫抑制作用,暂未发现增加恶性肿瘤的风险,其他不良反应还包括头痛、上呼吸道感染等,早期进行干预和对症治疗后症状均可缓解,避免因发生不良反应自行停药或减量等而影响疗效。局部应用克立硼罗最常见的不良反应为应用部位的刺激反应,如刺痛、灼痛等。

二、JAK 抑制剂

由于 JAK-STAT 通路是正常造血的重要通路,JAK 抑制剂存在骨髓抑制的风险,最常见的表现是贫血和血小板减少。芦可替尼治疗骨髓纤维化患者,随访期间发生 3/4 级贫血、血小板计数减少、血小板减少症的发生率分别为 47.6%、9.5%、3.2%,其严重程度能通过暂时停药、调整用药剂量或输血进行纠正,没有患者因贫血而终止治疗。感染也是 JAK 抑制剂常见的不良事件,包括上呼吸道感染、肺炎、尿路感染,以及皮肤和软组织感染,与安慰剂相比,肺结核、真菌感染和机会性感染的发生率也显著增高。然而,感染的发生率通常与使用 TNF-α 抑制剂和其他生物疗法的患者发生率相似。2017 年 4 月,美国 FDA 对在巴瑞替尼的安慰剂对照临床试验中观察到的血栓栓塞事件(深静脉血栓形成和肺栓塞)表示关注;巴瑞替尼的欧洲和日本的说明书已更新,包括对潜在发生的血栓栓塞事件的高危患者的预防措施。一项评估托法替布、鲁索替尼等获美国 FDA 批准的药物上市后血栓栓塞风险报告率的研究,从美国 FDA 的不良事件报告系统(FDA adverse event reporting system,FAERS)

获得托法替布和鲁索替尼的不良事件数据,发现没有能明确鲁索替尼和托法替布中深静脉血栓形成和肺栓塞报告率增高的证据;FAERS 数据表明,JAK 抑制剂三维肺血栓形成可能是整个类别的问题,门静脉血栓形成也可能是鲁索替尼潜在的不良事件。尽管 FAERS 数据有越来越多的证据表明可能存在血栓栓塞事件风险的患者应禁用 JAK 抑制剂,但仍需通过更多不良事件的报道、电子健康记录分析和更多的临床试验明确。

近年来根据不同免疫学通路研发的小分子靶向药物的发展给许多难治性皮肤病带来更多的治疗选择,由于其较为精准的靶向作用,已有不少的小分子靶向药物应用于多种难治性皮肤病,显示出良好的疗效及耐受性,但仍需更多研究探索小分子靶向药物在其他皮肤病中应用的可能性。许多药物的治疗剂量及皮肤科临床适应证有待经过药效动力学及药代动力学的进一步研究,进一步明确其皮肤科临床应用、最佳耐受剂量,以及获得较好的疗效和安全性。因小分子靶向药物问世时间不长,实际应用于皮肤科治疗的时间较短,其确切的临床适应证、疗效、安全性和长期不良反应尚有待于通过大规模临床试验及长期随访进一步评价和证实。

(叶瑞贤　张三泉　张锡宝)

参 考 文 献

［1］ BEREKMERI A, MAHMOOD F, WITTMANN M, et al. Tofacitinib for the treatment of psoriasis and psoriatic arthritis [J]. Expert Rev Clin Immunol, 2018, 14 (9): 719-730.

［2］ AL-SALAMA Z T, SCOTT L J. Baricitinib: a review in rheumatoid arthritis [J]. Drugs, 2018, 78 (7): 761-772.

［3］ DUGGAN S, KEAM S J. Upadacitinib: first approval [J]. Drugs, 2019, 79 (16): 1819-1828.

［4］ LUKE J J, FLAHERTY K T, RIBAS A, et al. Targeted agents and immunotherapies: optimizing outcomes in melanoma [J]. Nat Rev Clin Oncol, 2017, 14 (8): 463-482.

［5］ PUSZKIEL A, NOÉ G, BELLESOEUR A, et al. Clinical pharmacokinetics and pharmacodynamics of dabrafenib [J]. Clin Pharmacokinet, 2019, 58 (4): 451-467.

［6］ KEATING G M. Apremilast: a review in psoriasis and psoriatic arthritis [J]. Drugs, 2017, 77 (4): 459-472.

［7］ ABDULRAHIM H, SHARLALA H, ADEBAJO A O. An evaluation of tofacitinib for the treatment of psoriatic arthritis [J]. Expert Opin Pharmacother, 2019, 20 (16): 1953-1960.

［8］ MEROLA J F, ELEWSKI B, TATULYCH S, et al. Efficacy of tofacitinib for the treatment of nail psoriasis: two 52-week, randomized, controlled phase 3 studies in patients with moderate-to-severe plaque psoriasis [J]. J Am Acad Dermatol, 2017, 77 (1): 79-87.

［9］ KUO C M, TUNG T H, WANG S H, et al. Efficacy and safety of tofacitinib for moderate-to-severe plaque psoriasis: a systematic review and meta-analysis of randomized controlled trials [J]. J Eur Acad Dermatol Venereol, 2018, 32 (3): 355-362.

［10］ WU J J, STROBER B E, HANSEN P R, et al. Effects of tofacitinib on cardiovascular risk factors and cardiovascular outcomes based on phase Ⅲ and long-term extension data in patients with plaque psoriasis [J]. J Am Acad Dermatol, 2016, 75 (5): 897-905.

［11］ KAHN J S, CASSERES R G, HER M J, et al. Treatment of psoriasis with biologics and apremilast in patients with a history of malignancy: a retrospective chart review [J]. J Drugs Dermatol, 2019, 18 (4):

S1545961619P0387X.

[12] ALJASER M, AMAR L, KIRCIK L H. Use of apremilast in patients who are dissatisfied with stable maintenance topical therapy [J]. J Drugs Dermatol, 2019, 18 (4): 336-340.

[13] SIMPSON E L, LACOUR J P, SPELMAN L, et al. Baricitinib in patients with moderate-to-severe atopic dermatitis and inadequate response to topical corticosteroids: results from two randomized monotherapy phase Ⅲ trials [J]. Br J Dermatol, 2020, 183 (2): 242-255.

[14] PALLER A S, TOM W L, LEBWOHL M G, et al. Efficacy and safety of crisaborole ointment, a novel, nonsteroidal phosphodiesterase 4 (PDE4) inhibitor for the topical treatment of atopic dermatitis (AD) in children and adults [J]. J Am Acad Dermatol, 2016, 75 (3): 494-503.

[15] CALLENDER V D, ALEXIS A F, STEIN G L, et al. Efficacy and safety of crisaborole ointment, 2%, for the treatment of mild-to-moderate atopic dermatitis across racial and ethnic groups [J]. Am J Clin Dermatol, 2019, 20 (5): 711-723.

[16] ALMUTAIRI N, NOUR T M, HUSSAIN N H. Janus kinase inhibitors for the treatment of severe alopecia areata: an open-label comparative study [J]. Dermatology, 2019, 235 (2): 130-136.

[17] JABBARI A, SANSARICQ F, CERISE J, et al. An open-label pilot study to evaluate the efficacy of tofacitinib in moderate to severe patch-type alopecia areata, totalis, and universalis [J]. J Invest Dermatol, 2018, 138 (7): 1539-1545.

[18] PHAN K, SEBARATNAM D F. JAK inhibitors for alopecia areata: a systematic review and meta-analysis [J]. J Eur Acad Dermatol Venereol, 2019, 33 (5): 850-856.

[19] BOKHARI L, SINCLAIR R. Treatment of alopecia universalis with topical Janus kinase inhibitors-a double blind, placebo, and active controlled pilot study [J]. Int J Dermatol, 2018, 57 (12): 1464-1470.

[20] MIKHAYLOV D, PAVEL A, YAO C, et al. A randomized placebo-controlled single-center pilot study of the safety and efficacy of apremilast in subjects with moderate-to-severe alopecia areata [J]. Arch Dermatol Res, 2019, 311 (1): 29-36.

[21] WELSCH K, HOLSTEIN J, LAURENCE A, et al. Targeting JAK/STAT signalling in inflammatory skin diseases with small molecule inhibitors [J]. Eur J Immunol, 2017, 47 (7): 1096-1107.

[22] KHANDELWAL P, TEUSINK-CROSS A, DAVIES S M, et al. Ruxolitinib as salvage therapy in steroid-refractory acute graft-versus-host disease in pediatric hematopoietic stem cell transplant patients [J]. Biol Blood Marrow Transplant, 2017, 23 (7): 1122-1127.

[23] FLAHERTY K T, ROBERT C, HERSEY P, et al. Improved survival with MEK inhibition in BRAF-mutated melanoma [J]. N Engl J Med, 2012, 367 (2): 107-114.

[24] MARGUE C, PHILIPPIDOU D, KOZAR I, et al. Kinase inhibitor library screening identifies synergistic drug combinations effective in sensitive and resistant melanoma cells [J]. J Exp Clin Cancer Res, 2019, 38 (1): 56.

[25] KIRCHBERGER M C, UGUREL S, MANGANA J, et al. MEK inhibition may increase survival of NRAS-mutated melanoma patients treated with checkpoint blockade: results of a retrospective multicentre analysis of 364 patients [J]. Eur J Cancer, 2018, 98 (2): 10-16.

[26] VERDEN A, DIMBIL M, KYLE R, et al. Analysis of spontaneous postmarket case reports submitted to the fda regarding thromboembolic adverse events and jak inhibitors [J]. Drug Saf, 2018, 41 (4): 357-361.

[27] PINTER A, BEIGEL F, KÖRBER A, et al. Gastrointestinal side effects of apremilast: characterization and management [J]. Hautarzt, 2019, 70 (5): 354-362.

[28] LANGLEY A, BEECKER J. Management of common side effects of apremilast [J]. J Cutan Med Surg, 2018, 22 (4): 415-421.

第二十九章

磷酸二酯酶4抑制剂

第一节　概　　述

　　炎症参与多种疾病的发病过程,如感染、免疫异常、代谢紊乱、神经退行性疾病及肿瘤等。炎症性疾病包括支气管哮喘、慢性阻塞性肺疾病、银屑病、特应性皮炎、炎性肠病、类风湿关节炎、红斑狼疮和神经炎等。至今,炎症性疾病的治疗药物主要有非甾体抗炎药和糖皮质激素等。这些药物在控制炎症方面发挥巨大作用,但长期使用后一部分患者会出现严重不良反应或对药物无反应,因此需要探索与发现控制炎症的新型药物。

　　研究发现炎症性疾病患者体内磷酸二酯酶4(phosphodieterase 4,PDE4)水平显著高于健康对照者,靶向抑制PDE4可能是治疗炎症性疾病的有效策略。PDE4抑制剂通过增加胞内cAMP水平,调控下游基因和蛋白质表达水平,从而发挥多种生物学作用。PDE4抑制剂在累及肺、皮肤和神经系统等多种疾病中有广阔的应用前景,如罗氟司特(roflumilast)、阿普米司特(apremilast)和克立硼罗(crisaborole)已经分别被批准用于治疗气道炎症性疾病、关节病性银屑病和特应性皮炎。药物显著起效的同时常伴恶心、呕吐和胃肠道反应等不良反应。药物的研发也在不断进步,通过减轻不良反应以获得更高的获益风险比。

　　早期PDE抑制剂如茶碱、异丁司特和多索茶碱等为非选择性,直到第一种选择性PDE4抑制剂咯利普兰(rolipram)的发现,为选择性PDE4抑制剂的研发开辟了新方法。罗氟司特是此类药物中首个获得批准的药物,可降低中重度慢性阻塞性肺疾病急性加重的风险。2014年阿普米司特被批准用于成人关节病性银屑病和中重度斑块状银屑病,其价格比生物制剂的平均价格低30%。阿普米司特在美国已经成为新品牌领域的领导者,在银屑病领域占42%的份额。2016年2%克立硼罗软膏获批用于2岁及以上患者轻中度特应性皮炎的局部治疗。与PDE4抑制剂应用相关的各种不良反应是新药开发的主要瓶颈。

第二节　作用机制

一、磷酸二酯酶 4 的分布和功能

磷酸二酯酶（phosphodiesterase，PDE）家族包括 11 种蛋白（PDE1~PDE11），可以降解环核苷酸，在炎症、脂肪形成、增殖、分化和凋亡中发挥重要作用。PDE 家族各种蛋白在不同细胞组织中的分布各不相同。

根据编码基因的不同，PDE4 家族包括 PDE4A、PDE4B、PDE4C 和 PDE4D4 种亚型，其中以 PDE4A、PDE4B、PDE4D 表达最多，而 PDE4C 很少表达或不表达。每种亚型又分别包括相应的次亚型，如 PDE4B 有 3 种次亚型。PDE4 主要在心脑血管组织（上皮细胞和脑细胞）、平滑肌、角质形成细胞和软骨细胞中表达。炎症状态下树突状细胞、T 细胞、巨噬细胞和单核细胞等免疫细胞中 PDE4 呈高表达。

PDE4 是调节炎症反应和维持上皮完整性的非受体酶，也是 cAMP 特异性水解酶，参与调控炎症细胞的活性。cAMP 是细胞内参与调节物质代谢和生物学功能的重要物质，是信号转导的胞内第二信使，调节促炎和抗炎介质网络而维持免疫稳态。G 蛋白偶联受体接受细胞外界刺激，激活腺苷酸环化酶（adenylate cyclase，AC），然后活化的 AC 将腺苷三磷酸（adenosine triphosphate，ATP）转化为 cAMP。正常情况下细胞内 cAMP 含量在 AC 作用下保持动态平衡，PDE4 特异性水解 cAMP 为腺苷一磷酸（5'-AMP），促进炎症介质的产生，同时抑制抗炎介质的生成。PDE4 对 cAMP 的降解具有高度特异性，但是对环磷酸鸟苷（cyclic guanosine monophosphate，cGMP）却没有特异性。PDE4 被抑制后引起胞内 cAMP 积聚，随后激活 cAMP 依赖性蛋白激酶 A、环核苷酸门控离子通道和 Epac1/2 这 3 种下游成分。胞内 cAMP 的积聚及随后 PKA 的激活可抑制巨噬细胞的炎症反应（TNF-α、IL-12 下调，IL-10 上调），抑制树突状细胞的抗原提呈，抑制 Th1 细胞的增殖及释放 IL-2、IL-4、IFN-γ 等炎症因子，抑制 B 细胞产生抗体，下调上皮细胞产生炎症介质和增强上皮屏障的完整性。在细胞内 PKA 激活并调节转录，cAMP 的下游效应高度依赖于细胞类型。例如，白细胞中 cAMP 水平升高会抑制促炎性细胞因子（TNF-α、IL-12）和白三烯 B4 的表达。PDE4 抑制剂通过抑制 PDE4 的活性来升高胞内 cAMP 水平而发挥作用，是一种靶向抑制胞内 PDE4 的抗炎药，调节炎症反应并参与维持免疫稳态。

二、磷酸二酯酶 4 抑制剂的分类

PDE4 抑制剂分为非选择性 PDE4 抑制剂和选择性 PDE4 抑制剂，后者又包括第一代、第二代、第三代 PDE4 抑制剂。非选择性 PDE 抑制剂主要由甲基黄嘌呤及其衍生物组成，常见包括咖啡因、氨茶碱和己酮可可碱等，它们竞争性抑制胞内多种 PDE 亚型，增加胞内 cAMP 活性，激活 PKA，并具有阻断 NF-κB 途径的效应。PDE4 在免疫细胞和角质形成细胞中的作用提示其在炎症性皮肤病中可能发挥重要作用,以下介绍几种临床上常用的 PDE4 抑制剂。

(一)罗氟司特

罗氟司特(roflumilast)是第二代高选择性的 PDE4 抑制剂,2011 年被美国 FDA 批准用于治疗慢性阻塞性肺疾病、严重慢性阻塞性肺疾病伴有慢性支气管炎和急性加重的患者,是首个通过美国 FDA 批准上市的 PDE4 抑制剂。

罗氟司特作为选择性 PDE4 抑制剂,在低浓度水平下即发挥高效能的抑制作用,对其他 PDE 同工酶无作用。除了对 PDE4C 的抑制效能稍低外,对 PDE4A、PDE4B、PDE4D 三种亚型的抑制活性类似,发挥抗炎作用主要通过抑制 PDE4B 同工酶。罗氟司特及其活性产物 N-氧化物可明显抑制中性粒细胞和嗜酸性粒细胞的募集,同时抑制单核细胞、巨噬细胞、树突状细胞产生 TNF-α,抑制 $CD4^+T$ 细胞的增殖与活化。除抗炎作用外,罗氟司特还可以减轻体重、抗糖尿病和抗肿瘤。其最明显的优势在于发挥作用的同时导致的呕吐不良反应较轻。经临床研究发现罗氟司特还可改善健康对照及精神分裂症患者的认知功能。

罗氟斯特为苯甲酰胺类化合物,白色至淡黄褐色固体颗粒或结晶状粉末,口给药绝对生物利用度为 80%,进入机体后通过细胞色素 P4503A4 经(cytochrome P450 3A4,CYP3A4)和细胞色素 P450 1A2(cytochrome P450 1A2,CYP1A2)代谢为 N-氧化物。其 N-氧化物的活性比罗氟司特弱 2~3 倍,也具有较高的 PDE4 选择性。PDE4 抑制作用约 90% 由罗氟司特的 N-氧化物产生,另外 10% 由罗氟司特原型产生。罗氟司特口服 1 小时后血药浓度达到峰值,而其 N-氧化物在 8 小时后达到峰值。

罗氟司特使用后不良反应的发生率为 2%~10%,主要包括头晕、头痛和失眠等中枢神经系统症状,体重减轻等内分泌代谢症状,腹泻、恶心和食欲减退等胃肠道症状,流感等感染的发生和背痛等神经肌肉与骨骼症状。小于 2% 的不良事件包括腹痛、贫血、焦虑、抑郁、关节痛、关节炎、心房颤动、便秘、消化不良、过敏反应、肌痛、眩晕等。该药禁忌证为中重度肝功能不全。通常口服,250μg,每日 1 次,持续 4 周,然后改为 500μg,每日 1 次,以此来尝试提高耐受性,但该方案的长期耐受性尚不确定。

罗氟司特口服制剂虽然主要用于治疗慢性阻塞性肺疾病和支气管哮喘,但由于其抗炎特性,在炎症性皮肤病中的应用也可能具有一定前景。不良反应较明显,已经减少其在肺部的使用剂量。此外,有临床试验证明外用 0.5% 罗氟司特软膏对特应性皮炎和斑块状银屑病有一定疗效。

(二)克立硼罗

2% 克立硼罗(crisaborole)软膏已被美国 FDA 批准用于治疗 ≥ 2 岁的轻中度特应性皮炎患者。克立硼罗是一个含硼的局部 PDE4 抑制剂,临床上还可用于治疗银屑病。硼的掺入使克立硼罗的分子量极小(251D),因此具有较好的皮肤渗透性,同时硼对该药的 PDE4 抑制活性非常重要。克立硼罗与 PDE4 的腺嘌呤口袋结合,硼组成部分呈四面体构象取代磷酸化 cAMP,以此来模拟内源性 cAMP 与 PDE4 的双金属中心结合。尽管其作用机制尚不清楚,但其通过抑制 PDE4,从而阻断 cAMP 转化为 5′-AMP 来抑制

TNF-α、IFN-γ、IL-4 等促炎性细胞因子的分泌。在一项大型随机对照试验中,约 30% 的患者在每日 2 次外用克立硼罗 4 周后达到临床治疗成功的标准,即研究者静态全面评估(investigator static global assessment,ISGA)≤ 1 分且皮肤较基线水平改善 ≥ 2 级。外用方法为在皮损处涂抹薄层软膏,给药后约 25% 的剂量可被吸收。克立硼罗一旦进入体循环后迅速被代谢为无活性产物,后经肾脏排泄,不与细胞色素 P450 酶发生相互作用,从而限制了其全身暴露和脱靶的不良反应。与特应性皮炎的其他局部治疗同时使用尚未评估。克立硼罗软膏的耐受性良好,主要不良反应包括局部灼痛或刺痛(4%)、荨麻疹(< 1%)和接触性皮炎。一项针对 517 例参与者的 48 周临床试验评估了 28 天长期治疗的安全性,最常见的与治疗相关的不良事件包括特应性皮炎加重或复发(3.1%)、使用部位疼痛(2.3%)和感染(1.2%)。

(三) 阿普米司特

阿普米司特(apremilast)是一种口服的小分子 PDE4 抑制剂,属于免疫调节剂而非免疫抑制剂。阿普米司特通过选择性抑制 cAMP 特异的 PDE4 活性,阻止 cAMP 水解,使细胞内 cAMP 含量升高,进而激活 PKA,活化的 PKA 可使 cAMP 反应元件转录因子家族磷酸化,激活 cAMP 反应元件结合蛋白、cAMP 反应元件调节因子和转录激活因子 -1,促进抗炎介质 IL-10 等生成;同时可间接抑制转录因子 NF-κB 的活性,减少炎症因子 TNF-α、IFN-γ、IL-2、IL-5、IL-8、IL-12、IL-23、白三烯 B4、黏附分子和诱导型一氧化氮合酶的产生,降低瘙痒刺激细胞因子 IL-31 的浓度,以此来调节炎症反应。虽然阿普米司特可特异性抑制 PDE4,但对其他 PDE 也具有较小抑制性。

阿普米司特口服生物利用度平均为 73%,食物不影响其吸收,血浆蛋白结合率为 68%,血药浓度于给药后 2.5 小时达到峰值,半衰期为 6~9 小时。口服给药后,血液循环中药物原型占 45%,主要代谢产物 O 型去甲基化葡糖醛酸结合物占 39%。阿普米司特在体内被细胞色素 P450 酶(cytochrome P450,CYP 450)氧化代谢,继而被非 CYP 酶水解,因此不建议阿普米司特与 CYP 450 诱导剂(如利福平、苯巴比妥、卡马西平、苯妥英钠)同时服用,否则会使其疗效减弱。其代谢物在尿液中占 58%,在粪便中占 39%,药物原型在尿液和粪便中分别占 3% 和 7%,阿普米司特的代谢在合并中重度肝损伤患者中不受影响。严重肾功能不全患者的浓度 - 时间曲线下面积增加 88%,药峰浓度增加 42%。老年(65~85 岁)受试者阿普米司特暴露的浓度 - 时间曲线下面积和药峰浓度分别较年轻者(18~55 岁)高 13% 和 6%。女性的药物暴露较男性高 31%,药峰浓度较男性高 8%。

除已批准的适应证,阿普米司特还可以用于治疗其他免疫系统相关的疾病,如特应性皮炎、扁平苔藓、玫瑰痤疮、红斑狼疮、结节病、贝赫切特综合征、斑秃、痤疮等。它在皮肤科的其他应用尚缺乏大规模临床试验,但因其较好的安全性和耐受性以及给药的方便性,在其他难治性炎症性皮肤病治疗中也具有广阔应用前景。特别是使用 PDE 抑制剂(西地那非和他达拉非)或内皮素受体拮抗剂(波生坦和安利生坦)可能有助于治疗难治的雷诺现象。

第三节　临床应用

一、斑块状银屑病和关节病性银屑病

银屑病是一种慢性炎症性皮肤病,包括斑块状、点滴状、脓疱型和红皮病型等多种临床表型。在斑块形成之前,约 30% 的银屑病患者可出现关节炎和滑膜炎,与类风湿关节炎不同的是其可伴有肠炎、指关节炎和脊柱受累。关节病性银屑病患者通常会出现一个或多个关节肿胀、疼痛或僵硬。关节病性银屑病的特征是外周和中轴结构逐渐受损,其发病机制可能与遗传易感性、免疫系统紊乱和环境因素等有关。皮肤中 PDE4 主要在角质形成细胞、中性粒细胞、朗格汉斯细胞和 T 细胞中表达,这有助于银屑病斑块的形成。研究表明,银屑病患者外周血单个核细胞(peripheral blood mononuclear cell,PBMC)中 PDE4B 和 PDE4D 的 mRNA 水平比正常个体更高。炎症被认为是银屑病发生的重要病理过程,TNF-α、IFN-γ、IL-17、IL-23 等多种促炎性细胞因子与银屑病的发生发展密切相关,因此使用非甾体抗炎药、TNF-α 抑制剂、IL-17 抑制剂、IL-12/23 抑制剂和 PDE4 抑制剂进行抗炎治疗取得了较好的疗效。

(一) 阿普米司特

阿普米司特是一种口服给药的 PDE4 抑制剂,可显著抑制炎症反应。在银屑病的临床前期模型中,口服阿普米司特可显著减少病变部位表皮的厚度,减少 TNF-α、HLA-DR 和 ICAM-1 的异常增殖与表达。阿普米司特可显著降低 BALB/c 小鼠和 DBA/1J 小鼠关节炎发作后 10 天的严重程度,且无明显不良反应。2014 年阿普米司特获批用于治疗成人活动性关节病性银屑病或中重度斑块状银屑病。一项药代动力学研究发现,阿普米司特可不依赖进食而从肠道吸收良好,主要通过 CYP450 3A4 代谢,在血浆、尿液和排泄物中可以发现 23 种代谢物,但 CYP1A2 和 CYP2A6 的贡献很小。当与 CYP450 诱导剂如利福平、苯巴比妥、卡马西平和苯妥英钠同时给药时,阿普米司特全身暴露会明显减少,可能会导致疗效降低。阿普米司特口服后可出现一些不良反应,包括头痛(5.9%)、腹痛(2%)、抑郁症(1%)、体重减轻(10%)、恶心(8.9%)、腹泻(7.7%)、呕吐(3.2%)、上呼吸道感染(3.9%)。在临床试验中也观察到阿普米司特的使用与抑郁或体重减轻有明显的相关性。阿普米司特治疗后的前 2 周出现轻中度恶心和腹泻,其他包括恶性肿瘤、严重感染和主要心脏事件的发生率与安慰剂组相似。此外,有研究表明在阿普米司特治疗前后,实验室检查如抗核抗体、谷丙转氨酶和铁蛋白等无明显变化,且无新发结核病例报道。总之,第 2 种可以口服的 PDE4 抑制剂阿普米司特具有良好的耐受性。此外,中重度儿童和青少年银屑病仍需要进一步的临床数据来充分评估其治疗效果。

(二) 克立硼罗

一项双盲、随机、赋形剂对照的小样本临床试验评估了 2% 克立硼罗软膏治疗银屑病患者擦烂、肛门生殖器与面部等敏感部位的安全性与有效性。2%克立硼罗软膏每日2次外用,4周后临床症状显著改善,第8周时皮损改善了81%,其中71%达到了临床清除,且均未出现不良反应。因此,银屑病患者乳房下、腹股沟等褶皱部位较薄且敏感的皮损,克立硼罗软膏可作为有价值的一线药物。但由于该研究样本量较小,仍需要进一步研究来确定克立硼罗软膏在银屑病中的有效性与安全性。

二、特应性皮炎

特应性皮炎(atopic dermatitis,AD)是一种常见的具有复发 - 缓解过程的慢性炎症性皮肤病,以剧烈瘙痒和反复发作的湿疹样损害为特征,严重影响患者的身心健康和生活质量。流行病学研究显示儿童AD的全球发病率为20%,成人为3%,上海3~6岁儿童的患病率为8.3%,其中城市高于农村(10.2% *vs.* 4.6%)。AD的发病机制复杂,包括环境因素、皮肤屏障功能障碍、遗传易感性和免疫功能障碍等多因素参与。研究发现,AD患者PDE4的过度表达及活化可导致炎症因子的产生和T细胞活性的极化失衡,这是引发AD及其病情加重的重要因素。目前AD治疗主要针对皮肤屏障的功能缺陷和继发的免疫级联反应。一线治疗主要为局部外用润肤剂、糖皮质激素和钙调磷酸酶抑制剂等,重度难治性AD可予以抗炎药物、免疫调节剂和光疗等系统治疗。虽然外用糖皮质激素疗效显著,但其不良反应如皮肤萎缩、毛细血管扩张和全身吸收等使其应用受到限制,虽然不常见,但患者的恐激素心理使其依从性降低。他克莫司、吡美莫司等外用钙调磷酸酶抑制剂的功效与低中效外用糖皮质激素类似,无皮肤萎缩、色素沉着等潜在不良反应且全身吸收少。但其不良反应也限制了其临床应用,如灼伤或刺痛感,特别是应用于较红皮损或薄嫩部位时更容易出现。2006年美国FDA就其可能增加皮肤淋巴瘤和非黑色素瘤皮肤癌风险提出了禁止钙调磷酸酶抑制剂应用于免疫抑制患者的安全警告。因此,靶向抑制PDE4从而减少促炎介质的产生是治疗AD的重要新方法。

(一)克立硼罗

2016年12月2%克立硼罗软膏获批用于AD的局部治疗。与糖皮质激素和钙调磷酸酶抑制剂等局部外用药物不同,克立硼罗是具有苯氧基苯并硼杂硼骨架的非类固醇化合物,能抑制PDE4活性,在体内和体外均表现出较好的抗炎作用。克立硼罗可抑制人单核THP-1细胞来源的巨噬细胞和PBMC经刺激后释放的促炎性细胞因子,如TNF-α、IL-1β和IL-6。经豚鼠、雪貂、大鼠、小鼠和小香猪等动物药物毒性实验后发现,局部和系统使用克立硼罗均有广泛的安全性,因此可用于临床试验。为期2年的动物致癌性实验结果表明,小鼠每日2次局部使用2%、5%、7%克立硼罗软膏不会致癌,且肿瘤微观病变事件发生率也没有变化。此外,研究发现雌性大鼠口服克立硼罗300mg/kg,远端生殖道良性颗粒细胞瘤的发生率显著增高,但不会导致其死亡。克立硼罗剂量治疗方案的临床试验表明,与赋形剂对照相比,每日2次使用2%克立硼罗软膏是减轻症状严重程度最有效的策略。同时克立硼罗治疗后1周内瘙痒症状可明显缓解,局部外用克立硼罗不会发生口服导致的胃肠道不良反应。药代动力学研究表明,局部外用克立硼罗可以被快速吸收并代谢为2种主要的非活性代谢产物(AN-7602和AN-8323),从而降低了不必要的系统不良反应风险。健康志愿者使用克立硼罗后生命体征无变化,也没有发生关于克立硼罗的严重紧急不良事件。关于克立硼罗引起的突发不良事件(treatment emergent adverse event,TEAE)还未有报道,在克立硼罗治疗组和安慰剂对照组中,由于 TEAE 而退出治疗的比例为 1.2%。一项Ⅰb 期、开放性、最大使用量研究证明,2 岁及以上患者在第 1 周内使用 2% 克立硼罗软膏耐受性良好,全身暴露量较低。此后,一项Ⅱa 期双侧随机双盲且为期 6 周的临床研究证明在 25 例入组患者中共观察到 29 项不良事件,其中 90% 的患者不良反应为轻中度或与治疗无关。两项设计相同、安慰剂对照且双盲的试验表明,克立硼罗治疗患者的 ISGA 表现出极大的改善,而且与治疗相关的不良反应为轻中度。近期一项为期 48 周开放性多中心的长期安全性观察性研究发现,65% 以上的患者可出现至少 1 种 TEAE,但是症状大多为轻中度,而且被认为与克立硼罗治疗无关(93.1%)。尽管目前研究表明 2% 克立硼罗对 AD 患者安全有效,但其长期疗效以及对 2 岁以下 AD 患者是否安全尚不清楚。此外,目前无足够证据证明克立硼罗比现有的其他局部治疗方法更加安全或有效。

(二) OPA-15406

OPA-15406 是一种 PDE4 抑制剂的软膏制剂,在 10~70 岁 AD 患者的Ⅰ、Ⅱ期临床试验中获得了较好的疗效。药代动力学研究表明,该化合物对抑制 PDE4B 亚型具有高度选择性,但其对 PDE2 也具有抑制作用。OPA-15406 治疗 AD 具有剂量依赖性,1% 制剂能观察到最显著的改善。1% 制剂在治疗的第 1 周内瘙痒视觉模拟评分从"中等"改善为"轻度",直到第 8 周研究结束。除了快速吸收外,OPA-15406 还具有全身吸收极少的特点。1% OPA-15406 在首日剂量后表现出非常低的血浆浓度水平。总体而言,OPA-15406 被证实具有较好的安全性和耐受性。既往研究中 OPA-15406 暴露时间最长达第 8 周,未发现与治疗相关的不良事件。OPA-15406 治疗的不良事件包括 AD 加重、头痛和上呼吸道感染加重。最常见的与治疗相关的不良反应包括轻度的 AD 加重和擦药部位反应包括疼痛、灼痛、水肿、红斑。Ⅰ、Ⅱ期临床试验的结果使 OPA-15406 迅速进展到Ⅲ期临床试验,目前正在多个机构中通过增加样本量来研究 10 岁以上患者使用的安全性和有效性。

(三) RVT-501

RVT-501 曾称 E6005,是另一种具有临床应用潜力的 PDE4 选择性抑制剂。最初研究集中在局部使用 RVT-501 治疗慢性皮炎小鼠模型上,发现了 cAMP 浓度升高和迅速止痒的效果。两项Ⅰ/Ⅱ期临床试验和一项Ⅱ期临床试验研究了该化合物在 180 例患者中的有效性和耐受性。药代动力学研究表明,RVT-501 软膏全身吸收少,其代谢物 M11(RVT-501 的甲酯键水解形式)浓度低于定量下限,M11 的效力仅是 RVT-501 抑制炎症级联反应的 1/100。0.2% RVT-501 软膏长达 12 周治疗的整体安全性良好。在两个治疗组中,活性药物和赋形剂对照组中最常见的不良反应均为擦药部位反应,发生率约为 15%。其他经常报道的不良事件为 AD 加重和上呼吸道感染加重,RVT-501 治疗组发生率较高。虽然 RVT-501 的临床研究设计良好,但有几个可能限制研究 RVT-501 软膏有效性和安全性评估的因素。例如,0.2% RVT-501 软膏和赋形剂软膏颜色不同,该研究无法通过双盲方式进行。此外,与赋形剂对照组相比,RVT-501 治疗组的客观 SCORAD 降低幅度相对较大,但 EASI 和主观症状 SCORAD 降低幅度不大,导致该试验可能缺乏临床意义。此外,目前该研究对象集中于成年人,尚未评估儿童用药的有效性。

(四) 罗氟司特

0.5% 罗氟司特乳膏在 AD 中的应用正在德国进行随机双盲对照的 II 期临床试验,尽管该乳膏耐受性良好,但研究无法达到与赋形剂对照组间 SCORAD 的统计学差异。罗氟司特口服制剂的研究也正在进行中,口服罗氟司特目前主要用于治疗与慢性支气管炎相关的严重慢性阻塞性肺疾病。虽然目前还没有评估口服罗氟司特治疗 AD 的临床研究结果,但从其对慢性阻塞性肺疾病的抗炎作用中可推断其具有应用于 AD 的临床治疗潜力。但由于口服制剂明显的不良反应如腹泻、呕吐、体重减轻、头痛、失眠和情绪症状,目前已减少其用于肺部适应证的药物剂量。目前口服 PDE4 抑制剂的最大问题是这些药物的低治疗率,其最大耐受剂量可能达不到最小治疗剂量。

(五) 阿普米司特

阿普米司特是一种口服 PDE4 抑制剂。一项评估成人中重度 AD 患者的安全性和有效性的小样本前瞻性临床试验的早期数据显示,每日 2 次 30mg 治疗后大部分患者在 3 个月内可达 EASI50,恶心是最常见的不良反应。另一项以严重的变应性接触性皮炎或 AD 患者作为受试者的 II 期临床试验结果显示,尽管耐受性良好,但其有效性远低于其用于治疗银屑病的临床效果。近期一项 II 期随机双盲安慰剂对照试验,评估了每日 2 次阿普米司特 30~40mg 持续 24 周治疗的有效性和安全性。总体而言,虽然初步研究结果显示口服阿普米司特安全性较好,但其有效性和耐受性需要进一步研究。

三、红斑狼疮

红斑狼疮是一种经典的自身免疫性结缔组织病,体内有多种自身抗体产生,常有多系统多脏器损害,病情严重者可危及生命。红斑狼疮的发病机制较为复杂,其发病主要是环境、性激素和遗传易感性共同作用的结果。既往研究发现 PDE4 是 CBA/J 小鼠模型肾脏中 cAMP 的主要胞内水解酶,而 PDE2 和 PDE3 显示出较低的 cAMP 和 cGMP 水解特性,18 周龄的狼疮易感性 MRL/lpr 小鼠模型肾脏中 cAMP 特异性 PDE4 活性显著增高。选择性 PDE4 抑制剂如阿普米司特和 NCS613 在红斑狼疮中已经展开应用。

(一) 阿普米司特

一项关于盘状红斑狼疮的开放性小型临床研究发现,使用阿普米司特 12 周可显著降低皮肤红斑狼疮疾病皮损面积和严重程度指数 (cutaneous lupus erythematosus disease area and severity index,CLASI)。还有一项关于阿普米司特在盘状红斑狼疮中应用的临床试验 (NCT00708916) 已经完成,正在等待结果。

(二) NCS613

NCS613 显示出优异的抗炎特性,为系统性红斑狼疮的治疗提供了替代或补充选择。一项在狼疮易感性 MRL/lpr 小鼠中的研究显示 NCS613 可有效减少尿蛋白并提高了小鼠的成活率,研究还发现 NCS613 可以抑制狼疮患者未经处理 PBMC 或经脂多糖刺激 PBMC 分泌的 TNF-α。此外 NCS613 可下调健康个体和 SLE 患者 PBMC 中 PDE4B,并且上调 PDE4C 的表达。此外,NCS613 可减少脂多糖诱导后 p38 MAPK 的激活和 NF-κB 的转位,从而减少

TNF-α、IL-6和IL-8的分泌。

四、贝赫切特综合征

贝赫切特综合征是一种慢性系统性血管炎,可累及全身任意动脉与静脉,其临床表现为口腔溃疡、结节性红斑、生殖器溃疡、葡萄膜炎和血栓性静脉炎等多种皮肤黏膜表现,对患者的生活质量产生极大影响。尽管目前尚不清楚贝赫切特综合征的发病机制,但顽固性炎症已经被认为是贝赫切特综合征进展的重要原因。常规治疗包括秋水仙碱、局部或系统用糖皮质激素、TNF抑制剂或沙利度胺,但仍有部分患者对此治疗无效,因此需要为这类患者寻找潜在的治疗方法。

阿普米司特已经针对贝赫切特综合征患者进行开发。在一项双盲安慰剂平行对照Ⅱ期临床试验中,阿普米司特在12周结束时达到了主要终点和次要终点。结果表明接受阿普米司特治疗的患者在2周内显示出快速的疗效,并伴随药物治疗而病情稳定。与安慰剂对照组相比,阿普米司特明显减轻疾病活动性和改善患者生活质量,口腔溃疡减轻、溃疡疼痛基线减轻和生殖器溃疡发生率降低。此外,在阿普米司特组中观察到的不良反应与之前的临床研究相似。另一项用阿普米司特治疗贝赫切特综合征的Ⅲ期临床试验发现,每日2次,每次30mg的阿普米司特可显著减少口腔溃疡的数量、减轻口腔溃疡的疼痛并改善疾病的整体活动性。总体来说,阿普米司特似乎是更好的治疗方法,但还需要进一步观察贝赫切特综合征的其他表现来评估其有效性和安全性。

五、斑秃

斑秃是一种常见的自身免疫性疾病,属于非瘢痕性脱发,其临床特征为突然发生的局限性脱发,典型病变为头皮无瘢痕、无毛的圆形斑块,逐渐演变为多个斑块,局部皮肤正常且无自觉症状。目前尚无令人满意的治疗方法。许多研究表明毛囊失去免疫豁免,其中CD8+T细胞和NK细胞在斑秃的发病中起重要作用。既往研究发现斑秃患者皮损中PDE4水平升高,提示PDE4抑制剂是潜在的治疗靶点。

在一项使用人头皮移植物的人源化小鼠模型研究发现,阿普米司特可以使毛囊得以保存但尚未继续生长,同时可以显著下调炎症因子IFN-γ和TNF-α。此外,一项临床试验发现,所有3例患者通过IL-23抑制剂治疗获得成功,PDE基因较基线显著上调并且在毛发再生后下调。这些数据支持了阿普米司特在斑秃治疗中的可能作用。一项评估重症斑秃患者使用阿普米司特治疗效果的临床试验(NCT02684123)正在进行中,即将阐明斑秃患者使用PDE4抑制剂口服制剂的临床治疗潜力。

六、扁平苔藓

扁平苔藓是一种慢性炎症性疾病,通常累及皮肤、黏膜和甲,常见于0.22%~1%的成年人,而有口腔损害者达1%~4%。典型的临床表现为好发于四肢的红色斑疹伴瘙痒或疼痛。其发病机制尚未阐明,病毒感染、自身免疫病、药物和疫苗接种等多种因素可能参与其发生发展。扁平苔藓皮损通常在1年内自发消退,但仍有15%~20%的患者具有复发和缓解的临床过程,使用糖皮质激素、维 A 酸、环孢素、灰黄霉素、氨苯砜和光疗等传统治疗效果不理想,且不良反应明显。因此,顽固性扁平苔藓尚需要一种安全有效的替代疗法。

一项小样本的开放性临床试验(NCT01041625)研究阿普米司特治疗中重度扁平苔藓的有效性与安全性,治疗 12 周后 30% 的患者达到医师整体评估(physician global assessment,PGA)2 级或更高,所有患者在治疗结束后均显示出具有统计学意义的临床改善。但由于该项研究缺乏对照组,很难将这项研究的结果推广到更多扁平苔藓的患者。此外,可能需要更长期的治疗或更高的剂量才能达到效果。长期使用阿普米司特治疗扁平苔藓的安全性和有效性需要更大样本的临床研究。

七、其他

(一)化脓性汗腺炎

化脓性汗腺炎是一种顶泌汗腺的慢性化脓性炎症。其特征性临床表现包括腋窝、腹股沟和肛周的疼痛性硬性结节、潜行性溃疡、交通性瘘管和瘢痕形成。据统计全球范围内化脓性汗腺炎的患病率为 1%~4%。女性患者为男性的 3 倍,但男性病情通常更加严重。化脓性汗腺炎可严重影响患者的生活质量和心理健康。此外,化脓性汗腺炎还通常伴有心血管疾病、炎性肠病和关节炎等其他合并症。化脓性汗腺炎的发病机制除了吸烟和代谢综合征等可改变的因素以外,还包括毛囊和皮脂腺的解剖学异常、基因突变、免疫失调、内分泌影响,以及表皮和附属器微生物菌群失调等多因素。在病理生理学上,化脓性汗腺炎的特征为毛囊和皮脂腺被角蛋白堵塞,毛囊膨胀破裂并影响邻近顶泌汗腺导管。附属器内容物溢出后可导致淋巴细胞浸润、继发微生物感染和生物膜形成,从而进一步增强免疫反应,共同导致溃疡、纤维化和窦道形成。一篇包括 9 例中重度化脓性汗腺炎的系列病例报道发现使用其他药物,如卡那单抗(canakinumab,靶向 IL-1β 的人 IgGκ 单克隆抗体)、英夫利西单抗、异维 A 酸、多西环素和阿达木单抗等治疗化脓性汗腺炎失败后,阿普米司特每次 30mg,每日 2 次,治疗 2~3 个月后,Sartorius 评分较基线出现明显改善。但由于该报道样本量较小的限制,不足以证明阿普米司特治疗化脓性汗腺炎的有效性。目前有 2 项临床试验正在招募化脓性汗腺炎志愿者,一项纳入 20 例患者的双盲、随机、安慰剂对照的临床试验,将评估使用阿普米司特 16 周前后细胞因子谱的变化。另一项为开放单中心研究,将在 28 周内招募约 20 名志愿者。

(二)皮肌炎

皮肌炎是累及皮肤和肌肉的自身免疫性疾病,属于特发性炎症性肌病。其特征性皮肤表现为上眼睑紫红色斑、Gottron 丘疹和皮肤异色症,肌肉症状包括四肢近端肌无力、肌痛等。一线治疗为糖皮质激素,但其不良反应限制了长期应用,其他治疗包括抗疟药、免疫抑制剂、静脉注射丙种球蛋白和钙调磷酸酶抑制剂等。但仍有部分患者对此治疗无效或抵抗,称为难治性皮肌炎。既往研究发现皮肌炎患者血清 IL-6、IL-18、IFN-β 和 TNF-α 等细胞因子水平升高并且与疾病严重性相关,PDE4 抑制剂用于治疗其他炎症性疾病,因此在皮肌炎的治疗中也有一定前景。一项回顾性研究报道了 3 例不伴肿瘤的难治性皮肌炎患者使用阿普米司特(每次 30mg,每日 2 次)治疗,30 天后皮肌炎皮损面积和严重程度指数改善了

85%、肌酶恢复正常,并使糖皮质激素逐渐减量。其中仅有 1 例出现了轻度恶心和腹泻,另外 2 例均无不良反应。但由于样本量过小,需要进一步研究以了解阿普米司特在皮肌炎中的治疗作用。

(三) 玫瑰痤疮

玫瑰痤疮是一种慢性炎症性皮肤病,其特征为面部潮红、持续性红斑、毛细血管扩张和炎性丘疹及脓疱。该病给患者造成巨大的心理影响,部分患者对常规治疗无效或无法忍受其不良反应,因此需要针对此类患者寻找有效的新疗法。一项开放性临床研究初步评估了口服阿普米司特对中重度玫瑰痤疮的安全性与有效性,口服阿普米司特,每次 20mg,每日 2次,持续 12 周后红斑明显缓解。因此,阿普米司特可能是玫瑰痤疮治疗的新型疗法,但由于该研究缺乏对照且样本量过小,仍需要更大规模的随机对照临床试验来更充分地评估药物的疗效与安全性。

(四) 脂溢性皮炎

脂溢性皮炎是一种常见的慢性炎症性疾病,其特征性临床表现为皮脂腺丰富区域出现片状瘙痒性红斑。其发病机制仍未阐明,可能与对驻留马拉色菌及其产物引起不适当的炎症反应有关。一项小样本研究评估了局部使用 2% 克立硼罗软膏治疗脂溢性皮炎的有效性和耐受性,每日 2 次持续 4 周后 ISGA 显著降低了 67.8%,并且有 83.3% 的患者到达了主要终点,红斑、鳞屑、干燥、瘙痒评分显著降低,生活质量显著改善,不良事件发生率为 2%。因此,对传统治疗不耐受或失败的患者可以尝试 2% 克立硼罗软膏。

(五) 线状疣状表皮痣

线状疣状表皮痣是一种罕见的表皮痣,常发生在儿童。临床表现为沿 Blaschko 线分布的剧烈瘙痒、红斑、鳞状丘疹和斑块,对局部抗炎药物治疗不佳。较小病变区域手术切除或激光治疗可能非常有效,但由于瘢痕或不完全切除而导致复发。大面积皮损应用手术或激光治疗受到限制,因此治疗具有挑战性。既往报道 1 例患者在外用多种药物无效后,每日 2次使用 2% 克立硼罗软膏,2 个月后面部皮损得到明显改善,此后该患者继续在身体部位外用该药,瘙痒明显缓解并在 3 个月内皮损变平且红斑减少。因此,克立硼罗可能是治疗线状疣状表皮痣的有效手段,需要更多的临床研究以确定其长期使用的有效性与安全性。

第四节　不 良 反 应

一、口服药的不良反应

(一) 不良反应监测

1. 药物不良反应

(1)胃肠道影响:据报道通常在开始治疗的最初几周内可观察到严重腹泻、恶心和呕吐,因此需要监测更容易出现腹泻或呕吐等并发症的患者。年龄 ≥65 岁的老年患者和正在服用可能导致血容量减少或抗高血压药的患者慎用。减少剂量或停止治疗可观察到症状改善；如果出现严重症状，请考虑减少剂量或终止治疗。

（2）神经精神症状：有报道可出现神经精神症状如抑郁、自杀意念和情绪变化。既往有抑郁和/或自杀意念或行为史的患者慎用。医师应指导患者或家属报告恶化的精神症状，并评估继续使用的风险收益比。

（3）体重减轻：应定期监测体重，如出现无法解释的明显体重减轻应停止治疗。

（4）肾功能不全：严重肾功能不全（肌酐清除率<30ml/min）的患者全身暴露会增多，建议减少剂量。

2. 药物相互作用　中度 CYP3A4 诱导剂、达拉非尼（dabrafenib）、地拉罗司（deferasirox）、厄达替尼（erdafitinib）、艾伏尼布（ivosidenib）、沙利鲁单抗（sarilumab）、司妥昔单抗（siltuximab）和托珠单抗（tocilizumab）可能会降低血清 CYP3A4 底物浓度（诱导剂高风险），因此使用时应密切监测。此外，阿普米司特可能降低利奥西呱（riociguat）的降压作用，使用时应密切监测患者血压。

（二）为减少磷酸二酯酶 4 抑制剂的不良反应可行的优化策略

1. 设计有效的异构体特异性抑制剂或变构调节剂　在人类和多种动物中都观察到了胃肠道或神经系统的不良反应，阻碍了很多 PDE4 抑制剂的临床开发。PDE4 有 4 种亚型，每个亚型包含上游保守区 1 和 2。PDE4A、PDE4B 和 PDE4D 在大脑中广泛分布，推测其可能与奖励和情感有关。目前的大多数 PDE4 抑制剂可抑制 PDE4 全部亚型，使 cAMP 浓度超过正常生理水平。此外，PDE4 在由 α_2 肾上腺素受体激活引起的麻醉中起关键作用。有研究报道，在甲苯噻嗪/氯胺酮诱导的麻醉下，PDE4D 缺陷型小鼠睡眠时间缩短，但 PDE4B 缺陷型小鼠中观察不到此现象，这项研究结果表明抑制 PDE4D 可能是引起呕吐和其他不良反应的重要因素。因此，同工型特异性 PDE4 抑制剂可能是更有效的治疗方法。最近，X 射线衍射晶体学已经确定了几类 PDE4 抑制剂的结合模式，这有助于设计更有效的化合物。有研究对蛋白质数据库中共 220 个 PDE 催化域晶体结构进行了系统结构化学基因组学分析，重点研究了 PDE 与配体的相互作用，为指导 PDE4 抑制剂的发现提供了方向。PDE4D 在 UCR2 的第 196 位有苯丙氨酸（phenylalanine，Phe），而 PDE4A、PDE4B 和 PDE4C 的第 274 位有酪氨酸。定向 UCR2 变构调节剂通过减弱与活性位点的相互作用而起作用，这与完全竞争抑制酶活性的传统竞争性 PDE4 抑制剂不同，仅部分抑制 cAMP 水解（最大抑制率超过 50%）以此在发挥作用的同时减少呕吐等不良反应。负变构调节剂 D159687 可以桥接 PDE4D 的 Phe196，并且在 30mg/kg 时也不会引起恶心、呕吐。另外，呕吐也可能是由于孤束核及后脑区去甲肾上腺素能通路激活引起，这点可以通过限制大脑对药物的渗透而改善。由于 PDE4 各亚型的活性位点具有明显的相似性，同工型特异性 PDE4 抑制剂的发现仍然面临着巨大的挑战。

2. 改变给药途径或逐渐增量　罗氟司特是口服给药的，因此不可避免地会引起严重的胃肠道反应和体重减轻。GSK256066 是一个新型 PDE4 高度特异性抑制剂，可用于气道炎症的吸入给药，研究证明在治疗组中胃肠道不良反应轻微。口服克立硼罗可导致轻中度的不良反应，如恶心、腹泻和明显的体重减轻。临床试验发现局部使用 2% 克立硼罗软膏有很高的安全性，并且不会引起明显的胃肠道不良反应。阿普米司特具有相对更高的安全性和耐受性，其最常见的不良反应为胃肠道症状如恶心、呕吐、腹痛、腹泻。一般出现在用药初期，多数为轻中度，有一定自限性；其他不良反应可包括头痛、上呼吸道感染和体重减轻等。此外，阿普米司特可能会增加抑郁风险，严重者甚至可产生自杀意念。从低剂量开始，按照下述方案每天 2 次滴定至推荐剂量 30mg，即可发挥有效的治疗作用并减轻胃肠道的不良反应：①第 1 天，早晨 10mg；②第 2 天，早晨 10mg、傍晚 10mg；③第 3 天，早晨 10mg、傍晚 20mg；④第 4 天，早晨 20mg、傍晚 20mg；⑤第 5 天，早晨 20mg、傍晚 30mg；⑥第 6 天及以后，30mg 每天 2 次。

3. **联合疗法**　治疗慢性阻塞性肺疾病的一线支气管扩张剂包括 β_2 肾上腺素受体激动剂和长效抗胆碱药物，这种联合疗法因为在肺功能和其他临床结果方面优于单一疗法而被广泛使用。因此，将 PDE4 抑制剂与传统治疗方法或其他新型生物制剂进行联合治疗可能带来更好的临床缓解，并可减轻不良反应。研究发现，与仅使用罗氟司特相比，将罗氟司特与其他药物如支气管扩张剂联合使用可显著减轻症状并减少不良反应。呕吐反应可以通过联合使用钙通道阻滞剂来拮抗，使蓝斑中的 L 型 Ca^{2+} 电流去极化从而使平滑肌放松。

二、外用药的不良反应

外用制剂仅限于局部使用，不适用于眼部、口服或阴道内使用。其不良反应包括应用部位局部疼痛(4%)、皮肤超敏反应(<1%)和变应性接触性皮炎。若应用部位或远处出现严重的瘙痒、肿胀或红斑，即表明可能过敏，应立即停止使用。为减少不良反应，使用前后应洗手并薄涂于患处。此外，有些剂型可能包含丙二醇，口服、静脉注射或局部递送大量丙二醇在新生儿、儿童及成人中均存在潜在的毒性包括代谢性酸中毒、癫痫发作和呼吸抑制等，因此应谨慎使用。利奥西呱禁止联合使用非选择性 PDE 抑制剂和 PDE5 抑制剂，并不禁止使用其他类型的 PDE 抑制剂。克立硼罗可能会增强利奥西呱的降压作用，因此在使用时应谨慎并监测患者的低血压情况。局部外用药物后是否会代谢至母乳中尚不清楚，但局部应用后会出现全身吸收，由于缺乏相关信息，一些专家建议避免在哺乳期使用克立硼罗。在治疗期间继续或停止母乳喂养的决定应基于评估婴儿暴露的风险、母乳喂养对婴儿的优势及母亲治疗受益三方面的利弊。PDE4 抑制剂在累及肺、皮肤和神经系统等多种疾病中有广阔的应用前景，除了已经被批准用于治疗气道炎症性疾病、关节病性银屑病和特应性皮炎外，在其他炎症性皮肤病、自身免疫性皮肤病中将有临床应用的可能。随着对 PDE4 抑制剂的深入研究，将能筛选出安全系数更高、选择性更好、不良反应更少的药物。

（夏群力　黎　皓　吴　丹　曹　华）

参 考 文 献

［1］ GUTTMAN-YASSKY E, HANIFIN J M, BOGUNIEWICZ M, et al. The role of phosphodies-terase 4 in the pathophysiology of atopic dermatitis and the perspective for its inhibition [J]. Exp Dermatol, 2019, 28 (1): 3-10.

［2］ RAMACHANDRAN V, CLINE A, FELDMAN S R, et al. Evaluating crisaborole as a treatment option for atopic dermatitis [J]. Expert Opin Pharmacother, 2019, 20 (9): 1057-1063.

［3］ SIMPSON E L, YOSIPOVITCH G, BUSHMAKIN A G, et al. Direct and indirect effects of crisaborole ointment on quality of life in patients with atopic dermatitis: a mediation analysis [J]. Acta Derm Venereol, 2019, 99 (9): 756-761.

［4］ PATON D M. Crisaborole: phosphodiesterase inhibitor for treatment of atopic dermatitis [J]. Drugs Today (Barc), 2017, 53 (4): 239-245.

［5］ ZANE L T, CHANDA S, JARNAGIN K, et al. Crisaborole and its potential role in treating atopic dermatitis: overview of early clinical studies [J]. Immunotherapy, 2016, 8 (8): 853-866.

［6］ GOODERHAM M, PAPP K. Selective phosphodiesterase inhibitors for psoriasis: focus on apremilast [J]. BioDrugs, 2015, 29 (5): 327-339.

［7］ BUSA S, KAVANAUGH A. Drug safety evaluation of apremilast for treating psoriatic arthritis [J]. Expert Opin Drug Saf, 2015, 14 (6): 979-985.

［8］ OAK A S W, HO-PHAM H, ELEWSKI B E. Improvement of 11 patients with nail psoriasis with apremilast: results of an investigator-initiated open-label study [J]. J Am Acad Dermatol, 2020, 83 (6): 1830-1832.

［9］ PAPP K, REICH K, LEONARDI C L, et al. Apremilast, an oral phosphodiesterase 4 (PDE4) inhibitor, in patients with moderate to severe plaque psoriasis: results of a phase Ⅲ, randomized, controlled trial (efficacy and safety trial evaluating the effects of apremilast in psoriasis [ESTEEM] 1)[J]. J Am Acad Dermatol, 2015, 73 (1): 37-49.

［10］ PAPADAVID E, ROMPOTI N, THEODOROPOULOS K, et al. Real-world data on the efficacy and safety of apremilast in patients with moderate-to-severe plaque psoriasis [J]. J Eur Acad Dermatol Venereol, 2018, 32 (7): 1173-1179.

［11］ MAVROPOULOS A, ZAFIRIOU E, SIMOPOULOU T, et al. Apremilast increases IL-10-producing regulatory B cells and decreases proinflammatory T cells and innate cells in psoriatic arthritis and psoriasis [J]. Rheumatology (Oxford), 2019, 58 (12): 2240-2250.

［12］ SCHETT G, SLOAN V S, STEVENS R M, et al. Apremilast: a novel PDE4 inhibitor in the treatment of autoimmune and inflammatory diseases [J]. Ther Adv Musculoskelet Dis, 2010, 2 (5): 271-278.

［13］ SCHAFER P. Apremilast mechanism of action and application to psoriasis and psoriatic arthritis [J]. Biochem Pharmacol, 2012, 83 (12): 1583-1590.

［14］ OEHRL S, PRAKASH H, EBLING A, et al. The phosphodiesterase 4 inhibitor apremilast inhibits Th1 but promotes Th17 responses induced by 6-sulfo LacNAc (slan) dendritic cells [J]. J Dermatol Sci, 2017, 87 (2): 110-115.

［15］ SCHAFER P H, PARTON A, CAPONE L, et al. Apremilast is a selective PDE4 inhibitor with regulatory effects on innate immunity [J]. Cell Signal, 2014, 26 (9): 2016-2029.

［16］ PALLER A S, TOM W L, LEBWOHL M G, et al. Efficacy and safety of crisaborole ointment, a novel, nonsteroidal phosphodiesterase 4 (PDE4) inhibitor for the topical treatment of atopic dermatitis (AD) in children and adults [J]. J Am Acad Dermatol, 2016, 75 (3): 494-503. e6.

［17］ HANIFIN J M, ELLIS C N, FRIEDEN I J, et al. OPA-15406, a novel, topical, nonsteroidal, selective phosphodiesterase-4 (PDE4) inhibitor, in the treatment of adult and adolescent patients with mild to moderate atopic dermatitis (AD): a phase-Ⅱ randomized, double-blind, placebo-controlled study [J]. J Am Acad Dermatol, 2016, 75 (2): 297-305.

［18］ CIARAVINO V, CORONADO D, LANPHEAR C, et al. 2-Year animal carcinogenicity results for crisaborole, a novel phosphodiesterase 4 inhibitor for atopic dermatitis [J]. J Dermatol Sci, 2017, 87 (2): 116-122.

［19］ ISHII N, SHIRATO M, WAKITA H, et al. Antipruritic effect of the topical phosphodiesterase 4 inhibitor E6005 ameliorates skin lesions in a mouse atopic dermatitis model [J]. J Pharmacol Exp Ther, 2013, 346 (1): 105-112.

［20］ ZANE L T, KIRCIK L, CALL R, et al. Crisaborole Topical Ointment, 2% in Patients Ages 2 to 17 years with atopic dermatitis: a phase 1b, open-label, maximal-use systemic exposure study [J]. Pediatr Dermatol, 2016, 33 (4): 380-387.

［21］ HOY S M. Crisaborole ointment 2%: a review in mild to moderate atopic dermatitis [J]. Am J Clin Dermat ol, 2017, 18 (6): 837-843.

［22］ BISSONNETTE R, PAVEL A B, DIAZ A, et al. Crisaborole and atopic dermatitis skin biomarkers: an intrapatient randomized trial [J]. J Allergy Clin Immunol, 2019, 144 (5): 1274-1289.

［23］ ZEBDA R, PALLER A S. Phosphodiesterase 4 inhibitors [J]. J Am Acad Dermatol, 2018, 78 (3 Suppl 1): S43-S52.

［24］ ROBBINS A B, GOR A, BUI M R. Topical crisaborole-a potential treatment for recalcitrant palmoplantar psoriasis [J]. JAMA Dermatol, 2018, 154 (9): 1096-1097.

［25］ JARNAGIN K, CHANDA S, CORONADO D, et al. Crisaborole topical ointment, 2%: a nonsteroidal, topical, anti-inflammatory phosphodiesterase 4 inhibitor in clinical development for the treatment of atopic dermatitis [J]. J Drugs Dermatol, 2016, 15 (4): 390-396.

第三十章
JAK 抑制剂

第一节 概　述

　　细胞因子是炎症的关键介质,是诸多炎症性皮肤病和免疫性皮肤病的主要驱动因子,以细胞因子为靶点的生物制剂已经彻底改变了炎症性皮肤病和免疫性皮肤病的治疗模式。单克隆抗体是目前最有效地阻断细胞因子或其受体的靶向治疗药物。尽管单克隆抗体有效,但不能在所有患者中诱导完全缓解,因此针对细胞内信号转导通路等其他小分子药物等替代策略应运而生。与 I 型和 II 型细胞因子受体结合的细胞因子包括白介素、干扰素、干扰素样细胞因子、集落刺激因子、生长激素和生长因子,它们是免疫性疾病的重要调节因子,通过JAK 及其下游 STAT 等胞内信号转导途径发挥作用。因此,JAK 抑制剂是治疗这类疾病的新手段。最近,第一代 JAK 抑制剂已被用于治疗关节病性银屑病(托法替布)和类风湿关节炎(托法替布和巴瑞替尼)。JAK 抑制剂不仅限于系统性口服给药,而且已经成为局部治疗的一种新选择。越来越多的病例报道及临床研究证实,JAK 抑制剂治疗特应性皮炎、斑秃、银屑病、白癜风等皮肤病也取得了良好疗效。第二代选择性 JAK 抑制剂正在开发和临床试验中。尽管存在巨大挑战,但是针对细胞内信号通路已经成为炎症性皮肤病和免疫性皮肤病一种新的治疗手段。

　　第一代 JAK 抑制剂包括托法替布(tofacitinib,JAK1/3 抑制剂)、鲁索替尼(ruxolitinib,JAK1/2 抑制剂)、巴瑞替尼(baricitinib,JAK1/2 抑制剂)和奥拉替尼(oclacitinib,JAK1 抑制剂)。托法替布是美国 FDA 首个批准用于治疗自身免疫性疾病的 JAK 抑制剂,最初用于器官移植的抗排斥反应治疗,也用于治疗类风湿关节炎、关节病性银屑病和溃疡性结肠炎等。巴瑞替尼和鲁索替尼具有较强的 JAK1 和 JAK2 拮抗作用。巴瑞替尼是类风湿关节炎的一线治疗,在斑秃小鼠模型以及银屑病和系统性红斑狼疮的临床试验中也观察到其可以逆转疾病表型。鲁索替尼被美国 FDA 批准治疗骨髓纤维化、真性红细胞增多症。奥拉替尼是一种低选择性的 JAK 抑制剂。

　　第二代 JAK 抑制剂目前正处于研究阶段,包括泛 JAK 抑制剂(JAK1/2/3 和 TYK2

抑制剂、peficitinib)、选择性 JAK1 抑制剂（upadacitinib、filgotinib）和选择性 JAK3 抑制剂（decernotinib）。外用 JAK 抑制剂和针对特定疾病的 JAK 抑制剂目前正在研发中。

第二节 作用机制

一、作用靶点

JAK 是一种酪氨酸激酶，JAK 家族包括 4 种 JAK 蛋白（JAK1、JAK2、JAK3 和 TYK2）。STAT 家族包括 7 种 STAT 蛋白（STAT1、STAT2、STAT3、STAT4、STAT5A、STAT5B 和 STAT6）。当细胞因子受体与相应配体结合后激活与其偶联的 JAK。JAK 拥有酪氨酸激酶活性形成二聚体并自发性磷酸化，与 STAT 蛋白结合使 STAT 转录因子磷酸化并转移到细胞核内，结合到靶基因的启动子特定区域，从而调控相应基因的表达。参与多种皮肤病的 I 型和 II 型细胞因子均依赖 JAK/STAT 通路进行胞内信号转导。

细胞因子根据其受体结构分为以下几类。I 型细胞因子受体胞外氨基酸结构域有一定保守基序，包括 γ 链（IL-2、IL-4、IL-7、IL-9、IL-15 和 IL-21），β 链（IL-3、IL-5 和 GM-CSF），gp130 家族（IL-6）和 p40 亚基（IL-12 和 IL-23）。II 型细胞因子包括 IFN-α、IFN-β、IFN-γ、IL-28、IL-29，以及 IL-10 相关细胞因子（IL-10、IL-19、IL-20、IL-22、IL-24 和 IL-26）。TNF、IL-1 和 IL-17 等细胞因子虽然不通过 JAK-STAT 通路传递信号，但是其分泌依赖 JAK-STAT 通路的其他细胞因子，并以这种方式影响免疫介导的疾病。因此，在某些情况下，JAK 抑制剂在一定程度上可以抑制 TNF、IL-1 和 IL-17。

二、作用特点

（一）与生物制剂比较

生物制剂通过静脉注射或皮下注射靶向抑制细胞因子，而 JAK 抑制剂通过口服或局部给药靶向抑制细胞因子的信号转导。局部给药可以最大限度地减少副作用的发生。此外，外用 JAK 抑制剂可以避免长期使用糖皮质激素导致的皮肤萎缩或毛细血管扩张等不良反应。

由于 JAK 抑制剂不是生物制剂，理论上机体不会产生抗药抗体。JAK 抑制的原理不同于生物制剂对细胞因子的抑制，其目的不是完全特异性地阻断 JAK 通路，而是可逆地降低一种或多种 JAK 活性。来自 JAK 基因缺陷的动物和患者的证据表明，完全阻断 JAK 是不可取的，因为它会导致严重的免疫缺陷和异常的内稳态。这种作用模式的一个潜在的临床优势是，通过"快速开启"和"快速关闭"等效应来迅速逆转抑制作用。JAK 抑制剂的选择性低于生物制剂，其靶点特异性不是绝对的，能同时阻断多个细胞因子轴的信号转导。

此外，JAK 抑制剂与其他药物相比具有更快的止痒作用。目前已知除了 IL-31 可促进瘙痒外，Th2 细胞因子（IL-4 和 IL-13）可能通过与感觉神经元中的 IL-4 受体和 JAK1 的相互作用而诱发瘙痒。JAK 抑制剂还可以通过抑制背根神经节瞬时受体电位香草酸受体 1 来改变瘙痒信号转导从而减轻瘙痒。

(二) 选择性抑制

托法替布对 JAK1 和 JAK3 有抑制作用,并对 JAK2 和 TYK2 有一定的亲和力。体外试验证实托法替布可以阻断 Th1(IFN-γ)、Th2(IL-4、IL-5、IL-13、IL-21 和 IL-31)、Th17(IL-17A、IL-17F 和 IL-22),以及 STAT1、STAT3 和 STAT4 的活化。

巴瑞替尼对 JAK1 和 JAK2 有抑制作用,对酪氨酸激酶 2(tyrosine kinase 2,TYK2)的抑制作用则小得多。对 JAK1 和 JAK2 的选择性比 JAK3 高 100 倍。体外试验表明,巴瑞替尼通过抑制 JAK1-JAK2 来阻断 IL-6 和 IFN-γ,通过抑制 JAK2-TYK2 来阻断 IL-12 和 IL-23,通过抑制 JAK2-JAK2 来阻断促红细胞生成素和粒细胞 - 巨噬细胞集落刺激因子。此外,巴瑞替尼还可以抑制 Th1 和 Th17 的分化、固有免疫的发生和树突状细胞的产生。

JAK 抑制剂的选择性抑制作用呈剂量依赖性。半抑制浓度(the half maximal inhibitory concentration,IC_{50})值越低意味着作用效力越高。JAK 抑制剂对 4 种 JAK 异构体的选择性由该 JAK 抑制剂对不同 JAK 异构体的比值和比值之间的差值决定的。常规情况下临床上倾向于选择高效的化合物,然而 JAK 抑制剂的效力会影响 JAK 的选择性剂量窗口。高效的 JAK 抑制剂选择窗口较窄,而低效的 JAK 抑制剂选择窗口较大。因此,JAK 抑制剂对 JAK 异构体的选择性取决于剂量、细胞类型、组织渗透性和个体的遗传背景。例如,托法替布 10mg 对 JAK1/3 的选择性比 5mg 低,因此 10mg 托法替布对 JAK2 也有一定程度的抑制。

(三) 药物代谢

托法替布经肝脏(70%)和肾脏(30%)进行代谢和清除,由 CYP3A4 促进代谢,CYP450 酶第二亚家族(cytochrome P450 2C19,CYP2C19)的促代谢作用很小。托法替布与强效 CYP 诱导剂(如利福平)共同给药时,药物暴露减少,而与 CYP3A4(如酮康唑)或 CYP2C19(如氟康唑)强效抑制剂共同给药时,药物暴露增加。合并使用 CYP3A4 或 CYP2C19 抑制剂,或者有严重肾损害的患者(肌酐清除率<30ml/min),托法替布的剂量应减少至 5mg/d。

巴瑞替尼主要经肾脏进行代谢和清除。只有不到 10% 是通过 CYP3A4 代谢。合并使用 CYP3A4 诱导剂或 CYP3A4 和 CYP2C19 抑制剂通常不影响对巴瑞替尼的暴露。肌酐清除率为 30~60ml/min,或者服用有机阴离子转运蛋白 3(organic anion transporter 3,OAT3)抑制剂丙磺舒的患者,建议减少剂量至 2mg/d。

(四) 药物相互作用

托法替布与 CYP3A4 强效抑制剂(如酮康唑)合用时暴露量增加。托法替布与 CYP3A4 中效抑制且 CYP2C19 强效抑制作用的药物合用时(如氟康唑)暴露量增加。托法替布与 CYP3A4 强效诱导剂(如利福平)合用时暴露量减少。托法替布与强效免疫抑制剂(如硫唑嘌呤、他克莫司、环孢素)合用时,免疫抑制作用的风险增高。尚未研究大剂量托法替布与强效免疫抑制剂的合并用药情况。

体外试验发现巴瑞替尼不会显著抑制或诱导 CYP450 酶(如 CYP 3A、CYP1A2、CYP 2B6、CYP 2C8、CYP 2C9、CYP 2C19 和 CYP 2D6)的活性。巴瑞替尼与辛伐他汀、炔雌醇或左炔诺孕酮(CYP3A 底物)共同给药时,药代动力学参数的变化无临床意义。

体外试验表明巴瑞替尼不会抑制转运蛋白、P 糖蛋白或有机阴离子转运多肽 1B1（organic aniontransporting polypeptide 1B1,OATP1B1）。但巴瑞替尼可以抑制 OAT1、OAT2 和 OAT3,有机阳离子转运蛋白 1（organic cation transporter 1,OCT1）、OCT2 和 OATP1B3,乳腺癌耐药蛋白和多药及毒性化合物外排蛋白（multidrug and toxic compound extrusion,MATE）1、MATE2-K,但巴瑞替尼与这些以转运蛋白为底物的药物合用时,其药代动力学变化不明显。巴瑞替尼与地高辛或甲氨蝶呤共同给药时,药代动力学的变化也无临床意义。

第三节　临床应用

基于对皮肤病免疫学机制的深入了解,JAK 抑制剂在免疫性皮肤病领域的应用正获得越来越多的关注。目前,JAK-STAT 通路的多种抑制剂正被用于各种炎症性皮肤病和免疫性皮肤病。

一、银屑病

银屑病是一种慢性炎症性皮肤病,全球患病率为 1%~3%。主要由 T 细胞驱动,并由 TNF-α、IL-17 和 IL-23 等多种细胞因子介导。轻度银屑病患者通常可以通过局部治疗得到控制,而中重度银屑病则需要全身治疗或光疗。系统治疗除了传统免疫抑制剂,近年来还包括小分子靶向药物和生物制剂。生物制剂治疗银屑病非常有效,但部分患者对治疗没有反应,或者在治疗过程中对药物逐渐耐受,这些药物需要皮下注射而且价格昂贵。因此,新的治疗方法不断被探索,目前正开展 JAK 抑制剂治疗中重度银屑病的Ⅱ期和Ⅲ期临床试验。

两项大规模Ⅲ期临床试验评估托法替布治疗中重度慢性斑块状银屑病的疗效。其中一项研究显示,托法替布（每次 5mg 或 10mg,每日 2 次）组患者在第 16 周达到 PASI75 的百分比显著高于安慰剂组,临床反应持续到第 24 个月。第 16 周后还能观察到指甲的改善。另一项研究评估了 12 周内托法替布与依那西普的疗效（PASI75 评估和 IGA 评估）,结果显示托法替布 10mg 每日 2 次的疗效不劣于依那西普。另一项Ⅲ期临床试验显示,50% 患者停用托法替布可能导致银屑病复发,2/3 患者再次治疗后疗效恢复。目前应用较广的为口服托法替布,每次 10mg,每日 2 次。然而,美国 FDA 没有批准托法替布治疗银屑病,这可能是因为相较于类风湿关节炎的剂量（每次 5mg,每日 2 次）,银屑病的治疗剂量（每次 10mg,每日 2 次）更高,发生不良反应的风险更高。

Ⅱb 期临床试验显示,口服巴瑞替尼 8mg/d 或 10mg/d 的患者在第 12 周 PASI75 的应答率显著高于安慰剂组,在第 24 周持续应答。

同时外用 JAK 抑制剂治疗斑块状银屑病也正在临床研究中。在两项Ⅱ期临床试验中,外用 2% 托法替布患者反应良好。外用 1.5% 鲁索替尼每日 2 次或外用 1% 鲁索替尼每日 1 次与外用卡泊三醇和倍他米松相比,皮损消退更显著（>50%）。

二、特应性皮炎

特应性皮炎(atopic dermatitis, AD)是最常见的炎症性皮肤病,发病机制尚未完全明确。目前已知的发病机制包括皮肤屏障破坏、Th2 细胞和 Th22 细胞免疫过度应答以及不同程度的 Th1 和 Th17 细胞的激活。JAK-STAT 通路参与多种诱发 AD 的细胞因子信号转导,如 IFN-γ、IL-4、IL-13、IL-31、IL-33、IL-23、IL-22 和 IL-17 等。因此,JAK-STAT 通路可作为 AD 治疗的靶点。另外,由于 Th2(IL-4、IL-5、IL-13、IL-31),Th22(IL-22),以及不同程度的 Th1 (IFN-γ)和 Th17/IL-23 等多条炎症通路的激活,临床上需要同时针对不同炎症通路有效且安全的治疗手段。JAK 抑制剂针对不同的 JAK 家族成员,作用有重叠但又不完全相同。根据 AD 的临床亚型,针对性地选择 JAK 抑制剂可以达到更好的疗效。

JAK1/3 抑制剂能显著抑制 IL-4 等细胞因子的信号转导,降低 Th2 细胞免疫,减轻 AD 的症状。一项研究首次报道 1 例难治性 AD 患者口服托法替布后皮疹及瘙痒症状明显改善。6 例对传统治疗抵抗的中重度 AD 患者,托法替布治疗 21 周后皮损有效改善且没有明显不良反应。外用 2% 托法替布治疗 AD 的 II 期临床试验也证实其有效性。

JAK1/2 抑制剂巴瑞替尼联合外用糖皮质激素治疗 AD 的 II 期临床试验显示,巴瑞替尼能够有效改善皮损且没有出现类风湿关节炎中报道的带状疱疹、血栓和心血管事件。JAK1/2 抑制剂鲁索替尼用于局部治疗 AD。在 II 期临床试验中,307 例 AD 患者随机分为四组,分别使用 0.15% 鲁索替尼乳膏每日 1 次,0.5% 鲁索替尼乳膏每日 1 次,1.5% 鲁索替尼乳膏每日 1 次,1.5% 鲁索替尼乳膏每日 2 次,对照组使用曲安奈德乳膏和安慰剂乳膏。鲁索替尼乳膏显著改善了 EASI。1.5% 鲁索替尼乳膏每日 2 次组与对照组相比,IGA 和瘙痒症状均有明显改善,仅有轻度或中度不良反应报道。

JAK 和脾酪氨酸激酶(spleen tyrosine kinase, SYK)双重抑制剂包括 ASN002 和 cerdulatinib (RVT-502)。ASN002 治疗成年 AD 的 I b 期临床研究显示出良好的安全性和耐受性,能显著改善皮损和瘙痒症状。40mg 和 80mg 组表皮增生减少,皮损中 AD 相关生物学标志物和血清炎症因子分泌减少。一项规模更大、持续时间更长(为期 12 周)的临床研究正在进行中。cerdulatinib (RVT-502)目前正在多种皮肤病的 I 期临床试验中被评估作为局部治疗手段,包括 AD、斑秃和白癜风。最近研究发现,在 AD 小鼠模型中局部注射 cerdulatinib,发现每日使用 0.2% 和 0.4% cerdulatinib 凝胶可以显著改善表皮增生、角化过度和炎症细胞浸润。

高选择性 JAK1 抑制剂乌帕替尼(ABT-494)和阿布昔替尼也已经被用于治疗 AD。在 II 期临床试验中乌帕替尼有效改善中重度 AD 的皮损和瘙痒症状。阿布昔替尼(每次 10mg、30mg、100mg、200mg,分别每日 1 次)治疗中重度 AD 呈现剂量依赖性,仅 100mg 组和 200mg 组皮损改善明显。

delgocitinib(JTE-052)是一种泛 JAK(JAK1、JAK2、JAK3 和 TYK2)抑制剂,可局部或口服给药。体外研究表明,delgocitinib 抑制人类 T 细胞和肥大细胞的反应。口服给药降低小鼠慢性皮炎模型中炎症细胞因子和血清 IgE 水平。局部应用 delgocitinib 抑制 IL-4/IL-13 诱导的 STAT3 活化和改善屏障功能,促进细胞分化蛋白的产生。327 例中重度日本成年 AD 患者 delgocitinib 的 II 期临床试验中,4 周内分别给予 0.25%、0.5%、1%、3% 的 delgocitinib 软膏,每日 2 次。EASI、改良 EASI(mEASI)、IGA 均显著改善。值得注意的是,瘙痒的改善尤其迅速,早在治疗的第 1 个晚上就能观察到,这可能是由于 delgocitinib 抑制了 IL-31。

三、斑秃

斑秃是一种免疫介导的非瘢痕性脱发,严重者可进展为全秃或普秃。其病理特征是 CD8$^+$T 细胞和 NKT 细胞攻击毛囊。许多干扰素调节的细胞因子,如 IFN、IL-2、IL-21、IL-15 参与斑秃的发病。IL-2 和 IL-15 通过 JAK1/3 传递信号,IFN-γ 信号通过 JAK1/2 传递信号。因此,JAK1 被认为是斑秃的治疗靶点。目前,斑秃的治疗方法有口服、外用、肌内或局部皮损内注射糖皮质激素,外用米诺地尔酊等,但仍有一部分患者治疗无效。近年来国外开展了多项 JAK 抑制剂治疗斑秃的临床试验。研究显示,在口服 JAK 抑制剂治疗的患者中,约 50% 中重度斑秃患者在治疗后毛发几乎完全长出,疗效明显。也有报道外用鲁索替尼治疗斑秃,但疗效不一。JAK 抑制剂的作用机制与斑秃发病机制之间的相关性,提示其可用于斑秃的治疗,为有效治疗中重度斑秃提供了一种选择。

近年来,托法替布和巴瑞替尼治疗斑秃的临床报道中只有口服制剂,而鲁索替尼包括口服和外用 2 种剂型。目前,口服或外用鲁索替尼、口服托法替布或巴瑞替尼治疗斑秃取得短期良好疗效的病例报道。有文献报道 3 例中重度斑秃患者口服鲁索替尼每次 20mg,每日 2 次,治疗 3~5 个月后毛发也几乎完全长出。有研究报道 13 例斑秃患者,其中 9 例口服托法替布每次 5mg,每日 2 次,平均治疗 6.5 个月后 93% 毛发再生,且仅有轻微不良反应。一项回顾性研究纳入 90 例 18 岁以上且头皮脱发面积>40% 的患者,应用托法替布治疗斑秃及其变异型的远期疗效好。随后又有很多相关的临床试验和病例报道发表。口服托法替布治疗的中重度斑秃患者中约 50% 在治疗后毛发几乎完全长出,疗效较明显。部分患者在停药后复发,提示患者在毛发重新长出后还需维持治疗一定时间。

一项研究外用鲁索替尼霜剂治疗普秃,发现 12 周后患者右侧眉毛恢复正常,左侧眉毛明显再生。但 1 例有 4 年斑秃史的患者也采用外用鲁索替尼治疗 3.5 个月后,脱发情况未见改善。这种结果的偏差可能是患者自身因素或与治疗方案相关的外在因素导致。

四、白癜风

白癜风是一种以皮肤色素脱失为临床特征的慢性自身免疫性疾病。研究发现,白癜风可能是细胞免疫或氧化应激引起黑素细胞破坏导致的,其中 CD8$^+$T 细胞和 IFN-γ 起重要作用。CD8$^+$T 细胞表达 IFN-γ,而 IFN-γ 通过 JAK-STAT 通路介导角质形成细胞表达 CXCL10,而 CXCL10 募集 CD8$^+$T 细胞至皮肤,最终导致黑素细胞被破坏。在小鼠实验模型中,中和 CXCL10 或 IFN-γ 的抗体可使白癜风皮损复色。JAK 抑制剂通过阻止 IFN-γ 和下游 CXCL10 的表达,使白癜风患者皮肤复色,因此可用于治疗白癜风。

1 例白癜风口服托法替布 5 个月后 95% 皮损出现复色。1 例白癜风合并斑秃患者,在口服鲁索替尼后血清中 CXCL10 水平降低,且皮肤出现明显复色及毛发量增多。研究表明,白癜风患者外用 1.5% 鲁索替尼乳膏适量,每日 2 次,治疗 20 周后面部皮损显著缓解。还有学者报道托法替布联合光疗治疗白癜风取得更好的疗效。

五、系统性红斑狼疮

系统性红斑狼疮是一种复杂的自身免疫性疾病,其发病机制包括凋亡缺陷、凋亡物质和免疫复合物被巨噬细胞和补体系统清除,中性粒细胞胞外诱捕网清除功能受损,促炎 Th17 细胞反应增加,调节性 T 细胞和调节性 B 细胞调节功能缺陷。此外,浆细胞样树突状细胞被过多的凋亡物质和免疫复合物激活,通过 TLR7 和 TLR9 相互作用产生 IFN 和 IL-6。活动期系统性红斑狼疮患者多种细胞因子水平表达异常,包括 IFN-α、IFN-γ、IL-2、IL-6、IL-10、IL-12、IL-15、IL-17、IL-21、IL-23 和 BAF。系统性红斑狼疮的全基因组关联研究已经确定了 *IL12B*、*IL10*、*JAK2*、*TYK2* 和 *STAT4* 基因座内的各种基因多态性。另外,*IRF5*、*IRF8* 基因及 SOCS1、STAT3 蛋白在系统性红斑狼疮的病理生理过程中起重要作用。托法替布或鲁索替尼不仅可以改善系统性红斑狼疮活动性标志物水平如减少细胞因子和抗体产生、提高补体水平,同时还可以改善系统性红斑狼疮症状和延长生存时间。体外研究表明,在 CD3$^+$T 细胞中信号转导相关基因 *JAK1*、*JAK2*、*STAT1* 和 *STAT2* 过量表达,表明 IFN-JAK-STAT 通路在系统性红斑狼疮中起重要作用。此外,STAT1 在系统性红斑狼疮患者调节性 T 细胞和 CD4$^+$T 细胞中高表达,其表达与系统性红斑狼疮严重程度相关。JAK1/2 抑制剂鲁索替尼和 STAT3 抑制剂加入培养体系可以抑制 B 细胞产生自身抗体。

最近一个双盲、随机、安慰剂对照的多中心 Ⅱ 期临床试验评估巴瑞替尼对 314 例活动性关节炎或皮肤受累系统性红斑狼疮患者的疗效。患者被随机分配,分别服用巴瑞替尼 2mg/d 或 4mg/d 或安慰剂 24 周。第 24 周巴瑞替尼 4mg/d 组患者的关节炎或皮疹缓解率明显高于安慰剂组,SRI4 在巴瑞替尼 4mg/d 组显著高于安慰剂组。

六、皮肌炎

皮肌炎是一种主要累及皮肤和肌肉的自身免疫性疾病。Ⅰ 型干扰素通过 TLR7 和 TLR9 激活浆细胞样树突状细胞,通过诱导前炎症因子(IL-1β、IL-6、TNF-α)和激活 JAK-STAT 通路参与皮肌炎的发病。皮肌炎患者皮肤和肌肉中 STAT1 过度表达。此外,STAT3 转位到线粒体,可能参与调节线粒体钙释放,这一过程可能对皮肌炎患者钙沉着的治疗有重要意义。部分皮肌炎患者经糖皮质激素和传统免疫抑制剂或免疫调节剂治疗后不能完全缓解或复发。

最初一些病例报道提示 JAK 抑制剂对难治性皮肌炎有效。1 例难治性皮肌炎合并骨髓纤维化的患者在使用鲁索替尼后皮肌炎症状显著改善。3 例皮肌炎患者对多种药物耐药后使用托法替布治疗,皮肌炎皮损面积和严重程度指数明显改善。还有病例报道复发难治性皮肌炎对托法替布反应良好,皮肤和皮肤外表现均显著改善。弥漫性实质性肺疾病(diffuse parenchymal lung disease,DPLD)是皮肌炎可危及生命的严重并发症。值得注意的是,JAK 抑制剂对皮肌炎的肺部病变有积极作用。最近一项单中心、开放性临床研究评价了托法替布对早期抗黑色素瘤分化相关基因 5(melanoma differentiation associated gene 5,MDA5)抗体阳性的无肌病性皮肌炎合并 DPLD 患者的疗效。托法替布(每次 5mg,每日 2 次)治疗后显著提高了 6 个月的存活率,并显著改善了铁蛋白水平、第一秒用力肺活量占预计值百分比、一氧化碳弥散量和肺部影像学表现。和传统治疗相比,在接受托法替布治疗的患者中不良反应发生率较低。此外,在托法替布治疗 2 例皮肌炎患者中,广泛和快速进展钙沉着得到控制。随访中都没有出现新的钙化灶,现有的钙化灶不再进展并逐渐消退。这些结果为 JAK 抑制剂在难治性皮肌炎中的广泛应用提供了依据。

七、其他皮肤病

一项研究报道了 JAK-STAT 信号通路在大疱性类天疱疮和疱疹样皮炎中的表达。IL-4 和 IL-21 等细胞因子在天疱疮发生发展中起关键作用,托法替布可能是治疗天疱疮的潜在有效药物。有研究证明在系统性硬化症中 JAK2 是依赖 TGF 被激活。随后,另一项研究报道了 1 例 27 岁系统性硬化症患者使用托法替布治疗后,难治性关节炎和皮肤症状得到极大改善。

此外,一些研究表明 JAK-STAT 通路与许多皮肤病的发病机制有关,如接触性皮炎、硬皮病、扁平苔藓、B 细胞介导的皮肤功能异常、坏疽性脓皮病、慢性光线性皮炎、多形红斑、嗜酸性粒细胞增多综合征、皮肤型红斑狼疮、皮肤移植物抗宿主病、掌跖脓疱病、皮肤 T 细胞淋巴瘤、慢性皮肤黏膜念珠菌病、结节性多动脉炎等。JAK 抑制剂在皮肤科的应用可能远比目前更为广泛,将成为治疗皮肤病的新选择。

虽然已经有多种 JAK 抑制剂得到批准并且还有更多的药物正在研发中,但是仍有一些问题需要进行严格的临床研究来解答。原则上讲,JAK 抑制剂可用于任何依赖 JAK 通路的细胞因子参与的炎症。但是如何最大限度地提高疗效和减少不良事件,仍需要更好地理解和衡量特定疾病和疾病不同阶段患者需要的 JAK 抑制的最佳程度。使用非选择性 JAK 抑制剂诱发初始反应,然后使用高选择性 JAK 抑制剂进行维持治疗可能是一种策略。此外,临床前数据表明长期使用 JAK 抑制剂治疗,细胞对 JAK 依赖性细胞因子的反应减弱,甚至被永久性抑制。这一发现提示可以先使用较高剂量以诱导缓解,然后逐渐减少到维持治疗的较低剂量。事实上,初始剂量每次 10mg,每日 2 次,维持剂量每次 5mg,每日 2 次的治疗方法已经被批准用于溃疡性结肠炎。

目前还不能预测何种治疗对某一类患者最有效。这种不确定性是因为自身免疫性疾病具有异质性,因此 JAK 依赖性细胞因子可能在部分患者中诱发疾病,而其他细胞因子在不同的疾病亚型中可能更为重要。鉴于人们对细胞因子信号转导和基因表达的认识不断加深,多种生物标志物可能用于指导治疗,但是这个领域还远不够成熟。JAK 抑制剂治疗无反应可能意味着剂量不足,或者疾病不是由 JAK 依赖性细胞因子介导。因此,需要确定适当的生物标志物以区分这些治疗无效的情况。此外,人们并不完全了解 JAK 确切的组织特异性,这也增加了 JAK 抑制剂疗效评估的复杂性。目前多项研究正在积极寻找能够预测 JAK 抑制剂治疗反应的生物标志物。

第四节 不 良 反 应

JAK 抑制剂的不良反应和治疗效果一样,可以直接追溯到它们的作用机制,即阻断

JAK-STAT 信号通路依赖的细胞因子信号转导。JAK 抑制剂安全性的信息主要来自托法替布治疗类风湿关节炎的研究。其他 JAK 抑制剂的不良反应和托法替布相似。

由于缺乏临床试验，不建议妊娠期及哺乳期女性使用，同时儿童使用的安全性尚不明。

1. **感染**　使用任何免疫调节类药物的一个显而易见的问题是感染的风险，临床试验已经证明使用托法替布的患者感染率增高。大多数感染的严重程度为轻中度，包括上呼吸道感染、尿路感染、皮肤感染和胃肠道感染。然而，严重的肺结核、真菌病、肺孢子菌肺炎和细菌性肺炎也有报道。使用托法替布的感染风险与其他生物制剂相似，水痘 - 带状疱疹病毒（varicella-zoster virus, VZV）感染的风险增高，可能与托法替布影响干扰素或 IL-15 信号转导有关。使用托法替布治疗的患者对疫苗的反应降低，因此鼓励临床医师在开始这种治疗之前对患者进行肺炎球菌疫苗、水痘疫苗和带状疱疹疫苗接种。

与安慰剂相比，巴瑞替尼的不良反应主要为上呼吸道感染（14.7% *vs.* 11.7%），尿路感染（3.4% *vs.* 2.7%）、胃肠炎（1.6% *vs.* 0.8%）、单纯疱疹（1.8% *vs.* 0.7%）和带状疱疹（1.4% *vs.* 0.4%）等，大多数与感染相关。因此，JAK 抑制剂使用前需要评估患者是否合并结核等慢性感染性疾病。巴瑞替尼治疗组严重感染的发生率（1.1%）与安慰剂组（1.2%）相似。巴瑞替尼最常见的严重感染为带状疱疹和蜂窝织炎。长期暴露期间，严重感染的发生率保持稳定。临床试验中严重感染的总体发生率为 3.2/100 人 / 年。

JAK 抑制剂治疗之前，患者还应该接受结核筛查。JAK 抑制剂不应该用于有活动性结核的患者。之前未接受治疗的结核潜伏感染患者中 JAK 抑制剂治疗之前应考虑进行抗结核治疗。JAK 抑制剂开始治疗之前应该筛查病毒性肝炎。具有乙型肝炎或丙型肝炎活动性感染证据的患者被排除在临床试验之外。丙型肝炎抗体阳性但是丙型肝炎病毒 RNA 阴性的患者允许参与研究。乙型肝炎表面抗体和乙型肝炎核心抗体阳性，但是乙型肝炎表面抗原阴性的患者也允许参与研究；应该监测这些患者的乙型肝炎病毒 DNA 的表达。如果检测出乙型肝炎病毒 DNA，则应该咨询肝病医师是否应该暂停治疗。JAK 抑制剂治疗期间或即将开始 JAK 抑制剂治疗之前，不推荐使用活疫苗或减毒疫苗。在开始 JAK 抑制剂治疗前，建议按照现行免疫接种指南为患者接种近期需要接种的所有疫苗。

在活动性、慢性或复发性感染的患者中，使用 JAK 抑制剂治疗前应该谨慎考虑风险和获益。如果出现感染，应该密切监测患者，如果患者对标准治疗无应答，则应该暂停 JAK 抑制剂治疗。在感染痊愈前不得重新开始治疗。

2. **深静脉血栓和肺栓塞**　有报道接受巴瑞替尼治疗的患者发生了深静脉血栓（deep vein thrombosis, DVT）和肺栓塞（pulmonary embolism, PE）等不良事件。存在 DVT/PE 高危因素的患者，如高龄、肥胖、有 DVT/PE 病史、手术或卧床，应慎用巴瑞替尼。如果出现 DVT/PE 的临床特征，应暂停巴瑞替尼治疗，立即对患者进行评估，并给予适当治疗。与托法替布相关的 DVT 和 PE 的不良反应尚未报道。

3. **胃肠道穿孔**　胃肠道穿孔与 IL-6 被抑制相关。IL-6 信号通过 JAK1、JAK2 和 TYK2 传递。托法替布胃肠道发生率为 0.11%（95%*CI* 0.07~0.17），巴瑞替尼的发生率为 0.05%（95%*CI* 0.01~0.13）。

4. **局部不良反应**　局部使用 JAK 抑制剂的安全性也需要评估。外用托法替布、鲁索替尼和 delgocitinib 已有全身性不良事件(如白细胞减少)的报道,提示外用药物有一定程度的系统性作用。小型临床试验和病例报道显示局部用药比口服 JAK 抑制剂更安全。局部使用 delgocitinib 的临床试验表明只有轻中度感染和局部反应,但没有其他严重的不良反应。

5. **血脂异常**　在托法替布的临床试验中总胆固醇、低密度脂蛋白胆固醇和高密度脂蛋白胆固醇的水平升高。治疗引起的血脂水平变化与心血管疾病的发病率的关系还不确定。临床试验结果表明托法替布并不增加心血管疾病的发生风险。相反,托法替布可以改善动脉的僵硬度,提示其可能改善患者的心血管结局。事实上,类风湿关节炎患者的总胆固醇、高密度脂蛋白胆固醇和低密度脂蛋白胆固醇水平通常较低,心血管疾病的风险也明显增高。巴瑞替尼治疗过程中血脂呈剂量依赖性升高,包括总胆固醇、甘油三酯、低密度脂蛋白胆固醇和高密度脂蛋白胆固醇,但低密度脂蛋白胆固醇 / 高密度脂蛋白胆固醇未发生变化。第12 周时观察到血脂参数升高,随后在高于基线数值的水平保持稳定,包括长期扩展研究中。接受他汀类药物治疗之后,升高的低密度脂蛋白胆固醇可以下降至治疗前水平。JAK 抑制剂对脂质代谢的影响是复杂的,还需要进一步研究来确定血脂异常是炎症反应还是 JAK 抑制剂作用机制的一部分,并评估长期的心血管风险。

JAK 抑制剂开始治疗前和治疗后大约 12 周应该评估血脂参数,而且随后应该依据高脂血症国际临床指南管理患者。

6. **其他实验室指标异常**　JAK 抑制剂治疗过程中还出现谷丙转氨酶和谷草转氨酶、磷酸激酶和肌酐的短暂升高,以及血液学异常。大多数转氨酶升高病例为无症状性和一过性。JAK 抑制剂与可能具有肝毒性的药物联合给药可能会使这些指标升高的发生频率增高。如果常规治疗期间观察到患者的谷丙转氨酶或谷草转氨酶升高以及出现疑似药物导致的肝损伤,则应该暂停 JAK 抑制剂治疗,直至排除该诊断。肌酸激酶升高大多数为一过性,无须暂停治疗。临床试验中未观察到确诊横纹肌溶解的病例。

血液学异常(中性粒细胞减少、嗜酸性粒细胞减少、红细胞减少、贫血、血小板减少)可见于大多数 JAK 抑制剂,具有剂量依赖性,停药后可恢复正常。这是由于 JAK2 介导促红细胞生成素、促血小板生成素及粒细胞集落刺激因子的信号转导,这种不良反应更容易发生在 JAK2 抑制剂的使用中。中性粒细胞计数减少与严重感染的发生之间无明显关联;但是在临床研究中,如果中性粒细胞<1×10^9/L,应暂停治疗。未观察到血小板增多与血栓性不良事件之间的关联性。在常规治疗期间观察到患者的中性粒细胞<1×10^9/L、淋巴细胞<0.5×10^9/L 或血红蛋白<80g/L 时,应该暂停治疗。

7. **肿瘤**　由于 JAK 抑制剂能抑制免疫功能,削弱机体免疫监视功能,使用 JAK 抑制剂的恶性肿瘤风险是另一个值得关注的问题。在类风湿关节炎的治疗中,服用托法替布的患者恶性肿瘤发生率无明显增高。虽然托法替布与非黑色素瘤皮肤癌的风险增高有关,但发生率与 TNF 抑制剂相似。在过去的十余年中对细胞因子生物学,以及细胞因子调节和自身免疫之间联系的认识取得了进展,引发了自身免疫性疾病治疗的革命。通过 JAK-STAT 通路转导的细胞因子参与宿主防御、免疫和炎症反应。小分子靶向药物的出现代表了靶向治疗的一个新阶段,因为这些药物能够同时阻断多种信号通路。治疗免疫性皮肤病的新篇章已经开始,治疗模式已经从根本上再次转变。JAK 抑制剂是一类新的靶向药物,口服或外用

JAK 抑制剂为治疗银屑病、特应性皮炎、斑秃、白癜风等皮肤病提供了一个全新而有效的治疗方法,但仍需要大型随机对照临床试验以证明其有效性及安全性。

(赵肖庆　阮叶平　赵茜　曹华)

参 考 文 献

［1］SCHWARTZ D M, KANNO Y, VILLARINO A, et al. JAK inhibition as a therapeutic strategy for immune and inflammatory diseases [J]. Nat Rev Drug Discov, 2017, 16 (12): 843-862.

［2］SCHWARTZ D M, BONELLI M, GADINA M, et al. Type Ⅰ/Ⅱ cytokines, JAKs, and new strategies for treating autoimmune diseases [J]. Nat Rev Rheumatol, 2016, 12 (1): 25-36.

［3］CHOY E H. Clinical significance of Janus kinase inhibitor selectivity [J]. Rheumatology (Oxford), 2019, 58 (6): 953-962.

［4］WANG F, KIM B S. Itch: a paradigm of neuroimmune crosstalk [J]. Immunity, 2020, 52 (5): 753-766.

［5］KVIST-HANSEN A, HANSEN P R, SKOV L. Systemic treatment of psoriasis with jak inhibitors: a review [J]. Dermatol Ther (Heidelb), 2020, 10 (1): 29-42.

［6］HE H, GUTTMAN-YASSKY E. JAK Inhibitors for atopic dermatitis: an update [J]. Am J Clin Dermatol, 2019, 20 (2): 181-192.

［7］NEWSOM M, BASHYAM A M, BALOGH E A, et al. New and emerging systemic treatments for atopic dermatitis [J]. Drugs, 2020, 80 (11): 1041-1052.

［8］MAESHIMA K, SHIBATA H. Efficacy of JAK 1/2 inhibition in the treatment of diffuse non-scarring alopecia due to systemic lupus erythematosus [J]. Ann Rheum Dis, 2020, 79 (5): 674-675.

［9］OLSEN E A, KORNACKI D, SUN K, et al. Ruxolitinib cream for the treatment of patients with alopecia areata: a 2-part, double-blind, randomized, vehicle-controlled phase 2 study [J]. J Am Acad Dermatol, 2020, 82 (2): 412-419.

［10］HOSKING A M, JUHASZ M, MESINKOVSKA N A. Topical janus kinase inhibitors: a review of applications in dermatology [J]. J Am Acad Dermatol, 2018, 79 (3): 535-544.

［11］RELKE N, GOODERHAM M. The use of Janus kinase inhibitors in vitiligo: a review of the literature [J]. J Cutan Med Surg, 2019, 23 (3): 298-306.

［12］HOWELL M D, KUO F I, SMITH P A. Targeting the Janus kinase family in autoimmune skin diseases [J]. Front Immunol, 2019, 10: 2342.

［13］YOU H Y, XU D, ZHAO J L, et al. JAK inhibitors: prospects in connective tissue diseases [J]. Clin Rev Allergy Immunol, 2020, 59 (3): 334-351.

［14］WALLACE D J, FURIE R A, TANAKA Y, et al. Baricitinib for systemic lupus erythematosus: a double-blind, randomised, placebo-controlled, phase 2 trial [J]. Lancet, 2018, 392 (10143): 222-231.

［15］WENZEL J. Cutaneous lupus erythematosus: new insights into pathogenesis and therapeutic strategies [J]. Nat Rev Rheumatol, 2019, 15 (9): 519-532.

［16］LADISLAU L, SUÁREZ-CALVET X, TOQUET S, et al. JAK inhibitor improves type Ⅰ interferon induced damage: proof of concept in dermatomyositis [J]. Brain, 2018, 141 (6): 1609-1621.

［17］DAMSKY W, KING B A. JAK inhibitors in dermatology: the promise of a new drug class [J]. J Am Acad

Dermatol, 2017, 76 (4): 736-744.

[18] ZHAO Z C, YE C, DONG L L. The off-label uses profile of tofacitinib in systemic rheumatic diseases [J]. Int Immunopharmacol, 2020, 83: 106480.

[19] GADINA M, LE M T, SCHWARTZ D M, et al. Janus kinases to jakinibs: from basic insights to clinical practice [J]. Rheumatology (Oxford), 2019, 58 (Suppl 1): i4-i16.

[20] GADINA M, JOHNSON C, SCHWARTZ D, et al. Translational and clinical advances in JAK-STAT biology: the present and future of jakinibs [J]. J Leukoc Biol, 2018, 104 (3): 499-514.

[21] SOLIMANI F, MEIER K, GHORESCHI K. Emerging topical and systemic JAK inhibitors in dermatology [J]. Front Immunol, 2019, 10: 2847.

[22] JAMILLOUX Y, EL JAMMAL T, VUITTON L, et al. JAK inhibitors for the treatment of autoimmune and inflammatory diseases [J]. Autoimmun Rev, 2019, 18 (11): 102390.

[23] SHREBERK-HASSIDIM R, RAMOT Y, ZLOTOGORSKI A. Janus kinase inhibitors in dermatology: a systematic review [J]. J Am Acad Dermatol, 2017, 76 (4): 745-753.

[24] SALAS A, HERNANDEZ-ROCHA C, DUIJVESTEIN M. JAK-STAT pathway targeting for the treatment of inflammatory bowel disease [J]. Nat Rev Gastroenterol Hepatol, 2020, 17 (6): 323-337.

第三十一章

其他正在研究中的靶向药物

第一节 针对 T 淋巴细胞和 T、B 淋巴细胞协同刺激作用的治疗药物

一、阿巴西普

阿巴西普(abatacept)是由 CTLA-4 胞外结构域和 IgG1 Fc 片段组成的可溶性融合蛋白,与 CD80/CD86 分子结合,阻断效应 T 细胞的激活及其生物学效应。CTLA-4 又称 CD125,是 CD28 家族成员,与 CD28 有 31% 同源性,在调节性 T 细胞上组成性表达,在常规 T 细胞活化后诱导性表达。CTLA-4 和 CD28 均与抗原提呈细胞上的 B7-1/B7-2(CD80/CD86)结合,但 CTLA-4 的亲和力更高。因此,CTLA-4 融合蛋白可竞争性结合 B7 分子,阻断共刺激信号,使效应 T 细胞中 CD28 介导的活化信号难以启动,从而导致 T 细胞无反应或下调。此外,CTLA-4 融合蛋白可抑制滤泡辅助性 T 细胞的产生、影响抗原提呈细胞内色氨酸分解代谢的调节和减弱单核细胞的迁移能力。

阿巴西普已被美国 FDA 批准用于治疗成人类风湿关节炎、关节病性银屑病和幼年型特发性关节炎,主要通过静脉滴注或皮下注射给药。阿巴西普应用于银屑病关节炎、硬皮病、系统性红斑狼疮、干燥综合征、皮肌炎、斑秃等皮肤病学领域。

关节病性银屑病是银屑病最常见的合并症。一项随机、双盲、安慰剂对照的 II 期临床试验评估了阿巴西普在 170 例关节病性银屑病患者中的安全性和有效性。这些患者对 DMARD 或 TNF-α 抑制剂疗效不佳,分别以 3mg/kg、10mg/kg 或 2 次 30mg/kg 后 10mg/kg 剂量在第 0、2、4 周静脉滴注,此后每 4 周 1 次。研究发现,阿巴西普 10mg/kg 组达到美国风湿病学会评分标准改善程度 ≥ 20%(American College of Rheumatology criteria for at least 20% improvement,ACR20)指标的患者比例最高(48%),而安慰剂组仅为 19%。此外,关节 MRI 和 PASI 有适度改善,该药的一般耐受性良好。另一项随机、双盲、安慰剂对照的

Ⅲ期临床试验研究了424例活动性关节病性银屑病患者使用阿巴西普125mg每周皮下注射的疗效与安全性。这些患者对非生物DARMD疗效不佳,约60%患者曾使用过TNF-α抑制剂。在第24周时,阿巴西普治疗组患者的ACR20比例高于安慰剂组,分别为39%和22%。其对银屑病皮损改善影响不大,因此临床应用可能仅限于以关节症状为主要表现而皮损较轻的患者使用。

系统性硬化症是一种系统性纤维化疾病,与皮肤、肺、血管、肾脏和其他内脏器官中过多的胶原蛋白沉积有关。弥漫性实质性肺疾病(diffuse parenchymal lung disease,DPLD)、肺动脉高压和肾脏受累是系统性硬化症患者预后差的危险因素。在系统性硬化症中CD28和B7分子驱动的T细胞共刺激信号在系统性硬化症的发病机制中起关键作用,既往研究报道系统性硬化症患者受累肌肉组织中CD4$^+$T细胞上CTLA-4表达增加,因此阿巴西普通过下调效应T细胞活性,可能是系统性硬化症的候选治疗方法。已有研究报道血清CTLA-4高表达与系统性硬化症的相关性,且有临床前研究报道了阿巴西普治疗后皮损和器官受累均明显改善。一项随机对照的Ⅱ期临床试验报道,与安慰剂组相比,44例接受阿巴西普治疗的系统性硬化症患者的修正Rodnan皮肤评分(modified Rodnan skin score,mRSS)或用力肺活量(forced vital capacity,FVC)的预测值在52周后有所改善但未达显著水平。一项来自欧洲硬皮病试验和研究小组的回顾性研究报道了在阿巴西普使用后的3个月内,关节受累的临床改善最明显,且安全性与耐受性良好。此外,还有病例报道了阿巴西普在成人和儿童局限性硬皮病中治疗有效,包括皮肤软化、皮下脂肪再生,以及未出现疾病新进展,但仍需要双盲随机对照试验来佐证。

系统性红斑狼疮是累及多系统的自身免疫性疾病。其病理生理过程涉及T、B细胞的异常激活以及自身抗体产生增加。在系统性红斑狼疮患者中可溶性血浆CTLA-4水平较健康对照显著升高,且与疾病活动评分呈正相关。因此,阿巴西普作为一种T细胞共刺激信号调节剂可能在系统性红斑狼疮中具有治疗作用。既往有3项随机双盲的临床试验,2项评估狼疮肾炎,1项评估非危及生命的临床表现。但狼疮肾炎的临床试验均未显示出阿巴西普对狼疮肾炎的预后改善。然而进一步分析发现若使用利妥昔单抗LUNAR试验定义的缓解标准,阿巴西普治疗组的缓解率>20%,而安慰剂组仅为6%。尽管这并不能证明阿巴西普的疗效,但最近的证据表明小部分难治性系统性红斑狼疮患者在使用阿巴西普治疗后疾病活动度评分和关节受累获得明显改善。

原发性干燥综合征是一种以黏膜干燥为特征的自身免疫性疾病。可伴有严重的B细胞功能过度活跃以及全身表现包括疲劳、骨骼肌肉疾病和肺、肝、肾和神经系统受累相关的特征,也可能发展为淋巴瘤。一项纳入11例原发性干燥综合征患者的开放标签试点研究报道,阿巴西普治疗后唾液产生增加、唾液腺活检可见淋巴细胞灶显著减少。另一项纳入15例原发性干燥综合征患者的开放性试验报道,在阿巴西普治疗过程中观察到干燥综合征疾病活动指数和患者报告指数的中位数显著降低,且患者疲劳情况改善,但唾液流量和泪腺功能无变化。该药的安全性良好,未观察到严重不良事件。一项评估阿巴西普在原发性干燥综合征患者中疗效与安全性的随机、双盲、安慰剂对照的Ⅲ期临床试验正在进行中。

皮肌炎和多肌炎均属于特发性炎症性肌病。有研究报道皮肌炎/多肌炎肌肉组织中共刺激分子 CD28 和 CTLA-4 上调。既往有 3 篇病例报道了阿巴西普对皮肌炎 / 多肌炎患者的临床症状和肌酶水平具有改善作用,其中 1 例难治性多肌炎在阿巴西普治疗后获得良好结局,1 例伴有皮肤溃疡和进行性钙沉着的难治性青少年皮肌炎患者在使用阿巴西普治疗后获得明显临床改善,1 例对常规和其他生物疗法均无效的坏死性肌炎且伴有肺间质病变和血管炎的患者对阿巴西普反应良好。这些报道表明 T 细胞可能在皮肌炎 / 多肌炎中起重要作用。一项开放性随机对照试验评估了阿巴西普在对激素和至少一种免疫抑制剂治疗无效的皮肌炎 / 多肌炎患者中的疗效。该研究以达到国际肌炎评估和临床改善小组定义的改善为标准,评估早期和晚期使用阿巴西普有反应的人数,结果未能证明治疗前后反应者数量有统计学差异,且早期和晚期使用的反应者人数差异无统计学意义。但人工肌肉测验评分在阿巴西普治疗后显著改善。目前有一项评估阿巴西普在皮肌炎 / 多肌炎中的疗效及安全性的双盲、随机对照试验正在进行中。

斑秃是皮肤科常见的非瘢痕性炎症性局限性脱发。在斑秃小鼠模型研究中发现在斑秃移植物移植之前和之后注射阿巴西普可防止斑秃发作,并且病理显示毛囊无典型淋巴细胞浸润。在人类和小鼠模型中发现 T 细胞活化对斑秃的发生发展至关重要,因此阿巴西普可能是斑秃治疗的有效手段。目前一项有关阿巴西普治疗斑秃的开放性单臂试验正在进行中。

二、CD40L 单抗

CD40L 又称 gp39、肿瘤坏死因子相关激活蛋白、T 细胞 -B 细胞活化分子,为 33kD 的 Ⅱ 型跨膜糖蛋白,共有 266 个氨基酸,其中胞膜外区 214 个氨基酸,与 TNF 在氨基酸水平具有较高的同源性。

CD40L 是 TNF 超家族的一员,是参与自身免疫反应过程的重要分子,因此其抗体具备自身免疫病靶向治疗的潜能。但 CD40L 单抗(BG 9588)曾因很容易引起血栓事件而被迫终止研究。进一步研究发现,CDP 7657 作为 CD40L 单克隆抗体的 Fab 片段,可能降低血栓栓塞的风险。为此英国学者 Tocoian 针对 CDP 7657 进行了一项 Ⅰ 期临床试验,该研究属于随机双盲 Ⅰ 期临床试验,分为 2 个阶段。阶段 1 选取 28 例健康志愿者,随机分为安慰剂组和单剂量递增耐受组(0.004~5mg/kg)。阶段 2 纳入 17 例系统性红斑狼疮患者,按 3∶1 的比例随机分为 CDP 7657 治疗组(5~60mg/kg)和安慰剂组。结果发现健康志愿者和系统性红斑狼疮患者发生任意不良事件的风险分别为 76% 和 100%,但主要为头痛头晕、鼻咽炎、恶心、呕吐、腹泻等轻中度不良反应。严重不良反应仅发生 2 例,1 例为 5mg/kg 耐受组的健康志愿者,为输液相关反应;另 1 例是 60mg/kg 治疗组的系统性红斑狼疮患者,共发生了 3 次严重不良事件,最严重 1 次诱发了带状疱疹。但整个研究中没有观察到血栓栓塞事件发生。药物代谢动力学方面,CDP 7657 在健康者和系统性红斑狼疮患者体内的半衰期分别为 6.25~16.1 天和 8.59~14.6 天。药峰浓度和浓度 - 时间曲线下面积随 CDP 7657 剂量的增加成比例增加。总之,该研究结果表明 CDP 7657 具有良好的安全性和耐受性,将有望成为系统性红斑狼疮治疗的新选择。

类风湿关节炎是一种病因未明的慢性,以滑膜炎为主的系统性疾病。累及手、足小关节等多关节、对称性、侵袭性关节炎。一项临床研究评价 BI 655064（一种抗 CD40 单克隆抗体）对甲氨蝶呤反应不良的类风湿关节炎患者的安全性、疗效和治疗机制。共有 67 例患者随机接受每周皮下注射 120mg BI 655064（$n=44$）或安慰剂治疗（$n=23$），共 12 周。主要终点是第 12 周时达到 ACR20 的患者比例。在至少接受过 1 次研究药物治疗的患者中评估安全性。第 12 周没有达到主要终点，68.2% 使用 BI 655064 治疗的患者达到 ACR20，而安慰剂组为 45.5%（$P=0.064$）；使用贝叶斯分析，看到差异大于 35% 的后验概率为 42.9%。BI 655064 与 CD40-CD40L 通路相关标志物的更大变化相关，其中包括炎症和骨吸收标志物（IL-6、基质金属蛋白酶 -3、NK-κB 配体受体激活剂），自身抗体浓度（类风湿因子免疫球蛋白 IgG、IgM、IgA）降低，以及 CD95$^+$ 活化的 B 细胞亚群的减少。没有出现与 BI 655064 治疗相关的严重不良事件或血栓栓塞事件；所报道的不良事件主要为轻度。虽然在甲氨蝶呤反应不良的类风湿关节炎患者中使用 BI 655064 阻断 CD40-CD40L 通路会导致临床和生物学参数的显著变化，其中包括活化 B 细胞、自身抗体产生以及炎症和骨吸收标志物降低，但是 BI 655064 具有良好的安全性。这项小型 IIa 期临床试验未证实其临床疗效。

dapirolizumab pegol 是一种聚乙二醇结合的抗 CD40L Fab 片段单克隆抗体，临床前研究显示未增加血栓风险，目前正处于 II 期临床试验中，其对系统性红斑狼疮治疗的有效性和安全性还需更多临床试验结果支持。

CD40-CD40L 在多种细胞和生物过程中具有多效性作用，包括免疫反应、血栓形成和动脉粥样硬化。基于这些特性和动物的临床前数据，抗 CD40L 抗体在多种免疫疾病中进行了临床研究，包括原发免疫性血小板减少症、银屑病、克罗恩病、系统性红斑狼疮和器官移植。狼疮肾炎的 I / II 期临床试验提示该药物可以降低抗双链 DNA 抗体水平，而对其他保护性抗体无作用。抗双链 DNA 抗体降低与血清补体水平的增加和肾小球炎症的减轻有关。由于血栓效应，甚至在抗心磷脂抗体阴性的患者中观察到，进一步的临床研究暂停。导致血栓的原因不明，可能这类药物对血小板、内皮细胞有一定作用。越来越多的数据支持 CD40-CD40L 在免疫过程中抑制狼疮肾炎的这个途径值得进一步探索。

三、rigerimod

rigerimod 是一种可结合 MHC II 类分子的多肽，其作用机制尚不明确。初步研究显示 rigerimod 可阻断 T 细胞与 MHC 提呈的自身多肽的相互反应，恢复自身免疫耐受。rigerimod 是源于小核糖核蛋白 U170K 区域的 21 个氨基酸构成的多肽，通过凋亡清除活化的 T 细胞，但不会影响 T 细胞和 B 细胞对于抗原的免疫应答，因此 rigerimod 主要发挥免疫调节而非免疫抑制作用。

在系统性红斑狼疮小鼠模型中，rigerimod 能够降低系统性红斑狼疮疾病活动度，尤其是血管炎、蛋白尿和皮疹，以及抗双链 DNA 抗体水平。有关 rigerimods 治疗活动性系统性红斑狼疮的 IIa 期研究发现，rigerimod 具有良好的耐受性且可改善疾病活动度，同时还可降低抗双链 DNA 抗体的水平。rigerimod 治疗系统性红斑狼疮的相关研究仍在进行，目前尚无该药治疗狼疮肾炎的相关报道。rigermod 的 II 期临床试验获得了较好结果，在标准治疗的基础上加用 rigerimod 能使系统性红斑狼疮病情明显缓解，且与贝利尤单抗类似，在皮肤和关节受累为主的系统性红斑狼疮患者中更有效。但 rigerimod 的Ⅲ期临床试验的初步结果与Ⅱ期临床试验并不一致,故 rigerimod 用于系统性红斑狼疮的治疗还需要不断地研究探索。

四、阿贝莫司钠

阿贝莫司钠是一种四聚体寡核苷酸,可通过与交联抗双链 DNA 抗体受体结合于 B 细胞表面,从而触发信号转导通路,诱导 B 细胞失活或凋亡。Ⅱ期和Ⅲ期临床试验显示,接受最高剂量阿贝莫司钠治疗的系统性红斑狼疮患者,抗双链 DNA 抗体水平显著并持续降低不良事件发生的风险无明显增高。

阿贝莫司钠进入体内后可迅速降低循环抗双链 DNA 抗体水平,一方面,阿贝莫司钠与抗双链 DNA 抗体结合,形成小分子可溶性复合物,该复合物不引起明显的补体活化;另一方面,阿贝莫司钠与 B 细胞结合,诱导 B 细胞凋亡,减少抗双链 DNA 抗体产生。不同患者抗双链 DNA 抗体与阿贝莫司钠的寡核苷酸表位结合的亲和力不同,亲和力高的患者给予阿贝莫司钠后抗双链 DNA 抗体降低更加明显。阿贝莫司钠的药理学作用均与其直接或间接降低抗双链 DNA 抗体水平有关。除此之外,未发现阿贝莫司钠的其他药理活性。阿贝莫司钠无免疫原性或抗原性,不能激活自然杀伤细胞。对 T 细胞介导的Ⅳ型超敏反应也无明显影响。

2009 年 2 月,由于缺乏确切的疗效,阿贝莫司钠停止进一步开发。分析其原因可能在于系统性红斑狼疮是一种高度异质性的疾病,遗传性危险因子具有高度多样性。系统性红斑狼疮患者的免疫异常通常是难以预测的,即使临床表现相似的患者其病理生理学过程也可能存在显著差异,这些差异给临床试验的设计带来了许多挑战。目前的临床试验通常在募集患者时无法区分他们的疾病特征,而在结果分析时采用共同的评价标准,这就违背了疾病异质性的规律,也难以真正反映药物的治疗效果。

第二节 针对 B 淋巴细胞的治疗药物

一、依帕珠单抗

CD22 为Ⅰ型跨膜糖蛋白,是唾液酸结合免疫球蛋白样凝集素家族成员。作为 B 细胞受体的抑制性共受体,CD22 对 B 细胞激活信号具有负性调节作用。CD22 能够与包含 α-2,6 连接唾液酸的糖蛋白配体特异性结合,抗原激活 BCR,也使 CD22 胞质区免疫受体酪氨酸抑制基序中的酪氨酸迅速磷酸化,并激活下游信号分子抑制钙离子内流而减弱 B 细胞受体信号。CD22 参与 B 细胞的归巢过程。因 CD22 相对特异地表达于 B 细胞表面,已成为调节 B 细胞免疫及治疗某些 B 细胞肿瘤的良好靶标。依帕珠单抗(epratuzumab)是一种针对成熟 B 细胞表面 CD22 受体的人源化单克隆抗体。一项有关依帕珠单抗治疗中重度系统性红斑狼疮的研究显示,依帕珠单抗可明显改善中重度系统性红斑狼疮患者的临床症状。随后的一项Ⅱb期随机对照试验表明,依帕珠单抗治疗组对药物的应答率明显高于安慰剂组,且依帕珠单抗累积使用2 400mg可明显改善临床症状,不良事件发生率试验组和安慰剂组比差异无统计学意义。现有证据表明,抗CD22单抗有望成为治疗系统性红斑狼疮新的有效方法,但其在狼疮肾炎中的作用尚需临床进一步证实。

二、奥贝利单抗

奥贝利单抗(obexelimab)是新研发的抗CD19单克隆抗体,具有对FcγRⅡb(抑制性IgG受体)的高亲和性。奥贝利单抗用于治疗系统性红斑狼疮的Ⅱ期临床试验设计方案是以肌内注射复方倍他米松为基础治疗后使用奥贝利单抗控制系统性红斑狼疮疾病活动,结果显示用奥贝利单抗维持组和安慰剂组之间具有显著性差异。基于该结果,后续可开展Ⅲ期临床试验进一步验证。

三、抗B细胞活化因子

1. blisibimod 和他贝芦单抗(tabalumab)　blisibimod(A-623、AMG623)是位于Fc段和IgG间的融合蛋白,可选择性地结合BAF。是一种由4个高亲和力BAF结合结构域和人IgG1 Fc片段组成的融合蛋白药物,能选择性地与游离型和膜型BAF结合。在动物实验中,blisibimod显示能改善红斑狼疮小鼠和胶原诱导关节炎小鼠的生存率和疾病活动度。在Ⅰ期临床试验中,系统性红斑狼疮患者多次注射blisibimod之后B细胞计数显著减少。一项blisibimod治疗中重度系统性红斑狼疮的临床Ⅱ期临床试验(PEARL-SC)表明,blisibimod(200mg)组SRI明显高于安慰剂组(43.5% vs. 34.8%)。该药物耐受性好,不增加感染和严重不良事件发生率。547例系统性红斑狼疮患者被随机分组至安慰剂组或3个接受不同剂量水平blisibimod的研究组,患者均表现为抗双链DNA抗体、抗核抗体阳性和基线SLEDAI≥6分。研究的主要终点为24周后患者的SRI5,达到SRI标准并且SLEDAI改善≥5分。结果显示总体blisibimod组相比安慰剂组的SRI5响应率没有显著改善,但是在第16~24周时blisibimod最高剂量组(每周200mg)显示出更高的SRI5应答率,并且在第20周达到统计学显著差异。SLEDAI改善≥8分或病情严重(基线SLEDAI≥10分并接受糖皮质激素治疗)的亚组患者显示出更高的SRI5响应率。blisibimod组患者的抗双链DNA抗体、C3和C4补体,以及B细胞均显著降低。blisibimod的安全性与安慰剂相似,blisibimod组和安慰剂组的严重不良反应事件或感染(1.43% vs. 1.13%)、死亡(1.43% vs. 1.13%)及肿瘤(0.71% vs. 0.75%)的发生率基本一致。PEARL-SC试验确认了blisibimod治疗中重度系统性红斑狼疮的有效性和安全性,证明每周200mg为安全有效的剂量,并发现严重系统性红斑狼疮的患者对blisibimod的治疗响应更佳,并认为SRI8是评价blisibimod治疗更优的临床终点。该研究为进一步评估blisibimod治疗系统性红斑狼疮的Ⅲ期临床试验提供了安全有效的剂量、研究人群和临床终点。

他贝芦单抗(tabalumab)是完全人源化的单克隆抗体,可直接作用于可溶性和胞膜表面的BAF。关于blisibimod和他贝芦单抗治疗系统性红斑狼疮的Ⅲ期随机对照试验正在进行中。目前尚无 blisibimod 和他贝芦单抗单独治疗狼疮肾炎的相关报道。

2. 阿塞西普（atacicept）　可溶性全人源化的 TACIFc 融合蛋白，具有阻断 BAF 和增殖诱导配体的作用。在狼疮肾炎的临床研究中，使用阿塞西普和安慰剂治疗的患者同时联合糖皮质激素和吗替麦考酚酯治疗，研究中 6 例患者中 3 例发生严重感染，研究被提前终止，可能是因为联合阻断 BAF 和增殖诱导配体增加了感染的风险。

第三节　布鲁顿酪氨酸蛋白激酶抑制剂

布鲁顿酪氨酸激酶（Bruton tyrosine kinase，BTK）是酪氨酸激酶 Tec 家族的成员，在 B 细胞、巨噬细胞和单核细胞中表达，在 T 细胞中不表达。BTK 在通过 B 细胞和髓系细胞中的 B 细胞受体和 Fcγ 受体（FcγR）的信号转导中起至关重要的作用。BTK 被认为是治疗涉及 B 细胞和 / 或巨噬细胞活化的各种疾病的潜在靶点。

BTK 属于非受体酪氨酸激酶家族，除 T 细胞和终末分化的浆细胞外，在所有造血细胞中均有表达。BTK 对 B 淋巴细胞的发育、分化和信号转导是必不可少的。抗原与 B 细胞受体在质膜结合后，在几个特定位点磷酸化磷脂酶 CG2，然后通过钙动员引发下游信号通路，最后激活蛋白激酶 C 家族成员。磷脂酶 CG2 磷酸化与衔接蛋白 B 细胞连接蛋白紧密相关，BTK 充当了一个平台，汇集了多种信号蛋白，并与细胞因子受体信号通路有关。BTK 作为 Toll 样受体（Toll-like receptor，TLR）途径的组成部分，在固有免疫和适应性免疫应答的功能中发挥重要作用。TLR 途径作为检测病原体的主要监测系统，对宿主防御的激活至关重要。此外，BTK 还是调节脾 B 细胞中 TLR9 活化的关键分子。在 TLR 途径内，诱导 Toll/IL-1 受体衔接蛋白（Toll/IL-1R domain-containing adaptor protein，TIRAP）的酪氨酸磷酸化，这导致 TIRAP 降解。BTK 在转录调控中也起着关键作用，诱导 NF-κB 的活性，而 NF-κB 参与调节数百种基因的表达。BTK 参与将 TLR8 和 TLR9 与 NF-κB 连接的信号转导途径。瞬时磷酸化酪氨酸残基上的通用转录因子以响应于 BCR。然后通用转录因子易位至细胞核以结合调节增强子元件从而调节基因表达。富含 AT 的互动结构域蛋白 3A（AT-rich interactive domain-containing protein 3A，ARID3A）和活化 T 细胞的核因子（nuclear factor of activated T-cells，NFAT）是 BTK 的其他转录靶标。BTK 是功能性 ARID3A DNA 结合复合物形成所必需的。然而，没有证据表明 BTK 本身直接与 DNA 结合。BTK 在细胞凋亡的调节中具有双重作用。

对于 BTK 的研究，现已涉及多种疾病，如类风湿关节炎、系统性红斑狼疮、慢性淋巴细胞白血病、银屑病及多种肿瘤，并且是套细胞淋巴瘤、瓦尔登斯特伦巨球蛋白血症、小淋巴细胞淋巴瘤和边缘区淋巴瘤等多个疾病研究的热门靶点。

一、依布替尼

依布替尼（ibrutinib）是第一个上市的 BTK 抑制剂。依布替尼最初获美国 FDA 批准的适应证为曾接受至少 1 次既往治疗的套细胞淋巴瘤，后又获美国 FDA 先后批准多个适应证，包括套细胞淋巴瘤、小淋巴细胞淋巴瘤、慢性淋巴细胞白血病、移植物抗宿主病、瓦尔登斯特伦巨球蛋白血症、边缘区淋巴瘤。另外,依布替尼的其他适应证还处于临床研究,包括弥漫大 B 细胞淋巴瘤、滤泡性淋巴瘤、非霍奇金淋巴瘤、胰腺癌、急性淋巴细胞白血病、急性髓系白血病、B 细胞淋巴瘤、中枢神经系统肿瘤、多发性骨髓瘤、胃肠癌、非小细胞肺癌、肾细胞癌等。不良反应为心律失常(室性快速性心律失常)、肝毒性、弥漫性实质性肺疾病。依布替尼是不可逆的 BTK 选择性抑制剂,通过与 BTK 结合诱导活化的 B 细胞凋亡。动物实验结果提示依布替尼能有效降低小鼠中抗核小体抗体和抗组蛋白抗体的产生,缓解系统性红斑狼疮小鼠的肾病表现。

二、阿卡替尼

阿卡替尼(acalabrutinib)于 2017 年 10 月 31 日获美国 FDA 批准上市。阿卡替尼又称 ACP-196,是一种新型不可逆的第二代 BTK 抑制剂,用于曾接受过至少 1 次治疗的套细胞淋巴瘤成年患者。与依布替尼相比,阿卡替尼是一种更具选择性的不可逆第二代 BTK 抑制剂。由于表皮生长因子受体(epidermal growth factor receptor,EGFR)、Tec 等的脱靶活性降低,它提高了靶标特异性并增强了 BTK 的效力。这可能会导致较少的不良影响和毒性。与慢性淋巴细胞白血病患者中的依布替尼和 spebrutinib 相比,阿卡替尼与 Cys481 共价结合,具有更高的选择性和体内靶标覆盖率。在原代人慢性淋巴细胞白血病细胞的体外信号转导测定中,阿卡替尼抑制胞外信号调节激酶,NF-κB 下游靶标的酪氨酸磷酸化。与依布替尼不同,阿卡替尼不抑制 EGFR、白介素 -2 诱导的 T 细胞激酶(interleukin-2-inducible t-cell kinase,ITK)。阿卡替尼用于治疗膀胱癌、头颈癌、套细胞淋巴瘤、非小细胞肺癌、卵巢癌、胰腺癌和类风湿关节炎的研究处于Ⅱ期临床试验;用于治疗 B 细胞淋巴瘤、弥漫大 B 细胞淋巴瘤、成胶质细胞瘤、多发性骨髓瘤和瓦尔登斯特伦巨球蛋白血症的研究处于Ⅰ/Ⅱ期临床试验阶段;用于治疗滤泡性淋巴瘤的研究处于Ⅰ期临床试验阶段。

三、泽布替尼

泽布替尼(zanubrutinib)由中国自主研发,单一制剂和组合疗法药物拟用于治疗各种淋巴瘤(最常见的血液肿瘤类型),对复发 / 难治性套细胞淋巴瘤及复发 / 难治性慢性淋巴细胞白血病或小淋巴细胞淋巴瘤的新药申请已于 2018 年获中国国家药品监督管理局受理,对瓦尔登斯特伦巨球蛋白血症的研究处于Ⅲ期临床试验阶段,对边缘区淋巴瘤、弥漫大 B 细胞淋巴瘤、慢性淋巴细胞白血病、复发 / 难治性滤泡性非霍奇金淋巴瘤的研究也在进行中。2019 年 1 月 15 日,泽布替尼获美国 FDA 授予的突破性疗法认定,用于治疗先前至少接受过 1 种治疗的成年套细胞淋巴瘤患者,成为首个获得美国突破性疗法认定的中国抗癌药。泽布替尼发展最快,有望成为继依布替尼和阿卡替尼之后第 3 个上市的 BTK 抑制剂。

目前,BTK 靶点研究的药物进入Ⅰ期临床试验的有 17 个,其中 1 个终止,16 个进行中;进入Ⅱ期临床试验的有 17 个,其中 1 个终止,16 个进行中;进入Ⅲ期临床试验的 rilzabrutinib,处于进行中,用于治疗寻常型天疱疮。类风湿关节炎作为自身免疫性疾病的一大类,也是 BTK 抑制剂应用得最多的一类疾病,其次为系统性红斑狼疮,也可见到用于银屑病、荨麻疹。BTK 抑制剂对自身免疫性疾病的研究大部分尚处于Ⅰ、Ⅱ期临床试验阶段,而实际上无论是针对淋巴瘤还是自身免疫性疾病等领域,目前最高处于Ⅲ期临床试验阶段的 BTK 抑制剂均为断档状态。目前仅少数公司的 BTK 抑制剂针对自身免疫疾病进入临床中后期。evobrutinib 用于治疗多发性硬化。在Ⅱ期临床试验中,每日 1 次 75mg 治疗组(RR=0.30,P=0.001 5)和每日 2 次 75mg 治疗组(RR=0.44,P =0.031 3)硬化病灶发生显著改善,改善程度和剂量呈正相关。Ⅲ期临床试验正在筹备。evobrutinib 还有红斑狼疮适用证在研究。BTK 抑制剂在研究。其中,tolebrutinib 同样针对多发性硬化。2020 年 2 月,tolebrutinib Ⅱ期临床试验成功,通过 MRI 进行测量,tolebrutinib 显著降低了与多发性硬化相关的疾病活动,疗效呈现剂量依赖效应。不过 evobrutinib 和 tolebrutinib 的临床试验设计细节都有值得商榷的地方,数据公布不完整,仍需谨慎乐观地看待其阳性结果。利扎鲁替尼(rilzabrutinib)开展了治疗天疱疮和免疫性血小板减少的Ⅱ期临床试验。目前公布的数据接近甚至优于利妥昔单抗。例如,在天疱疮患者中,利扎鲁替尼联合低水平糖皮质激素,40%患者可在 24 周内获得完全缓解。糖皮质激素的平均用量为每日 12mg,低于传统单一激素疗法的每日 60mg。fenebrutinib 是另一种 BTK 抑制剂,正在进行的Ⅱ期临床试验用以评估 SLEDAI>6 分的系统性红斑狼疮患者治疗的有效性和安全性,主要研究终点为 48 周时 SRI。与其他药物类似,高质量的试验结果才能用以支持 BTK 靶向治疗转化应用于临床。

第四节 BRAF 抑制剂和丝裂原激活的蛋白激酶激酶抑制剂

丝裂原激活的蛋白激酶(mitogen-activated protein kinase,MAPK)信号转导通路是细胞内最重要的信号通路之一,MAPK 信号通路激活蛋白家族主要由 Ras/Raf/MEK/ERK 等蛋白激酶组成。Ras/Raf/MEK/ERK 信号通路在调节细胞增殖、分化、运动、存活等多种细胞活动中起关键作用,BRAF 作为 RaF 蛋白激酶家族的一员,是 MAPK 信号通路的最强激活剂。*BRAF* 突变诱导的 MAPK 通路激活持续刺激细胞增殖,并抑制程序性细胞死亡,诱导肿瘤细胞增殖、代谢、生长,从而参与多种肿瘤如黑色素瘤、甲状腺癌、结直肠癌和非小细胞肺癌等的发生发展,如激活 *BRAF V600E* 突变和此密码子中的相关突变,对黑色素瘤中 MAPK 信号通路的激活最为重要;约 40% 的黑色素瘤患者出现 *BRAF V600E* 突变,约 5% 的黑色素瘤出现 *BRAF V600K* 突变。而 BRAF 抑制剂和丝裂原活化的细胞外信号调节激酶(mitogen-activated extracellular signal-regulated kinase,MEK)抑制剂通过抑制肿瘤 MAPK 信号通路激活,实现治疗目的。目前在皮肤科领域,MEK 抑制剂和 BRAF 抑制剂分别以单药或联合用于治疗晚期或不可切除的 *BRAF V600E/K* 突变型转移性黑色素瘤患者。

一、BRAF 抑制剂

自 2011 年以来,BRAF 抑制剂已投入临床使用。临床上常见的 BRAF 抑制剂包括维莫非尼（vemurafenib）、达拉非尼（dabrafenib）。维莫非尼可抑制突变的丝氨酸 - 苏氨酸激酶 BRAF，选择性结合 BRAF V600E 激酶的 ATP 结合位点并抑制其活性，将突变 *BRAF* 的生化亲和力转化为仅在 *BRAF* 突变的细胞系，有效抑制 ERK 的磷酸化和细胞增殖，获批准作为单一疗法，并与考比替尼（cobimetinib）联合应用于 *BRAF V600E/K* 突变疾病；达拉非尼是选择性 BRAF 突变激酶抑制剂，获中国国家药品监督管理局批准作为单一疗法或与 MEK 抑制剂曲美替尼（trametinib）联合治疗不可手术切除或转移性 *BRAF* 突变的黑色素瘤、携带 *BRAF V600E* 突变的晚期非小细胞肺癌和间变性甲状腺癌。

二、MEK 抑制剂

MEK 抑制剂包括曲美替尼、考比替尼等。曲美替尼是选择性 MEK 抑制剂，获批准作为单一疗法或与达拉非尼联合用于 *BRAF V600E/K* 突变疾病；继曲美替尼之后，考比替尼是另一种有效的选择性口服 MEK 抑制剂，2015 年获美国 FDA 批准作为单一疗法或与维莫非尼联合用于 *BRAF V600E/K* 突变疾病。

第五节　鞘氨醇 -1- 磷酸受体调节剂

鞘氨醇 -1- 磷酸（sphingosine-1-phosphate，S1P）是一种通过磷脂代谢产生的鞘脂，能与 5 种 G 蛋白偶联受体结合，具有 S1P1~S1P5 亚型，参与细胞的多种基本功能，如细胞增殖、迁移、存活及细胞间信号转导等。S1P 信号通路可以调节免疫细胞迁移、调节血管再生、参与肿瘤发展等。已经有证据（主要来自小鼠模型）证明 S1P/S1P 受体系统可能参与多种炎症性皮肤病的发病。S1P 通过与细胞表面的 S1P 受体结合，使受体内陷，诱导淋巴细胞回巢，抑制淋巴细胞自外周淋巴结及次级淋巴器官的外流，阻止淋巴细胞到达炎性损害或移植物的位置，具有免疫调控的作用。S1P 信号通路参与多种自身免疫病的发生发展，如多发性硬化、系统性红斑狼疮、类风湿关节炎、溃疡性结肠炎等。S1P 可能通过刺激周围 T 淋巴细胞从淋巴器官中运出，而不是通过促进 T 细胞增殖来调节其水平，S1P 类似物有望用于预防同种异体移植排斥反应和治疗 T 淋巴细胞驱动的炎症性皮肤病，如红斑狼疮、银屑病和特应性皮炎。S1P 受体调节剂可抑制 S1P 受体的降解，从而降低体循环中淋巴细胞的数量。

目前常见的 S1P 受体调节剂包括芬戈莫德（fingolimod）、庞西莫德（ponesimod）。芬戈莫德是第 1 种用于治疗炎症性疾病的非选择性 S1P 受体调节剂，2010 年获得美国 FDA 批准用于多发性硬化，其非选择性的作用机制可能造成各种不良事件发生，如缓慢性心律失常、心室传导阻滞、高血压、肝损伤、基底细胞癌和感染等，这促使人们寻找对 S1P1 受体具有高选择性的新型化合物。庞西莫德是一种口服的选择性 S1P1 受体调节剂，可引起 S1P1 受体的耗竭，阻止 T 淋巴细胞从次级淋巴组织迁移至循环中，从而减少外周淋巴细胞数量，防止淋巴细胞浸润目标组织。庞西莫德是首个用于治疗银屑病的口服可逆选择性 S1P1 受体调节剂，已完成用于治疗中重度斑块型银屑病的 II 期临床试验。

第六节　针对其他靶点的药物

一、靶向细胞因子和补体的药物

1. **西鲁库单抗**　一种针对 IgG1 的单克隆抗体,可与 IL-6 特异性结合阻止 IL-6 介导的信号转导与转录激活因子 3 的激活,从而阻断 IL-6 下游的一系列生物学效应。Ⅰ 期临床试验结果显示,西鲁库单抗(sirukumab)有较好的安全性与耐受性。有观点认为,西鲁库单抗治疗狼疮肾炎有效,可在肾损伤局部发挥作用,并长期调节系统性红斑狼疮患者异常的 B 细胞和 T 细胞亚群。然而,西鲁库单抗治疗系统性红斑狼疮特别是狼疮肾炎的临床疗效,还有待相关临床试验进一步证实。

2. **依库珠单抗**　一种完全人源化重组 IgG2 和 IgG4 单克隆抗体。在狼疮肾炎患者中,依库珠单抗(eculizumab)能抑制补体介导的肾小球固有细胞的直接损伤,并降低肾白细胞的募集作用,从而减轻肾脏炎症。依库珠单抗治疗系统性红斑狼疮的 Ⅰ 期临床试验证明,依库珠单抗治疗系统性红斑狼疮的安全性与耐受性好。传统疗法无效的狼疮肾炎患者,阻断补体系统的激活可能成为一个新的治疗靶点。依库珠单抗对狼疮肾炎的疗效有待后期临床研究证实。

二、靶向免疫复合物的药物

免疫复合物 IgG 的 Fc 段被 B 细胞和树突细胞表面的 IgG Fc 受体(FcγR)识别后能激活一系列细胞内信号通路导致免疫应答。与大多数 FcγR 不同,FcγR ⅡB 是重要的抑制性受体,被激活后可调控 B 细胞活化,导致系统性红斑狼疮患者中 FcγR ⅡB 表达下调。SM101 是 FcγR 竞争性受体,通过与免疫复合物的 FcγR 竞争性结合阻止 FcγR 调控的胞内信号通路的激活。SM101 在系统性红斑狼疮中的 Ⅱ 期临床试验结果令人鼓舞,安全性数据显示未观察到严重的药物不良反应,且狼疮活动度评分明显降低,肾病临床缓解。这一结果促使了该药用于 Ⅲ 期临床试验。

三、靶向 Ⅰ 型干扰素信号通路的药物

系统性红斑狼疮患者外周血细胞中 Ⅰ 型干扰素调控基因的表达上调,在固有免疫和适应性免疫中均发挥重要作用。研究显示,系统性红斑狼疮的发病与 Ⅰ 型干扰素相关基因有关,且接受 Ⅰ 型 IFN-α 治疗可能会诱发药物相关系统性红斑狼疮。以上证据提示阻断 Ⅰ 型干扰素通路可能对 SLE 有治疗作用。Ⅰ 型干扰素家族包括 13 个成员,除 IFN-α 外,INF-β、IFN-κ、IFN-ε 和 IFN-ω 等与 Ⅰ 型干扰素受体结合发挥作用。目前关于 Ⅰ 型干扰素通路抑制剂的研究结果不一。

1. **隆利组单抗(rontalizumab)和西法木单抗(sifalimumab)**　是 IFN-α 的单克隆抗体。在系统性红斑狼疮的 Ⅱ 期临床试验中,西法木单抗虽然达到了主要研究终点,但与安慰剂组

相比仅轻度获益;隆利组单抗未达到研究终点。

2. anifrolumab 是抗 IFN-α 受体的全人源化单克隆抗体。2017 年的 Ⅱb 期临床试验入组了轻至重症系统性红斑狼疮患者,主要研究重点是 24 周时 SRI4 响应率,结果发现试验组在系统性红斑狼疮常规治疗的基础上加用 anifrolumab,和安慰剂组具有显著性差异,且在基线 IFN 基因明显表达的系统性红斑狼疮患者中治疗响应率更高,这提示 IFN 通路相关基因明显表达的患者使用 anifrolumab 治疗获益更大。安全性方面,其主要不良反应是增加病毒尤其是疱疹病毒的感染风险。然而,anifrolumab 用于治疗皮肤黏膜和骨骼肌肉受累系统性红斑狼疮患者的 Ⅲ 期临床试验未能达到主要研究终点。另一项评估 anifrolumab 在活动增殖性狼疮肾炎患者有效性的研究正在进行中。

四、靶向可诱导共刺激分子及其配体的药物

可诱导共刺激分子(inducible co-stimulator,ICOS)及其配体(inducible co-stimulator ligand,ICOSL)分别是 CD28 家族与 B7 家族的成员。ICOS-ICOSL 共刺激信号对细胞免疫和体液免疫起调节作用,可增强 CD28/B7-1/B7-2 的共刺激信号的效应功能,诱导 Th1 和 Th2 细胞因子的产生,并在 T 细胞依赖的 B 细胞的活化中起重要作用。系统性红斑狼疮患者中表达 ICOS 的 T 细胞上调而表达 ICOSL 的 B 细胞下调,提示调控 ICOS-ICOSL 共刺激通路有望成为免疫治疗的一种新途径。2016 年的一项临床研究证实了 AMG557(抗 ICOSL 单克隆抗体)在统性红斑狼疮治疗中的安全性,其有效性研究尚需更多临床试验加以明确。

五、靶向肿瘤坏死因子样弱凋亡诱导物的药物

肿瘤坏死因子样弱凋亡诱导物(tumor necrosis factor-like weak inducer of apoptosis,TWEAK)是 TNF 超家族的新成员,TWEAK 及其受体成纤维细胞生长因子诱导 14(Fn14)在健康成人肾中表达水平较低。狼疮肾炎免疫损伤时,肾 TWEAK 和 Fn14 表达水平上调。在肾小管上皮细胞中,TWEAK 可与 Fn14 结合并进一步激活 NF-κB,从而诱导多种细胞因子和趋化因子产生。TWEAK 可持续激活 NF-κB 并促进肾小管上皮细胞增殖,最终促进炎症和凋亡的发生。肾脏疾病动物模型已证实,中和狼疮肾炎中的 TWEAK 可减轻肾脏的炎症和损伤。一项关于 TWEAK 治疗 Ⅲ/Ⅳ 型狼疮肾炎的 Ⅱ 期临床试验仍在进行中(NCT01499355)。

六、靶向整合素的药物

1. **那他珠单抗(natalizumab)** 重组 α4 整合素单克隆抗体,能阻止激活的 T 淋巴细胞通过血脑屏障。2004 年通过美国 FDA 快速通道审批,临床上用于治疗复发性多发性硬化和克罗恩病。多发性硬化复发率可降低 68%。常见不良事件包括头痛、呼吸道感染和疲劳。由于发生罕见不良反应进行性多灶性白质脑病于 2005 年撤市。后因疾病治疗的迫切需求。2006 年 6 月美国 FDA 同意其在风险最小化计划方案下重新上市。

2. **维多珠单抗(vedolizumab)** 一种全人源化 IgG 单克隆抗体,能够特异性拮抗 α4β7 整合素。2014 年美国 FDA 批准用于对 TNF 抑制剂或传统免疫抑制剂疗效不佳或不能耐受的中重度溃疡性结肠炎。相比于 TNF-α 抑制剂,维多珠单抗起效较慢,治疗 6 周后效果才

明显。不良反应有上呼吸道感染、鼻咽炎、腹痛、恶心、发热、关节痛等,严重不良事件包括严重感染、恶性肿瘤等。随着对自身免疫病发病机制的深入阐明和新药物靶点的发现,治疗这类疾病将有更多的新型生物制剂。这一章节介绍的新型生物制剂大部分在系统性红斑狼疮中开展临床试验,正在研发有希望的生物治疗靶点。虽然有小部分临床试验并未取得成功,但是从中可以得到启示。在开展大规模的Ⅲ期临床试验之前,如果能增加Ⅱ期临床试验的监测,全面评价其疗效和可能发生的继发病变,针对个体免疫功能的细微波动提供更多的药物作用特性的数据,能为Ⅲ期临床试验患者的合理分组和用药剂量选择提供更多的参考,从而尽量避免经验用药的盲目性。在前期试验中尽可能发现疾病或药物反应的生物标志物,更准确地判断机体的反应性,从而提高药物对适宜人群的覆盖范围。

(赵肖庆　阮叶平　曹　华)

参 考 文 献

［1］ SO A, INMAN R D. An overview of biologic disease-modifying antirheumatic drugs in axial spondyloar-thritis and psoriatic arthritis [J]. Best Pract Res Clin Rheumatol, 2018, 32 (3): 453-471.

［2］ LINGEL H, BRUNNER-WEINZIERL M C. CTLA-4 (CD152): a versatile receptor for immune-based therapy [J]. Semin Immunol, 2019, 42 (3): 101298.

［3］ GANDOLFO S, DE-VITA S. Emerging drugs for primary Sjögren's syndrome [J]. Expert Opin Emerg Drugs, 2019, 24 (2): 121-132.

［4］ KALAMPOKIS I, YI B Y, SMIDT A C. Abatacept in the treatment of localized scleroderma: a pediatric case series and systematic literature review [J]. Semin Arthritis Rheum, 2020, 50 (4): 645-656.

［5］ CASTELLVÍ I, ELHAI M, BRUNI C, et al. Safety and effectiveness of abatacept in systemic sclerosis: the EUSTAR experience [J]. Semin Arthritis Rheum, 2020, 50 (6): 1489-1493.

［6］ PIMENTEL-QUIROZ V R, UGARTE-GIL M F, ALARCÓN G S. Abatacept for the treatment of systemic lupus erythematosus [J]. Expert Opin Investig Drugs, 2016, 25 (4): 493-499.

［7］ SASAKI H, KOHSAKA H. Current diagnosis and treatment of polymyositis and dermatomyositis [J]. Mod Rheumatol, 2018, 28 (6): 913-921.

［8］ MOGHADAM-KIA S, ODDIS C V, AGGARWAL R. Modern therapies for idiopathic inflammatory myopa-thies (IIMs): role of biologics [J]. Clin Rev Allergy Immunol, 2017, 52 (1): 81-87.

［9］ LUNDBERG I E, VENCOVSKY J, ALEXANDERSON H. Therapy of myositis: biological and phys-ical [J]. Curr Opin Rheumatol, 2014, 26 (6): 704-711.

［10］ ONI L, WRIGHT R D, MARKS S, et al. Kidney outcomes for children with lupus nephritis [J]. Pediatr Nephrol, 2021, 36 (6): 1377-1385.

［11］ MISRA D P, AHMED S, AGARWAL V. Is biological therapy in systemic sclerosis the answer？ [J]. Rheumatol Int, 2020, 40 (5): 679-694.

［12］ MAVRAGANI C P, MOUTSOPOULOS H M. Sjögren's syndrome: old and new therapeutic targets [J]. J Autoimmun, 2020, 110 (1): 102364.

［13］ VISVANATHAN S, DANILUK S, PTASZYŃSKI R, et al. Effects of BI 655064, an antagonistic anti-

CD40 antibody, on clinical and biomarker variables in patients with active rheumatoid arthritis: a randomised, double-blind, placebo-controlled, phase Ⅱa study [J]. Ann Rheum Dis, 2019, 78 (6): 754-760.

［14］ SIDIROPOULOS P I, BOUMPAS D T. Lessons learned from anti-CD40L treatment in systemic lupus erythematosus patients [J]. Lupus, 2004, 13 (5): 391-397.

［15］ TOCOIAN A, BUCHAN P, KIRBY H, et al. First-in-human trial of the safety, pharmacokinetics and immunogenicity of a PEGylated anti-CD40L antibody fragment (CDP7657) in healthy individuals and patients with systemic lupus erythematosus [J]. Lupus, 2015, 24 (10): 1045-1056.

［16］ HUTCHESON J, VANARSA K, BASHMAKOV A, et al. Modulating proximal cell signaling by targeting Btk ameliorates humoral autoimmunity and end-organ disease in murine lupus [J]. Arthritis Res Ther, 2012, 14 (6): R243.

［17］ KATSUMOTO T, WINTER H, KOTWAL S, et al. Safety, pharmacokinetics, and biomarker profile from phase 1 clinical trials of healthy volunteers treated with GDC-0853, a highly selective reversible oral bruton's tyrosine kinase (BTK) inhibitor [J]. Arthritis Rheumatol, 2016, 68 (Suppl 10): 3544-3545.

［18］ STIFF A, TRIKHA P, WESOLOWSKI R, et al. Myeloid-derived suppressor cells express Bruton's tyrosine kinase and can be depleted in tumor-bearing hosts by ibrutinib treatment [J]. Cancer Res, 2016, 76 (8): 2125-2136.

［19］ SAGIV-BARFI I, KOHRT H E, CZERWINSKI D K, et al. Therapeutic antitumor immunity by checkpoint blockade is enhanced by ibrutinib, an inhibitor of both BTK and ITK [J]. Proc Natl Acad Sci, 2015, 112 (9): E966-E972.

［20］ FURIE R A, LEON G, THOMAS M, et al. A phase 2, randomised, placebo-controlled clinical trial of blisibimod, an inhibitor of B cell activating factor, in patients with moderate-to-severe systemic lupus erythematosus, the PEARL-SC study [J]. Ann Rheum Dis, 2015, 74 (9): 1667-1675.

［21］ MCBRIDE J M, JIANG J, ABBAS A R, et al. Safety and pharmacodynamics of rontalizumab in patients with systemic lupus erythematosus: results of a phase I, placebo-controlled, double-blind, dose-escalation study [J]. Arthritis Rheum, 2012, 64 (11): 3666-3676.

［22］ KALUNIAN K C, MERRILL J T, MACIUCA R, et al. A Phase Ⅱ study of the efficacy and safety of rontalizumab (rhuMAb interferon-α) in patients with systemic lupus erythematosus (ROSE)[J]. Ann Rheum Dis, 2016, 75 (1): 196-202.

［23］ KHAMASHTA M, MERRILL J T, WERTH V P, et al. Sifalimumab, an anti-interferon-α monoclonal antibody, in moderate to severe systemic lupus erythematosus: a randomised, double-blind, placebo-controlled study [J]. Ann Rheum Dis, 2016, 75 (11): 1909-1916.

［24］ FURIE R, KHAMASHTA M, MERRILL J T, et al. Anifrolumab, an anti-interferon-α receptor monoclonal antibody, in moderate-to-severe systemic lupus erythematosus [J]. Arthritis Rheumatol, 2017, 69 (2): 376-386.

［25］ LAUWERYS B R, HACHULLA E, SPERTINI F, et al. Down-regulation of interferon signature in systemic lupus erythematosus patients by active immunization with interferon α-kinoid [J]. Arthritis Rheum, 2013, 65 (2): 447-456.

［26］ TILLMANNS S, KOLLIGS C, DCRUZD P, et al. SM101, a novel recombinant, soluble, human Fc gamma Ⅱb receptor, in the treatment of systemic lupus erythematosus: results of a double-blind, placebo-controlled multicenter study [J]. Arthritis Rheum, 2014, 66 (4): S1238.

［27］ RIETH N, CARLE A, MÜLLER M A, et al. Characterization of SM201, an anti-hFcγRⅡB antibody not interfering with ligand binding that mediates immune complex dependent inhibition of B cells [J]. Immunol Lett, 2014, 160 (2): 145-150.

索 引

附　录
中英文对照表

6-TGDP，6-thioguanosine diphosphate，6-硫鸟嘌呤核苷二磷酸

6-TGMP，6-thioguanosine monophosphate，6-硫鸟嘌呤核苷单磷酸

6-TGN，6-thioguanine nucleotides，6-硫鸟嘌呤核苷酸

6-TGTP，6-thioguanosine triphosphate，6-硫鸟嘌呤核苷三磷酸

6-TIMP，6-thio-inosine monophosphate，6-巯基次黄嘌呤核苷单磷酸

6-TITP，6-thioinosine triphosphate，6-巯基次黄嘌呤核苷三磷酸

AAV，ANCA-associated vasculitis，抗中性粒细胞胞质抗体相关性血管炎

AC，adenylate cyclase，腺苷酸环化酶

ACR，American College of Rheumatology，美国风湿病学会

ACR20，American College of Rheumatology criteria for at least 20% improvement，美国风湿病学会评分标准改善程度≥ 20%

ACTH，adrenocorticotropic hormone，促肾上腺皮质激素

AD，atopic dermatitis，特应性皮炎

ADA，anti-drug antibody，抗药物抗体

ADCC，antibody dependent cell mediated cytotoxicity，抗体依赖性细胞介导的细胞毒作用

ADCP，antibody dependent cell mediated phagocytosis，抗体依赖性细胞介导的吞噬作用

AhR，aryl hydrocarbon receptor，芳香烃受体

AICAR，aminoimidazole carboxamide ribonucleotide，氨基咪唑甲酰胺核糖核苷酸

AID，activation-induced cytidine deaminase，活化诱导胞苷脱氨酶

AIDS，acquired immunodeficiency syndrome，获得性免疫缺陷综合征

ALDH，aldehyde dehydrogenase，醛脱氢酶

AP-1，active protein-1，活化蛋白 1

APC，antigen presenting cell，抗原提呈细胞

APRIL，aproliferation inducing ligand，增殖诱导配体

ARID3A，AT-rich interactive domain-containing protein 3A，富含 AT 的互动结构域蛋白 3A

AS，adrenal suppression，肾上腺抑制

ASST, autologous serum skin test, 自体血清皮肤试验

ATP, adenosine triphosphate, 腺苷三磷酸

AZA, azathioprine, 硫唑嘌呤

BAF, B cell-activating factor, B 细胞活化因子

BAF-R3, B cell-activating factor receptor 3, B 细胞活化因子受体 3

BCMA, B cell maturation antigen, B 细胞成熟抗原

BCR, B cell receptor, B 细胞受体

BDHCQ, bis-desethyl-hydroxychloroquine, 双去乙基羟氯喹

bFGF, basic fibroblast growth factor, 碱性成纤维细胞生长因子

BHRA, basophil histamine release test, 嗜碱性粒细胞组胺释放试验

BILAG, British Isles lupus assessment group index, 不列颠群岛狼疮评估组指数

Blys, B lymphocyte stimulation, B 淋巴细胞刺激因子

BMI, body mass index, 体重指数

BRAF, v-raf murine sar-coma viral oncogene homolog B1, 鼠类肉瘤病毒癌基因同源物 B1

BSR, British Society for Rheumatology, 英国风湿病学会

BTK, Bruton tyrosine kinase, 布鲁顿酪氨酸激酶

BV, brentuximab vedotin, 维布妥昔单抗

CAD, chronic actinic dermatitis, 慢性光线性皮炎

CADM, clinically amyopathic dermatomyositis, 临床无肌病性皮肌炎

cAMP, cyclic adenosine monophosphate, 环磷酸腺苷

CAPS, cryo-pyrin-associated periodic syndromes, 冷吡啉相关周期性综合征

cART, combination antiretroviral therapy, 联合抗反转录病毒疗法

CBG, corticosteroid-binding globulin, 皮质类固醇结合球蛋白

CDC, complement dependent cytotoxicity, 补体依赖的细胞毒性

cGMP, cyclic guanosine monophosphate, 环磷酸鸟苷

CHI3L1, chitinase3-like 1, 壳多糖酶 -3 样蛋白 1

CIA, collagen induced arthritis, 胶原诱导关节炎

CIndU, chronic inducible urticaria, 慢性诱导性荨麻疹

CIU, chronic idiopathic urticaria, 慢性特发性荨麻疹

CLASI, cutaneous lupus erythematosus disease area and severity index, 皮肤红斑狼疮疾病皮损面积和严重程度指数

CLE, cutaneous lupus erythematosus, 皮肤型红斑狼疮

CLL, chronic lymphocytic leukemia, 慢性淋巴细胞白血病

CN, calcineurin, 钙调磷酸酶

CNI, calcineurin inhibit, 钙调磷酸酶抑制剂

COX-2, cyclooxygenase-2, 环氧合酶 2

cPLA2α, cytosolic phospholipase A2α, 胞质型磷脂酶 A2A

CPT, cyclophosphamide pulse treatment, CTX 静脉冲击治疗

CRH, corticotropin releasing hormone, 促肾上腺皮质激素释放激素

CRR, complete remission rate, 完全缓解率

CSU, chronic spontaneous urticaria, 慢性自发性荨麻疹

CTCAE, common terminology criteria for adverse event, 通用不良事件术语标准

CTCL, cutaneous T cell lymphoma, 皮肤 T 细胞淋巴瘤

CTLA-4, cytotoxic T lymphocyte-associated antigen-4, 细胞毒性 T 淋巴细胞相关抗原 -4

CUS, chronic ulcerative stomatitis, 慢性溃疡性口炎

CYP 450, cytochrome P450, 细胞色素 P450 酶

CYP1A2, cytochrome P450 1A2, 细胞色素 P4501A2

CYP3A4, cytochrome P450 3A4, 细胞色素 P4503A4

CYP450, cytochrome P450 enzyme system, 细胞色素酶 P450

DAGR, dissociated agonist of glucocorticoid receptor, 糖皮质激素受体解离激动剂

DCP, dexamethasone-CTX pulse therapy, 地塞米松与 CTX 联合静脉冲击疗法

DCQ, desethyl-chloroquine, 脱乙基氯喹

dcSSc, diffuse cutaneous systemic sclerosis, 弥漫性 - 皮肤型系统性硬化症

DDP-4, dipeptidyl peptidase-4, 血清二肽基肽酶 4

DDS, dapsone, 氨苯砜

DHCQ, desethyl-hydroxychloroquine, 脱乙基氯喹

DHFR, dihydrofolate reductase, 二氢叶酸还原酶

DHS, dapsone hypersensitivity syndrome, 氨苯砜超敏反应综合征

DIHS, drug-induced hypersensitivity syndrome, 药物超敏反应综合征

DLE, discoid lupus erythematosus, 盘状红斑狼疮

DLQI, dermatology life quality index, 皮肤病生活质量指数

DM, dermatomyositis, 皮肌炎

DMARD, disease-modifying antirheumatic drug, 缓解病情的抗风湿药

DMF, dimethyl fumarate, 富马酸二甲酯

DPLD, diffuse parenchymal lung disease, 弥漫性实质性肺疾病

Dsg, deoxyspergualin, 脱氧精胍菌素

Dsg, desmoglein, 桥粒黏蛋白

DVT, deep vein thrombosis, 深静脉血栓

EASI, eczema area and severity index, 湿疹皮损面积和严重程度指数

EGFR, epidermal growth factor receptor, 表皮生长因子受体

ELISpot assay, enzyme-linked immunospot assay, 酶联免疫斑点试验

EMA, European Medicine agency, 欧盟药品局

EMPD, extracellular membrane proximal domain, 细胞外膜近端结构域

ENL, erythema nodosum leprosum, 麻风结节性红斑

eNOS，endothelial nitric oxide synthase，内皮型一氧化氮合酶

ERK，extracellular signal-regulated kinase，胞外信号调节激酶

ESR，erythrocyte sedimentation rate，红细胞沉降率

ET-1，endothelin-1，内皮素 1

EULAR，European League Against Rheumatism，欧洲抗风湿病联盟

EUVAS，European Vasculitis Society，欧洲血管炎研究组

Fab，antigen-binding fragment，抗原结合片段

FAERS，FDA adverse event reporting system，FDA 的不良事件报告系统

Fas-FasL，Fas-Fas ligand，Fas-Fas 配体

FasL，Fas ligand，Fas 配体

FBCP，familial benign chronic pemphigus，慢性家族性良性天疱疮

FDA，Food and Drug Administration，食品药品管理局

FKBP，FK506 binding protein，他克莫司结合蛋白

FKBP-12，FK binding protein-12，FK 结合蛋白 -12

FTU，fingertip unit，指尖单位

FVC，forced vital capacity，用力肺活量

G6PD，glucose 6-phosphate dehydrogenase，葡糖 -6- 磷酸脱氢酶

GA，glatiramer acetate，格拉替雷

GFR，glomerular filtration rate，肾小球滤过率

GLP1，glucagon-like peptide-1，胰高血糖素样肽 -1

GOT，glutamic-oxaloacetic transaminase，谷草转氨酶

GPA，granulomatosis with polyangiitis，坏死性肉芽肿性血管炎

GPP，generalized pustular psoriasis，泛发性脓疱型银屑病

GPT，glutamic-pyruvic transaminase，谷丙转氨酶

GR，glucocorticoid receptor，糖皮质激素受体

GSH-Px，glutathione peroxidase，谷胱甘肽过氧化物酶

GTI，glucocorticoid toxicity index，糖皮质激素毒性指数

GVHD，graft versus host disease，移植物抗宿主病

GVHR，graft versus-host reaction，移植物抗宿主反应

HBV，hepatitis B virus，乙型肝炎病毒

HIF，hypoxia-inducible factor，低氧诱导因子

HiSCR，Hidradenitis Suppurativa Clinical Response，化脓性汗腺炎临床应答

HIV，human immunodeficiency virus，人类免疫缺陷病毒

HVR，hypervariable region，高变区

IBM，inclusion body myositis，包涵体肌炎

IC50，half maximal inhibitory concentration，半抑制浓度

ICAM-1，intercellular adhesion molecule 1，细胞间黏附分子 1

ICOS，inducible co-stimulator，可诱导共刺激分子

ICOSL，inducible co-stimulator ligand，可诱导共刺激配体

ICP，immune checkpoint，免疫检查点

IFN-γ，interferon-γ，γ 干扰素

IGA，investigator global assessment，研究者总体评分

IgE，immunoglobulin E，免疫球蛋白 E

IgE-BF，immunoglobulin E binding factor，IgE 结合因子

IIM，idiopathic inflammatory myopathy，特发性炎症性肌病

IL-17，interleukin-17，白介素 -17

IL-1F，interleukin-1 family，白介素 -1 家族

IL-1RAcP，IL-1 receptor accessory protein，IL-1 受体辅助蛋白

IL-2，interleukin-2，白介素 -2

IL-36R，IL-36 receptor，IL-36 受体

IL-36Ra，IL-36 receptor antagonist，IL-36 受体拮抗剂

ILCs，innate lymphoid cells，固有淋巴样细胞

IMNM，immune-mediated necrotizing myopathy，免疫相关坏死性肌病

IMPDH，inosine monophosphate dehydrogenase，肌苷一磷酸脱氢酶

INN，international nonproprietary name，国际非专利名称

IRR，infusion related reactions，输注相关反应

ISGA，investigator static global assessment，研究者静态全面评估

ITK，interleukin-2-inducible t-cell kinase，白介素 -2 诱导的 T 细胞激酶

ITPA，inosine triphosphate pyrophosphohydrolase，三磷酸肌苷焦磷酸酶

IκB，inhibitor of NF-κB，拮抗蛋白

JAK，Janus kinase，JAK 激酶

JDM，juvenile dermatomyositis，青少年皮肌炎

KDIGO，Kidney Disease Improving Global Outcome，全球肾病预后组织

LAT，linker for activation of T cells，T 细胞活化衔接子

lcSSc，limited cutaneous systemic sclerosis，局限性 - 皮肤型系统性硬化症

LEF，leflunomide，来氟米特

LFA-1，lymphocyte function-associated antigen-1，淋巴细胞功能相关抗原 1

LP，lichen planus，扁平苔藓

L-PAM，L-phenylalanine mustard，左旋溶肉瘤素

LTT，lymphocyte transformation test，淋巴细胞转化试验

MAPK，mitogen-activated protein kinase，丝裂原激活的蛋白激酶

MATE，multidrug and toxic compound extrusion，多药及毒性化合物外排蛋白

MCC，Merkel cell carcinoma，梅克尔细胞癌

mCD23，membrane CD23，膜结合 CD23

MCP-4,monocyte chemotactic protein-4,单核细胞趋化蛋白 -4

MDA,malondialdehyde,丙二醛

MDA5,melanoma differentiation associated gene 5,黑色素瘤分化相关基因 5

MEK,mitogen-activated extracellular signal-regulated kinase,丝裂原活化的细胞外信号调节激酶

MF,mycosis fungoides,蕈样肉芽肿病

MHC,major histocompatibility complex,主要组织相容性复合体

MM,multiple myeloma,多发性骨髓瘤

MMAE,monomethyl auristain,微管相关抑制剂

MMF,mycophenolate mofetil,吗替麦考酚酯

MMP,matrix metalloproteinase,基质金属蛋白酶

MMP,mucous membrane pemphigoid,黏膜型类天疱疮

MP,mercaptopurine,巯嘌呤

MPA,microscopic polyangitis,显微镜下多血管炎

MPA,mycophenolic acid,麦考酚酸

MPAG,metabolite mycophenolic acid glucuronide,麦考酚酸葡糖醛酸

MR-pred,modified-release prednisone,缓释型泼尼松

mRSS,modified Rodnan skin score,修正 Rodnan 皮肤评分

MS4A,membrane spanning 4 domain family A,四跨膜域 A 蛋白家族

mTOR,mammalian target of rapamycin,哺乳动物雷帕霉素靶蛋白

MTXPG,methotrexate polyglutamate,多聚谷氨酸化甲氨蝶呤

NB-UVB,narrow band ultraviolet B,窄谱中波紫外线

NCCN,National Comprehensive Cancer Network,国立综合癌症网络

NFAT,nuclear factor of activated T cell,活化 T 细胞核因子

NFAT-1,nuclear factor of activated T cell,活化 T 细胞的核因子 -1

NF-κB,nuclear factor-κB,核因子 κB

NHL,non-Hodgkin lymphoma,非霍奇金淋巴瘤

NK cell,natural killer cell,自然杀伤细胞

NKT cell,natural killer T cell,自然杀伤 T 细胞

NPSLE,neuropsychiatric systemic lupus erythematosus,狼疮神经系统损害

Nrf2,nuclear factor erythroid 2-related factor 2,核因子 E2 相关因子

NRS,numerical rating scale,瘙痒数字评定量表

NSAID,non-steroidal anti-inflammatory drug,非甾体抗炎药

NUDT15,nucleoside diphosphate-linked moiety X-type motif 15,核苷二磷酸连接部分 X 型基元 15

NYHA,New York Heart Association,纽约心脏协会

OAT3,organic anion transporter 3,有机阴离子转运蛋白 3

OATP1B1,organic aniontransporting polypeptide 1B1,有机阴离子转运多肽 1B1

OCT1, organic cation transporter 1, 有机阳离子转运蛋白 1

OLP, oral lichen planus, 口腔扁平苔藓

ORR, overall response rate, 总缓解率

OS, overall survival, 总生存率

P Ⅲ NP, procollagen Ⅲ N-terminal propeptide, Ⅲ 型前胶原氨基端前肽

PAMP, pathogen associated molecular pattern, 病原体相关分子模式

PASI, psoriasis area and severity index, 银屑病皮损面积和严重程度指数

PBMC, peripheral blood mononuclear cell, 外周血单核细胞

PD-1, programmed death1, 程序性死亡蛋白 -1

PDAI, pemphigus disease area index, 天疱疮疾病面积指数

PDE, phosphodiesterase, 磷酸二酯酶

PDE4, phosphodiesterase 4, 磷酸二酯酶 4

PD-L1, programmed death ligand-1, 配体程序性死亡受体配体 1

PE, pulmonary embolism, 肺栓塞

PFS, progression-free survival, 无进展生存时间

PG, pyoderma gangrenosum, 坏疽性脓皮病

PGA, physician global assessment, 医生整体评估

Phe, phenylalanine, 苯丙氨酸

PKA, protein kinase A, 蛋白激酶 A

PLC, phospholipase C, 磷脂酶 C

PM, polymyositis, 多发性肌炎

PNP, paraneoplastic pemphigus, 副肿瘤性天疱疮

PPAR, peroxisome proliferator activated-receptor, 过氧化物酶体增殖物激活受体

PPPASI, palmoplantar pustulosis area and severity index, 掌跖脓疱病皮损面积和严重程度指数

PRR, pattern recognition receptor, 模式识别受体

PTCL, peripheral T cell lymphoma, 外周 T 细胞淋巴瘤

PUVA, psoralen plus ultraviolet A light, 补骨脂素加长波紫外线

RAU, recurrent aphthous ulcer, 复发性阿弗他溃疡

RNS, reactive nitrogen species, 活性氮类

ROS, reactive oxygen species, 活性氧类

RTX, rituximab, 利妥昔单抗

S1P, sphingosine-1-phosphate, 鞘氨醇 -1- 磷酸

sCD23, soluble CD23, 可溶性 CD23

SCID, severe combined immunodeficiency, 严重联合免疫缺陷

SCLE, subacute cutaneous lupus erythematosus, 亚急性皮肤型红斑狼疮

SCORAD, scoring atopic dermatitis index, 特应性皮炎积分指数

SD, seborrheic dermatitis, 脂溢性皮炎

SHP2，Src homology 2 domain containing protein tyrosine phosphatase，Src 同源 2 结构域的蛋白酪氨酸磷酸酶

sICAM，soluble intercelluar adhesion molecule，可溶性细胞间黏附分子

sIgA+，soluble IgA+，可溶性 sIgA+

sIgD+，soluble IgD+，可溶性 sIgD+

sIgG+，soluble IgG+，可溶性 sIgG+

sIgM+，soluble IgM+，可溶性 sIgM+

SJS，Stevens-Johnson syndrome，重症多形红斑

SLE，systemic lupus erythematosus，系统性红斑狼疮

SLEDAI，systemic lupus erythematosus disease activity index，系统性红斑狼疮疾病活动指数

SNP，single nucleotide polymorphism，单核苷酸多态性

SOD，superoxide dismutase，超氧化物歧化酶

SPGA，static physician global assessment，静态医师整体水平

SRI，systemic lupus erythematosus responder index，系统性红斑狼疮反应者指数

SS，Sézary syndrome，塞扎里综合征

SSc，systemic sclerosis，系统性硬化症

SSc-DPLD，systemic scleroderma-idiffuse parenchymal lung disease，系统性硬化症合并弥漫性实质性肺疾病

STAT，signal transducer and activator of transcription，信号转导及转录激活蛋白

sVCAM，soluble vascular cell adhesion molecule，可溶性血管细胞黏附分子

Syk，spleen tyrosine kinase，脾酪氨酸激酶

TAC，tacrolimus，他克莫司

TACI，transmembrane activator and calcium modulator and cyclophilin ligand-interactor，亲环蛋白配体相互作用物

TARC，thymus and activation regulatory chemokine，胸腺和活化调节趋化因子

Tc cell，cytotoxic T cell，细胞毒 T 细胞

Tc2 cell，cytotoxic T cell 2，细胞毒 T 细胞 2

TCR，T ymphocyte receptor，T 细胞受体

TCS，topical corticosteroid，局部应用糖皮质激素

TEAE，treatment-emergent adverse event，治疗相关不良事件

TEN，toxic epidermal necrolysis，中毒性表皮坏死松解症

TG，tioguanine，硫鸟嘌呤

TGF-β1，transforming growth factor-β1，转化生长因子 -β1

Th cell，helper T cell，辅助性 T 细胞

Th2 cell，helper T cell 2，辅助 T 细胞 2

THD，thalidomide，沙利度胺

TIRAP，Toll/IL-1R domain-containing adaptor protein，Toll/IL-1 受体衔接蛋白

TLR, Toll-like receptor, Toll 样受体

TNF, tumor necrosis factor, 肿瘤坏死因子

TPMT, thiopurine methyltransferase, 巯嘌呤甲基转移酶

Tr cell, regulatory T cell, 调节性 T 细胞

TWEAK, tumor necrosis factor-like weak inducer of apoptosis, 肿瘤坏死因子样弱凋亡诱导物

TYK2, tyrosine kinase 2, 酪氨酸激酶 2

UAS7, urticaria activity score 7, 7 天荨麻疹活动性评分

Ub, ubiquitin molecules, 泛素分子

USDA, United States Department of Agriculture, 美国农业部

VEGF, vascular endothelial growth factor, 血管内皮生长因子

VEGFR, vascular endothelial growth factor receptor, 血管内皮细胞生长因子受体

vWF, von Willebrand factor, 血管性血友病因子

VZV, varicella-zoster virus, 水痘 - 带状疱疹病毒

WG, Wegener granulomatosis, 韦格纳肉芽肿病

WHO, World Health Organization, 世界卫生组织